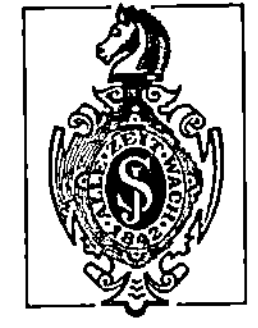

Korrekturosteotomien nach Traumen an der unteren Extremität

Herausgegeben von
G. Hierholzer und K. H. Müller

Mit 214 Abbildungen

Springer-Verlag
Berlin Heidelberg New York Tokyo 1984

G. Hierholzer, Professor Dr. med.

Ärztlicher Direktor der
Berufsgenossenschaftlichen
Unfallklinik Duisburg-Buchholz
Großenbaumer Alle 250
D-4100 Duisburg

K. H. Müller, Priv.-Doz. Dr. med.

Erster Oberarzt der
Berufsgenossenschaftlichen
Krankenanstalten „Bergmannsheil Bochum"
Universitätsklinik und Poliklinik
Hunscheidtstraße 1
D-4630 Bochum

Korrekturosteotomien nach Traumen an der unteren Extremität
Hrsg. von: G. Hierholzer; K. H. Müller
Berlin, Heidelberg, New York, Tokyo: Springer 1984

NE: Hierholzer, Günther (Hrsg.)

ISBN-13:978-3-642-69809-5   e-ISBN-13:978-3-642-69808-8
DOI: 10.1007/978-3-642-69808-8

Fotosatz: Satz-Rechen-Zentrum, Berlin

2124/3020 543210

Beitragsautoren

Ahlers, J., Dr. med.
Unfallchirugische Abteilung der Chirurgischen Universitätsklinik, Langenbeckstr. 1,
D-6500 Mainz 1

Baur, W., Dr. med.
Orthopädische Klinik Wichernhaus, D-8501 Rummelsberg/Nürnberg

Betz, A., Dr. med.
Chirurgische Klinik der Universität –Innenstadt– Nußbaumstraße 20, D-8000 München 2

Burri, C., Prof. Dr. med.
Direktor der Abteilung für Unfallchirurgie, Hand-, Plastische und Wiederherstellungschirurgie
der Universität Ulm, Steinhövelstraße 9, D-7900 Ulm

Conradi, H. W., Dr. med.
Chirurgische Universitätsklinik, Berufsgenossenschaftliche Krankenanstalten
„Bergmannsheil", Hunscheidtstraße 1, D-4630 Bochum

Decker, S., Priv.-Doz. Dr. med.
Leitender Arzt der Unfallabteilung des Friederikenstiftes, Humboldtstraße 5,
D-3000 Hannover 1

Friedebold, G., Prof. Dr. med.
Direktor der Orthopädischen Klinik und Poliklinik der Freien Universität im Oskar-Helene-
Heim, Clayallee 229, D-1000 Berlin 33

Gotzen, L., Prof. Dr. med.
Oberarzt der Unfallchirurgischen Klinik der Med. Hochschule, Karl-Wiechert-Allee 9,
D-3000 Hannover 61

Gras, U., Dr. med.
Berufsgenossenschaftliche Unfallklinik, Großenbaumer Allee 250, D-4100 Duisburg 28

Hanke, J.
Abteilung Unfallchirurgie am Universitätsklinikum der Gesamthochschule, Hufelandstraße 55,
D-4300 Essen

Hierholzer, G., Prof. Dr. med.
Ärztlicher Direktor der Berufsgenossenschaftlichen Unfallklinik, Großenbaumer Allee 250,
D-4100 Duisburg 28

Hölter, H. W.
Abteilung Unfallchirurgie am Universitätsklinikum der Gesamthochschule, Hufelandstraße 55,
D-4300 Essen

Hörster, G., Dr. med.
Oberarzt der Berufsgenossenschaftlichen Unfallklinik, Großenbaumer Allee 250,
D-4100 Duisburg 28

Holz, U., Priv.-Doz. Dr. med.
Leitender Arzt der Abteilung für Unfallchirurgie, Katharinenhospital, Kriegsbergstraße 60,
D-7000 Stuttgart 1

Illgner, A., Dr. med.
Unfallchirurgische Klinik der Med. Hochschule, Karl-Wiechert-Allee 9, D-3000 Hannover 61

Jungbluth, K. H., Prof. Dr. med.
Direktor der Abteilung für Unfallchirurgie der Chirurgischen Universitätsklinik
Hamburg-Eppendorf, Martinistraße 62, D-2000 Hamburg 20

Kleining, R., Priv.-Doz. Dr. med.
Oberarzt der Berufsgenossenschaftliche Unfallklinik, Großenbaumer Allee 250,
D-4100 Duisburg 28

Kuner, E. H., Prof. Dr. med.
Ärztlicher Direktor der Abteilung für Unfallchirurgie der Chirurgischen Universitätsklinik,
Hugstetterstraße 55, D-7800 Freiburg

Lies, A., Dr. med.
Oberarzt der Chirurgischen Universitätsklinik, Berufsgenossenschaftliche Krankenanstalten
„Bergmannsheil", Hunscheidtstraße 1, D-4630 Bochum

Ludolph, E., Dr. med.
Oberarzt der Berufsgenossenschaftlichen Unfallklinik, Großenbaumer Allee 250,
D-4100 Duisburg 28

Morscher, E., Prof. Dr. med.
Vorsteher der Orthopädischen Universitätsklinik, Kantonspital, CH-4055 Basel

Müller, K. H., Priv.-Doz. Dr. med.
Erster Oberarzt der Chirurgischen Universitätsklinik, Berufsgenossenschaftliche
Krankenanstalten „Bergmannsheil", Hunscheidtstraße 1, D-4630 Bochum

Müller, M. E., Prof. Dr. med.
Stiftung Maurice E. Müller für Fortbildung und Forschung in orthopädischer Chirurgie,
Murtenstraße 35, CH-3008 Bern

Müller-Färber, J., Priv.-Doz. Dr. med.
Oberarzt der Chirurgischen Universitätsklinik, Berufsgenossenschaftliche Krankenanstalten
„Bergmannsheil", Hunscheidtstraße 1, D-4630 Bochum

Muhr, G., Prof. Dr. med.
Direktor der Abteilung für Unfallchirurgie der Chirurgischen Universitätsklinik im Landes-
krankenhaus, D-6650 Homburg/Saar

Oest, O., Prof. Dr. med.
Chefarzt der Orthopädischen Klinik, Rosenstraße 2, D-4030 Ratingen

Perren, S. M., Prof. Dr. med.
Leiter des Laboratoriums für experimentelle Chirurgie, Schweizerisches Forschungsinstitut,
CH-7270 Davos/Murtenstraße 35, CH-3008 Bern

Peternek, E., Dr. med.
Oberarzt der Chirurgischen Universitätsklinik, Berufsgenossenschaftliche Krankenanstalten „Bergmannsheil", Hunscheidtstraße 1, D-4630 Bochum

Pfeiffer, U., Dr. med.
Orthopädische Klinik Wichernhaus, D-8501 Rummelsberg/Nürnberg

Pfister, U., Priv.-Doz. Dr. med.
Erster Oberarzt der Berufsgenossenschaftlichen Unfallklinik, Rosenauer Weg 95, D-7400 Tübingen

Probst, J., Prof. Dr. med.
Ärztlicher Direktor der Berufsgenossenschaftlichen Unfallklinik, Prof.-Küntscher-Straße 8, D-8110 Murnau

Rogmans, D., Dr. med.
Orthopädische Klinik und Poliklinik der Freien Universität im Oskar-Helene-Heim, Clayallee 229, D-1000 Berlin 33

Ritter, G., Prof. Dr. med.
Direktor der Unfallchirurgischen Abteilung der Chirurgischen Universitätsklinik, Langenbeckstraße 1, D-6500 Mainz 1

Skuginna, A., Dr. med.
Oberarzt der Berufsgenossenschaftlichen Unfallklinik, Großenbaumer Allee 250, D-4100 Duisburg 28

Schadewaldt, H., Prof. Dr. med.
Direktor des Institutes für Geschichte der Medizin, Medizinische Einrichtungen der Universität Düsseldorf, Moorenstraße 5, D-4000 Düsseldorf 1

Scheuer, I., Dr. med.
Oberarzt der Chirurgischen Universitätsklinik, Berufsgenossenschaftliche Krankenanstalten „Bergmannsheil", Hunscheidtstraße 1, D-4630 Bochum

Schlickewei, W., Dr. med.
Abteilung für Unfallchirurgie der Chirurgischen Universitätsklinik, Hugstetterstraße 55, D-7800 Freiburg

Schmit-Neuerburg, K. P., Prof. Dr. med.
Direktor der Abteilung Unfallchirurgie am Universitätsklinikum der Gesamthochschule, Hufelandstraße 55, D-4300 Essen

Schneider, R., Prof. Dr. med.
Spez.-Arzt für Chirurgie F.M.H., Klinik Linde, CH-2502 Biel

Schneppendahl, G.
Berufsgenossenschaftliche Unfallkilinik, Großenbaumer Allee 250, D-4100 Duisburg

Schweiberer, L., Prof. Dr. med.
Direktor der Chirurgischen Klinik der Universität —Innenstadt—, Nußbaumstraße 20, D-8000 München 2

Störmer, B., Dr. med.
Oberarzt der Berufsgenossenschaftlichen Unfallklinik, Großenbaumer Alle 250, D-4100 Duisburg 28

Strigl, M. P., Dr. med.
Berufsgenossenschaftliche Unfallklinik, Großenbaumer Allee 250, D-4100 Duisburg 28

Strosche, H., Dr. med.
Chirurgische Universitätsklinik, Berufsgenossenschaftliche Krankenanstalten
„Bergmannsheil", Hunscheidtstraße 1, D-4630 Bochum

Tscherne, H., Prof. Dr. med.
Direktor der Unfallchirurgischen Klinik der Med. Hochschule, Karl-Wiechert-Allee 9,
D-3000 Hannover 61

Wagner, H., Prof. Dr. med.
Chefarzt der Orthopädischen Klinik Wichernhaus, D-8501 Rummelsberg/Nürnberg

Walter, E., Dr. med.
Abteilung für Unfallchirurgie, Katharinenhospital, Kriegsbergstraße 60, D-7000 Stuttgart 1

Weigand, H., Prof. Dr. med.
Oberarzt der Unfallchirurgischen Abteilung der Chirurgischen Universitätsklinik,
Langenbeckstr. 1, D-6500 Mainz 1

Weller, S., Prof. Dr. med.
Ärztlicher Direktor der Berufsgenossenschaftlcihen Unfallklinik, Rosenauer Weg 95,
D-7400 Tübingen

Wentzensen, A., Dr. med.
Oberarzt der Berufsgenossenschaftlichen Unfallklinik, Rosenauer Weg 95, D-7400 Tübingen

Willenegger, H., Prof. Dr. med.
Präsident der AO-International, Murtenstraße 35, CH-3008 Bern

Witt, A. N., Prof. Dr. med., Dr. med. h.c.
em. Direktor der Orthopädischen Universitätsklinik, Harlachingerstraße 51,
D-8000 München 80

Wolff, R., Dr. med.
Oberarzt der Orthopädischen Klinik und Poliklinik der Freien Universität Berlin
im Oskar-Helene-Heim, Clayallee 229, D-1000 Berlin 33

Wolf, J.-D., Dr. med.
Oberarzt der Chirurgischen Universitätsklinik, Berufsgenossenschaftliche Krankenanstalten
„Bergmannsheil", Hunscheidtstraße 1, D-4630 Bochum

Wörsdörfer, O., Priv.-Doz. Dr. med.
Oberarzt der Abteilung für Unfallchirurgie, Hand-, Plastische und Wiederherstellungschirurgie
der Universität Ulm, Steinhövelstr. 9, D-7900 Ulm

Zeiler, G., Dr. med.
Oberarzt der Orthopädischen Klinik Wichernhaus, D-8501 Rummelsberg/Nürnberg

Zilch, H., Priv.-Doz. Dr. med.
Oberarzt der Orthopädischen Klinik und Poliklinik der Freien Universität Berlin
im Oskar-Helene-Heim, Clayallee 229, D-1000 Berlin 33

Vorwort

Die wiederherstellende Chirurgie nach Traumen hat in den zurückliegenden Jahren eine entscheidende Weiterentwicklung erfahren. Die Mitteilungen über die technischen Fortschritte und die klinisch erreichten Ergebnisse sind einerseits erfreulich, haben aber andererseits beim Patienten eine nicht immer zu erfüllende Erwartungshaltung hervorgerufen. Die uns heute zur Verfügung stehenden operativen Methoden erlauben Korrekturosteotomien mit großer Genauigkeit und Erfolgsaussicht. Gerade weil *Traumafolgen* kaum zu schematisieren sind, muß aus kritischer Abwägung von subjektiven Beschwerden, Diagnose und Prognose für jeden Einzelfall erneut eine individuelle, angemessene Entscheidung getroffen werden. Die Planung und Ausführung korrigierender Eingriffe wird mit der gleichen Sorgfalt wie idiopathischen Achsenstörungen erfolgen. Dennoch bedingen traumatische Vorschäden und damit aktuelle und prospektive Komplikationen die Einsicht in das richtige Maß therapeutischer Zielsetzung. Deswegen kommt auch dem aufklärenden Gespräch mit dem Verletzten eine so wesentliche Bedeutng zu, um das erreichbare Behandlungsergebnis und das individuelle Risiko aufzuzeigen. Die adäquaten therapeutischen Verfahren setzen eingehende theoretische Kenntnisse, gründliche operative Ausbildung und hohe ärztliche Verantwortung voraus. Diese Vielschichtigkeit bei Korrekturoperationen aus traumatischer Ursache aufzuzeigen, ist ein vorrangiges Anliegen der Herausgeber.

Das Thema der Korrekturosteotomien nach Traumen an der unteren Extremität wurde bei einem Symposium abgehandelt, das wir aus Anlaß des 65. Geburtstages von Professor Dr. Jörg Rehn veranstaltet haben. Ihm wird die Buchveröffentlichung in Dankbarkeit gewidmet. Die Tagung hat eindrucksvoll die Fähigkeit und Bereitschaft zur Zusammenarbeit von Chirurgen und Orthopäden bewiesen. Die Herausgeber bedanken sich bei allen Autoren für die Beiträge und für die Bereicherung der Diskussion. Die Drucklegung ist vom Springer-Verlag in dankenswerter Weise unterstützt worden.

G. Hierholzer, Duisburg
K. H. Müller, Bochum   September 1984

Inhalt

Jörg Rehn

Jörg Rehn wurde am 15. März 1918 in Hamburg geboren. Nach dem Studium der Medizin in Freiburg und Marburg erlangte er im Juni 1944 die Approbation und im selben Jahr die Promotion. Seine Tätigkeit als Arzt begann er nach Krieg und Gefangenschaft bei Professor *F. Büchner* am Pathologischen Institut und setzte sie dann bei Professor *Heilmeyer* an der Medizinischen Klinik der Universität Freiburg in den Elementardisziplinen der Medizin fort, ehe er im April 1948 die Fachausbildung an der Chirurgischen Klinik der Universität Freiburg, die unter Leitung seines Vaters Professor *Eduard Rehn* stand, aufnahm.

1952, als die Klinik von Professor *Hermann Krauss,* einem Schüler *Sauerbruchs,* übernommen wurde, erhielt Dr. *Jörg Rehn* die Anerkennung als Facharzt für Chirurgie. Bereits bei *Büchner* und *Heilmeyer* widmete er sich neben seiner praktisch-ärztlichen Tätigkeit der experimentellen und klinischen Forschung. 1956 habilitierte er sich mit der Arbeit „Tierexperimentelle Untersuchungen zur Pathogenese der Verbrennungskrankheiten" für das Fach Chirurgie. 1957 wurde er an der Chirurgischen Universitätsklinik Freiburg zum Oberarzt und 1961 zum außerplanmäßigen Professor ernannt. Von September 1962 bis März 1983 hat er als Chefarzt die Chirurgische Klinik der Berufsgenossenschaftlichen Krankenanstalten „Bergmannsheil" in Bochum geleitet. Beim Aufbau der Medizinischen Fakultät der Ruhr-Universität im Rahmen des „Bochumer Modells" wurde Professor *Rehn* zu einer integrierenden und gestaltenden Persönlichkeit.

Neben herausragenden Beiträgen zur medizinisch-chirurgischen Grundlagenforschung und zur allgemeinen Chirurgie wurde sein Hauptarbeitsgebiet — getreu der Lexer-Rehn-Schule — die Unfall- und Wiederherstellungschirurgie mit ihren Komplikationen. Die Chirurgische Universitätsklinik „Bergmannsheil Bochum" hat Professor *Rehn* mit aufopferndem, physischem Einsatz geleitet. Dabei hat er das Ansehen dieses ältesten Unfallkrankenhauses nicht nur gemehrt, sondern zu einer der führenden Unfallkliniken im deutschen Sprachraum geführt.

Jörg Rehn hatte das Glück, daß beide Großväter und der Vater als erfolgreiche, hochgeehrte und selbstbewußte, aber bescheidene Chirurgen seinen gesamten Berufsweg als Leitbild begleiteten. Aus der Tradition der Chirurgenfamilie und mit seinem mitreißenden klinischen und wissenschaftlichen Engagement wurde Professor *Rehn* zu einem unserer bedeutenden Repräsentanten der Unfallchirurgie. Er war Präsident der Deutschen Gesellschaft für Unfallheilkunde (1971) und Präsident der Deutschen Gesellschaft für Plastische und Wiederherstellungschirurgie (1972). Professor *Rehn* ist Ehrenmitglied der Deutschen Gesellschaft für Unfallheilkunde und der Schweizerischen Gesellschaft für Unfallmedizin und Berufskrankheiten. Seine operative, wissenschaftliche und schöpferische Tätigkeit sowie sein ärztliches und menschliches Pflichtbewußtsein sind seinen Schülern Vorbild. Ihnen gewährt Professor *Rehn* diejenige Freiheit, in deren Klima vertrauensvolle Zusammenarbeit, aber auch Eigenständigkeit gedeihen. Seine Autorität und Persönlichkeit gibt allen Mitarbeitern Antrieb und Sicherheit zugleich.

KH.M.

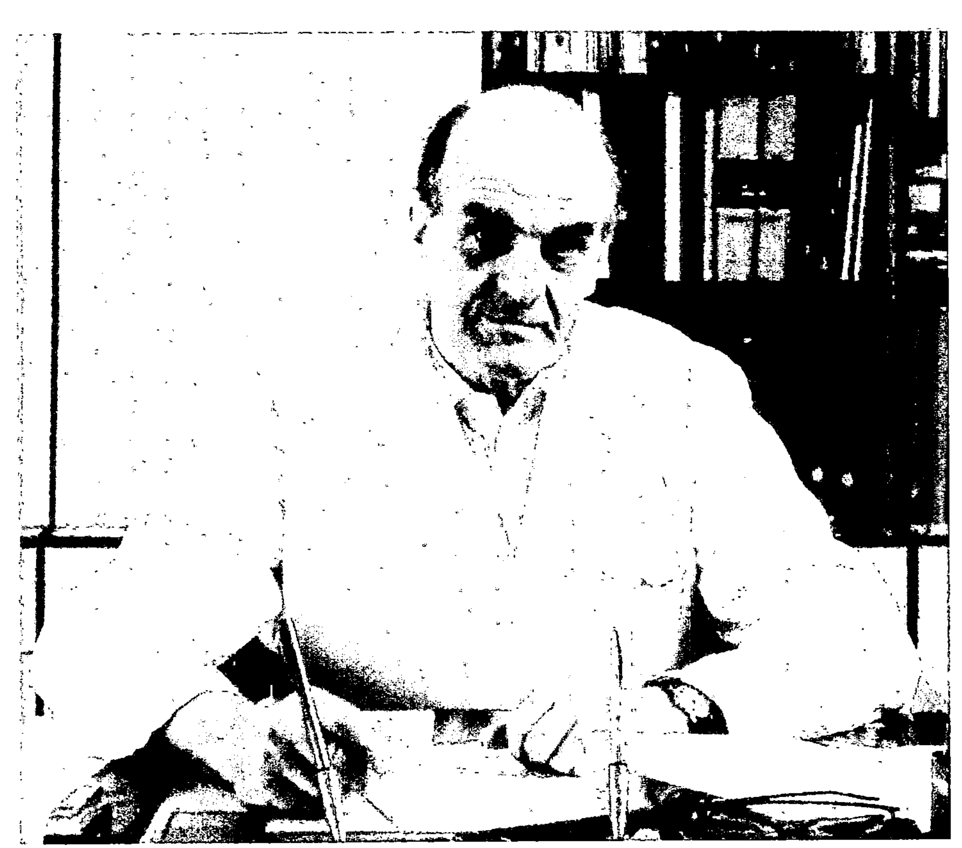

Jörg Rehn

Laudatio auf Jörg Rehn

G. Hierholzer

Professor Jörg Rehn ist 65 Jahre geworden, ein Anlaß zur Gratulation und zur Würdigung seiner langjährigen chirurgischen und wissenschaftlichen Tätigkeit, für viele von uns aber auch eine willkommene Gelegenheit, herzlichen Dank zu sagen. Es ist kein geringer Auftrag, heute die Laudatio zu sprechen, zumal sicher auch die Zuhörerschaft darin ihre Wertschätzung für den Jubilar und die Verbundenheit mit ihm wiederfinden will. Aus Verehrung, Respekt und Freundschaft leite ich allerdings die Berechtigung ab, die Würdigung nach eigener Deutung vorzunehmen. Erscheint es nämlich dem Jüngeren angebracht, sich über das Verhältnis zum Älteren Gedanken zu machen, so kann damit keinesfalls verbunden sein, über zu erteilendes Lob befinden oder gar ein Recht zur Beurteilung ableiten zu wollen. So bin ich vielmehr bestrebt, aus der Persönlichkeit des Jubilars, aus seiner Haltung und fachlichen Arbeit Merkmale aufzuzeigen und an einigen Stellen eine Deutung seiner Absichten zu versuchen. Sollte das Gesagte dann Bestätigung finden, so entspräche es gutem Brauch, diese Wertvorstellungen den nachrückenden Chirurgen mitzuteilen. Jörg Rehn ist verankert in der Tradition, das sei hervorgehoben, weil es heute kaum mehr üblich ist, darin einen Wert zu sehen. Er bejaht deutsche Herkunft, achtet familiäre Vorgeschichte und mehrt diese durch eine beispielhafte Hinwendung zur beruflichen Aufgabe. Er hat aufgezeigt, daß es eine Rechtfertigung und eine Notwendigkeit dafür gibt, auf die Leistung von Vorfahren stolz zu sein, und daß solche Voraussetzungen überhaupt nicht daran hindern, selbst mit harter Arbeit unten anzufangen und sich zu qualifizieren. Auch ihm haben die Arbeit und die Leistung das verdiente Ansehen gebracht, ein Anspruchsdenken an den Staat ist ihm ebenso fremd wie die Vorstellung einer Leistungsverweigerung gegenüber der Gemeinschaft.
Sein Lebensweg nach der Schulausbildung war durch den herannahenden 2. Weltkrieg mit dem sog. Arbeitsdienst, während der Kriegszeit durch das Soldatsein und in der schweren Nachkriegsphase durch die damaligen äußeren Prüfungen gekennzeichnet. Es erscheint mir essentiell, auf die Belastungen hinzuweisen, denen diese Generation bei der Ausbildung und über eine längere Phase der beruflichen Laufbahn hindurch ausgesetzt war. In der Zukunft werden sich aber solche Prüfungen mit Wahrscheinlichkeit allein schon deshalb wiederholen, weil die nachfolgenden Generationen schnell vergessen und damit eine der wichtigsten Barrieren zur Vermeidung erneuter Fehlentwicklungen beseitigt ist.
Jörg Rehn hatte markante Lehrer. Er erfuhr durch sie die Anleitung zum klinischen Arbeiten und die Anregung zur wissenschaftlichen Tätigkeit. Seine Erzählungen aus der damaligen Zeit zeigen aber auch, wie sehr die Begegnungen und Erfahrungen seine ohnehin ausgeprägte Begabung zur kritischen Beobachtung geschult haben. Den Bezug dieser Feststellung zu Fragen unserer Zeit ist folgendermaßen auszudrükken: Trotz der Fähigkeit, kritisch zu denken und Kritik zu üben, hat Jörg Rehn eben

nie einen Zweifel an der Opferbereitschaft für die Sache, an der Bereitschaft sich einzuordnen und an der Pflichterfüllung gelassen. Vielleicht muß es wieder mehr gelehrt und gelernt werden, diese Tugenden zwingend miteinander zu verbinden. Er hat gezeigt, daß ein Vorwärtsstreben unter Wahrung von Kontinuität eine bessere Voraussetzung zur Weiterentwicklung von Ordnungen darstellt als die Praxis des Außerkraftsetzens. Daß seine Haltung dabei für Fortschrittlichkeit steht, läßt sich leicht an einem Beispiel aufzeigen. Jörg Rehn hat bereits Mitte der 60er Jahre und — der Zeit vorauseilend — der von ihm geleiteten chirurgischen Klinik spezielle fachliche Strukturen zugeordnet, die unterdessen nicht nur zur Chronik des „Bergmannsheil" gehören, sondern auch zum selbstverständlichen Konzept der Berufsgenossenschaftlichen Unfallkliniken geworden sind.

Jörg Rehn hat der elementaren Bedeutung wissenschaftlicher Arbeit für eine qualifizierte klinische Tätigkeit immer Rechnung getragen und durch eigene Beiträge wie auch durch Anregung und Anleitung seiner Mitarbeiter der Weiterentwicklung der Chirurgie gedient. Seine wissenschaftlichen Leistungen aufzuzählen wäre müßig. Bei der Laudatio hier verweilen zu wollen, würde allenfalls seinen Unwillen hervorrufen. Seine Auffassung aber über Veränderungen in der Einstellung zur wissenschaftlichen Arbeit dürfen wir nicht übergehen. Würde diese in der ihm eigenen Schärfe ausführlich vorgetragen oder gar schriftlich publiziert, so hätte mancher wie nach einer Kapuzinerpredigt Anlaß, den Kopf zu senken.

Da ist zunächst seine Frage, wie weit heute noch Wissenschaft um ihrer selbst willen betrieben wird. Ohne Zweifel hat der Kliniker in den wissenschaftlichen Auftrag den Bereich der angewandten Forschung miteinzubeziehen. Aber auch er muß sich dabei immer wieder der Prüfung einer Mittel-Zweck-Beziehung unterziehen, um feststellen zu können, ob die schon nach Bacon definierte Grenze wissenschaftlichen Anspruchs nicht überschritten ist. Jörg Rehn schult seinen Gesprächspartner dieserhalb, indem er gegenüber jener Art von Manuskript und Vortrag Mißtrauen bekundet, die einer Mutation von Wissenschaftlichkeit gleichkommen. Beißend ist aber seine Kritik, sobald die Selbstdarstellung als der eigentliche Antrieb für eine Publikation oder gar für eine Befunderhebung erkennbar wird. Eindringlich warnt er vor einer Entwicklung, die das Lesen von Originalarbeiten zurückdrängt und dafür wissenschaftliche Daten auf Plakaten zur Schau stellt, ohne gleichzeitig deren Diskussion zu gewährleisten.

Auch als Kliniker arbeitet er mit dem Bekenntnis für eine naturwissenschaftlich begründete Medizin. Nie habe ich Jörg Rehn nur aus der Empirie ableitend Chirurgie ausüben sehen, wohl aber war die empirische Beobachtung häufig Anlaß zur objektivierenden Untersuchung. Dabei ist für ihn der erhobene Befund zunächst nur Hinweis, selten leitet er daraus den Anspruch zur Beweisführung ab. Mit dieser Auffassung wird aber eine der wichtigsten Voraussetzungen für ärztliches Handeln erfüllt. Seine Verantwortung gegenüber dem Patienten hat ihn bis heute nicht aus der kritischen Einstellung entlassen. In seinem Arbeitsbereich gibt es keine Zustimmung zu der vorschnellen Anwendung nicht ausreichend begründeter Maßnahmen. Es ist ihm fremd, Operationszahlen zu feiern oder aber bei einem klinischen Erfolg Stolz zu bekunden. Solche Gelegenheit macht allenfalls seinen Gesichtsausdruck weicher, manchmal ein wenig jungenhaft. Für Jörg Rehn ist das Ringen um die chirurgische Indikation sicher wichtiger als der Ehrgeiz nach technischer Perfektion. Es ist ihm ein besonderes Anliegen, dem jungen Kollegen die erforderliche Einstellung zur Durchführung eines Risikoeingriffes zu vermitteln und ihn in der Vermeidung, Erkennung und Behandlung von Komplikationen zu schulen. —

Aus persönlicher Besorgnis erscheint es hier angezeigt, wenigstens mit einer Bemerkung den Bezug zu der Diskussion herzustellen, die mit erkennbarer Tendenz in der Öffentlichkeit über medizinische Fragestellungen anhält. Ganz offensichtlich sind die meisten Medienbereiche und verschiedene Gremien nicht annähernd in der Lage, auch nur einen Teil dieser ärztlichen Geisteshaltung und Handlungsweise nachvollziehen zu können. Es ist für den Patienten nicht ohne Gefahr und für uns bedrückend, wie in offenkundig ideologischer Absicht und unter Verallgemeinerung von Einzelproblemen das Merkmal der „ärztlichen Berufung" zunehmend in Zweifel gezogen wird.

Jörg Rehn ist Chirurg, und als solcher erwartet er die Erfüllung einer gestellten Aufgabe in prägnanter Form und adäquater Zeit. Der Versuch, eine Conclusio zu formulieren, sei mit nochmaligem herzlichen Dank begonnen. Es ist uns aber bewußt, daß man Dank mit einer entsprechenden Verhaltensweise besser ausdrücken kann als mit Worten. Ich sehe deshalb für uns in der Zukunft die Aufgabe, gemeinsam mit dem Jubilar für das Fortbestehen seiner Leitsätze einzutreten. So müssen wir uns den Freiraum zum Gestalten und Schaffen erhalten und im Geist von Dahlmann jede Einflußnahme von außen auf Lehre, Forschung und klinische Tätigkeit energisch abwehren. Geboten sind Eigeninitiative und die Erhaltung des Leistungsprinzips, ohne die sich die Medizin weder sinnvoll noch erfolgreich weiterentwickeln wird. Zu bewahren sind die überlieferten ärztlichen Moralvorstellungen, diese beinhalten eine liberale Haltung und die Bereitschaft, auch in Risikosituationen helfen zu wollen. Möge der Argwohn vor einer forensischen Folge den Mut zum ärztlichen und insbesondere zum chirurgischen Handeln nicht beschränken.

Lieber Jörg, darf ich zum Schluß noch ein ganz persönliches Wort an Dich richten. Ich bin mir bewußt, daß Deine Persönlichkeit inzwischen meinen Lebenslauf seit über zwei Jahrzehnten entscheidend beeinflußt. Ich danke Dir für das Leitbild und scheue mich nicht, heute meine herzliche Empfindung auszudrücken.

I Grundlagen

Pathophysiologie posttraumatischer Fehlstellungen an der unteren Extremität

E. Morscher

Aus der Zielvorstellung heraus, Achsenfehler an der Wirbelsäule oder an den Extremitäten zu verhüten und zu korrigieren (de prévenir et de corriger les difformités du corps), hat Nicolas Andry (1658–1741) die Orthopädie aus der Taufe gehoben und ihr so den Namen gegeben. Orthos heißt gerade, aber auch richtig, und demzufolge sollte richtig sein, was gerade ist.

Wenn wir uns im folgenden über die physiologischen Achsenverhältnisse an den unteren Extremitäten, ihre Schwankungsbreiten und die Auswirkungen ihrer Abweichungen Klarheit verschaffen wollen, nehmen wir natürlich indirekt Stellung zur Operationsindikation. Es kann aber nicht darum gehen, einfach das festzulegen, was im Rahmen der Norm und außerhalb derselben, also innerhalb oder außerhalb eines gewissen Abschnittes der Gauß-Verteilungskurve liegt. Vielmehr muß uns die Frage interessieren, von welcher Achsenabweichung an eine Deformität aktuellen oder prospektiven *Morbiditätswert* besitzt. Dieser Morbiditätswert bezieht sich einerseits auf die Provokation von Schmerzen und Funktionsstörungen sowie natürlich auf die Entwicklung einer posttraumatischen Arthrose, andererseits aber auch auf ästhetische Aspekte, die für den Patienten – mindestens primär – sehr oft Prioritätswert besitzen. Einen echten Krankheitswert bekommt eine Achsenfehlstellung dann, wenn sie nicht mehr kompensiert werden kann.

Am Fuß kann bekanntlich eine Valgusfehlstellung im Unterschenkel dank der guten Supinationsmöglichkeit des unteren Sprunggelenks meist ausreichend kompensiert werden, währenddem eine Varusfehlstellung wegen der viel geringeren Pronationsmöglichkeit im unteren Sprungelenk sehr rasch zur Dekompensation und damit zu Beschwerden bis hin zum kontrakten Plattfuß führt.

Besonders im Wachstumsalter können Achsenfehler Kompensationsmechanismen auslösen, die bei allfälligen Operationen selbstverständlich berücksichtigt werden müssen (vgl. Kapitel VI).

Dabei spielt das Alter des Kindes und die Wachstumspotenz der betreffenden Wachstumsfuge die entscheidende Rolle.

Eine Achsenänderung oder -korrektur vollzieht sich auf 2 Wegen:

1. Sie wird durch enchondrales Längenwachstum bewirkt, bei dem nach Pauwels die Epiphysenfuge jeweils die Tendenz zeigt, sich senkrecht zur Resultierenden der einwirkenden Kräfte zu richten.

Je epiphysennaher die Fehlstellung gelegen ist, desto rascher und effektiver ist auch die Korrektur.

2. eine Achsenfehlstellung kann, wenigstens bis zu einem gewissen Grad, durch appositionelles Dickenwachstum konkavseitig und durch Resorptionsvorgänge auf der Konvexseite der Deformität korrigiert werden.

Korrekturosteotomien nach Traumen
an der unteren Extremität
Herausgegeben von G. Hierholzer, K. H. Müller
© Springer-Verlag Berlin Heidelberg 1984

Tabelle 1. Posttraumatische Wachstumsstörung

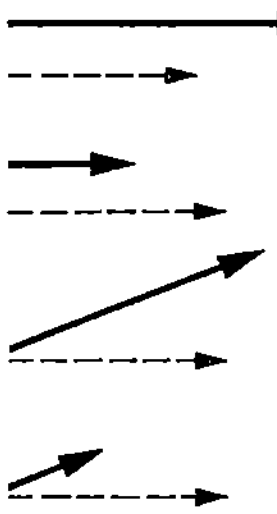

1.		V: + R: =	Verlängerung
2.		V: + R: =	Verkürzung
3.		V: + R: =	Verlängerung Deformität
4.		V: + R: =	Verkürzung Deformität

Bei traumatischen Störungen der Wachstumsfugenfunktion bestehen grundsätzlich 4 Möglichkeiten, wobei wir das Wachstum qualitativ bezüglich Richtung, quantitativ bezüglich Geschwindigkeit vektoriell betrachten (Tabelle 1).

Die Therapie hat sich dann danach zu richten, ob die Epiphysenfugen noch offen sind oder das Wachstum abgeschlossen ist. Es darf eine Achsenfehlstellung auch *nie isoliert,* sondern immer nur im Rahmen der gesamten Statik und Dynamik betrachtet werden. So kann beispielsweise eine verstärkte Außenkreiselung der Tibia einen verstärkten Antetorsionswinkel des Schenkelhalses kompensieren.

Gleichsinnige Fehlstellungen an verschiedenen Knochen der unteren Extremitäten addieren sich morphologisch, funktionell im Hinblick auf eine Arthrose hingegen potenzieren sie sich.

Die Bestimmung der *frontalen Beinachsen* hängt wesentlich davon ab, was sich in der Horizontalebene abspielt und zwar nicht nur in bezug auf die Torsion der Knochen, sondern auch in bezug auf die Rotation in den Gelenken.

Die Extension des Kniegelenks ist variabel und selbst eine geringe Rekurvation ruft ein „Genu varum" hervor. Man müßte demnach bei der Untersuchung unterscheiden zwischen einer Extension „in Nullstellung" und einer maximalen Extension, die in der Regel einer Rekurvation entspricht.

Je stärker ein Kniegelenk rekurviert wird, desto stärker werden die Kniescheiben, d. h. die Kniegelenke, nach innen gedreht und desto mehr weichen sie auch auseinander und erwecken den Eindruck eines O-Beines. Je stärker die Knie von Anfang an nach innen gedreht sind, desto stärker ist dieses Phänomen. Bei parallel gestellten Füßen haben im übrigen alle Individuen eine Einwärtsrotation der Kniegelenke – mit Ausnahme derjenigen, die eine Retroversionsstellung der Schenkelhälse, sowie v. a. derer, die eine ausgeprägte Außentorsion der Unterschenkel aufweisen.

Wenn wir die Beinachsen bei parallel gestellten Füßen beurteilen, dann sehen wir auch einen Geschlechtsunterschied, indem die Männer dann in 60 % der Fälle ein Genu varum und in 12 % ein Genu valgum, die Frauen nur in 34 % der Fälle ein Genu varum und in 22 % ein Genu valgum aufweisen [8]. Der für die Praxis, d. h. der für die Entwicklung einer Arthrose, entscheidende Winkel hängt aber im wesentlichen von der Fußstellung ab und diese ist individuell sehr unterschiedlich.

Weiter ist bei der Beurteilung der Beinachsen zu berücksichtigen, daß wir es bei den Femur- und Tibiaachsen nicht mit Geraden zu tun haben, sondern daß das Femur eine anteroexterne und die Tibia eine posteroexterne Konvexität aufweist. Dadurch kommt es bei der Extension des Beines zu dem, was die Franzosen als „effet manivelle" – zu deutsch Kurbeleffekt – bezeichnen. Eine Einwärtsrotation des Beines im

Hüftgelenk begradigt dadurch das Femur, während das Varum des Unterschenkels verstärkt wird. Bei der Festlegung einer Norm ist selbstverständlich Alter und Geschlecht zu berücksichtigen. Auch die Konstitution spielt eine Rolle, neigt doch beispielsweise der Astheniker weit mehr zum X-, der Pykniker zum O-Bein.

Daß wir auf *individuelle* Eigenheiten ebenfalls Rücksicht nehmen müssen, sind wir von der Behandlung der frischen Frakturen her ebenfalls gewohnt. So darf heute wohl als selbstverständlich betrachtet werden, daß wir bei der Fixation einer Unterschenkelfraktur die Torsionsverhältnisse des unverletzten Beines prüfen und dieses aus falsch verstandenen Reinlichkeitsgründen nicht ver- und abdecken.

Die Kenntnis der *physiologischen Achsenverhältnisse* an den unteren Extremitäten gehört zum propädeutischen Allgemeingut, und es soll darauf auch nicht näher eingegangen werden. Wir erinnern uns aber daran, daß Achsen immer und in jedem Falle in den 3 Ebenen bzw. im Raume stereoskopisch zu beurteilen sind, was leider und erstaunlicherweise immer wieder unterlassen wird. Auch wenn wir uns aus Gründen des Verständnisses und der Einfachheit an die 3 Körperebenen halten, müssen wir uns immer bewußt sein, daß die Kräfte *dynamisch im Raum* wirken und sich nicht an die von uns willkürlich festgelegten Ebenen halten.

Hingewiesen sei hier nur an die komplexe Biomechanik des Schenkelhalses, dessen Antetorsion für uns nur auf dem Umweg eines projizierten Winkels geometrisch und damit für eine Operationsplanung überhaupt faßbar wird. Auf die sehr komplexe Verflechtung eines Genu recurvatum mit einem Genu varum ist bereits hingewiesen worden.

Weit wichtiger und für die Entwicklung einer Arthrose entscheidend ist die Beurteilung eines Achsenfehlers im Rahmen der Dynamik des Gehmechanismus. Diese Betrachtungsweise ist aber nicht nur wesentlich komplizierter und schwieriger und in vielen Fällen überhaupt nur durch aufwendige apparative Messungen im *Ganglaboratorium* möglich.

Die Messung der Gelenkbeweglichkeit und der Skelettachsen auf dem Untersuchungstisch sowie von Röntgenaufnahmen kann dabei ergänzt werden durch Messungen der Bewegungen und der Kräfte in den 3 Ebenen beim Gehen. Einfach zu objektivieren im Ganglaboratorium sind Gehgeschwindigkeit, Schrittlänge und Schrittfrequenz. Schon schwieriger meßbar sind der Gelenkwinkelverlauf, intramuskulär abgeleitete Elektromyogramme und der Energieaufwand beim Gehen. Recht genau erfassen lassen sich aber die Bodenreaktionskräfte auf die Belastung der Füße in Größe und Richtung. Mittels piezoelektrischer Kraftmeßplatten können die vertikale Belastung, die sagittale und die frontale Schwerkraft sowie das freie Drehmoment gemessen und graphisch dargestellt werden. Die Meßergebnisse der Kraftübertragung geben weitgehende Auskunft über die Art der Fortbewegung, über Kompensationsmechanismen des Patienten als Folge von Achsenabweichungen, Einschränkungen der Gelenkbeweglichkeit, von Bandinstabilitäten und Muskeleinwirkungen.

Mit Bragard [1] sind wir beispielsweise gewöhnt, die Verbindungsteile zwischen Hüftgelenksmitte und Mitte des oberen Sprunggelenkes als *Traglinie* zu bezeichnen. Es handelt sich dabei um eine Linie, die nur in der Statik des Stehens ihre Gültigkeit hat. Im statischen Versuch genügt schon eine Abweichung der physiologischen Achsen um nur 3°, um am Kniegelenk bei Varusabweichung eine völlige Entlastung des lateralen Kompartimentes, bei Valgusabweichung des medialen Kompartimentes zu bewirken [5]. Die effektiv beim Gehen wirkende und damit für die Entwicklung

einer Gonarthrose wesentliche Traglinie ist aber die Verbindungslinie zwischen Körperschwerpunkt und Unterstützungsfläche, d. h. der Fußsohle. Diese Linie zieht
beim Gehen, also dann, wenn das Kniegelenk am stärksten belastet wird, immer medial der Kniegelenkmitte durch, so daß es beim Gehen physiologischerweise vorwiegend im Varussinne belastet wird [2]. Einzig beim Duchenne-Hinken, wo der Körperschwerpunkt über das Hüftgelenk des Standbeines verschoben wird, stimmen Miku-
licz- und dynamische Traglinie überein. Diese Tatsache erklärt auch, warum das
Genu varum im Alter, v. a. natürlich bei Osteoporose, so sehr viel häufiger vorkommt
als das Genu valgum.

Kommen wir nun zur Kernfrage, nämlich zur Frage der klinischen Relevanz und
damit zur Frage des *Morbiditätswertes* der verschiedenen Achsenfehler bzw. ihrer
Korrekturbedürftigkeit. Wohl am meisten Kontroversen bestehen diesbezüglich für
die Torsionsverhältnisse am Femur. Lange Zeit wurde zu Unrecht angenommen, daß
sich auch beim Kind Torsionsfehler am Femur nicht spontan korrigieren würden [6,
7]. Wie bei den idiopathisch verstärkten Antetorsionen wurde deshalb in einem hohen, jedenfalls viel zu hohen Prozentsatz der Fälle eine unnötige Detorsionsosteoto-
mie durchgeführt. Es ist bis heute auch noch mit keinem Fall schlüssig bewiesen worden, daß eine isolierte verstärkte Antetorsion ohne andere pathologische Veränderung, z. B. an der Hüftgelenkspfanne, zu einer Koxarthrose geführt hätte, auch wenn
die Möglichkeit nicht ganz auszuschließen ist [3]. Jedenfalls wissen wir, daß sich die
Verminderung der Antetorsion v. a. in der Pubertät analog einer sehr langsam verlaufenden Epiphyseolysis capitis femoris vollzieht [4, 9, 10].

Eine Coxa vara, die ja meist mit einer Retroversions-Retrotorsions-Stellung des
Schenkelhalses kombiniert ist, führt bei erhaltener Gelenkkongruenz in der Regel
nicht zur Koxarthrose, hingegen immer zu einer erheblichen funktionellen Beeinträchtigung des Hüftgelenkes mit Beinverkürzung, Trendelenburg-Duchenne-Hin-
ken und Einschränkung der Abduktion des Hüftgelenkes. Eine entsprechende operative Korrektur kann in solchen Fällen aus diesen Gründen indiziert sein.

Am Kniegelenk finden wir das Genu recurvatum v. a. bei konstitutioneller Binde-
gewebsschwäche bzw. Hyperlaxität. Das Genu recurvatum kann sehr wohl Ursache
chronischer Kniebeschwerden sein, wobei insbesondere auf die als Folge des immer
wieder stattfindenden Anschlages der Femurkondylen an der Vorderkante des Tibiaplateaus bzw. an den Vorderhörnern entstehende schmerzhafte Impression hingewiesen sei [11, 12, 13].

Daß Eingriffe an der Tibiaapophyse im Wachstumsalter, beispielsweise zur Behebung einer rezidivierenden Patellaluxation, kontraindiziert sind, dürfte allgemein bekannt sein.

Beim Genu flexum kommt v. a. das Patellofemoralgelenk unter erhöhten Druck.
Die Praxis lehrt uns immer wieder, wie sich bei einer bis dahin vielleicht noch latenten
Gonarthrose mit dem Auftreten einer Beugekontraktur der Circulus vitiosus akut be-
schleunigt und die Arthrose rasch progredient wird.

Einer Varusfehlstellung am Unterschenkel ist, wie bereits erwähnt, ein ungleich
höherer Morbiditätswert zuzuschreiben als einer entsprechenden Valgusfehlstellung.

Dies geht u. a. aus der Tatsache hervor, daß die Zahl der im Erwachsenenalter notwendigen Valgisationsosteotomien 5mal größer ist als diejenige der Varisationen,
und unsere Nachuntersuchung an 400 Tibiaosteotomien zeigte, daß die besten Resultate bei einer Varusfehlstellung mit einer leichten Überkorrektur der physiologischen

Valgusstellung erreicht werden können. Ein pathologisches Genu valgum darf andererseits aber nie bis zur Geradestellung und schon gar nicht bis in die Varusstellung hinein korrigiert werden. Varusstellungen können auch schon in relativ jugendlichem Alter zu chronischen Beschwerden führen, wobei eine Überlastung des medialen Meniskus und eine entsprechende vorzeitige degenerative Veränderung an diesem und an den medialen Kondylen die obligate Folge sind. Eine Meniskektomie kann den Patienten aber nur vorübergehend von seinen Beschwerden befreien. Der arthrotische Prozeß schreitet nach dessen Entfernung um so rascher vorwärts. Bei Patienten, die nach einer Meniskektomie zur Operation kommen, liegt diese fast regelmäßig 20–30 Jahre zurück. Es stellt sich dabei immer auch die Frage, ob die mediale Gonarthrose nur Folge der Meniskektomie oder auch diese ihrerseits Folge einer schon primär vorhandenen Varusfehlstellung mit vorzeitiger Meniskusdegeneration war. Auf jeden Fall sind wir beim Vorliegen chronischer medialer lokalisierter Beschwerden beim Genu varum auch leichteren Grades sehr großzügig mit der Indikation zur Valgisationsosteotomie, umgekehrt aber sehr restriktiv mit der Meniskektomie.

Wie sehr sich Achsenfehler am Fuß im besonderen auf die Belastung des Kniegelenkes auswirken, dürfte hinlänglich bekannt sein. So gelingt es oft, durch die einfache Maßnahme einer Schuhaußenranderhöhung eine Überlastung des Kniegelenkes im medialen Abschnitt zu verringern und entsprechende Beschwerden zu beseitigen.

Aus der Erkenntnis heraus, daß eine Varusstellung im Rückfuß nicht nur zu einer Distorsio pedis im Supinationssinne disponiert, sondern nicht selten auch für ein Rezidiv nach operativer Bandplastik verantwortlich gemacht werden muß, haben wir kürzlich für solche Fälle die Kombination der lateralen Bandplastik mit einer Kalkaneusosteotomie nach Dwyer empfohlen [14].

In der Analyse von Achsenfehlern im Hinblick auf Funktionsstörungen und Belastungsverhältnisse in den verschiedenen Gelenken wird die Ganganalyse in den nächsten Jahren sicher noch viele wichtige Erkenntnisse liefern.

Schon die rein klinische Untersuchung soll sich aber in jedem Falle nicht nur auf die Deformität an sich, sondern immer auf die Gesamtsituation der unteren Extremität und des Patienten beziehen. Nur so kann es gelingen, z. B. mit einer Einlage oder mit einer Operation die Gesamtproblematik zu erfassen und damit dem Patienten auf die Dauer am besten zu helfen.

Literatur

1. Bragard K (1932) Das genu valgum, 1. Teil. Z Orthop 57 [Suppl]
2. Debrunner A, Seewald K (1964) Die Belastung des Kniegelenkes in der Frontalebene. Z Orthop 98:508
3. Halpern AA, Tanner J, Rinsky L (1980) Does persistent fetal anteversion contribute to osteoarthritis? Clin Orthop 145:213
4. Jani L (1979) Idiopathic anteversion of the femoral neck. Int Orthop 2:283–292
5. Kostuik JP, Schmidt O, Harris WR, Woolridge C (1975) A study of weight transmission through the knee joint with applied varus and valgus loads. Clin Orthop 108:95–98
6. Laer L von (1977) Beinlängendifferenzen und Rotationsfehler nach Oberschenkelfrakturen im Kindesalter. Arch Orthop Unfallchir 89:121–137
7. Laer L von (1982) Die klinische Bedeutung des posttraumatischen Rotationsfehlers nach Oberschenkelschaftfrakturen im Wachstumsalter. Hefte Unfallheilkd 158:159–162

8. Lerat JL, Moyen B, Bochu M (1982) Examen clinique des axes chez l'adulte. Rev Chir Orthop 68:37–43
9. Morscher E (1961) Die mechanischen Verhältnisse des Hüftgelenkes und ihre Beziehungen zum Halsschaftwinkel und insbesondere zur Antetorsion des Schenkelhalses während der Entwicklungsjahre. Z Orthop 94:374–394
10. Morscher E (1967) Development and clinical significance of the anteversion of the femoral neck. Reconstr Surg Traumatol 9:107–125
11. Morscher E (1971) Cartilage-bone lesions of the knee joint following injury. Reconstr Surg Traumatol 12:2–26
12. Morscher E (1978) Posttraumatic cartilage impression of the femoral condyle. Prog Orthop Surg 3:105–111
13. Morscher E (1979) Traumatische Knorpelläsionen am Kniegelenk. Chirurg 50:599–604
14. Morscher E, Baumann JU, Hefti F (1981) Die Kalkaneus-Osteotomie nach Dwyer, kombiniert mit lateraler Bandplastik bei rezidivierender Distorsio pedis. Z Unfallmed Berufskr 74:85–90

Indikation zur Korrekturosteotomie bei Fehlstellungen nach Frakturen

G. Hierholzer und P. M. Hax

Einleitung

Die Indikation zur korrigierenden Osteotomie nach in Fehlstellung verheilten Frakturen an der unteren Extremität ist jeweils aus klinischen Befunden und theoretischen Gesichtspunkten abzuleiten. Insbesondere kann sie nicht ausschließlich das Ergebnis mechanischer Überlegungen sein. Die Faktoren sind zwar einzeln zu ermitteln, dann aber vergleichend zu bewerten, um schließlich im Sinne von Rehn zu einer klinischen Entscheidung über die einzuschlagende Therapie zu kommen. Die Besprechung spezieller Fragen zur Indikationsstellung setzt voraus, den Allgemeinzustand des Patienten untersucht und das Operationsrisiko eingehend geprüft zu haben. Eine posttraumatische Fehlstellung verändert nicht nur die anatomische Form, sie hat in Abhängigkeit von Ausmaß und Lokalisation auch Einfluß auf die Funktion. Sekundäre Folgen einer mechanischen Fehlbelastung sind zu berücksichtigen. Der Zustand des betroffenen Knochengewebes, der angrenzenden Gelenke wie auch der Weichteile mit den für die Funktion wichtigen Strukturen müssen beachtet werden. Die primär oder sekundär entstandenen Schädigungen beeinflussen nicht nur die Indikation zur Osteotomie, sondern auch die Wahl des anzuwendenden Operationsverfahrens. Das Lebensalter des Patienten, das Ausmaß und die Art subjektiver Beschwerden, berufliche und private Lebensgewohnheiten, die Bereitschaft zur Mitwirkung bei der Behandlung und auch kosmetische Gesichtspunkte müssen in die Überlegungen mit einbezogen werden. Die Darstellung der speziellen Indikationen erfolgt nach der im Inhaltsverzeichnis benannten topographisch-anatomischen Gliederung. In diesem Abschnitt soll auf die wichtigsten Faktoren, auf deren wechselnde Bedeutung sowie auf die Notwendigkeit hingewiesen werden, Vorrangiges erkennen zu müssen. Folgende Faktoren sind hervorzuheben:

1. Die gelenkmechanische Fehlbelastung.
2. Der funktionelle Gesichtspunkt.
3. Auswirkungen auf den Kapselbandapparat angrenzender Gelenke.
4. Der morphologische Zustand des Knochens, des Knorpels und der Weichteile.
5. Subjektive Beschwerden.
6. Kosmetische Auswirkungen.

Die Indikation zur korrigierenden Osteotomie ergibt sich meist aus mehreren dieser Faktoren, im Einzelfall kann aber auch einer der Gesichtspunkte ganz im Vordergrund stehen.

Korrekturosteotomien nach Traumen
an der unteren Extremität
Herausgegeben von G. Hierholzer, K. H. Müller
© Springer-Verlag Berlin Heidelberg 1984

Mechanische Fehlbelastung

An der oberen Extremität hat eine posttraumatische Fehlstellung überwiegend funktionelle Bedeutung. Bei Fehlstellungen an der unteren Gliedmaße kann die sich ergebende mechanische Fehlbelastung neben der funktionellen Störung zum gleichrangigen oder vorrangigen Gesichtspunkt werden. Die Erklärung besteht darin, daß sich an der unteren Extremität der Vektor der Druckbelastung aus der Resultierenden von einwirkender Muskelkraft und Körpergewicht errechnet. Die Druckbeanspruchung der Gelenke der unteren Extremität ist gegenüber derjenigen der oberen Gliedmaße also größer (Abb. 1). Die resultierende Druckkraft im Hüftgelenk kann bis zur 4,5fachen Größe des Körpergewichtes ansteigen [16, 17]. Der auf den Hüftkopf und Schenkelhals einwirkende Kraftvektor zeigt die Dislokationstendenz bei Frakturen in diesem Bereich und weist u. a. auf die Gefahr der Varusfehlstellung hin. Das Behandlungsprinzip einer in Varusposition abgeheilten Fraktur besteht in der valgisierenden Osteotomie mit Wiederherstellung des physiologischen Schenkelhals-Femurschaft-Winkels, mit der die mechanische Fehlbelastung und muskuläre Insuffizienz beseitigt werden kann (Abb. 2). Das Behandlungsziel ist technisch standardisiert [5, 13, 14, 19, 21, 24] und mit hoher Erfolgsaussicht verbunden.

Die Fehlstellung in entgegengesetzter Richtung, die posttraumatische Coxa valga mit einer unphysiologischen Druckerhöhung und Druckkonzentration im lateralen Gelenkbereich, kann dagegen das Ergebnis einer Therapie sein, die eingangs den mechanischen und biologischen Gegebenheiten durchaus Rechnung trägt (Abb. 3). Bei der Behandlung einer Schenkelhalsfraktur mit steilem Bruchwinkel zur Horizon-

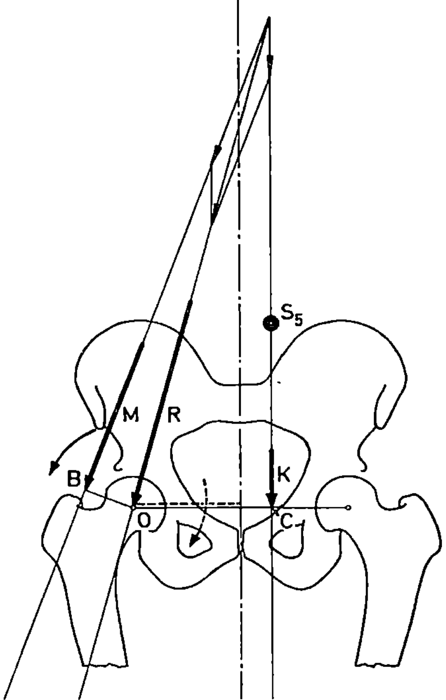

Abb. 1. Druckbelastung im Hüftgelenk als Resultierende **R** aus einwirkender Muskelkraft **M** und Schwerkraft **S** [17]

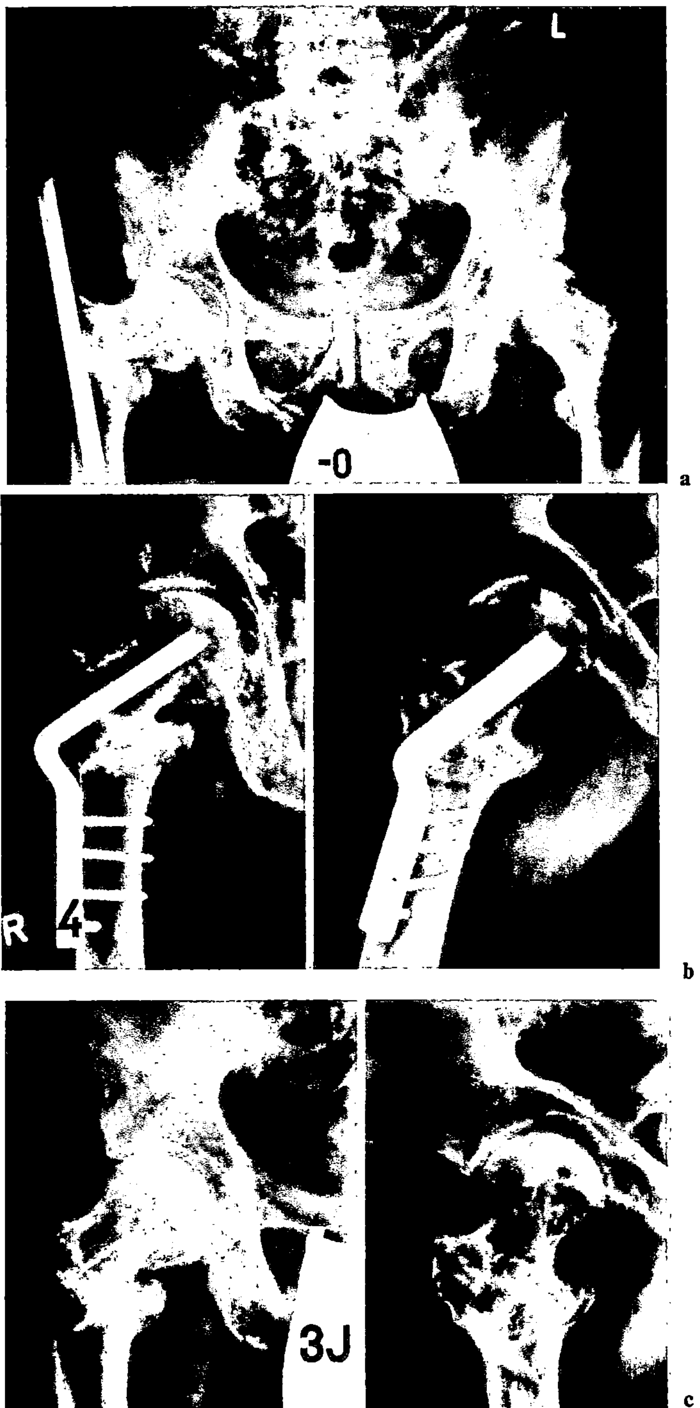

Abb. 2 a–c. A. L., 59 Jahre. **a** In Varusfehlstellung verheilte pertrochantäre Oberschenkelfraktur rechts. **b** Valgisierende Osteotomie. **c** Kontrolle nach 3 Jahren

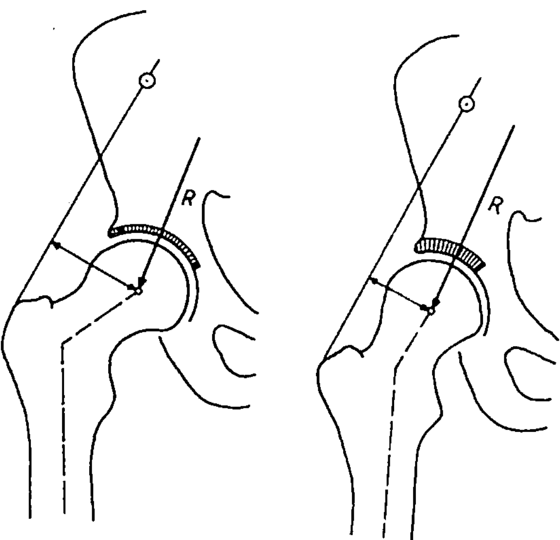

Abb. 3. Normale Belastungsverhältnisse am Hüftgelenk bei physiologischem CCD-Winkel (links). Erhöhung der resultierenden Druckbelastung **R** und Verkleinerung der Belastungsfläche bei Valgusfehlstellung des Schenkelhalses (rechts)

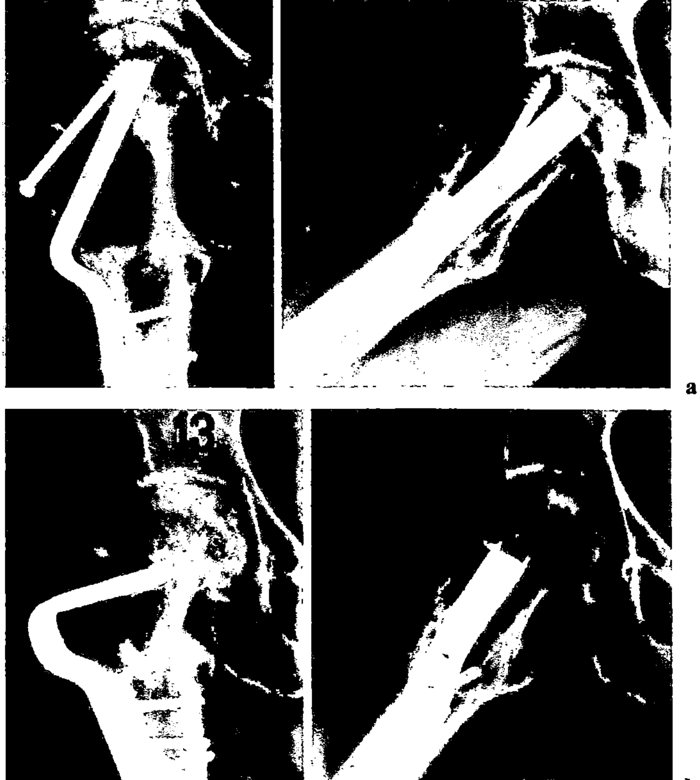

Abb. 4 a, b.   C. K., 53 Jahre. a Zustand nach Winkelplattenosteosynthese bei Oberschenkelhalsfraktur rechts mit gleichzeitiger valgisierender Osteotomie zur Ausschaltung der Scherkräfte im Frakturbereich. b Wiederherstellung eines physiologischen CCD-Winkels nach Durchbauung der Fraktur durch varisierende Osteotomie

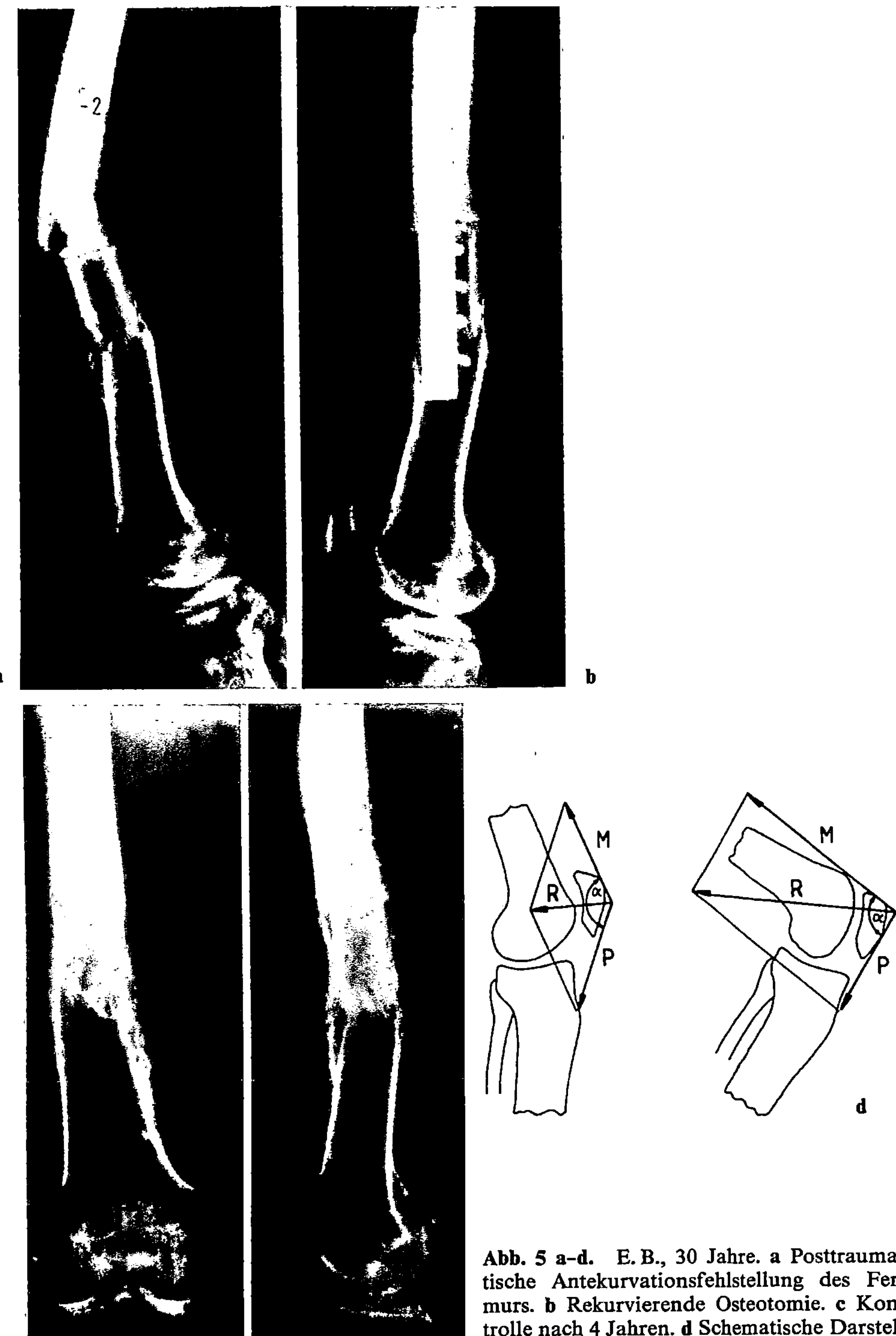

Abb. 5 a–d. E.B., 30 Jahre. **a** Posttraumatische Antekurvationsfehlstellung des Femurs. **b** Rekurvierende Osteotomie. **c** Kontrolle nach 4 Jahren. **d** Schematische Darstellung der Druckbeanspruchung im Femoropatellargelenk

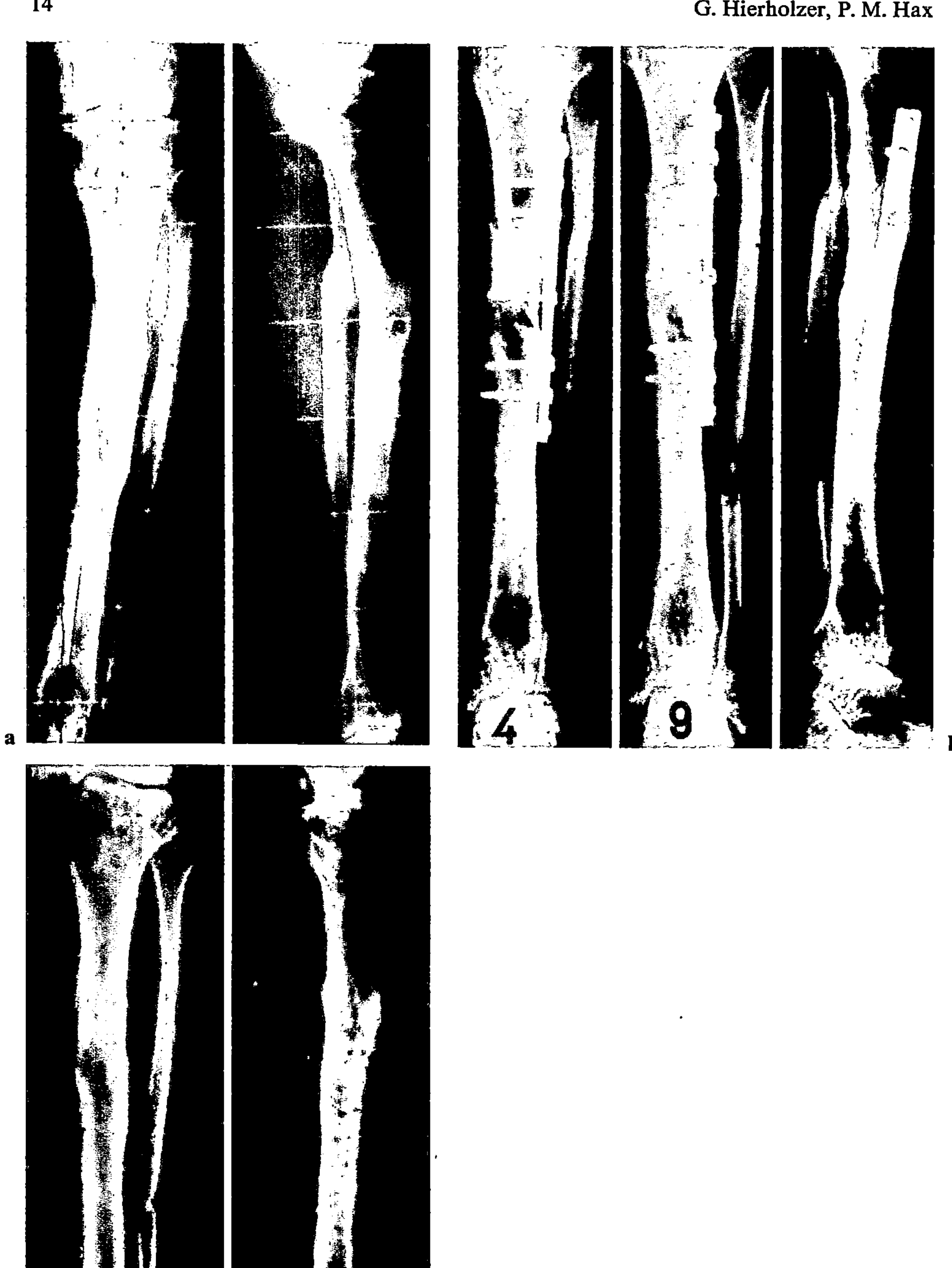

Abb. 6 a–c. H. H., 49 Jahre. a Posttraumatische Varusfehlstellung linker Unterschenkel.
b Schräge Tibiaosteotomie und Plattenosteosynthese, Fibulaosteotomie. c Ausheilungsbild

talen muß der Erhaltung oder Wiederherstellung der Vitalität des Hüftkopfes berechtigterweise Vorrang eingeräumt werden. Bei steilem Schenkelhalsbruchwinkel kann die Umwandlung der dislozierenden Kräfte in interfragmentäre Kompression nur mit der valgisierenden Operationstechnik erzielt werden (Abb. 4) [14, 15, 16, 28]. Es ist festzustellen, daß in den letzten Jahren diese Indikation zur primär valgisierenden intertrochantären Osteotomie zwar zunehmend Anwendung findet, klinische Untersuchungen mit Langzeitbeobachtungen über die Folgeerscheinung jedoch nicht vorliegen. Für uns ist eine derart „therapeutisch verursachte Fehlbelastung" Anlaß zur sekundären Varisationsosteotomie, sobald sich an Hüft- und Kniegelenk subjektive Beschwerden oder objektive Veränderungen ergeben.

Am Unterschenkel werden Achsenabweichungen nach Frakturen, insbesondere in der Frontal- und Sagittalebene, zunehmend therapeutisch berücksichtigt [1, 6, 12, 20, 21, 24, 27). Hinsichtlich der pathophysiologischen Überlegungen für den Unterschenkel wird auf den Beitrag von Hörster verwiesen (vgl. Kapitel III, S. 121). Klinische Beobachtungen zeigen, daß die sich aus einer Antekurvationsfehlstellung des Femurs für das Kniegelenk ergebende mechanische Konsequenz oft unterschätzt wird. Da im Kniebereich an der Vorderseite gelenküberbrückend kräftige Muskelstrukturen zur Verfügung stehen, ist bei einer Antekurvationsfehlstellung die Stabilität des Gelenks durch Erhöhung der einwirkenden Muskelkraft gewährleistet. Sie geht mit einer Druckerhöhung im Kniegelenk einher, die überwiegend den Femoropatellaranteil betrifft [2, 10, 8]. Die funktionelle Kompensation der Fehlstellung mit der andauernd erhöhten Druckbeanspruchung verursacht im weiteren Verlauf eine posttraumatische Arthrose (Abb. 5). Am Unterschenkel führt die Varusfehlstellung von mehr als 5° zu einer korrekturbedürftigen Fehlbeanspruchung des Kniegelenks und des oberen Sprunggelenks (Abb. 6). Hier wird also die Fehlbelastung zum bestimmenden Faktor für die Indikation zur korrigierenden Osteotomie.

Der funktionelle Gesichtspunkt

Es ist eine verantwortungsvolle klinische Aufgabe, die funktionelle Auswirkung einer posttraumatischen Fehlstellung zu erkennen und in die Indikation für eine Korrekturosteotomie einzubeziehen. Mit dem korrigierenden Eingriff soll die Gelenkbeweglichkeit verbessert oder erhalten werden. Andererseits kann aber die funktionelle Auswirkung der mit Sekundärschädigungen einhergehenden Fehlstellung Anlaß geben, im therapeutischen Konzept auf die Beweglichkeit eines Gelenks zu verzichten. Es wird in diesem Falle der noch höherwertige funktionelle Gesichtspunkt, wie z. B. die Gehfähigkeit, vorangestellt. Der funktionelle Gesichtspunkt als Behandlungsaufgabe soll an typischen Beispielen erläutert werden.

Rotationsfehlstellungen am Femur treten häufiger auf, als sie offensichtlich diagnostiziert werden. Es handelt sich um eine Fehlstellung, die ohne Veränderung der Druckbelastung des kugelartigen Hüftgelenks einhergeht. Eine mechanische Fehlbeanspruchung des angrenzenden Kniegelenks kann für längere Zeit untergeordnet bleiben. Besteht eine Außenrotationsfehlstellung, so kann diese teilweise oder ganz muskulär kompensiert werden. Die fortwährende Überbeanspruchung der innenrotierenden und adduzierenden Muskeln verursacht im weiteren Verlauf eine funktionelle Störung beim Gehen, die neben subjektiven Beschwerden zum bestimmenden

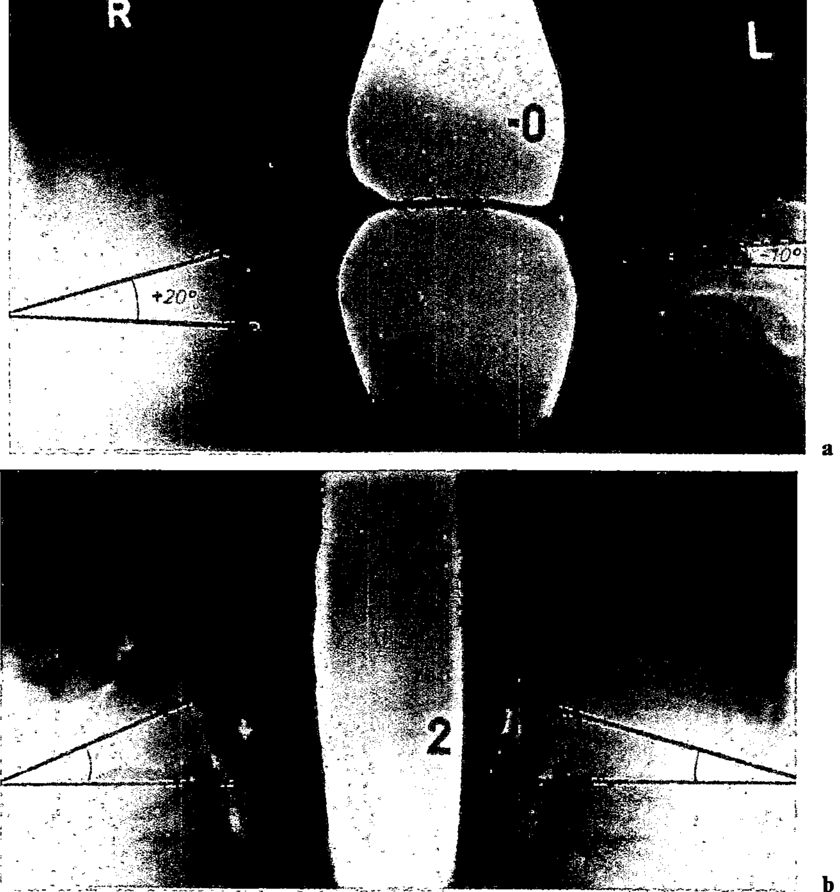

Abb. 7 a, b.   R. V., 31 Jahre. Rotationsfehlstellung linker Oberschenkel. a AT-Aufnahme vor, b nach derotierender Osteotomie

Faktor für eine Korrekturosteotomie wird (Abb. 7). Auch bei einer in Varusstellung abgeheilten hüftgelenknahen Fraktur mit verändertem Hebelarm kann die muskuläre Insuffizienz mit positivem Trendelenburg-Zeichen zu einer im Vordergrund stehenden funktionellen Störung führen. Als Beispiel am Unterschenkel stört eine Rotations- und Varusfehlstellung den Abrollvorgang des Fußes, verursacht Gehunsicherheit und kann damit gegenüber den anderen Faktoren zum vorrangigen Gesichtspunkt werden.

Die funktionelle Auswirkung einer zu stark ausgeprägten Beugestellung nach Operation zur Arthrodese des Kniegelenks ist besonders eindrücklich (Abb. 8). Eine Flexionsstellung von mehr als 15° verursacht teilweise oder weitgehend eine Behinderung der Gehfähigkeit. Diese schwerwiegende funktionelle Störung ist durch eine ex-

---

Abb. 8 a–c.   E. P., 41 Jahre. Zustand nach Arthrodese des linken Kniegelenks. Wegen zu stark ▸ ausgeprägter Beugestellung a extendierende Osteotomie und Rearthrodese (b). c Durchbauung in korrekter Stellung

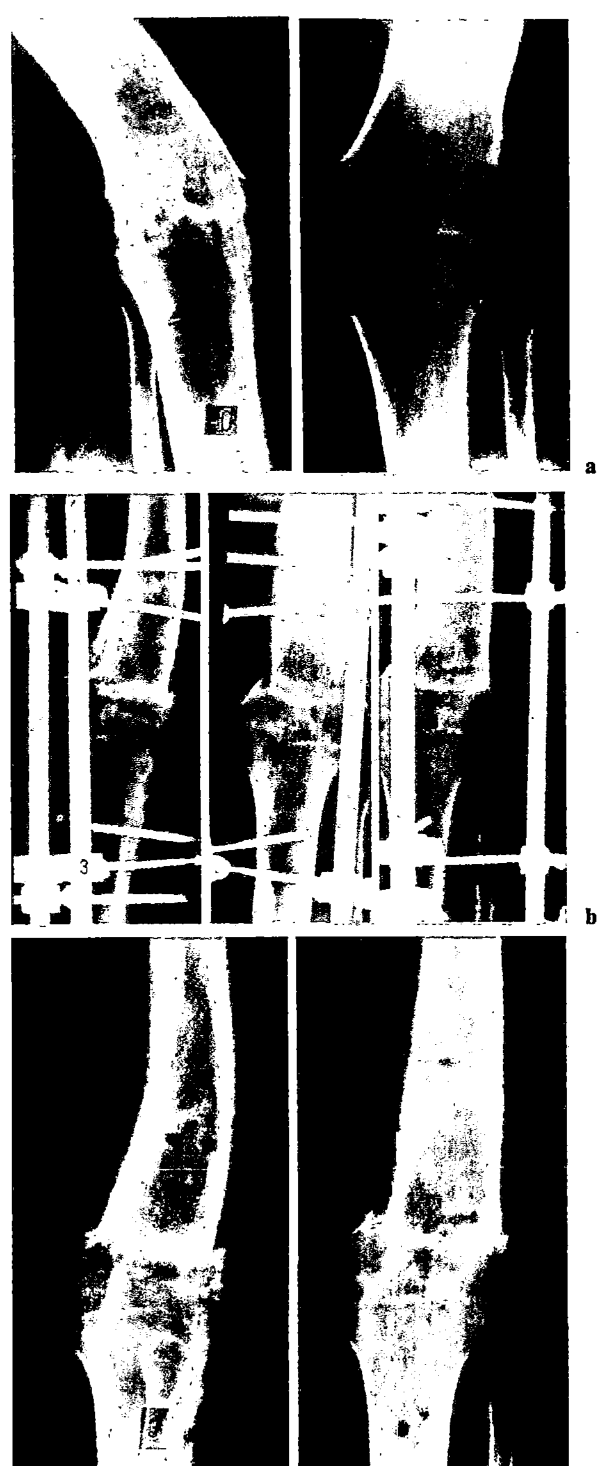

a
b
c

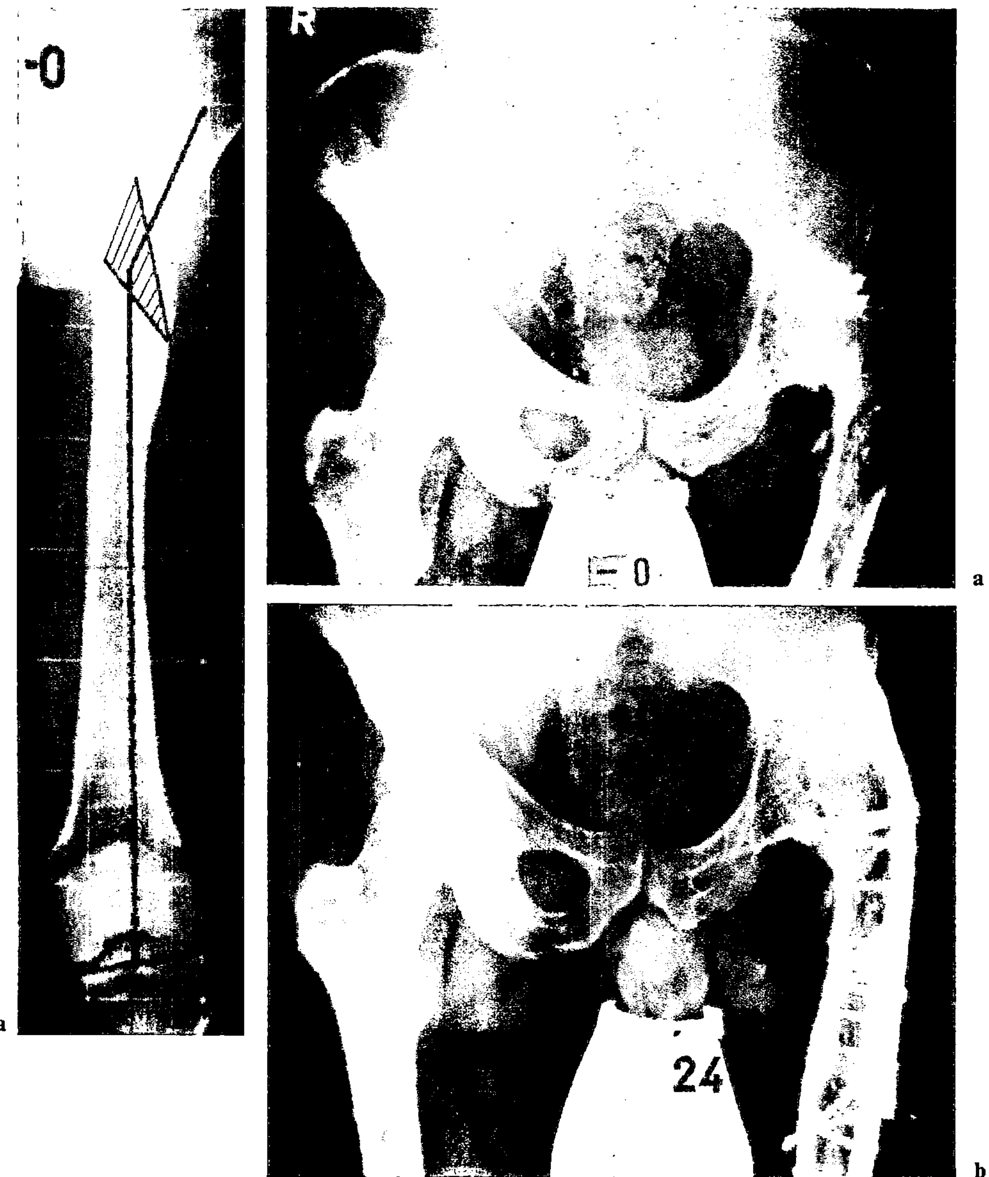

Abb. 9 a, b.   F. W., 49 Jahre. **a** Subtrochantäre Valgusfehlstellung linker Oberschenkel mit schwerer posttraumatischer Arthrose des linken Hüftgelenks. **b** Varisierende Korrekturosteotomie und gleichzeitige Arthrodese des Hüftgelenks, Kontrolle nach 2 Jahren

tendierende Osteotomie mit Rearthrodese nach den im speziellen Beitrag dargelegten Richtlinien zu beseitigen.

Die traumatische Hüftluxation mit nachfolgender Koxarthrose und eine in Fehlstellung verheilte Femurfraktur verursachen nicht nur Instabilität und schmerzhafte Bewegungseinschränkung. Im Vordergrund steht klinisch der Verlust der Gehfähigkeit mit seiner übergeordneten funktionellen Bedeutung. Die hauptsächliche Aufgabe der korrigierenden Osteotomie besteht dann in der Wiederherstellung der Gehfähigkeit [9, 18]. Die Komplexität der Problematik wird an dem gezeigten Beispiel deutlich. Um die Gehfähigkeit wieder zu erreichen, war am angrenzenden Hüftgelenk eine Arthrodese erforderlich, während durch die Osteotomie am Femurschaft die Fehlbelastung der Kniegelenke beseitigt werden konnte (Abb. 9).

Auswirkungen auf den Kapselbandapparat

Art und Ausmaß knöcherner Fehlstellungen nach Frakturen haben Auswirkungen auf die statisch und dynamisch stabilisierenden Strukturen der angrenzenden Gelenke [3, 4, 7, 10, 11, 15, 16, 23]. Bei Varus- und Valgusfehlstellungen werden diese auf der Konvexseite einer unphysiologischen Zugbeanspruchung unterzogen und unterliegen damit einer Dehnung und Lockerung. Auf der Konkavseite kann eine Atrophie und Schrumpfung von Strukturen eintreten (Abb. 10). Im Beitrag von Kleining werden die unterschiedliche Kompensationsfähigkeit für die Varus- und Valgusfehlstellung im Kniegelenkbereich und die Gefahr der Einmündung in einen Circulus vitiosus aufgezeigt (vgl. Kapitel IV, S. 357). Bei einer Antekurvationsfehlstellung ergibt sich aus den gelenküberbrückenden dynamisch stabilisierenden Strukturen eine gewisse Kompensationsfähigkeit. Am Kniegelenk reichen aber die dorsal stabilisierenden Strukturen nicht aus, um bei einer Rekurvationsstellung das Gleichgewicht des Gelenks zu gewährleisten. Das klinische Beispiel (Abb. 11) zeigt eindrücklich die Auswirkung einer Rekurvationsstellung im Bereich des Kniegelenks, die nach einem Trauma im Wachstumsalter im Verlauf der Jahre langsam zugenommen hat. Der Spätzustand ist das Ergebnis einer fortwährenden Überdehnung des Kapselbandapparates, wobei die Fehlstellung der Gelenkflächen und die Überdehnung des Kapselbandapparates sich gegenseitig negativ beeinflußt haben.

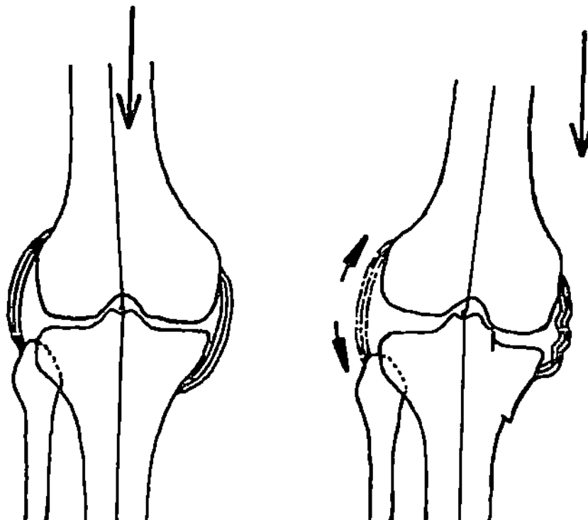

Abb. 10. Links: normale Belastungsverhältnisse am Kniegelenk. Rechts: unphysiologische Zugbeanspruchung an der Konvexität und relative Lockerung der Bandstrukturen an der Konkavität bei Achsenfehlstellung durch Absinken des medialen Tibiakopfplateaus nach Fraktur

Fehlstellungen am Fuß sind häufig die Ursache eines schmerzhaften Reizzustandes, der oft zusätzlich zur Weichteilkontraktur führt. Das klinische Erscheinungsbild mit der gestörten Funktion und mit den subjektiven Beschwerden muß dann hinsichtlich beider Ursachenfaktoren analysiert werden. Das Ausmaß der Veränderungen am Kapselbandapparat und insbesondere die Kontraktur von Sehnen werden

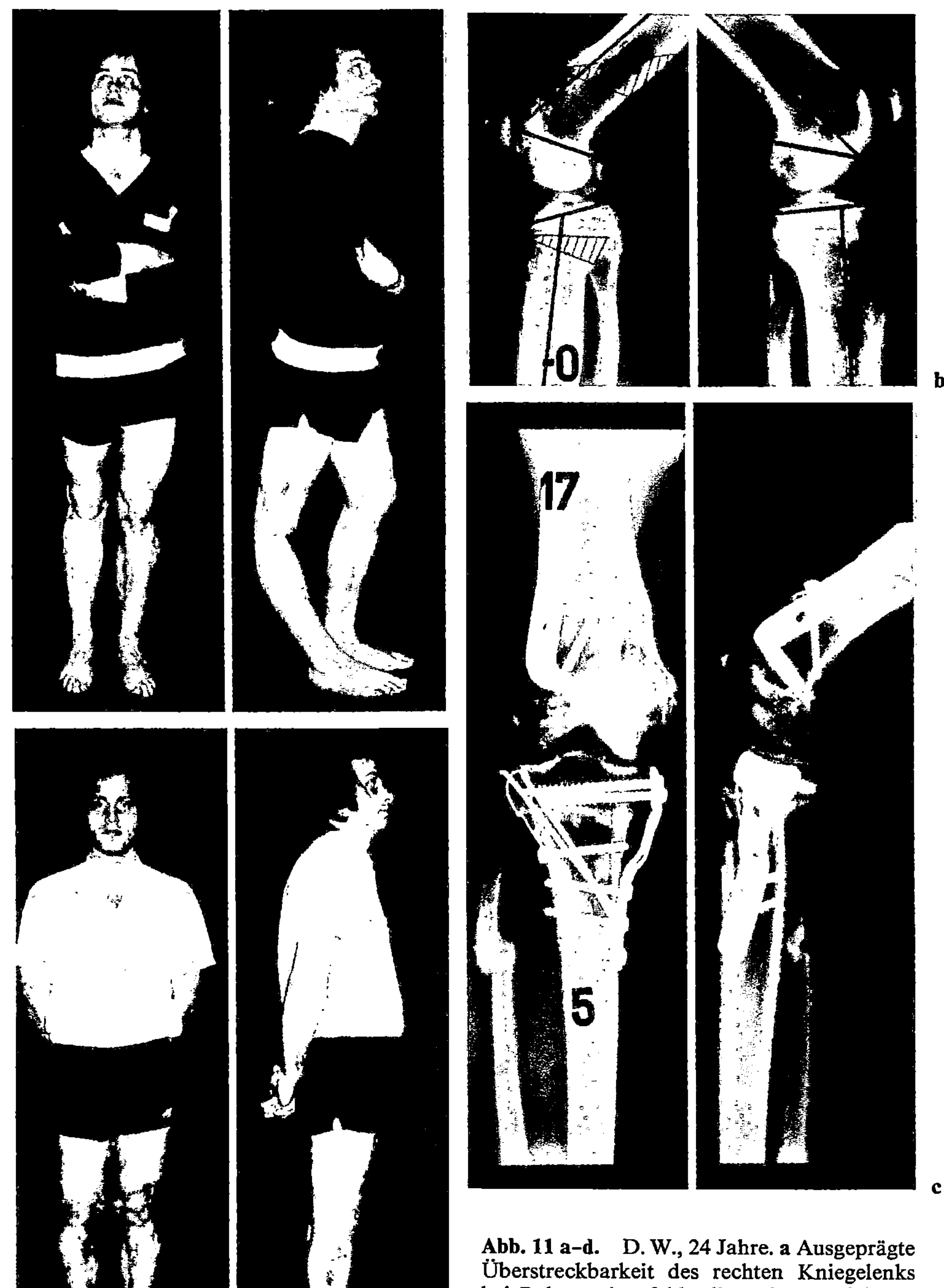

Abb. 11 a–d. D. W., 24 Jahre. **a** Ausgeprägte Überstreckbarkeit des rechten Kniegelenks bei Rekurvationsfehlstellung im Bereich des distalen Oberschenkels und des Tibiakopfes (**b**). **c** Zustand nach zweizeitiger Korrekturosteotomie. **d** Klinischer Befund einschl. Funktionsaufnahmen
(Fortsetzung der **Abb. 11 d** s. S. 21)

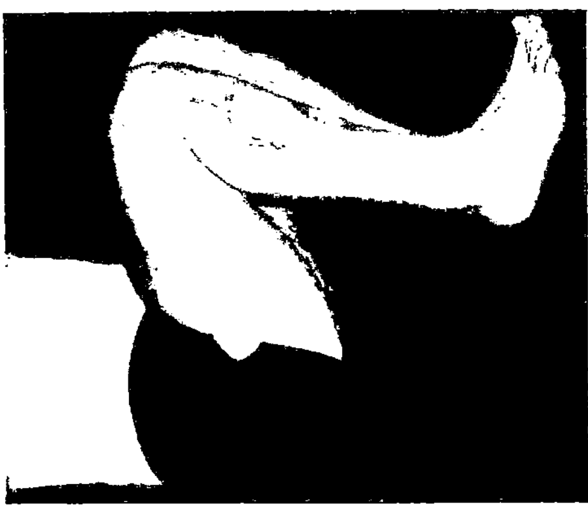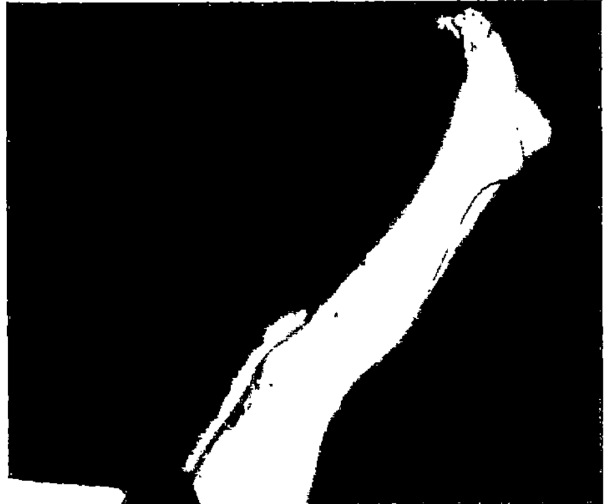

Abb. 11 d.   nach 18 Monaten (s. Legende auf S. 20)

u. U. erst bei der operativen Revision ersichtlich und machen zur Beseitigung der Fehlstellung zusätzliche Maßnahmen wie die Arthrolyse oder eine z-förmige Sehnenverlängerung erforderlich (Abb. 12).

Die Abheilung einer Fraktur in Fehlstellung mit Zusammensinterung von Knochengewebe im interligamentären Kniebereich kann schließlich zu dem Phänomen der relativen Bandinsuffizienz führen [3, 5, 10, 11, 23]. Am Kniegelenk (Abb. 10) ist dies nicht selten zu beobachten. Die Auswirkung dieser Fehlstellung besteht u. a. in einer klinisch nachweisbaren relativen Instabilität des Kapselbandapparates, die durch eine aufrichtende Osteotomie mit Wiederherstellung der knöchernen Distanz beseitigt wird (Abb. 13).

Bedeutung einer morphologischen Schädigung

Art und Ausmaß einer nach dem Trauma aufgetretenen Schädigung des Knorpel-und Knochengewebes und der umgebenden Weichteilstrukturen haben Einfluß auf die Indikation für eine korrigierende Osteotomie wie auch auf die anzuwendende Operationstechnik. So nimmt z. B. die Erfolgsaussicht für die Behandlung einer knöchernen Fehlstellung mit dem Ausmaß einer bereits eingetretenen Knorpelschädigung der angrenzenden Gelenke ab. Ist der arthrotische Prozeß fortgeschritten, so kann sich hieraus die Kontraindikation für eine gelenkerhaltende Osteotomie ergeben. Die Korrektur erfolgt dann in Verbindung mit dem zusätzlichen Eingriff zur Arthrodese [9, 18] (Abb. 14). Sind aber bei einer Fehlstellung am angrenzenden Gelenk Knorpelbereiche noch erhalten, so wird die Planung zur korrigierenden Osteotomie diese als Belastungsflächen nutzen, teilweise unter Inkaufnahme einer gewissen *unphysiologischen* Position. Als Beispiel verweisen wir auf die röntgenologisch deutliche Erweiterung des Kniegelenkspaltes nach einer varisierenden Osteotomie mit leichter Überkorrektur, mit der die Funktion erhalten und weitgehend Beschwerdearmut erreicht werden konnte (Abb. 15).

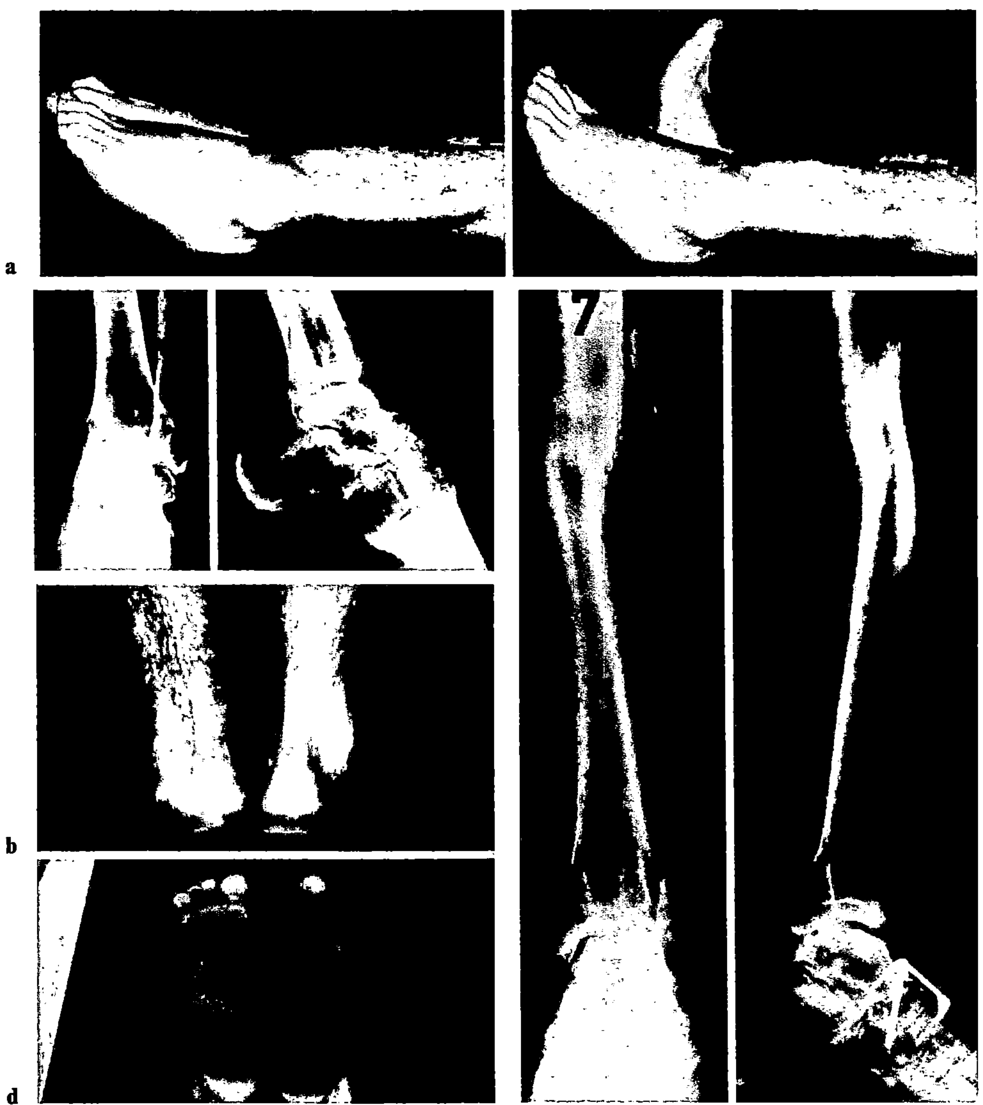

Abb. 12 a–d. H. S., 28 Jahre. a Posttraumatische Spitzfußstellung links durch Fehlstellung im Bereich der Fußwurzel (b) und Verkürzung der Achillessehne. c Korrekturosteotomie mit Arthrodese des Talonavikulargelenks und Z-förmiger Verlängerung der Achillessehne. d Klinischer Befund mit Darstellung der ·Fußauflagefläche

Eine Veränderung des Knochengewebes nach vorangegangener Infektion oder z. B. in Form der Sklerose aus anderer Ursache beeinflußt bei gegebener Indikation zur operativen Korrektur hauptsächlich deren Lokalisation. Ist die Veränderung sehr stark ausgeprägt, so wird die Korrektur nicht im Maximum der Fehlstellung durchgeführt. Ergibt sich bei bestehender Infektion aus Art und Ausmaß der Fehlstellung die Indikation zur Osteotomie, so erfolgt diese nach Abklingen der Entzündung und

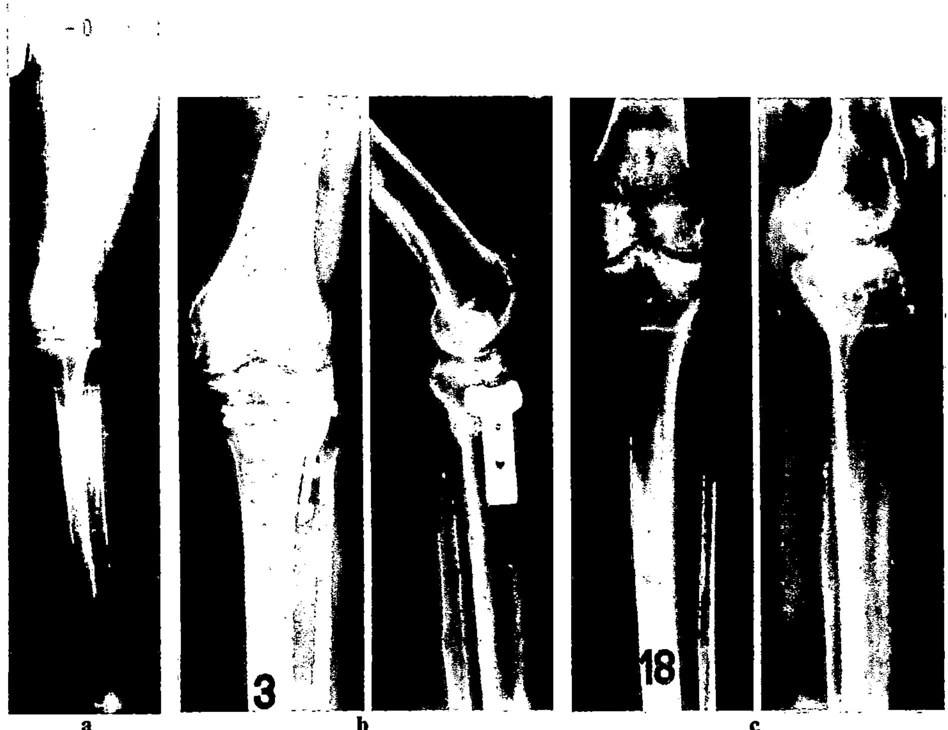

Abb. 13 a–c. M. D., 66 Jahre. Fraktur des lateralen Tibiakopfplateaus. a Nach insuffizienter Osteosynthese Ausheilung bei weiterbestehender Depression der Gelenkfläche mit relativer Außenbandlockerung und Valgusfehlstellung. b Aufrichtungsosteotomie mit Spaninterposition. c Kontrolle nach 1,5 Jahren

entsprechend den dafür gültigen Richtlinien. Die nachfolgende Gewebeschädigung nach einer Infektion beeinflußt dann hauptsächlich die Wahl der stabilisierenden Technik. Wir bevorzugen unter diesen Bedingungen die überbrückende Fixateur-externe-Osteosynthese, mit der eine Implantateinbringung in den gefährdeten Bereich vermieden wird (Abb. 16). Die Schädigungen der Haut und der daruntergelegenen Weichteilschichten in Form ausgedehnter Narbenbildungen, in Form des postthrombotischen Syndroms oder bei einer fortgeschrittenen arteriellen Durchblutungsstörung erhöhen das Infektionsrisiko, erfordern atypische operative Zugänge und eine atypische Implantation.

Bedeutung subjektiver Beschwerden

Art und Ausmaß der subjektiven Beschwerden, die in Verbindung mit einer posttraumatischen Fehlstellung auftreten, sind bei der Indikationsstellung zur operativen Korrektur keinesfalls von nachrangiger Bedeutung [6, 20, 23, 27]. Aus der Elastizität des Gelenkknorpels und aus einer trainierten Muskulatur ergibt sich in diesem Alter für viele Fehlstellungen eine Kompensationsfähigkeit, die subjektive Beschwerden

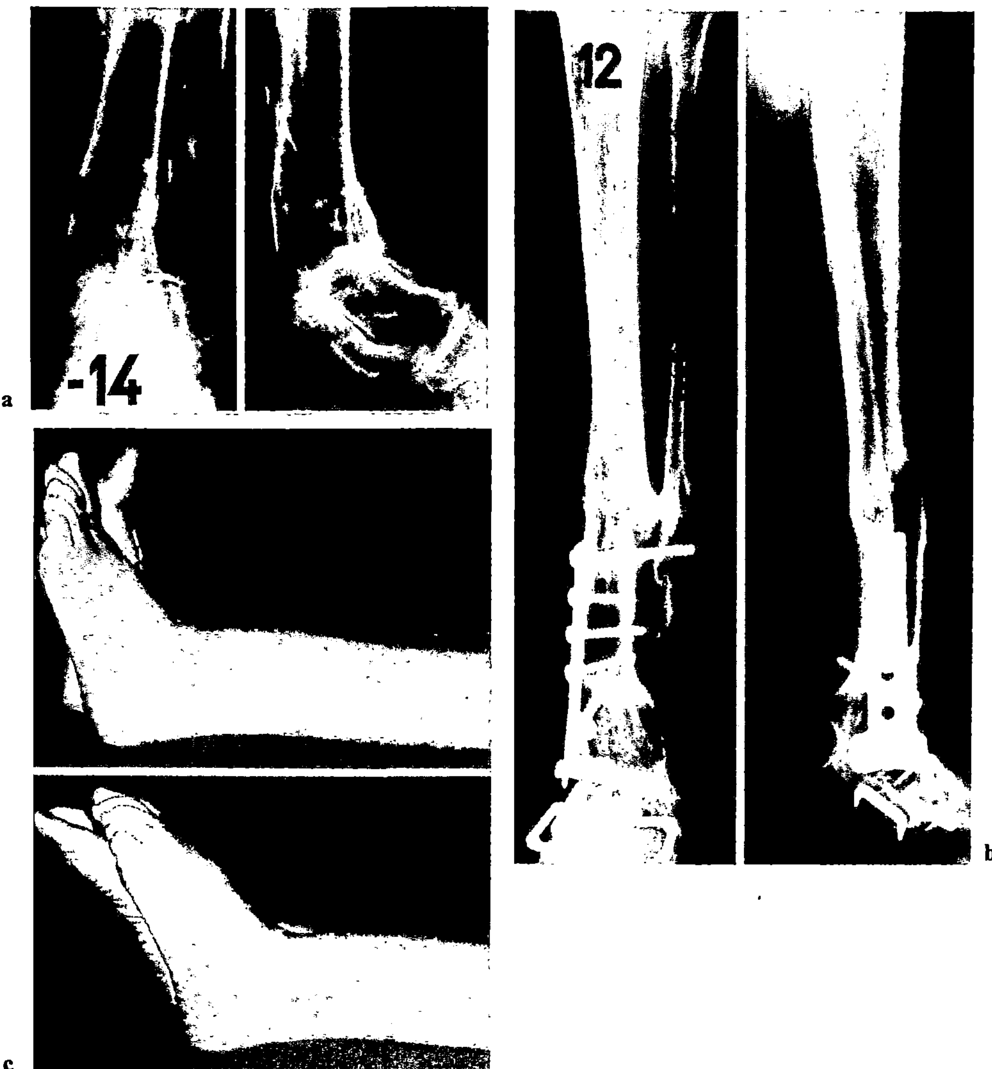

Abb. 14 a–c.   E. D., 49 Jahre. a Valgus- und Rekurvationsfehlstellung des distalen Unterschen-
kels links. b Korrekturosteotomie in Verbindung mit Arthrodese des oberen und unteren
Sprunggelenks wegen fortgeschrittener Arthrose der angrenzenden Gelenke. c Postoperative
Funktionsaufnahmen

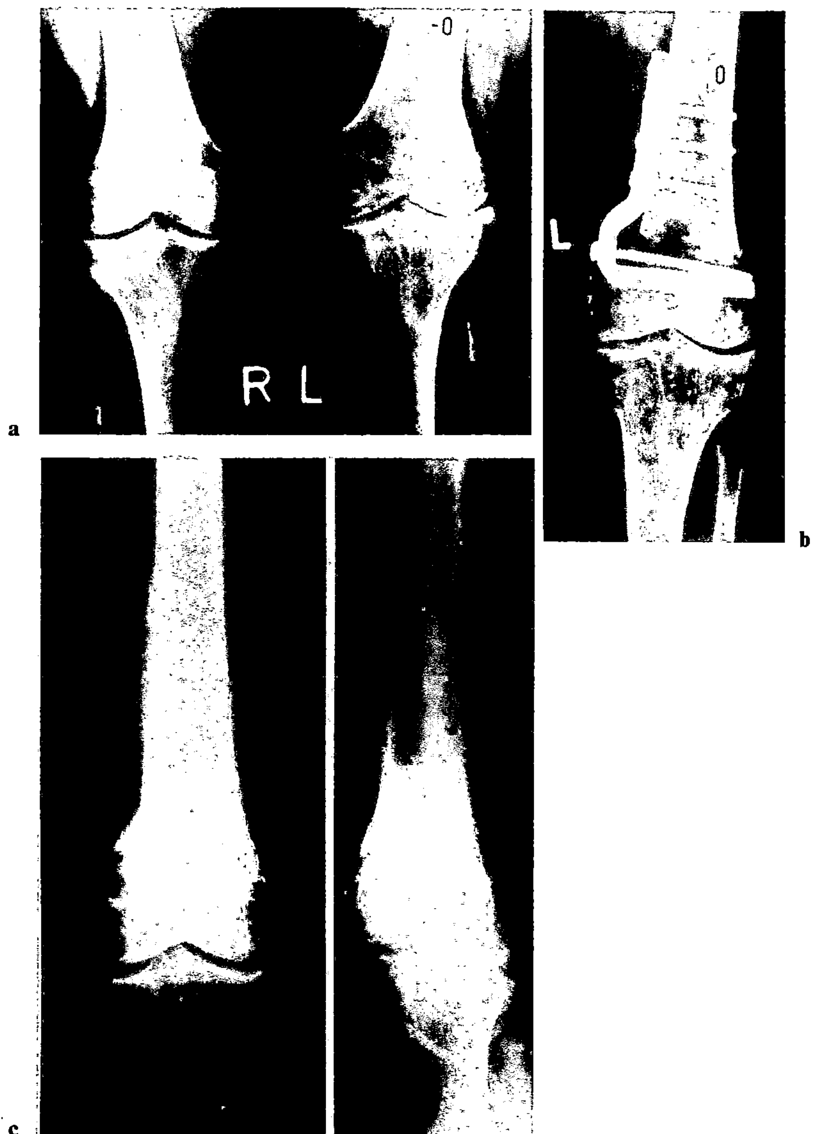

Abb. 15 a–c.   G. J., 69 Jahre. **a** Posttraumatische Valgusgonarthrose nach Oberschenkelrollen-fraktur links. **b** Varisierende Osteotomie und Winkelplattenosteosynthese mit leichter Überkor-rektur zur Entlastung des lateralen Gelenkanteiles. **c** Röntgenkontrollaufnahmen nach 13 Mo-naten mit deutlicher Verbesserung der Gelenkkongruenz

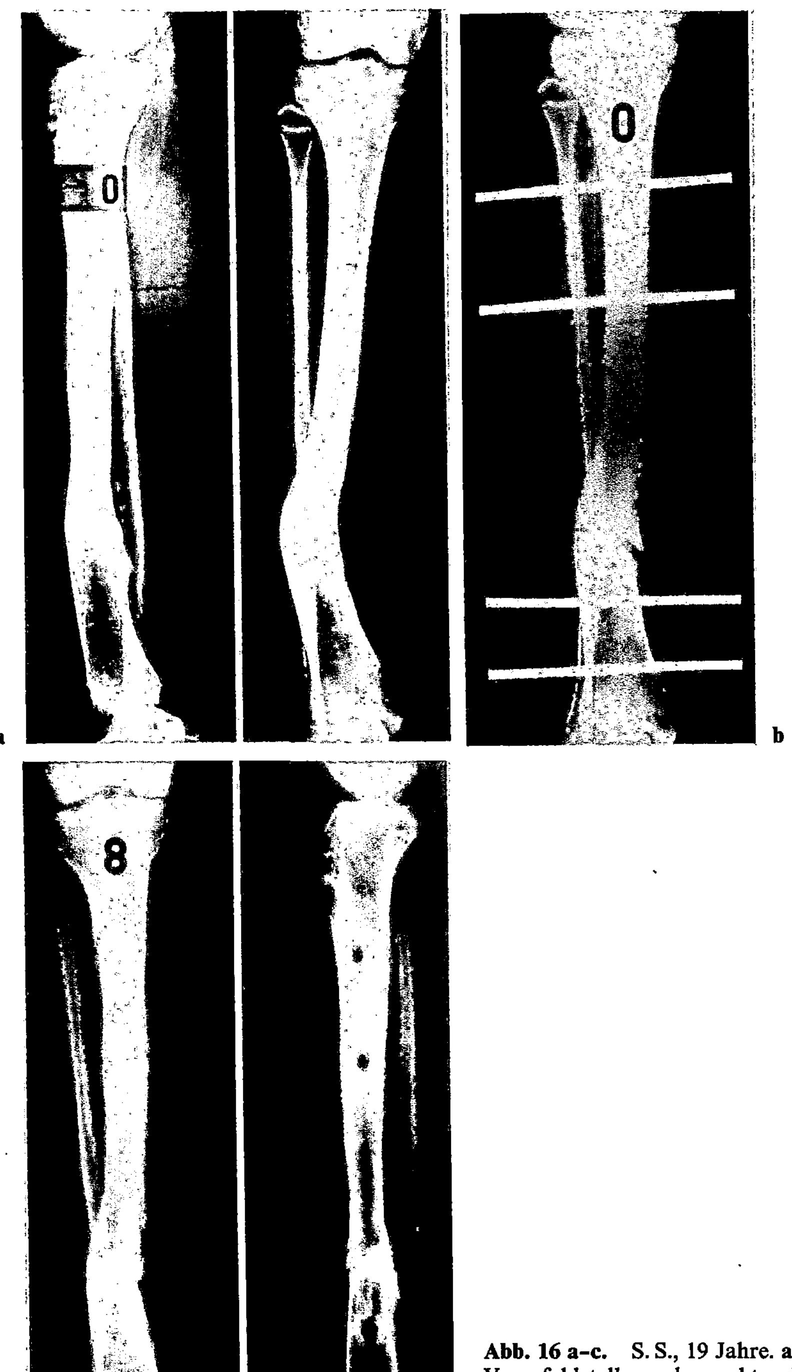

Abb. 16 a–c.   S. S., 19 Jahre. a Posttraumatische Varusfehlstellung des rechten Unterschenkels. b Valgisierende Osteotomie und Stabilisierung mit Fixateur externe wegen Infektvorgeschichte und schlechtem Weichteilzustand. c Kontrolle nach 8 Monaten

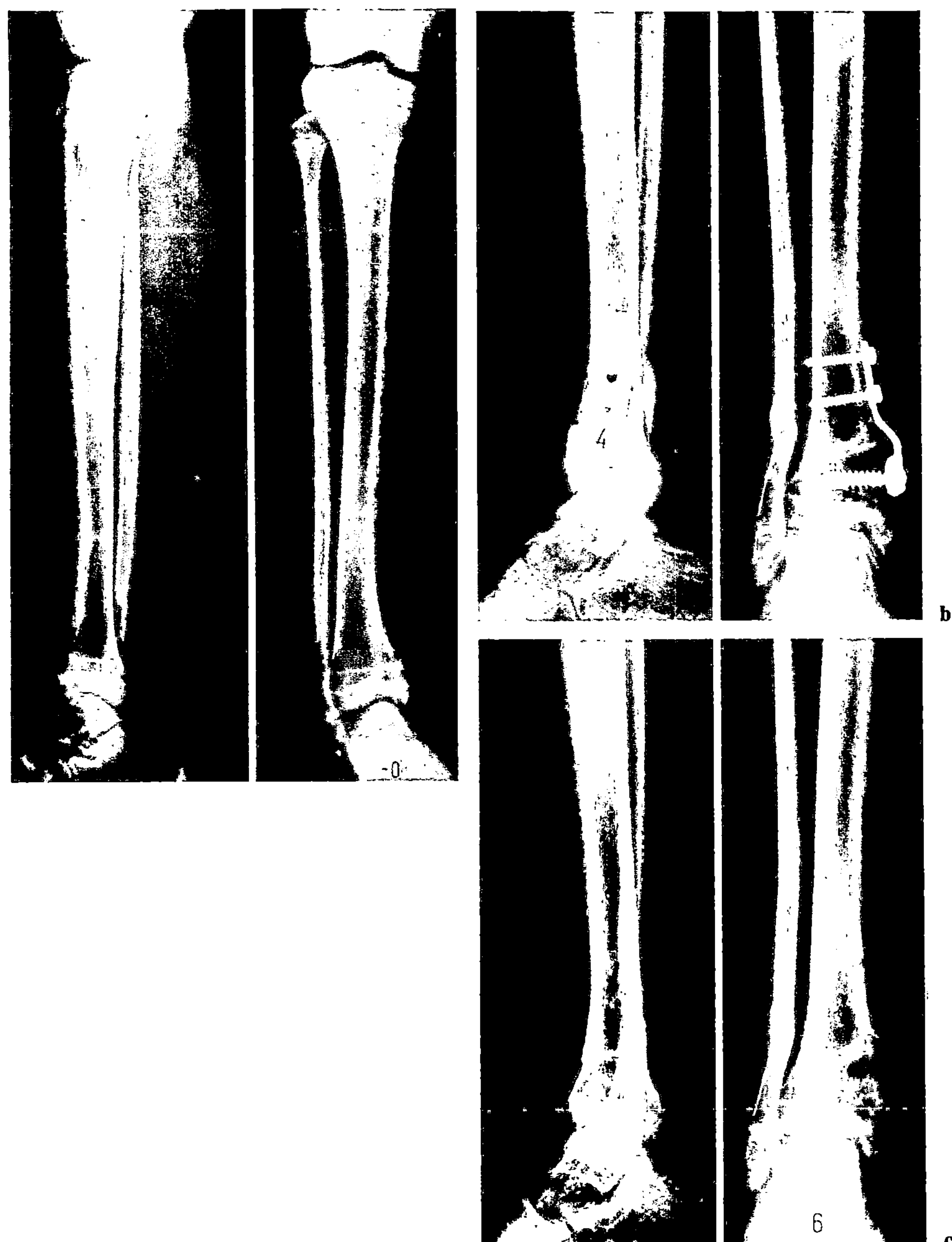

Abb. 17 a-c. M. A., 14 Jahre. **a** Ausgeprägte posttraumatische Varusfehlstellung des distalen Unterschenkels rechts bei geringen subjektiven Beschwerden. **b** Valgisierende Korrekturosteotomie. **c** Kontrolle nach Metallentfernung

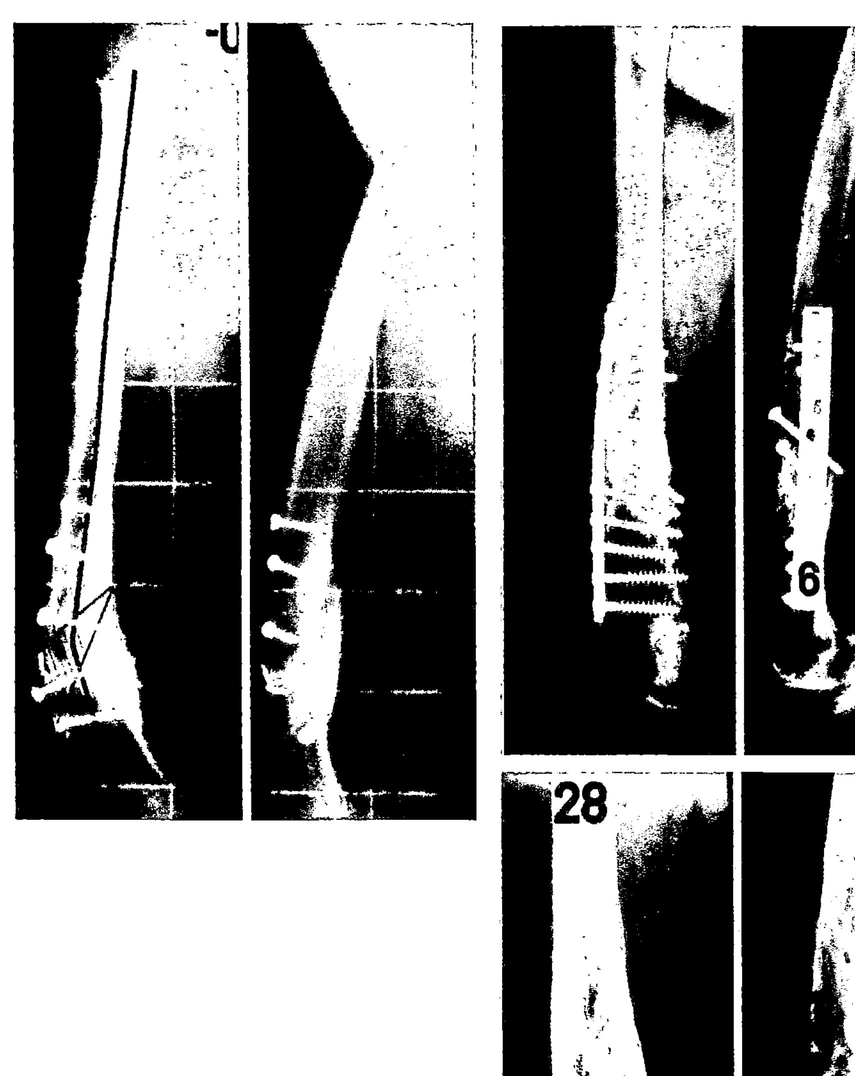

oft nicht als Frühsymptom auftreten läßt. Im jugendlichen Alter sind also fehlende oder gering ausgebildete subjektive Beschwerden keine Kontraindikation für eine Osteotomie, sofern diese aus gelenkmechanischer Gesetzmäßigkeit angezeigt ist. Das wird am Beispiel einer erheblichen Varusfehlstellung am distalen Unterschenkel deutlich, die zum Zeitpunkt des korrigierenden Eingriffes noch keine wesentlichen subjektiven Beschwerden verursachte (Abb. 17). Im höheren Lebensalter kann andererseits ein mäßiges Beschwerdebild Anlaß geben, von einer röntgenologisch angezeigt erscheinenden Osteotomie abzusehen. Hier tritt in den meisten Fällen auch der Gesichtspunkt einer prophylaktischen Korrektur zurück.

Zu beachten ist weiterhin die Art der subjektiven Beschwerden, die ihrerseits zum tragenden Gesichtspunkt werden kann. So ist z. B. bei einer Patientin im hohen Lebensalter mit einer Varusfehlstellung nach distaler Femurfraktur die geklagte Gehunsicherheit vorrangig gegenüber der gelenkmechanischen Fehlbeanspruchung und gegenüber dem mäßigen Beschwerdebild (Abb. 18). Andererseits wird an diesem Beispiel die Überschneidung der Faktoren „funktionelle Auswirkung" und „subjektive Beschwerden" deutlich.

Kosmetische Auswirkungen

Die Einbeziehung dieser Frage in die Indikation zur korrigierenden Osteotomie nach in Fehlstellung verheilten Frakturen ist nicht nur berechtigt, sie kann ebenfalls zum vorrangigen Faktor werden. Wir verstehen darunter allerdings nur diejenigen kosmetischen Auswirkungen, deren Korrekturbedürftigkeit im Rahmen einer kritischen ärztlichen Einstellung zu diskutieren ist. Es seien dafür 2 typische Beispiele aufgezeigt. Eine erhebliche posttraumatische Verkürzung der unteren Extremität kann, abgesehen von der zusätzlichen funktionellen Bedeutung, besonders beim jungen Menschen zu schwerwiegenden psychischen Problemen führen (Abb. 19). Natürlich muß die Indikation zur Verlängerungsosteotomie unter Berücksichtigung der im speziellen Beitrag aufgezeigten Richtlinien erfolgen und hat auch das Behandlungsrisiko zu berücksichtigen [22, 25]. Die Bedeutung der kosmetischen Auswirkungen einer posttraumatischen Fehlstellung ist auch an dem Beispiel eines Patienten am Ende des Wachstumsalter ersichtlich, bei dem aufgrund ausgedehnter Verbrennungen eine Schienbeinkopffraktur in der Phase der Erstbehandlung nicht zufriedenstellend stabilisiert werden konnte (Abb. 20). Abgesehen von den obengenannten Gesichtspunkten macht die Abbildung deutlich, wie wichtig die chirurgische Aufgabe sein kann, die anatomische Form wiederherzustellen.

◀ **Abb. 18 a–c.** L. H., 65 Jahre. a Varus- und Antekuvationsfehlstellung rechter Oberschenkel, die zu erheblicher Gehunsicherheit führte. b Varisierende und rekurvierende Korrekturosteotomie. c Kontrolle nach 2,5 Jahren

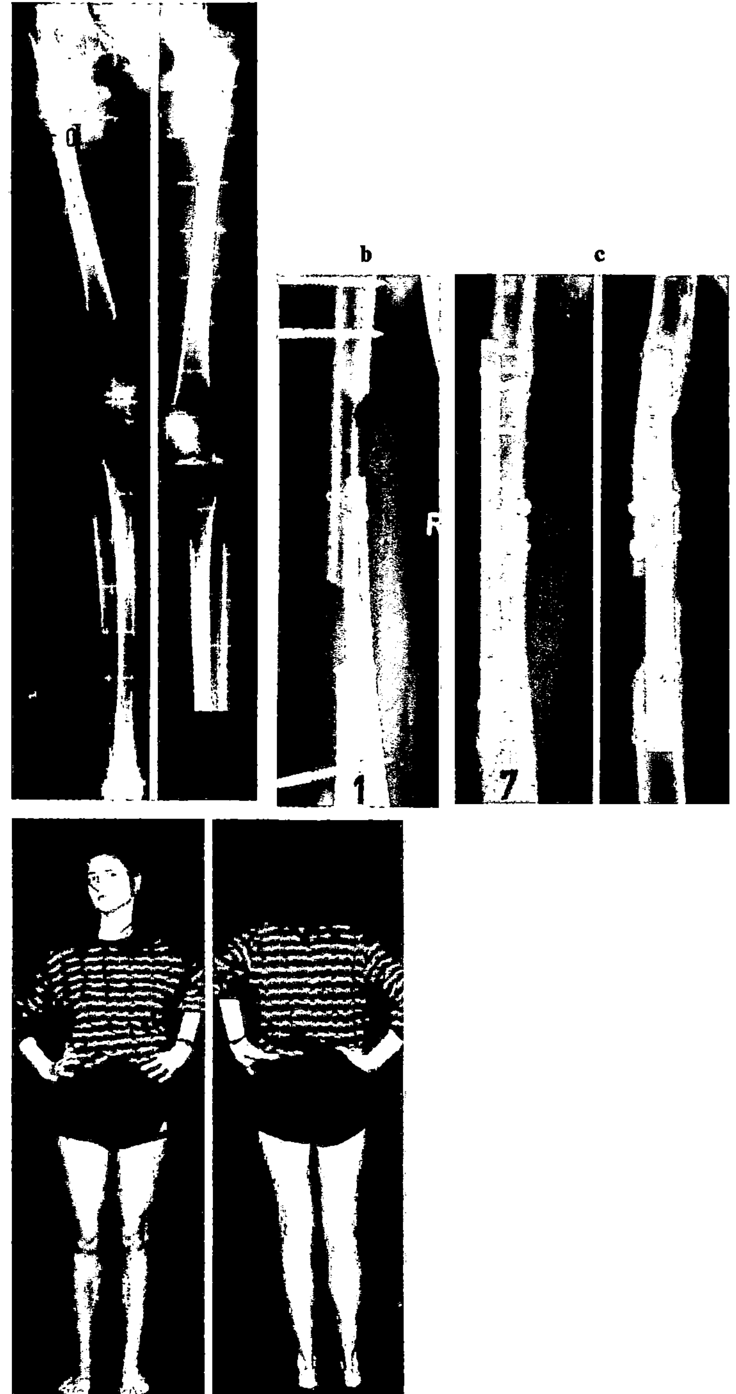

Abb. 19 a–d.   S. B., 15 Jahre. **a** Erhebliche posttraumatische Verkürzung des rechten Femurs. **b** Treppenförmige Osteotomie und schrittweise Distraktion mit dem Wagner-Apparat. **c** Osteosynthese mit Verlängerungsplatte. **d** Verkürzung klinisch vollständig ausgeglichen

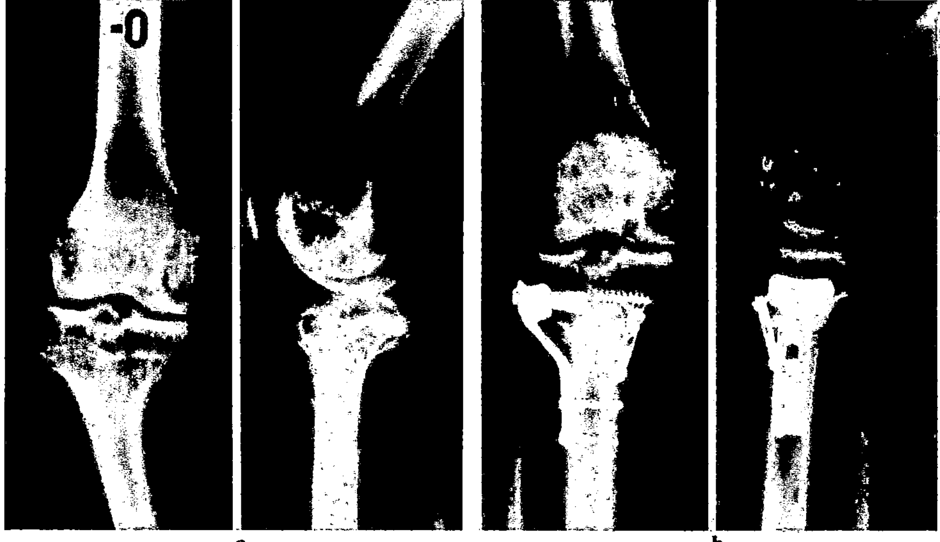

a b

Abb. 20 a, b. F. M., 25 Jahre. a Varusfehlstellung nach Tibiakopffraktur rechts im Wachstumsalter. b Valgisierende Korrekturosteotomie

Zusammenfassung

An der unteren Extremität ist die Indikation zur korrigierenden Osteotomie nach in Fehlstellung verheilten Frakturen aus klinischen Befunden, gelenkmechanischen Überlegungen, subjektiven Beschwerden und der Bereitschaft des Patienten zur Mitarbeit abzuleiten. Die Bedeutung der einzelnen Faktoren wird herausgearbeitet. Für die Indikationsstellung sind sie jeweils einzeln zu ermitteln und dann vergleichend zu bewerten. Es ist das Ziel des Beitrages, einerseits die Bedeutung der einzelnen Gesichtspunkte aufzuzeigen und andererseits auf deren wechselnde Wertigkeit hinzuweisen. Die Überlegungen werden durch klinische Beispiele ergänzt.

Literatur

1. Endler F (1974) Biomechanische Probleme bei kombinierten Achsenfehlern der unteren Extremitäten. Orthop Praxis 7/X:423–430
2. Friedrich E, Schumpe G (1974) Der Patellaanpreßdruck bei Operation nach Bandi. Orthop Praxis 7/X:419–422
3. Greif E (1974) Koorektureingriffe nach Schienbeinkopfbrüchen. Vortrag 8. Unfallseminar Unfallchirurgische Klinik Medizinische Hochschule Hannover
4. Havemann D (1972) Korrekturosteotomien bei fehlgeheilten gelenknahen Frakturen der unteren Extremität. Aktuel Chir 7:361–368
5. Hierholzer G (1972) Operative Eingriffe zur Prophylaxe und Therapie der Arthrose bei Fehlstellungen nach Frakturen. Hefte Unfallheilkunde 110:155–161
6. Hippe P (1976) Die Indikation zur Korrektur diaphysärer Achsenfehler der unteren Extremitäten. Orthop Praxis 3/XII:299–303
7. Janssen G (1973) Die supramalleoläre Korrektur-Osteotomie nach Unterschenkelfraktur. Z Unfallmed Berufskr 66:191–195

 8. Kehr H (1977) Korrekturosteotomien bei posttraumatischen Fehlstellungen am Femur. Arch Orthop Trauma Surg 87:325–331
 9. Liechti R (1974) Die Arthrodese des Hüftgelenkes und ihre Problematik. Springer, Berlin Heidelberg New York
10 Maquet PGJ (1976) Biomechanics of the knee. Springer, Berlin Heidelberg New York
11. Müller KH, Biebrach M (1977) Korrekturosteotomien und ihre Ergebnisse bei kniegelenknahen posttraumatischen Fehlstellungen. Unfallheilkunde 80:359–367
12. Müller ME (Hrsg) (1967) Posttraumatische Achsenfehlstellungen an den unteren Extremitäten. Huber, Bern Stuttgart
13. Müller ME (1971) Die hüftnahen Femurosteotomien, 2. Aufl. Thieme, Stuttgart
14. Müller ME, Allgöwer M, Willenegger H (1977) AO-Manual, 2. Aufl. Springer, Berlin Heidelberg New York
15. Müller W (1976) Die Tibia-Osteotomie in der Therapie posttraumatischer Arthrosen am Kniegelenk. Vortrag 5. Reisensburger Workshop zur klinischen Unfallchirurgie. Hefte zur Unfallheilkunde 128:175–183
16. Pauwels F (1965) Gesammelte Abhandlungen zur funktionellen Anatomie des Bewegungsapparates. Springer, Berlin Heidelberg New York
17. Pauwels F (1973) Atlas zur Biomechanik der gesunden und kranken Hüfte. Springer, Berlin Heidelberg New York
18. Schneider R (1976) Die Arthrodese des Hüftgelenks mit Kreuzplatte und Beckenosteotomie. Huber, Bern Stuttgart Wien
19. Schneider R (1979) Die intertrochantere Osteotomie bei Coxarthrose. Springer, Berlin Heidelberg New York
20. Tönnis D (1977) Die Indikation zu Korrekturoperationen bei fehlerhafter Achsenstellung der Gliedmaßen. Aktuell Chir 12:13–24
21. Tscherne H, Gotzen L (1978) Posttraumatische Fehlstellungen. In: Chirurgie der Gegenwart IVa, 52:1–76. Urban & Schwarzenberg, München Berlin Wien
22. Wagner H (1971) Operative Beinverlängerung. Chirurg 42:260–266
23. Wagner H (1976) Indikation und Technik der Korrekturosteotomien der posttraumatischen Kniegelenkarthrose. Vortrag 5. Reisensburger Workshop zur klinischen Unfallchirurgie. Hefte zur Unfallheilkunde 128:155–174
24. Wagner H (1977) Prinzipien der Korrekturosteotomie am Bein. Orthopäde 6:145–177
25. Wagner H (1977) Surgical lengthening or shortening of femur and tibia. Technique and indications. In: Progress in Orthopaedic Surgery. Vol. 1: Leg Length Discrepancy/The Injured Knee Edited by D.S. Hungerford. Springer, Berlin, Heidelberg, New York
26. Weber BG, Cech O (1973) Pseudoarthrosen. Huber, Bern Stuttgart Wien
27. Zenker H (1972) Zur Indikation und Technik korrigierender Osteotomien im Schaftbereich langer Röhrenknochen. Arch Orthop Trauma Surg 74:205–223

Spezielle Diagnostik, Planung und Wahl
der Korrekturlokalisation

O. Oest

Einleitung

Unter Anwendung moderner Osteosyntheseverfahren [9] sind wir heute in der Lage,
fast jede Korrekturosteotomie am Knochen mit großer Genauigkeit durchzuführen.
Vor einer operativen Beinachsenkorrektur ist aber eine exakte präoperative Planung
erforderlich, da postoperative Nachkorrekturen bei übungsstabilen Osteosynthesen
nicht mehr möglich sind. Eine solche Operationsplanung kann nur von rekonstruier-
baren und morphologisch gesicherten Grundlagen ausgehen, d. h. wir müssen die tatsächliche Gestalt des knöchernen Beinskeletts unter funktioneller Beanspruchung zugrunde legen. Die äußerlich sichtbare Form eines Beines, die sich fotografisch darstellen läßt, kann dabei nur ein Hinweis auf vorhandene Fehlstellungen und somit erforderliche Korrekturen sein. Die Täuschungsmöglichkeiten durch einen stark entwik-
kelten Weichteilmantel sind groß, und somit geben klinische Winkelmessungen oder
die Feststellung der Interkondylen- beziehungsweise Intermalleolardistanz oft nur
ein unvollständiges oder sogar fehlerhaftes Bild von einer tatsächlich vorhandenen
Beinachsenveränderung. Eine realistische Abbildung des Beinskeletts in der Frontalebene (Abb. 1) erhält man nur durch die stehend angefertigte Röntgenganzaufnahme
[11, 12, 13, 14, 15, 16, 20].

Spezielle Diagnostik – Beinganzaufnahme

Der Patient steht frontal auf einer Stufe unmittelbar vor dem Wandstativ in einer
Höhe, die eine Einstellung des Zentralstrahls auf die Kniegelenkmitte gewährleistet
(Abb. 2). Es folgt die Frontalisierung des Kniegelenks (Abb. 3), die Femurkondylen
werden parallel zur Filmebene eingestellt. Man erreicht dies durch kurzes Beugenlas-
sen des Unterschenkels, der gebeugte Unterschenkel dient dabei als Richtungsanzei-
ger [16]. Steht er im rechten Winkel zur Filmebene, so liegt beim Normalbein die Kon-
dylenachse parallel dazu. Nach der endgültigen Einstellung soll der Patient vorwiegend das zur Abbildung kommende Bein belasten. Bei einer Beugekontraktur des
Kniegelenks ist die Frontalisierung des Kniegelenks von ausschlaggebender Bedeutung für das Zustandekommen einer verwertbaren Beinganzaufnahme, da eine
gleichzeitige Außen- oder Innendrehstellung des Beines bei unvollständiger Strek-
kung ein O- oder X-Bein vortäuschen können [2, 16]. Besonders bei einer Rotationsbe-
hinderung infolge einer Koxarthrose ist diesem Umstand Rechnung zu tragen. Die
Frontalisierung bei einer Außendrehkontraktur im Hüftgelenk kann dann nur durch
Innendrehung des Patienten erfolgen. Ähnliche Überlegungen sind uns ja von der
Röntgenuntersuchung der Hüftgelenke bei der Epiphyseolysis capitis femoris be-

Korrekturosteotomien nach Traumen
an der unteren Extremität
Herausgegeben von G. Hierholzer, K. H. Müller
© Springer-Verlag Berlin Heidelberg 1984

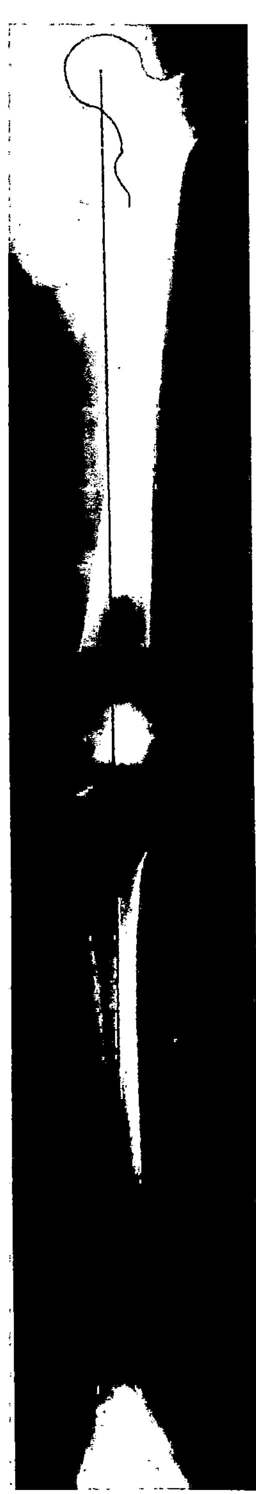

Abb. 1. Beinganzaufnahme

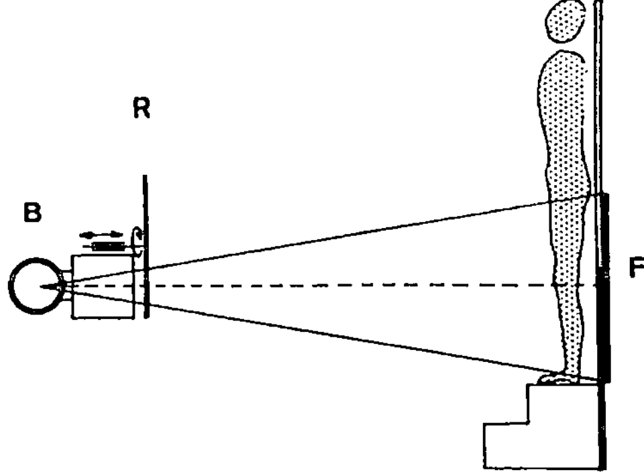

Abb. 2. Einstellung des Zentralstrahls auf die Kniegelenkmitte in 3 m Abstand. B rotierende Ausgleichsblende, R Röntgenröhre, F Film

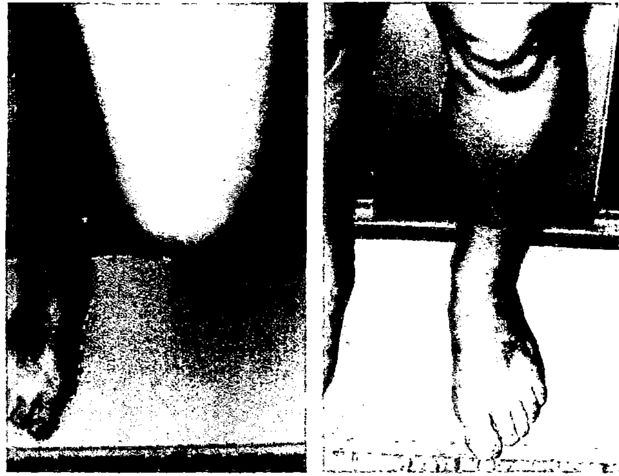

Abb. 3. Frontalisierung des Kniegelenkes

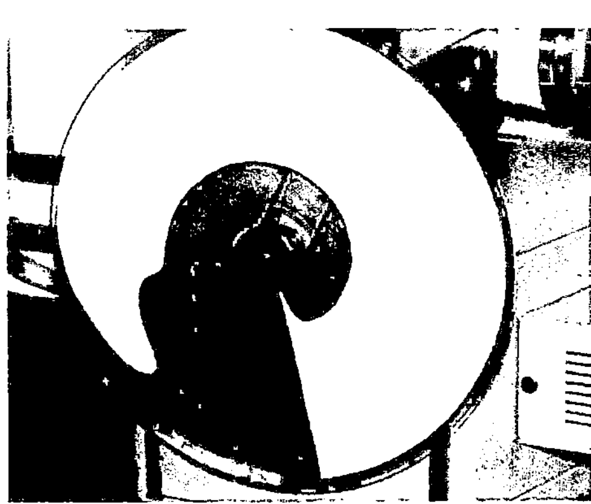

Abb. 4. Rotierende Ausgleichsblende

kannt [8]. Bei kombinierten Achsenfehlern besonders hinsichtlich der Femurrotation ist die gleichzeitige Bestimmung der Schenkelhalsantetorsion unumgänglich [7].

Die Röntgenröhre wird in einem Fokus-Film-Abstand von 3 m auf die Kniegelenkmitte (Abb. 2) zentriert [2, 16]. Eine einigermaßen gleichmäßige Abbildung des Beines mit seinem unterschiedlichen Weichteilmantel kann nur durch einen entsprechenden Belichtungsausgleich erreicht werden. Wir benutzen zu diesem Zweck eine rotierende Ausgleichsblende [16], die sich vor der Tiefenblende der Röntgenröhre befindet (Abb. 4). Die rotierende Ausgleichsblende läßt sich durch Verändern des Abstandes zur Tiefenblende auf die vorliegende Beinlänge einstellen. Die Röntgenstrahlen werden dadurch nicht in ihrer Qualität, sondern nur in der Quantität verändert. Durch die rotierende Ausgleichsblende kommt es zu einer zeitlich abgestuften Belichtung der einzelnen Beinabschnitte und somit zu einer relativ gleichmäßigen Abbildung auf der Röntgenplatte.

Auswertung der Aufnahmen

Die Auswertung der Röntgenganzaufnahme der unteren Extremität erfolgt auf einem großen horizontal gestellten Negatoskop [2, 16, 20]. Man benötigt ein 100 cm langes Präzisionslineal aus Metall, einen einstellbaren Winkelmesser, das Röntgenischiometer nach Müller [7] und einen spitzen weichen Bleistift. Die Auswertung kann bei einfachen Achsenfehlern auf dem Röntgenbild selbst erfolgen, manchmal ist jedoch die Anfertigung einer Zusatzzeichnung erforderlich, mit der sich dann das Korrekturergebnis darstellen läßt. Im einzelnen geht man folgendermaßen vor:

1. Bestimmung der Hüftkopfmitte

Die Bestimmung der Hüftkopfmitte erfolgt mit dem Röntgenischiometer nach Müller [7]. Durch Auflegen des entsprechenden Kreises auf die Umrisse des Hüftkopfes läßt sich der Mittelpunkt im Regelfall leicht markieren. Bei arthrotisch verformten Hüftköpfen können aber Schwierigkeiten entstehen. Bei intaktem gegenseitigen Hüftkopf wird dieser zeichnerisch übertragen oder aber der äußere Bezirk der Kopfepiphyse und der Diaphysenstachel nach Hilgenreiner [4] als Bezugspunkte benutzt.

2. Bestimmung der Kniegelenkmitte

Zunächst wird die Horizontallinie an der äußeren Zirkumferenz der Femurkondylen, die sog. Kniebasislinie (KB), eingezeichnet. Die Bestimmung der Kniegelenkmitte geschieht durch Anlegen der Senkrechten zur Kniebasislinie an den Kondylen von Femur und Tibia, die der Eminentia intercondylica am nächsten liegen (Abb. 5 a). Die so gebildete Strecke wird halbiert [2].

3. Bestimmung der Sprunggelenkmitte

Einzeichnen der Horizontallinie an der oberen Talusbegrenzung. Die Schnittpunkte dieser Linie mit den Innenseiten der beiden Malleolen ergeben die Sprunggelenkbreite (Abb. 5 b). Diese wird halbiert [2].

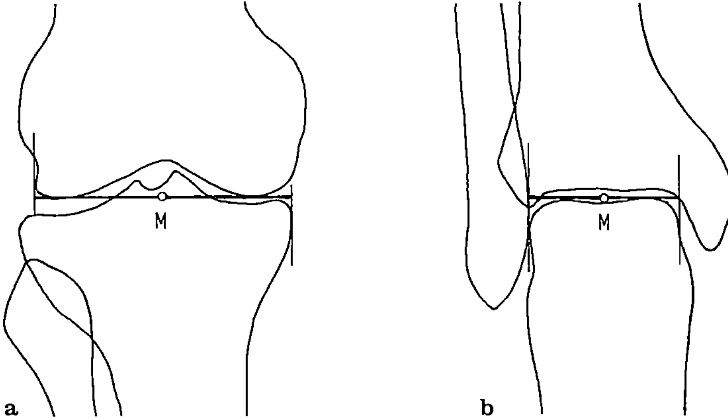

Abb. 5. a Bestimmung der Kniegelenkmitte (M), b Bestimmung der Sprunggelenkmitte (M)

4. Femur- und Tibiaschaftachse

Auf 2 Etagen des Femur – am Übergang vom proximalen zum mittleren und vom mittleren zum distalen Drittel – wird die Mitte der Diaphyse markiert. Die Verbindungslinie dieser beiden Punkte ergibt die Femurschaftachse (FSA). Die Tibiaschaftachse (TSA) wird in analoger Weise konstruiert [2].

5. Mechanische Längsachse

Die mechanische Längsachse des Beines [18, 19] – auch Traglinie (TL) [5] oder Direktionslinie [6] genannt – verläuft vom Mittelpunkt des Hüftkopfes zum Mittelpunkt des oberen Sprunggelenkes (Abb. 6).

6. Winkelbestimmungen

a) Schenkelhalsneigungswinkel (CCD) mit dem Röntgenischiometer nach Müller [7]: normal 126°.
b) Winkel zwischen Femurschaftachse (FSA) und Kniebasis (KB): normal 81–82°.
c) Winkel zwischen Kniebasis (KB) und Tibiaschaftachse (TSA): normal 93°.
d) Winkel zwischen Tibiaschaftachse (TSA) und oberer Talusbegrenzung (TH) normal 87° [2].

7. Weitere Meßgrößen

a) Neigung der Kniebasis (in Grad),
b) Neigung der oberen Talusbegrenzung (in Grad),
c) Neigung der Traglinie,
d) Traglinienabweichung vom Kniegelenkmittelpunkt nach medial oder lateral,
e) Prominenz des Trochanter minor, Tibia-Fibula-Abstand, Femurkondylenbreite und Lage des Apex capitis fibulae zur lateralen Begrenzung des Tibiakopfes jeweils in Millimeter zum Vergleich zweier Ganzaufnahmen hinsichtlich der Drehstellung des Beines [2].

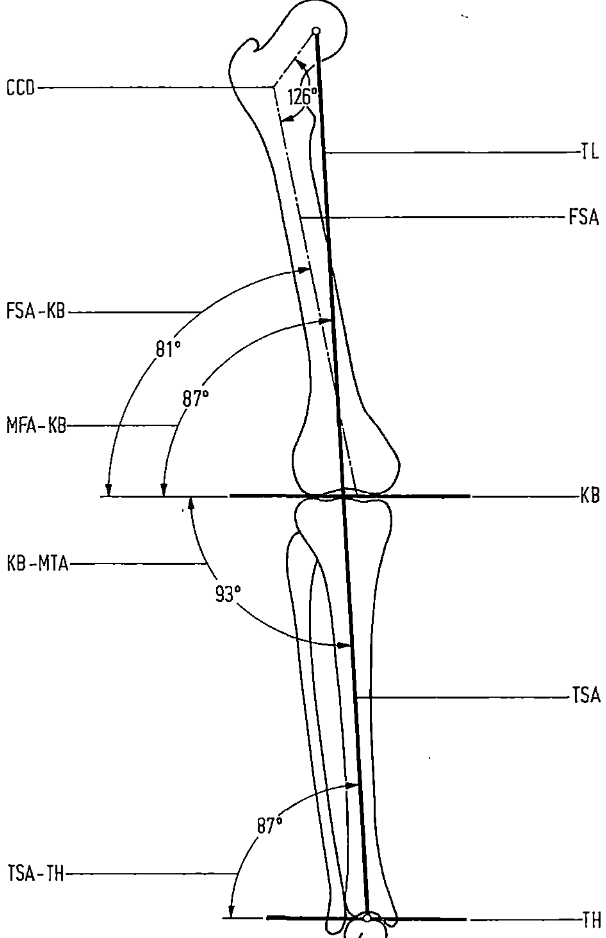

Abb. 6. Achsen und Winkel bei der Auswertung einer Röntgenganzaufnahme des Beines (Abkürzungen s. Text)

Planung und Wahl der Korrekturlokalisation

1. Ausmaß des O- oder X-Beines

Das Ausmaß des O- oder X-Beines ergibt sich durch die Abweichung der Traglinie vom Kniegelenkmittelpunkt [3]. Je stärker diese Abweichung ist, um so mehr besteht die Notwendigkeit einer achsenkorrigierenden Osteotomie [12, 15]. In der Einteilung nach Bragard [1] unterscheiden wir zwischen O- beziehungsweise X-Beinen 1., 2. und 3. Grades. Diese Einteilung gibt auch bereits Hinweise über die Wahrscheinlichkeit einer sekundären Arthroseentwicklung bezogen auf das Kniegelenk.

2. Lokalisation des Achsenfehlers

Sie liegt ja bei posttraumatischen Veränderungen meist ohne Zweifel fest. Sie läßt sich indirekt durch die Veränderungen der bereits genannten Winkelwerte ausdrücken. Bei mehrfachen Achsenveränderungen können relativ komplizierte Verhältnisse vorliegen, die praktisch eine zeichnerisch synthetische Rekonstruktion des Beinskeletts erfordern, um die manchmal notwendige Korrektur in mehreren Etagen zu planen [10, 17].

3. Korrekturlokalisation

Sie sollte im Regelfall die ehemalige Frakturstelle sein, sofern nicht gravierend biologische Überlegungen, wie stark erhöhte Pseudarthrosen oder Infektionsgefahr, gegen ein solches Vorgehen sprechen. Der *Korrekturwinkel* wird dann auch stets dem Winkel der vorliegenden Achsenabweichung entsprechen.

4. Planung der Achsenkorrektur

Es ist zu unterscheiden, ob es sich um einen einfachen oder kombinierten Achsenfehler handelt.

Ein einfacher Achsenfehler wird sich meist durch eine Osteotomie am Ort seiner Entstehung – nur in Ausnahmefällen entfernt davon – korrigieren lassen. Kombinierte Achsenfehler können sich bei gleicher Richtung summieren, sind sie aber gegensinnig, so werden sie sich abschwächen oder sogar aufheben. Die „Varus- oder Valguswirkung" der verschiedenen Veränderungen geht aus der Tabelle 1 hervor. Vom Ausmaß her wird stets ein kniegelenknaher Achsenfehler die größte Auswirkung auf die Gesamtbeinachse haben. Spirig [20] empfiehlt, die zeichnerische Planung auf der Beinganzaufnahme direkt auszuführen. Nach unseren Erfahrungen gibt es jedoch auch Situationen, die es als zweckmäßig erscheinen lassen, eine separate Zeichnung auf Pergamentzeichenpapier anzufertigen, wobei ja die Möglichkeit besteht, durch Herstellung einer Zusatzschablone eines Osteotomiefragmentes und des langen Metallineals die Achsenveränderungen durch eine Osteotomie zeichnerisch zu simulieren.

Die *Korrekturplanung* soll an folgenden Beispielen erläutert werden [2] (Abb. 7):

a) Infrakondyläre Osteotomie bei Genu varum mit Lokalisation des Achsenfehlers im Tibiakopfbereich (Abb. 7 a). Man geht folgendermaßen vor:
   – Die mechanische Femurachse (MFA) wird nach distal verlängert.

Tabelle 1. „Varus- oder Valguswirkung" einzelner Faktoren auf die Beinachse

Varuswirkung	Valguswirkung
1. Verlängerung des Schenkelhalses	1. Verkürzung des Schenkelhalses
2. Verkleinerung des CCD-Winkels	2. Vergrößerung des CCD-Winkels
3. Varusverbiegung des Femurs	3. Valgusverbiegung des Femurs
4. Vergrößerung des Winkels Femurschaftachse (FSA) – Kniebasis (KB)	4. Verkleinerung des Winkels Femurschaftachse (FSA) – Kniebasis (KB)
5. Neigung der Kniebasislinie (KB) im Varussinne	5. Neigung der Kniebasislinie (KB) im Valgussinne
6. Vergrößerung des Winkels Kniebasis (KB) – Tibiaschaftachse (TSA)	6. Verkleinerung des Winkels Kniebasis (KB) – Tibiaschaftachse (TSA)
7. Varusverbiegung der Unterschenkelknochen	7. Valgusverbiegung der Unterschenkelknochen
8. Vergrößerung des Winkels Tibiaschaftachse (TSA) – Talushorizontalachse (TH)	8. Verkleinerung des Winkels Tibiaschaftachse (TSA) – Talushorizontalachse (TH)

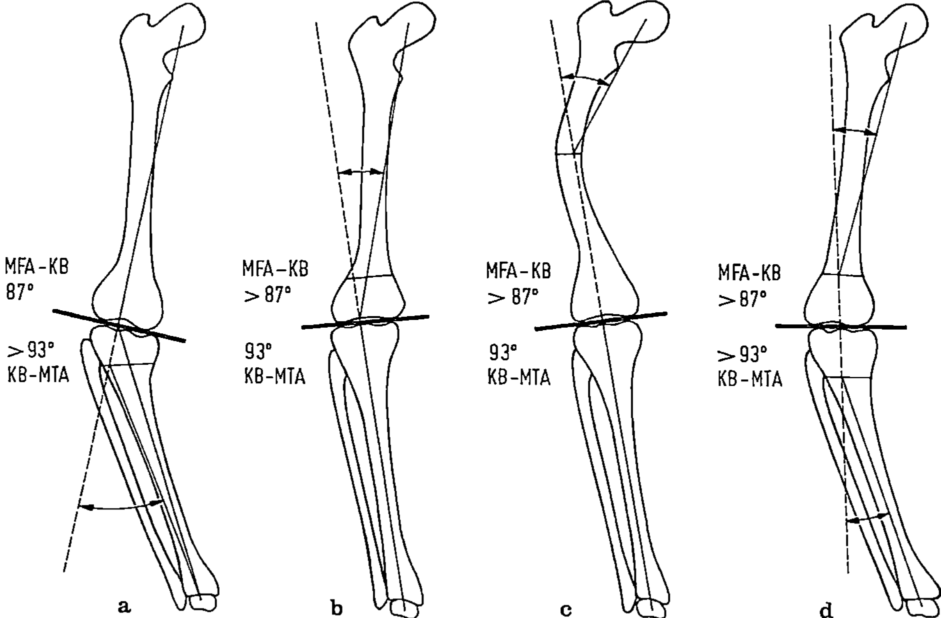

Abb. 7 a–d. Bestimmung des Korrekturwinkels bei einem Genu varum mit Sitz der Achsenabweichung (Abkürzungen s. Text). **a** Im Tibiakopf, **b** suprakondylär, **c** in Femurschaftmitte, **d** infra- und suprakondylär

- In Höhe der vorgesehenen Osteotomiestelle zieht man eine horizontale Linie.
- Der Schnittpunkt dieser Linie mit der verlängerten mechanischen Femurachse wird mit der Sprunggelenkmitte verbunden.
- Der Winkel, den diese Verbindungslinie mit der mechanischen Femurachse bildet, entspricht dem Korrekturwinkel.

b) Suprakondyläre Osteotomie (Abb. 7 b) bei Genu varum mit Lage der Achsenabweichung im Femurbereich:

- Die mechanische Tibiaachse (MTA) wird nach proximal verlängert.
- In Höhe der vorgesehenen Osteotomiestelle wird wieder die Horizontale eingezeichnet.
- Der Schnittpunkt dieser Linie mit der verlängerten mechanischen Tibiaachse wird mit der Hüftkopfmitte verbunden.
- Der Winkel, den die Verbindungslinie mit der mechanischen Tibiaachse bildet, entspricht dem Korrekturwinkel.

c) Am Femurschaft geht man ebenso wie am Tibiaschaft in gleicher Weise vor (Abb. 7 c):

Solche kniegelenkfern ausgeführten Osteotomien erfordern zum Ausgleich der Fehlstellung einen größeren Korrekturwinkel als eine kniegelenknahe Osteotomie. Zur Überprüfung der Abhängigkeit zwischen der Größe des Korrekturwinkels vom Osteotomiewinkel bei unverändertem Traglinienverlauf [2] wurde auf der Ganzaufnahme eines Genu valgum der Winkel bestimmt, der in den verschiedenen Abschnitten der Tibia zur Normalisierung der Achsenfehlstellung erforderlich ist

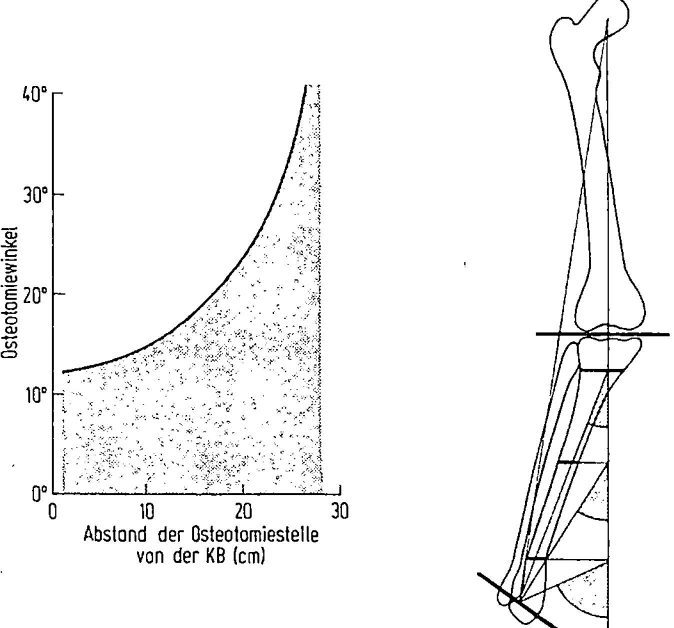

Abb. 8. Abhängigkeit des Korrekturwinkels von der Osteotomiehöhe

(Abb. 8). Die Meßwertkurve hat das Aussehen einer Potenzfunktion. Die Größe des Korrekturwinkels steigt nicht linear proportional mit zunehmendem Abstand der Osteotomiehöhe von der Kniebasis an, sondern wesentlich stärker. Daraus läßt sich folgendes ableiten:

- Die Größe des Korrekturwinkels ist sehr stark abhängig von der jeweiligen Osteotomiehöhe. Dem trägt das angegebene Verfahren der Winkelbestimmung Rechnung.
- Eine Fehlbestimmung des Korrekturwinkels wirkt sich kniegelenknah wesentlich stärker auf den Traglinienverlauf aus als kniegelenkfern.

d) Liegt eine Achsenveränderung an 2 Stellen vor mit starker Veränderung des MFA-KB- und des KB-MTA-Winkels, so ist zur Beseitigung der Fehlstellung eine Korrektur an 2 Stellen erforderlich. Man korrigiert, um eine Horizontalstellung der Kniebasis zu erreichen, auf einen MFA-KB-Winkel von 87° und einen KB-MTA-Winkel von 93° (Abb. 7 d). Stets empfiehlt sich der Vergleich mit der Gegenseite.

Zusammenfassung

Um eine Korrekturosteotomie nach Trauma an der unteren Extremität exakt durchführen zu können, ist in jedem Falle eine zeichnerische Planung anhand einer stehend angefertigten Röntgenganzaufnahme des Beines notwendig. Die exakte Übertragung des zeichnerischen Korrekturergebnisses bei der Operation sichert ein optimales Behandlungsergebnis. Nur so lassen sich Enttäuschungen in Form einer größeren Über-oder Unterkorrektur bei Patient und Operateur vermeiden.

Literatur

1. Bragard K (1932) Das Genu valgum. Z Orthop Chir [Suppl] 57
2. Frank W, Quadflieg KH (1974) Die Röntgenganzaufnahme der unteren Extremität. Inauguraldissertation, Universität Gießen
3. Frank W, Oest O, Rettig H (1974) Die Röntgenganzaufnahme in der Operationsplanung von Koorekturosteotomien der Beine. Z Orthop 112:344
4. Hilgenreiner H (1939) Zur angeborenen Dysplasie der Hüfte. Z Orthop 69:30
5. Lanz T von, Wachsmuth W (1972) Praktische Anatomie, Bd I/4. Bein und Statik, 2. Aufl. Springer, Berlin Heidelberg New York
6. Mikulicz J (1879) Die seitlichen Verkrümmungen am Knie und deren Heilmethoden. Arch Klin Chir 23:561
8. Müller ME, Ledermann KL (1962) Die Epiphysenlösung am Schenkelkopf. Ther Umsch 19/10:441–448
7. Müller ME (1971) Die hüftnahen Femurosteotomien, 2. Aufl. Thieme, Stuttgart
9. Müller ME, Allgöwer M, Schneider R, Willenegger H (1977) Manual der Osteosynthese. Springer, Berlin Heidelberg New York
10. Oest O (1970) Die kniegelenksnahe Korrekturosteotomie. Orthop Prax 4:102
11. Oest O (1973) Röntgenologische Beinachsenbestimmung. Z Orthop 111:497
12. Oest O (1978) Die Achsenfehlstellung als präarthrotische Deformität für das Kniegelenk und die röntgenologische Beinachsenbeurteilung. Unfallheilkunde 81:629–633
13. Oest O (1981) Radiodiagnostic dans l'évaluation de la déviation de l'axe de la jambe et son importance pour la préarthrose géniculaire. Rev Rhum Mal Osteoartic 752:
14. Oest O (1981) Spezielle Röntgentechniken in der Kniegelenksdiagnostik. In: Hohmann D (Hrsg) Praktische Orthopädie. Das Knie. Stork, Bruchsal
15. Oest O, Frank W (1974) Die Achsenfehlstellung als präarthrotische Deformität für das Kniegelenk. Z Orthop 112:632
16. Oest O, Sieberg HJ (1971) Die Röntgenganzaufnahme der unteren Extremitäten. Z Orthop 109:54
17. Oest O, Süssenbach F (1982) Achsenfehler der unteren Extremitäten nach Wachstumsfugenverletzung. In: Eichler J, Weber U (Hrsg) Frakturen im Kindesalter. Thieme, Stuttgart New York
18. Pauwels F (1935) Der Schenkelhalsbruch, ein mechanisches Problem. Enke, Stuttgart
19. Pauwels F (1965) Gesammelte Abhandlungen zur funktionellen Anatomie des Bewegungsapparates. Springer, Berlin Heidelberg New York
20. Spirig G (1967) Die Diagnose der Achsenfehler der unteren Extremität. In: Müller ME (Hrsg) Posttraumatische Achsenfehlstellungen an den unteren Extremitäten. Huber, Bern, S 17

Mechanisch-technische Grundlagen der Osteosynthese bei Korrekturosteotomien

S. M. Perren

Die hüftnahen Femurosteotomien und deren Stabilisierung mit Hilfe der Winkelplatte sind häufig angewandte Verfahren. Es liegt nahe, die mechanisch-technischen Grundlagen der Osteosynthese anhand dieses Beispiels zu besprechen.

Das spezifische Problem der Fixation von epiphysennahen Osteotomien besteht darin, daß das eine der beiden durch die Osteotomie entstehenden Fragmente zum großen Teil spongiös ist und damit der Verankerung von Implantaten mit Schrauben wenig Halt bietet. Die Haltekraft der 6.5-Schrauben in der Spongiosa beträgt 1–2 kp/mm, in der Kortikalis bringt es die 4.5-Schraube auf ca. 40 kp/mm (die maximale Haltekraft ist jeweils auf 1 mm Schraubenlänge bezogen). Bei der geringen spezifischen Belastbarkeit der Spongiosa (in vivo unter Ermüdungsbedingungen weniger als 0,5 kp/mm^2) drängt sich der Einsatz eines Implantates mit großer Auflagefläche auf. Die Winkelplatte entspricht dieser Forderung durch die große Auflagefläche der Klinge. Die Anwendungsprinzipien der Winkelplatte sind Gegenstand der folgenden Überlegungen.

Anwendung der Winkelplatte als Zuggurtung

Für das proximale Femurende nehmen wir vereinfachend eine varisierende Biegelast in der Frontalebene an. Die laterale Kortikalis steht unter Zug, die mediale unter Druck. Das Osteosyntheseverfahren bei der subtrochanteren Osteotomie muß lateral durch das Implantat Zug übertragen, gleichzeitig nimmt der Knochen medial Kompression auf. Zur Aufnahme von Zugkräften eignet sich grundsätzlich jedes Implantat, vom Draht über die Schraube zur Platte. Die Biegesteifigkeit des Implantates ist hier unwichtig. So konnte Pauwels die Fixation im Bereiche des proximalen Femurendes mit Hilfe lediglich einer Drahtschlaufe demonstrieren. Dieses Verfahren weist aber nur geringe Festigkeitsreserven auf und ist damit bei allgemeiner Anwendung problematisch. Schwachpunkte sind die Verankerung des Drahtes im Knochen und die Ermüdungsfestigkeit des Drahtes v. a. an Stellen der Abknickung. Die Winkelplatte realisiert die Zuggurtung derart, daß der dem Winkel nahe Teil der Klinge auf die laterale Kortikalis Druck ausübt (Abb. 1). Die Klingenlänge ist bei dieser Art der Fixation unwichtig. Die druckübertragende Auflagefläche zwischen Platte und Knochen liegt dem Knochen idealerweise quer zur Kraftwirkung auf.

Die Osteotomie wird durch Funktion zyklisch belastet. Die Vorspannung der Platte in Längsrichtung ihres Schaftes dient dem Zweck, die laterale Auflagefläche zwischen Platte und Knochen, aber auch zwischen den Knochenflächen durch dauernd erhaltene Kompression unverrückbar in ihrer Stellung zu halten: An der Osteotomie wirkt das eingangs erwähnte Biegemoment, das die laterale Knochenkontaktfläche dyna-

Korrekturosteotomien nach Traumen
an der unteren Extremität
Herausgegeben von G. Hierholzer, K. H. Müller
© Springer-Verlag Berlin Heidelberg 1984

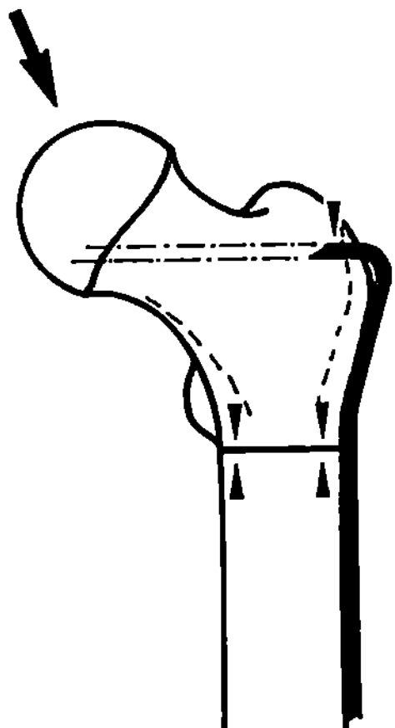

Abb. 1.   Anwendung der Winkelplatte als Zuggurtung

misch zu öffnen versucht. Ohne Gegenmoment würde ein periodisches Öffnen des
Osteotomiespaltes erfolgen. Ein Gegenmoment kann der Arzt praktisch nur durch
statische Kompression aufbringen. Die dabei entstehende kurzzeitig unnötig hohe
Kompression stört der biologischen Drucktoleranz des Knochens wegen nicht.

Ist das Gegenmoment zeitweise im Verhältnis zur Biegebelastung zu gering, so öff-
net sich lateral der Osteotomiespalt dynamisch. Es tritt dann an der Osteotomiestelle
ein intermittierendes Öffnen auf. Die dadurch bewirkte Unruhe führt zur Oberflä-
chenresorption des Knochens, diese vergrößert ihrerseits wieder die Instabilität. Der
Vorgang: mechanische Unruhe, Knochenresorption und vergrößerte Unruhe, schau-
kelt sich zyklisch auf. Dem wirkt die bewegungsinduzierte Kallusbildung entgegen,
die metaphysär der großen inneren Knochenoberfläche (Spongiosa) und der großen
Hebelarme wegen effizient wirken kann.

Im Zusammenhang mit den Fixationsmechanismen haben wir vom Biegemoment
gesprochen. Da das Biegemoment der Kraft × wirksamem Hebelarm gleich ist,
kommt der projizierten Distanz zwischen Kraftangriff des Implantats und Abstütz-
punkt am Knochen eine große Bedeutung zu. Je größer diese Distanz wird, desto kleiner ist bei gleichem Biegemoment die zur „Neutralisierung" eines Biegemoments bestimmter Größe notwendige Kraft an Implantat und Knochenabstützung. Dies bedenken wir bei der Abschätzung der Moment-Kraft-Zusammenhänge beim Vergleich einer Schaft- zu einer Metaphysenkorrekturosteotomie. Die verringerte, zur
Stabilitätserhaltung notwendige Kraftwirkung erlaubt die Übertragung der Kraft auf
die Spongiosa oder die relativ kleine Auflagefläche an der Kortikalis.

Schienung der Osteotomie durch die Winkelplatte

Verbinden wir die Fragmente einer queren Korrekturosteotomie am Schenkelhals mit
Hilfe der Klinge einer 130°-Platte, so wirkt diese Platte vorerst einmal als einfache
Schiene (Abb. 2). Wie eine zur provisorischen Fixation einer Fraktur außen an der
Gliedmaße angeschnürte Holzschiene bewirkt sie eine Verminderung der Beweglich-

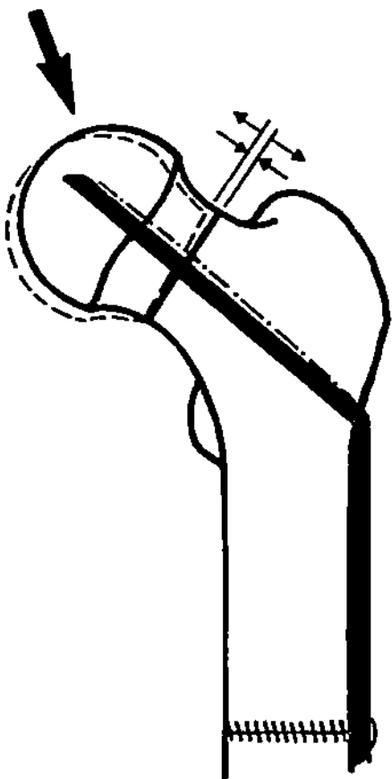

Abb. 2.   Anwendung der Winkelplatte als einfache Schiene

keit der Knochenfragmente. Wichtig ist es zu erkennen, daß eine Schiene die Beweglichkeit vermindert und nie verhindert. Die Reduktion der Beweglichkeit ist proportional der Steifigkeit der Schiene, diese wiederum hängt vom Material (E-Modul) und – mehr noch – von der Dimension der Schiene (Trägheitsmoment) ab. Die Größe der beiden letzterwähnten Elemente ist jedoch begrenzt und damit auch jene der Wirkung der Schiene. Verbleibt eine Restbewegung, so können wir mit großer Sicherheit mit Resorption der Knochenoberflächen an den Fragmentenden rechnen, diese ist aber in ihrer Auswirkung im spongiösen Bereich von geringerer Bedeutung als in der Schaftkortikalis. Deshalb ist bei metaphysären Korrekturosteotomien die alleinige Anwendung eines Implantates als Schiene eher zulässig als im Schaftbereich.

Anwendung der Winkelplatte als gleitende Schiene

Diese Funktion der Winkelplatte gleicht jener des Marknagels, wo ein geschlitztes Rohrimplantat so mit dem Knochen verbunden ist, daß es ein Zusammengleiten der Fragmente bei Unruhe und/oder bei Resorption der Fragmentenden erlaubt.

Die Resorption der Knochenoberflächen der Fragmentenden läßt ein Zusammenrücken der Knochenfragmente zu. Eine Schiene, die Knochenfragmente überbrückt, aber Bewegung und Resorption nicht völlig ausschaltet, ist somit nur zulässig, wenn durch zusätzliche Maßnahmen die Beweglichkeit der Fragmente verhindert wird oder wenn die Schiene ein Zusammenrücken der Fragmente erlaubt. Als zusätzliche Maßnahme zur Verhinderung interfragmentärer Bewegung wird am Schaft des Knochens die Zugschraube verwendet. Am Schenkelhals bedienen wir uns aber des zweiten Mechanismus. Hier wird bei „unvermeidbarer" Bewegung und Resorption das Zusammenrücken der Fragmente erlaubt. Einerseits wird dies durch das Vorwandern der Plattenklinge im Schenkelhals (Abb. 3) und andererseits durch das Zusammenrücken des mit einer inneren Gleitebene versehenen Implantates (z. B. dynamische Hüftschraube DHS, Abb. 4) ermöglicht.

Die quer zur Klingenachse wirkende Scherung der Fragmente wird durch eine als Schiene wirkende Plattenklinge weitgehend *verhindert*, sofern sie eine gute quere Ab-

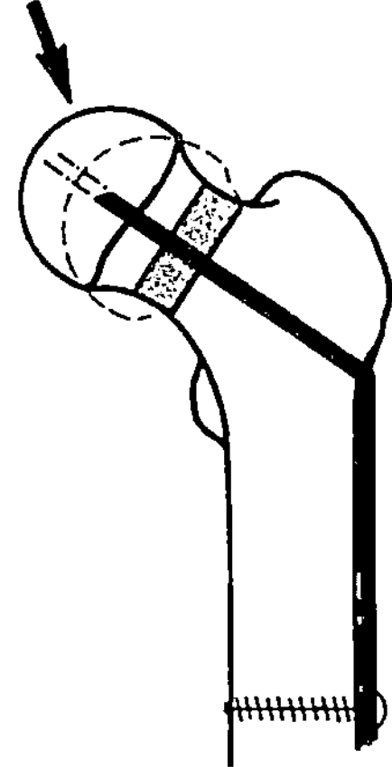

Abb. 3. Zusammenrücken der Fragmente durch Vorwandern der Plattenklinge im Schenkelhals (knöchernes Gleiten)

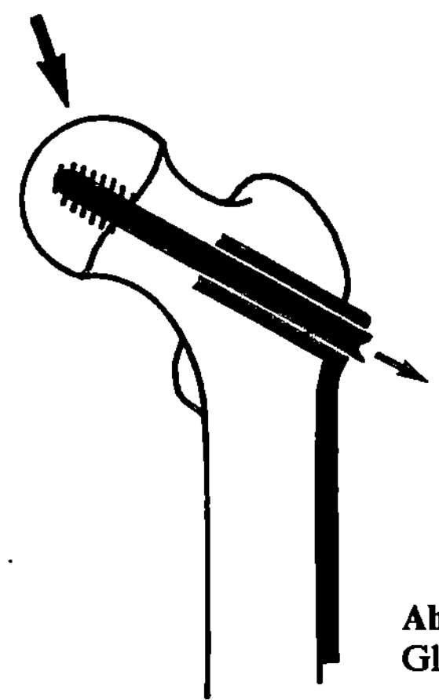

Abb. 4. Zusammenrücken der Fragmente durch ein mit einer inneren Gleitebene versehenes Implantat (dynamische Hüftschraube)

stützung im Knochen findet, diese kann aber bei lockerer Spongiosa trotz breitflächiger Abstützung gering sein. Die Flexionsbewegung um eine Achse quer zur Klingenlängsachse *vermindert* eine Schiene aber nur. Wir haben die beiden Plattenelemente, die Materialsteifigkeit und die Geometrie der Querschnittsfläche, erwähnt, die Beweglichkeit der Fragmente ist aber auch proportional zum wirkenden Biegemoment. Je mehr die Querschnittsebene quer zur Richtung der wirkenden Kraft ausgerichtet ist, desto geringer ist der Biegeeinfluß auf diese Klinge oder, mit anderen Worten, desto besser ist die erreichte Stabilität (im knochenchirurgischen Wortschatz gleichbedeutend mit Bewegungsverminderung).

Wie oben erwähnt, ist die durch reine Schienung erreichte Stabilisierung wenig wirksam, sie vermeidet grobe Dislokation, gewährleistet aber die gegenseitige Position nicht auf längere Sicht. Durch die Restbewegung wird Resorption der Fragmentenden induziert. Sofern die Fragmente noch wenig tragfähig sind, können die Fragmentenden auch rein mechanisch überlastet werden und zusammensintern.

Die Winkelplatte ist für diesen Fall so konstruiert, daß das Kopffragment über die Klinge gleiten kann und die Platte auf diese Weise nicht sperrt. Bei der dynamischen Hüftschraube DHS besteht das Implantat aus 2 Teilen, die gegeneinander gleiten können. Das Kopffragment ist in diesem Fall mit dem einen Implantatteil fest verschraubt.

Abstützfunktion durch Winkelplatte

Mit Hilfe der Winkelplatte läßt sich grundsätzlich auch die Abstützfunktion realisieren (Abb. 5). Es ist aber offensichtlich, daß die Abstützfunktion allein durch die relativ schmale Klinge nicht befriedigend erreicht werden kann. Die Last ist zu groß, die Klinge nicht genügend fest. Hier hilft in vielen Fällen der Trick, die Knochenfrag-

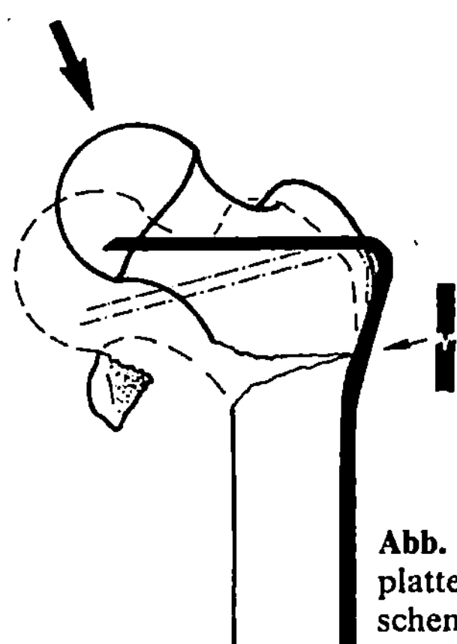

Abb. 5. Realisierung der Abstützfunktion allein durch die Winkelplatte: Ohne Widerlager auf der Druckseite kommt es bald zur varischen Dislokation der Osteosynthese mit oder ohne Plattenbruch (vgl. Abb. 7)

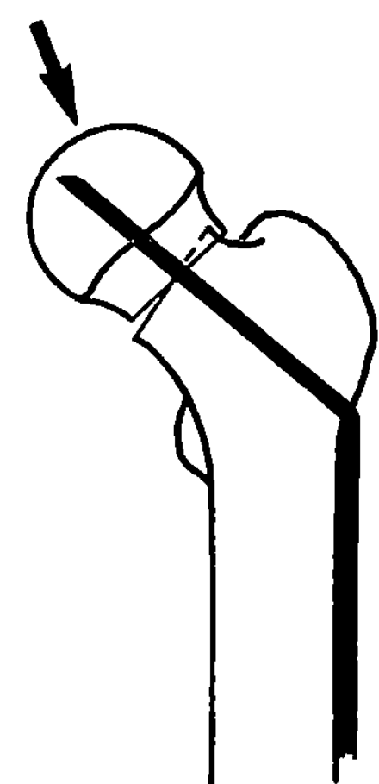

Abb. 6. Aufsetzen des medialen Fragmentes proximal auf das distale (Hut auf Haken)

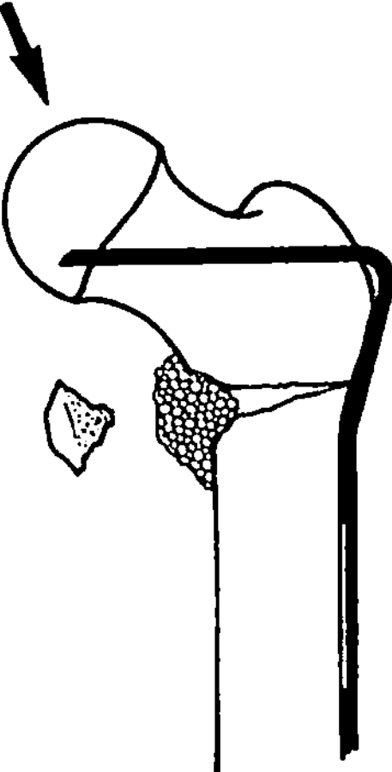

Abb. 7.   Verwendung einer Spongiosaplastik bei fehlender medialer Abstützung

mente nicht genau zu adaptieren, sondern das mediale Fragment proximal auf das distale aufzusetzen (Abb. 6). Durch das Abstützen der Fragmente untereinander wird eine höhere Belastbarkeit erreicht, v. a. wenn die Fragmente in dieser Stellung eingestaucht werden. Fehlt die mediale Abstützung, kann sie durch eine Spongiosaplastik ersetzt werden (Abb. 7).

Zusammenfassung

An Hand der Osteosynthesen von Osteotomien des proximalen Femurendes ist aufgezeigt worden, wie die Winkelplatte und die Schraubenplatte die verschiedenen Prinzipien der Plattenfunktion Zuggurtung, Neutralisation, Abstützung und gleitende Schiene realisieren. Auch hier ist das Implantat allein zu schwach, um alle Last vom Knochen zu übernehmen, deshalb zieht der Chirurg die Abstützmöglichkeit des rekonstruierten Knochens zu Hilfe.

Besondere Osteosynthesetechniken bei Korrekturosteotomien

G. Zeiler und U. Pfeiffer

Einleitung

Auch besondere Osteosynthesetechniken müssen selbstverständlich die Forderung nach einer ausreichend stabilen Fixation von Korrekturosteotomien erfüllen, weil nur die übungsstabile Überbrückung von Osteotomien die unmittelbar postoperativ beginnende Bewegungsbehandlung der Gelenke und die unter Teilbelastung ausgeübte Gehfunktion ermöglicht [1].

Wie die Ergebnisse eines zahlenmäßig umfangreichen Krankengutes beweisen (Tabelle 1 u. 2), wird mit diesen Osteosynthesetechniken eine ausreichende Stabilität gewährleistet, obwohl der Betrachter auf den ersten Blick von den stabilisierenden Möglichkeiten der eingesetzten Implantate an der unteren Extremität nur begrenzt überzeugt sein wird. Zur Anwendung gelangen nämlich nur Halbrohrplatten, überwiegend in der Modifikation als Hakenhalbrohrplatten (Abb. 1), bei Kindern Drittelrohrplatten, sowie Kirschner-Drähte und Schrauben, also schwach dimensionierte, leicht verformbare, geradezu elastische Implantate [3, 4, 5, 6]. Der scheinbare Widerspruch findet seine Erklärung in der Tatsache, daß in den heute gezeigten Beispielen die Aufgabe der erforderlichen Stabilisierung auf 2 Schultern verteilt worden ist. Einen wesentlichen Anteil dieser Aufgabe übernimmt die Form der Osteotomie bzw. die Stellung der Fragmente zueinander, in Teilbereichen werden sogar Weichteilstrukturen mitverpflichtet. Es wird dadurch erreicht, daß entweder die Kortikalis auf der der Keilbasis abgewandten Seite, also in Fortsetzung der Keilspitze, erhalten bleibt oder eine knöcherne Abstützung geschaffen wird, die gegen Verschiebung und Rotation gesichert und nur auf Druck beansprucht wird. Gleichzeitig lassen sich damit Dimensionierung und Gesamtmenge des eingesetzten Osteosynthesematerials erheblich reduzieren, was eine Reihe wichtiger Vorteile für den Ablauf der Behandlung und der Heilungsphase bringt.

Tabelle 1. Osteotomien mit Hakenhalbrohrplatte bzw. Drittelrohrplatte suprakondylär, infrakondylär, supramalleolär

Geschlossene Keilosteotomien	266
Aufklapposteotomien	111
Verschiebeosteotomien	45
Insgesamt	422

Tabelle 2. Lokalisation der Osteotomien

Tibiakopfosteotomien	304
Suprakondyläre Osteotomien	94
Supramalleoläre Osteotomien	24
Insgesamt	422

Korrekturosteotomien nach Traumen
an der unteren Extremität
Herausgegeben von G. Hierholzer, K. H. Müller
© Springer-Verlag Berlin Heidelberg 1984

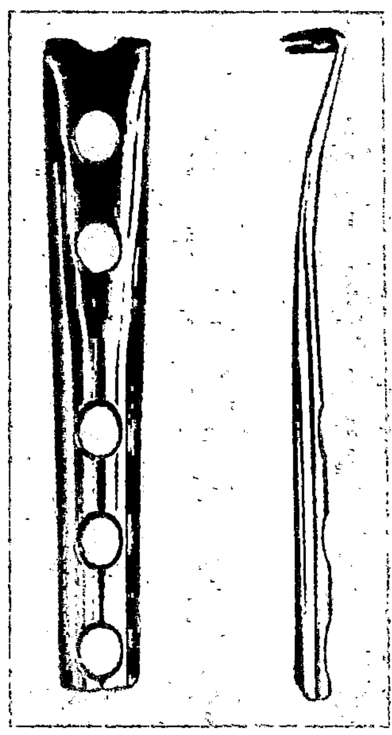

Abb. 1. Das endständige Schraubenloch einer Halbrohrplatte wird mit einem gekürzten Seitenschneider gabelför-
mig eröffnet und angespitzt. Mit einer Flachzange mit ge-
glätteten Arbeitsflächen wird die Platte den lokalen Verhältnissen entsprechend geformt, die beiden Gabelzacken werden mit einer glatten Rundzange in Richtung auf die Hohl-
seite der Platte umgebogen

Osteotomie- und Osteosynthesetechniken

*Geschlossene einseitige Keilosteotomie und ihre Stabilisierung
mit der Hakenhalbrohrplatte*

Diese Osteotomieform, deren Anwendung sich insbesondere an den kniegelenknahen Metaphysen des Femur und der Tibia und an der distalen Tibiametaphyse anbie-
tet, erfordert eine Knochenkeilentnahme auf der Konvexseite der Achsenabweichung (Abb. 2). Die Keilentnahme wird dabei so gestaltet, daß die Keilspitze sich der
gegenseitigen Kortikalis zwar nähert, sie aber intakt läßt. Die am gelenknahen Fragment mit 1–2 vollgewindigen Spongiosaschrauben und ihren endständigen Plattenhaken befestigte Hakenhalbrohrplatte überbrückt den Defekt. Die mittels eines Plattenspanners am gelenkfernen Fragment angelegte langsam ansteigende Längsspannung
zwingt den zunächst klaffenden Osteotomiespalt, sich unter zunehmender Korrektur
der Fehlstellung langsam zu schließen. Die Spitze des entnommenen Knochenkeils
muß nahe an die gegenseitige Kortikalis heranreichen, damit der Drehpunkt des Bie-
gevorgangs in der Kortikalis liegt und nicht durch seine Verlagerung zum Zentrum
des Knochens Zugkräfte an der Oberfläche der intakten Kortikalis auftreten, die zu
ihrer Zerreißung führen. Besonders bewährt hat sich dabei die auf der Osteotomieseite gelenkfern beginnende, zur Gegenseite gelenkwärts in Richtung auf den Epikondylus ansteigende Osteotomie, weil diese im Bereich der dünnen und damit sehr bieg-
samen Kortikalis des Kondylus mündet, die elastisch der Achsenkorrektur nachgibt
und mit ihrer intakten Struktur und Zugfestigkeit ein Auseinanderklaffen der plattenfernen Osteotomiefläche verhindert. Die erhaltene Zugfestigkeit der erhaltenen knöchernen Strukturen gewährleistet gleichzeitig die gleichmäßige Kompression der großen Osteotomiefläche durch die ausschließlich auf Zug beanspruchte dünne Platte.
Erweist sich unter der Korrektur der Knochen als sehr rigide, kann die verbliebene

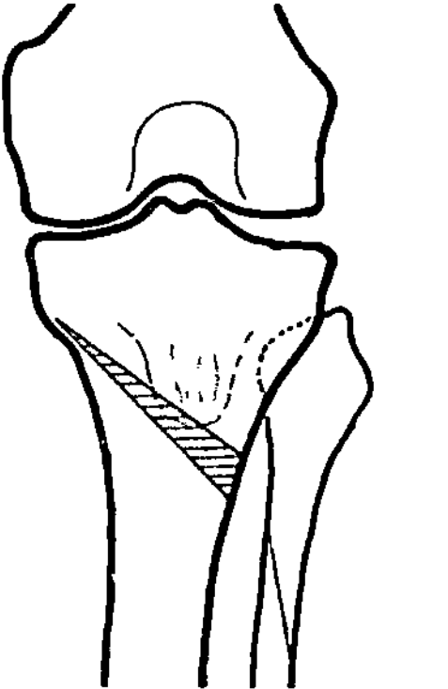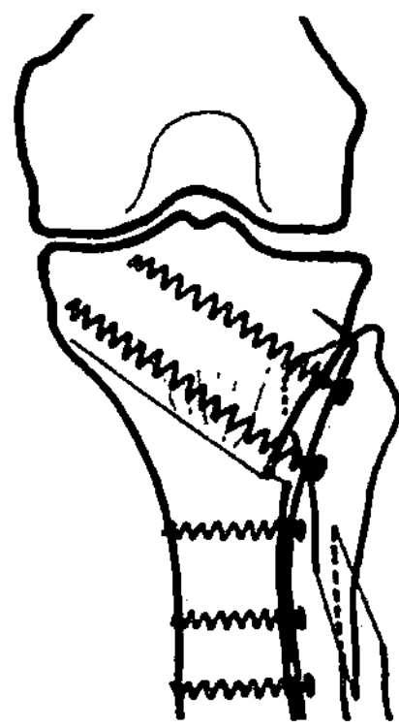

Abb. 2. Schematische Darstellung der geschlossenen einseitigen Keilosteotomie bei der Varusfehlstellung im Tibiakopf und ihrer Stabilisierung mit der Hakenhalbrohrplatte. Der entnommene Knochenkeil liegt distal der Tuberositas tibiae von lateral nach medial ansteigend. Die mediale Kortikalis bleibt erhalten

Knochenbrücke mit einem 2-mm-Spiralbohrer mehrfach perforiert und damit ihre Formbarkeit verbessert werden. Gelegentlich kommt es gegen Ende der Korrektur zum Einknicken der Kortikalis, in der Regel unter einem hörbaren Knackphänomen. In diesen Fällen läßt sich mit einiger Übung sowohl klinisch wie auch mit Hilfe des Bildverstärkers überprüfen, ob dabei die Zugfestigkeit der betroffenen Strukturen erhalten geblieben ist. Nur wenn es zur Öffnung des plattenfernen Osteotomieabschnittes kommt, wird eine Spongiosaschraube in der Regel ventral der angelegten Halbrohrplatte durch das kniegelenkferne Fragment diagonal in den plattenabgewandten Abschnitt des gelenknahen Fragmentes als Zugschraube eingesetzt und so der sich öffnende Osteotomiespalt wieder geschlossen. Die Fixation der Platte am gelenkfernen Fragment erfolgt nach erreichter Korrektur mittels 2 oder 3 Kortikalisschrauben, die auf der gelenkabgewandten Seite der querovalen Plattenlöcher eingesetzt werden und so die Längsspannung im Implantat aufrechterhalten.

Aufklapposteotomie

Auch die offene einseitige Keilosteotomie wird mit der Hakenhalbrohrplatte stabilisiert. Dabei wird auf der Konkavseite der Achsenabweichung eine einfache Osteotomiefläche so orientiert, daß sie ebenfalls schräg auf- bzw. absteigend in den gelenknahen Abschnitt des Epikondylus der Gegenseite mündet. Wie bei der geschlossenen Osteotomieform nähert sich auch diese Osteotomiefläche zwar der gegenseitigen Kortikalis, läßt sie aber intakt (Abb. 3). Im supra- und infrakondylären Bereich kann die Osteotomieebene grundsätzlich in jeder Raumebene liegen und der erhaltene randständige Knochenbereich auf jedem Abschnitt der Zirkumferenz des Knochens erhalten bleiben. So erlaubt diese Osteotomie die Korrektur jeder Fehlstellung, allerdings mit unterschiedlichen Schwierigkeitsgraden. Auch kombinierte Achsenkorrekturen, wie gleichzeitige Beseitigung einer Valgus- und Rekurvationsfehlstellung des Schienbeinkopfes, sind möglich. Ebenso kann die Osteotomie im suprakondylären Bereich z.B. von dorsolateral her angelegt werden, wenn neben einer Valgusfehlstellung gleichzeitig eine Streckhemmung des Kniegelenkes ausgeglichen werden soll. Auch bei dieser Osteotomieform wird auf der Osteotomieseite eine Hakenhalbrohrplatte dem Knochen angepaßt und mit dem gelenknahen Fragment verschraubt. Am diaphysenwärts gelegenen Plattenende wird ein Distraktionsspanner nach Weller befestigt und unter langsam ansteigender Distraktionsspannung der Osteotomiespalt allmählich geöffnet und damit gleichzeitig die Fehlstellung zunehmend ausgeglichen.

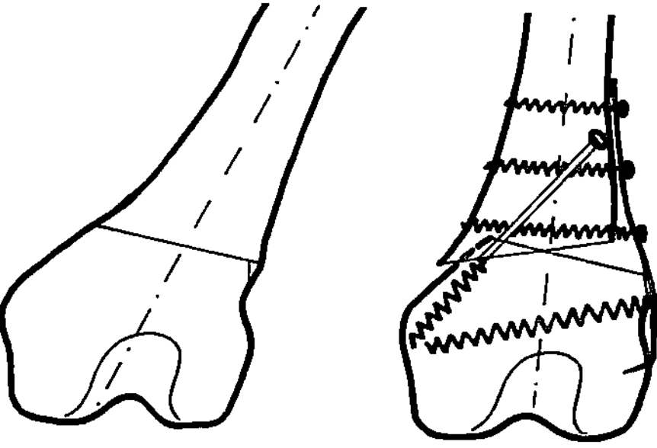

Abb. 3. Schemazeichnung einer suprakondylären lateralen Aufklapposteotomie. Die Osteotomiefläche zielt von lateral nach medial absteigend auf die elastische Kortikalis des Epikondylus, läßt sie aber intakt. Nach der Korrektur und der Abstützung der einseitigen Osteotomie mit einer Hakenhalbrohrplatte wird der lateral klaffende Osteotomiespalt mit Spongiosa aufgefüllt

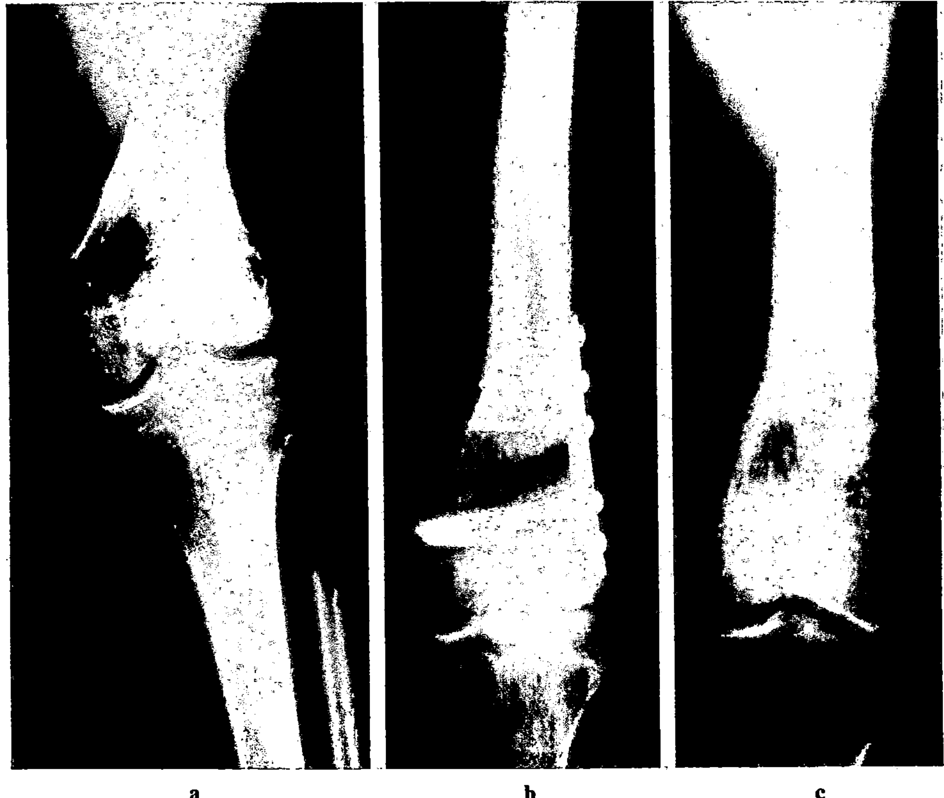

a   b   c

Abb. 4. a Suprakondyläre Valgusfehlstellung nach Epiphysenfraktur vor 3 Jahren bei einem jetzt 16jährigen Patienten, b suprakondyläre Aufklapposteotomie mit der Hakenhalbrohrplatte, c achsengerechte Verhältnisse und Normalisierung der Struktur 2 Jahre nach der Korrektur

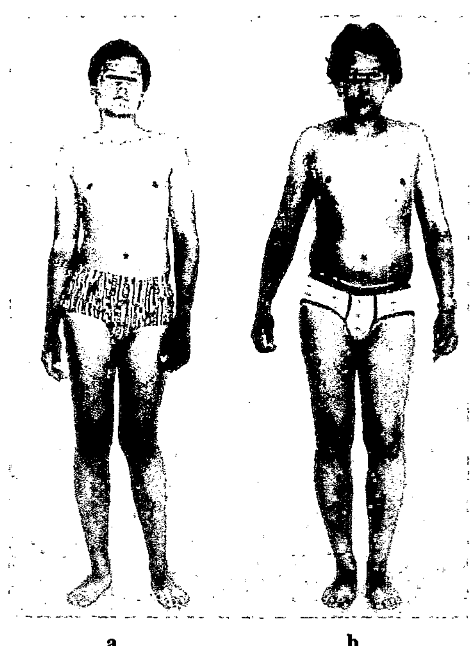

Abb. 5 a, b. Der gleiche Patient wie in Abb. 4. a Als 16jähriger wenige Tage vor der Korrektur, suprakondyläre Valgusfehlstellung und 4 cm Beinverkürzung links, b 2 Jahre nach der Operation, seitengleiche Beinachsen bei einer Restverkürzung von 2 cm

a   b

In einzelnen Fällen können auch ein Fragmentspreizer oder die einen achsenkorrigierenden Druck ausübenden Hände des Operateurs gute Dienste leisten.

Der resultierende Verlängerungseffekt, der Größenordnungen von 1–2,5 cm erreicht, ergibt sich aus dem Längengewinn durch die Begradigung der Beinachse und dem Gewinn durch die Öffnung des Osteotomiespaltes und ist dementsprechend abhängig von der vorbestehenden Fehlstellung und dem Umfang der möglichen Korrektur. Der entstandene Knochendefekt muß an den für die schnelle knöcherne Heilung entscheidenden Stellen, also da, wo die Kortikalisränder der Osteotomiefläche am meisten klaffen, mit Spongiosa aufgefüllt werden. Das notwendige Material wird in der Regel von der Osteotomiefläche her gewonnen. Die Halbrohrplatte wird in dieser Montage als Abstützplatte auf Druck beansprucht. Ihre Festigkeit ist ausreichend, um bei erhaltener Gegenkortikalis einen 2–3 cm weit klaffenden Osteotomiebereich so zu stabilisieren, daß eine ausreichende Übungsstabilität, eine Sicherung des erreichten Korrekturergebnisses und eine rasche knöcherne Heilung eintreten (Abb. 4 u. 5). Kommt es bei umfangreichen Achsenkorrekturen zum Einknicken der plattenabgewandten Kortikalis, sichert auch hier eine diagonal eingebrachte Zugschraube den Fragmentkontakt (Abb. 6 u. 7).

Die Aufklapposteotomie bietet sich im besonderen Maße zur Mehrfachkorrektur progredienter Achsenabweichungen an, wie sie nach einseitigen Epiphysenschäden während des Wachstums beobachtet werden. Die zeitliche Festlegung der Einzelschritte ist abhängig vom Umfang der jeweils erreichten Fehlstellung, der Möglichkeit von Sekundärschäden oder der Ausbildung gegenläufiger Fehlstellungen der benachbarten Epiphysen. Bei sorgfältiger Abwägung der zu beachtenden Gesichtspunkte läßt sich die Zahl der Korrekturen in der Regel erheblich eingrenzen. Für den Preis mehrfacher Korrektureingriffe lassen sich so in vielen Fällen wesentliche Längenver-

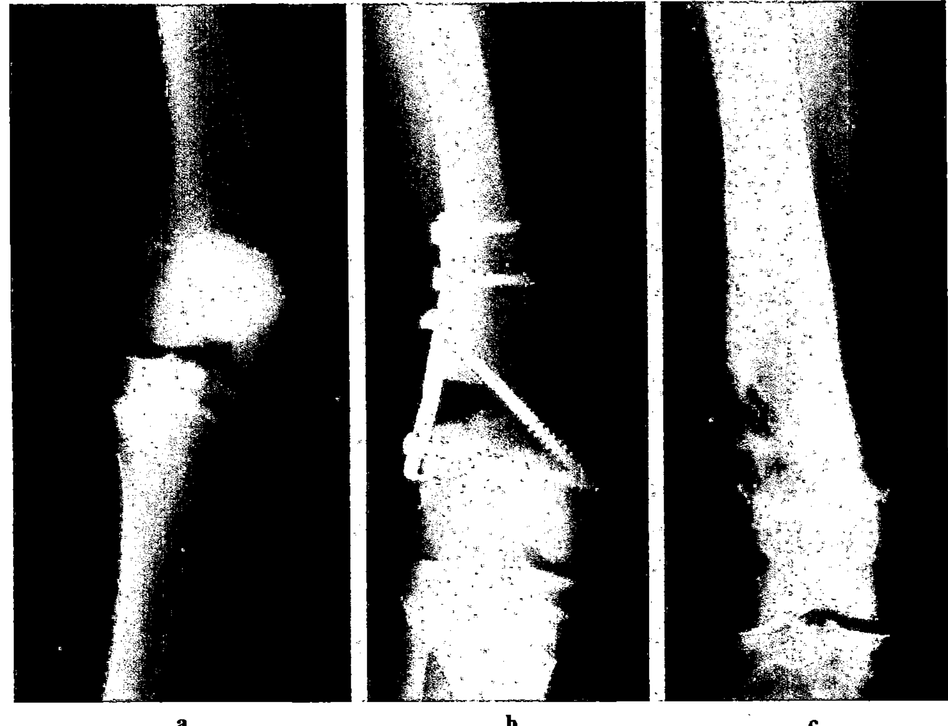

Abb. 6. a Röntgenaufnahme des Kniegelenks einer 15jährigen Patientin 4 Jahre nach traumatischer Epiphysenschädigung am distalen Oberschenkel. b Die ansteigende Osteotomie mündet in der lateralen Kortikalis der proximalen Metaphyse. Während des Korrekturvorgangs kommt es zum Einknicken der spröden Kortikalis. Eine diagonale Zugschraube sichert den medialen Fragmentkontakt. c Zustand 4 Jahre nach der Osteotomie

luste vermeiden. Die gewählte Osteosynthesetechnik läßt nennenswerte Strukturveränderungen und behindernde Knochennarben kaum in Erscheinung treten, so daß auch mehrere Osteotomien an demselben Ort technisch nicht erschwert werden. Gelegentlich ergeben sich nach mehrmaligen Aufklapposteotomien kurvige Verbiegungen des korrigierten Knochenabschnittes. Dann muß die abschließende Korrekturosteotomie nach dem Schluß der Epiphysenfuge durch eine entsprechende Verschiebung der Osteotomieflächen eine Ausrichtung und Zentrierung der Schaftachse wiederherstellen.

Verschiebeosteotomie

Die beiden erstgenannten Osteotomieformen sind nicht anwendbar, wenn Drehfehler korrigiert werden müssen oder wenn die Korrekturosteotomie eine Verschiebung der Fragmente gegeneinander erfordert. Solche metaphysäre Osteotomien mit und ohne Keilentnahme mit unterschiedlicher Verschiebung der Fragmente gegeneinander bis zur Verschiebung um die volle Schaftbreite sind z. B. bei Korrekturen von Fehlstellungen des Schenkelhalses praktisch in allen Fällen erforderlich. Im supra- und infrakondylären Kniegelenkbereich wird dieses Vorgehen notwendig, wenn Schaftver-

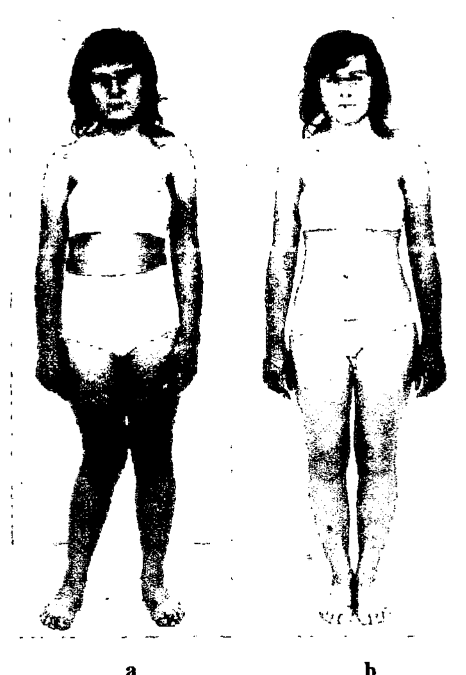

Abb. 7 a, b. Die gleiche Patientin wie in Abb. 6. **a** Die 15jährige vor der Operation, 3 cm Beinverkürzung bei einer Valgusabweichung von 30°, **b** 1 Jahr nach der Korrektur, seitengleiche Beinlänge und seitengleiche Beinachsen

a   b

biegungen des Knochens bestehen oder wenn ausgeprägte Achsabweichungen von mehr als 20° ausgeglichen werden müssen. Die Korrektur um einen Drehpunkt in der medialen oder lateralen Kortikalis kann hier in Einzelfällen zu einem Heraustreten der Schaftachse der Tibia oder des Femur aus der Mittellinie des Kniegelenkes führen und damit einen seitenbetonten Kraftlinienverlauf durch das Gelenk auslösen (Abb. 8).

Die Stabilität der Verschiebeosteotomie wird weitgehend abhängig von einer möglichst plattenfernen knöchernen Abstützung zwischen den Fragmenten. Diese in der Regel mediale Abstützung sollte durch die Form der Fragmente und die Qualität der aufeinanderliegenden Knochenabschnitte stabil sein. Man wird sie, wenn immer möglich, auf der Druckseite der Montage anlegen, weil so spontan eine Kompression gewährleistet ist. Im Idealfall übernimmt etwa bei der intertrochanteren Osteotomie ein einfacher, die Fragmentkanten verbindender Kirschner-Draht die Sicherung dieses Kontaktes gegen Verschiebung und Rotationskräfte (Abb. 9).

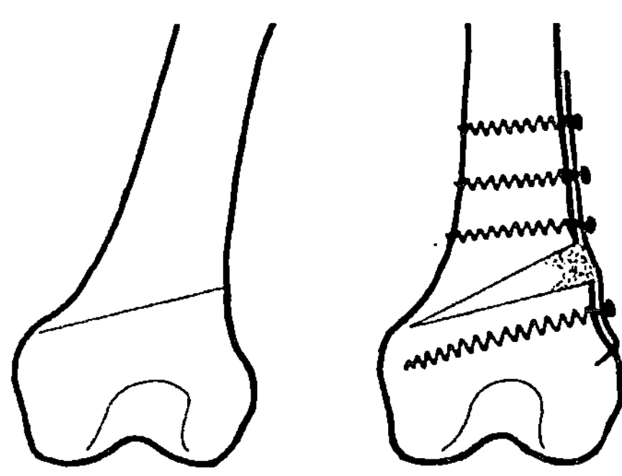

Abb. 8. Strichzeichnung einer suprakondylären Verschiebeosteotomie, mit der Hakenhalbrohrplatte stabilisiert. Der notwendige Umfang der Verschiebung ist vorgegeben durch das Ziel der Ausrichtung der Schaftachse des Femur über die Mitte des Kniegelenks. Eine diagonale Zugschraube sichert die mediale Abstützung

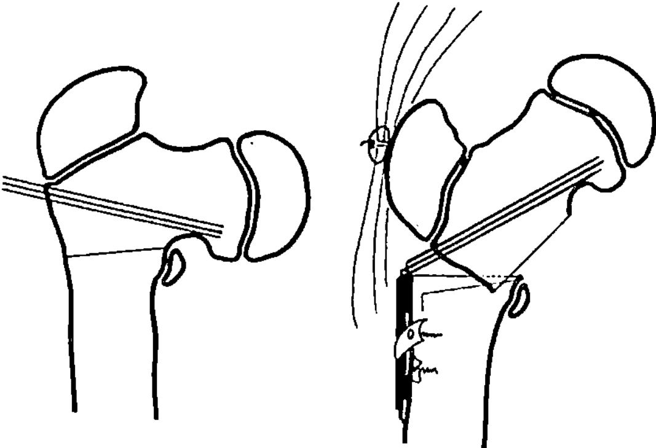

Abb. 9. Schematische Darstellung der Kirschner-Draht-Fixation einer intertrochanteren Valgisationsosteotomie beim Kind. Die spontan auf Druck beanspruchte mediale knöcherne Abstützung wird mit einem Kirschner-Draht ausreichend gegen Verschiebung und Rotation gesichert. Eine schellenartig anmodellierte Drittelrohrplatte und 2 Kleinfragmentschrauben befestigen die abgewinkelten Kirschner-Drähte am Oberschenkelschaft. Die Zuggurtungsnaht zwischen dem Musculus glutaeus medius und dem Musculus vastus lateralis ist von entscheidender Bedeutung für die Gesamtstabilität

Werden Valgisationsosteotomien am kindlichen Schenkelhals etwa nach fehlverheilten Frakturen oder bei Schenkelhalspseudarthrosen erforderlich, so erlaubt eine von Wagner angegebene einfache Kirschner-Draht-Fixation eine sichere Stabilisierung (Abb. 9) [7]. Unter peinlicher Schonung der Wachstumsfugen werden 3 2–3 mm starke Kirschner-Drähte distal der Trochanterfuge in den Schenkelhals eingebohrt. Nach Durchtrennung des Knochens oberhalb des Trochanter minor und ausreichender Lösung der Weichteilverbindungen zwischen den medialen Fragmentkanten wird die notwendige Aufrichtung des Schenkelhalses ebenso wie die Lateralverschiebung des Oberschenkelschaftes möglich. Nachdem eine sichere mediale Abstützung zwischen den Fragmenten hergestellt und durch einen dünnen, die Fragmente verbindenden Kirschner-Draht gesichert ist, werden die in den Schenkelhals eingebohrten starken Kirschner-Drähte an der lateralen Osteotomiekante des Schaftfragmentes so angebogen, daß sie in der gewünschten Schenkelhalsstellung unter Spannung eben der Außenseite des Oberschenkelschaftes angelegt werden können. Hier werden sie dann mittels einer entsprechend hergerichteten Drittelrohrplatte befestigt. Von entscheidender Bedeutung für die Stabilität dieser Osteosyntheseform ist eine sichere Naht zwischen der Sehne des Musculus glutaeus medius und des Musculus vastus lateralis. Nach der Weichteilheilung ist diese Verbindung geeignet, Biegekräfte im Osteotomiebereich in heilungsfördernde Druckkräfte auf die Osteotomieflächen umzuwandeln.

Im Falle der knienahen Osteotomien muß eine diagonal die plattenferne Osteotomieseite überbrückende Zugschraube für die notwendige Kompression sorgen und gleichzeitig Rotation und Verschiebung auslösende Kräfte auffangen. Zwischen den Osteotomiekanten klaffende Defekte können mit lokal gewonnenen Spongiospänen aufgefüllt werden. Auf der Zugseite des Systems wird wiederum die beschriebene

Hakenhalbrohrplatte verwendet, die ihre Aufgabe als Zuggurtungsplatte mechanisch problemlos erfüllt und den bei diesen Osteotomien stark geformten Fragmentflächen ohne großen Aufwand angepaßt werden kann.

Vorteile der gezeigten Methoden

Knöcherne Heilung

Schon die Wahl des Korrekturortes, nämlich die gelenknahen spongiösen Metaphysen von Femur und Tibia, versprechen eine schnelle knöcherne Konsolidierung. Der schräge Osteotomieverlauf schafft darüber hinaus noch ausgedehntere Osteotomieflächen, die die Heilung zusätzlich beschleunigen. Ein weiterer Vorteil der schrägverlaufenden Osteotomie ist darin zu sehen, daß zwar einerseits ein sehr gelenknahes Osteotomie- und Korrekturniveau erreicht wird, andererseits aber die plattenseits gelegene Kante des gelenknahen Fragmentes weit länger ausfällt als bei einer hohen Querosteotomie, was die sichere Verankerung des Osteosynthesematerials im „kurzen Fragment" wesentlich erleichtert. Auch beim atrophischen Knochen finden 2 vollgewindige Spongiosaschrauben und die endständigen Haken der Hakenhalbrohrplatte noch eine ausreichende Verhaftung.

Insbesondere die öffnenden Osteotomien werden überwiegend am Jugendlichen und jungen Erwachsenen ausgeführt. Zusammen mit dem gezielten Einsatz von Spongiosa darf in diesen Lebensabschnitten ebenso eine rasche knöcherne Überbrückung der Defekte erwartet werden. Die notwendige Spongiosa wird dabei im Normalfall immer von der Osteotomiefläche mit einem Hohlmeißel oder einem scharfen Löffel gewonnen und kann in ihrer Menge erheblich eingeschränkt werden, indem die zentralen Defekte mit Ersatzstoffen aufgefüllt und Spongiosa nur in der Verlängerung der Kortikalis an der klaffenden Osteotomieoberfläche eingesetzt wird. Den wesentlichen Einfluß auf den Verlauf und das Resultat der Knochenheilung hat aber das gewählte, wenig rigide Implantat.

Im Falle der flächenhaft aufeinandergepreßten Osteotomieflächen der geschlossenen Keilosteotomie kommt es zu einer sehr raschen knöchernen Heilung, weil der Preßdruck im Gegensatz zu anderen Osteosyntheseformen über die gesamte Osteotomiefläche gleichmäßig verteilt ist. Augenfällig werden die Vorteile bei den Aufklapp- und Verschiebeosteotomien, wo bei Anwendung der beschriebenen Technik bereits nach 8 Wochen erste durchgehende Knochenstrukturen erkennbar werden. Am eindrucksvollsten wird der Vorteil sichtbar bei zeitlichem Ablauf der Auffüllung von oft ausgedehnten Knochendefekten im Osteotomiebereich. Im Gegensatz zu starren Implantaten, wie der 130°-Platte, der Kondylenplatte oder der breiten Platte der AO, nach deren Einsatz insbesondere plattennahe Strukturdefekte bei stabilem Verbund oft jahrelang bestehen bleiben und zusätzliche Spananlagerung und auch den Wechsel der Implantate erfordern, kommt es bei der Verwendung der Hakenhalbrohrplatte zu einer raschen Auffüllung der Substanzdefekte. Auch die Normalisierung der neugebildeten Knochenmasse mit Ausbildung einer Rindenstruktur und zentraler spongiöser Auffüllung ist in der Regel nach wenigen Monaten abgeschlossen. Das wenig starre Implantat zweigt nur geringe Anteile des Kraftflusses im Korrekturbereich auf sich ab. Auch nach längerem Verbleib am Knochen sind Änderungen des Rindenknochens, auch in dem streifenförmigen Bereich unter der Platte, kaum erkennbar. Dagegen bilden sich an den Plattenkanten oft wulstförmige Aufwerfungen

Tabelle 3. Vorteile der Methode für die Knochenheilung

Spongiöse schräge, also vergrößerte Osteotomiefläche
Rasche Konsolidierung bei flächenhaftem Kontakt
Schnelle Auffüllung von Substanzdefekten
Baldige Normalisierung der Struktur
Sichere Vermeidung von Ermüdungsbrüchen

der Kortikalis aus, die nach der Metallentfernung zusätzliche Stabilität gewährleisten. Folgerichtig beobachtet man nach dieser Osteosynthesetechnik niemals Ermüdungsbrüche nach der Metallentfernung (Tabelle 3).

Osteosynthesetechnik

Bei der praktischen Durchführung der Osteosynthese kennzeichnen die Halbrohrplatte eine ganze Reihe betonenswerter Vorzüge. Ihr geringes Volumen läßt sie kaum Raumanforderungen stellen. Die Spannung beim Weichteilschluß wird daher auch an problembehafteten Abschnitten, wie am Schienbeinkopf, kaum erhöht. Daneben ermöglicht das dünne Implantat ohne großen Aufwand an Kraft und Werkzeugen während der Operation seine formschlüssige Anmodellierung an jede anatomische Situation. Unnötige Irritation der Weichteile durch überragendes Osteosynthesematerial wird dadurch vermieden, die funktionelle Nachbehandlung erleichtert. Die großen Schraubenöffnungen der Halbrohrplatte geben dem Operateur darüber hinaus eine sehr große Freiheit, nicht nur im Einsatz verschiedener Schraubentypen, sondern auch in der Wahl der Schraubenrichtung. Im Schienbeinkopf kann dies bei ungünstigen Strukturverhältnissen des Knochens oft die letzte Hilfe bei der Suche nach den optimalen Verankerungspositionen für vollgewindige Spongiosaschrauben sein. So finden diese Schrauben bei ausgeprägter Knochenatrophie unmittelbar unter der Gelenkfläche in der subchondralen Strukturverdichtung des Knochens immer noch ausreichenden Halt. Die große Variationsbreite der formbaren Halbrohrplatte eröffnet daneben auch sichere Möglichkeiten, am wachsenden Skelett Kontakt und damit mögliche Schäden an den Epiphysenfugen zu vermeiden. In der harten Spongiosa des jungen Menschen bieten die Plattenhaken und eine vollgewindige Spongiosaschraube in der Metaphyse eine völlig ausreichende Verhaftung des Implantates. Gleichzeitig beansprucht damit der gelenknahe Abschnitt der Fixation nur einen schmalen Knochenabschnitt der an den Fugenknorpel angrenzenden Metaphyse und ermöglicht damit auch hier eine sehr gelenknahe Korrektur. Die Gefahr des Ausreißens der Spongiosaschraube ist auch bei enger Nähe der Osteotomiefläche zum Implantat weit geringer als etwa bei Verwendung einer Winkelplatte, wo Osteotomieabstände von wenigstens 2,5 cm zum Klingenlager eingehalten werden müssen (Tabelle 4, Abb. 10).

Tabelle 4. Vorteile der Hakenhalbrohrplatte

Wenig Volumen, kaum Raumforderung
Geringe Weichteilirritation
Jeder Situation anpaßbar
Variable Schraubenrichtungen möglich
Gelenknahe Osteotomien werden erleichtert
Kein Ausbrechen von Implantaten

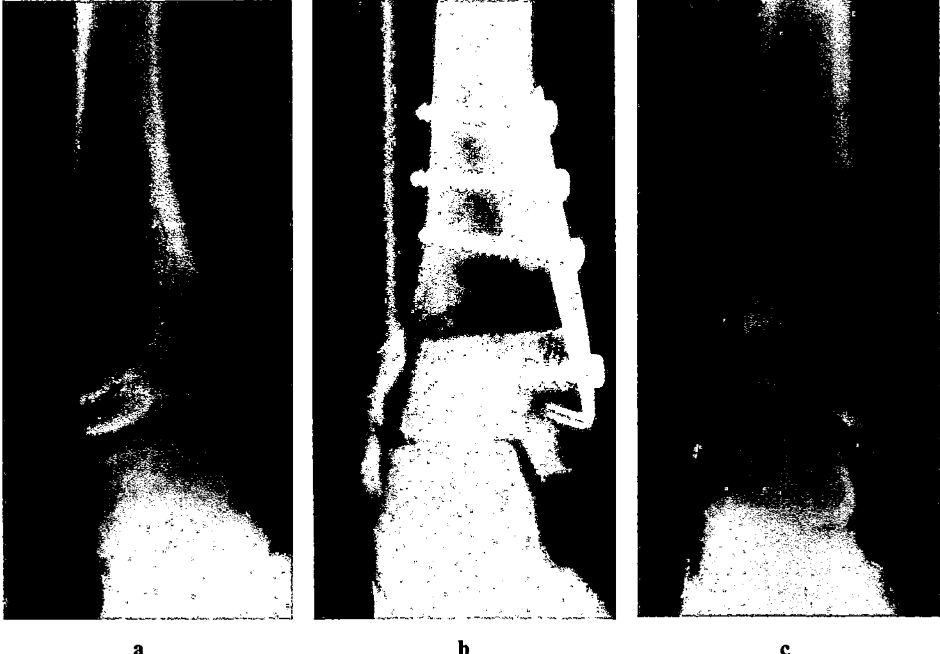

Abb. 10. a Sprunggelenk eines 20jährigen Patienten, der bei einem Sturz vom Balkon des 2. Stockwerks neben einer Trümmerfraktur des Oberschenkels eine traumatische Epiphysenschädigung der distalen Tibia erlitten hat. b Gelenknahe Aufklapposteotomie mit Korrektur des Außenknöchels. Schmales gelenknahes Fragment und Stabilisierung mit einer Spongiosaschraube und der Hakenhalbrohrplatte. c 2 Jahre nach der Osteotomie, knöcherne Konsolidierung, exakte Lage des Gelenkspaltes bei uneingeschränkter Bewegungsfunktion

Dosierung der Korrektur

Ein besonderes Problem der Achsenkorrekturen am Bein liegt darin begründet, daß der exakte Korrekturumfang nur schwer präoperativ zu bestimmen ist. Die Auswertung von Röntgenaufnahmen zu seiner Festlegung ist mit zahlreichen Fehlermöglichkeiten belastet. Die Schwierigkeiten einer exakten Bestimmung werden größer, wenn Korrekturwünsche in mehreren Ebenen vorliegen. Eine zusätzliche Erschwerung ergibt sich aus dem Umstand, daß die Korrektur zwar am liegenden Patienten ausgeführt werden muß, das Ergebnis aber vom stehenden Patienten in die Funktion genommen wird. Darüber hinaus ist der Korrekturumfang auch nicht nur ein knöchernes Problem und daher nicht nur mit dem Winkelmesser auf Röntgenpausen festzulegen. Für das Ergebnis unter Funktion sind neben den knöchernen Verhältnissen auch Unterschiede in der Höhe des Gelenkbelages und in der Stabilität des Bandapparates mit entscheidend. Ebenso kann die Korrektur einer Fehlstellung in einer zweiten Ebene, etwa eine Überstreckung des gelenknahen Fragmentes, insbesondere bei posttraumatischen Verformungen der Gelenkkörper, mit anderen Gelenkkörperabschnitten, auch andere Radien in der ersten Korrekturebene einstellen und das angestrebte Achsenergebnis verändern.

Die Halbrohrplatte erlaubt dem Operateur nach annähernder Abschätzung des notwendigen Korrekturumfangs als ersten Schritt eine entsprechende Formgebung

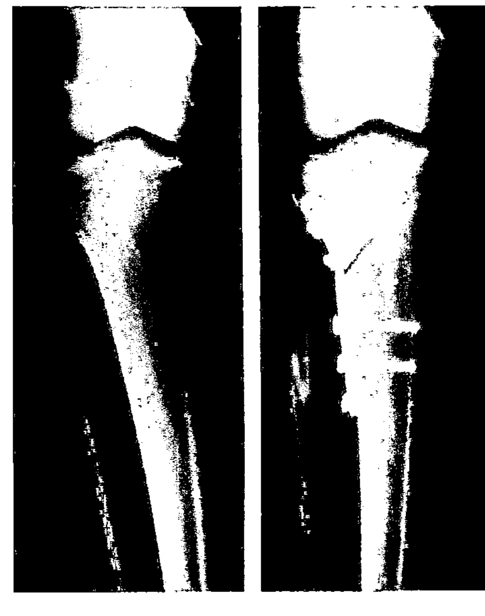

Abb. 11 a, b. Geschlossene einseitige Keilosteotomie der Tibia mit intakter Gegenkortikalis. **a** Röntgenbefund der Patientin von Abb. 12 vor, **b** nach Korrekturosteotomie

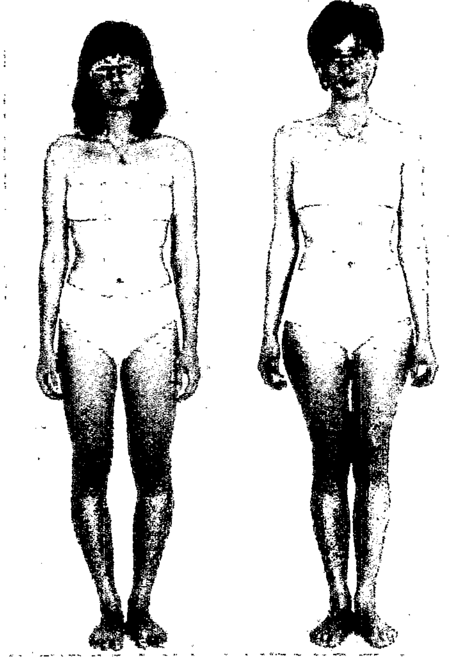

Abb. 12 a, b. Insbesondere beidseitige Achsenkorrekturen verlangen eine sehr exakte Dosierung der Korrektur, wie sie mit der Technik der Hakenhalbrohrplatte sehr sicher erreicht werden kann. **a** 17jährige Patientin vor, **b** 3 Jahre nach der Operation

des Implantates. Die Montage kann dann am gelenknahen kurzen und damit für die Verankerung problematischeren Fragment begonnen werden, ohne daß sich nachträglich eine Notwendigkeit für eine Änderung dieser Verankerung ergibt. Denn das elastische Implantat erlaubt im zweiten Schritt eine sehr elegante Korrekturdosierung bis der gewünschte klinische Effekt erzielt ist. Dabei stellen sich notwendige geringe Nachkorrekturen der Plattenform spontan ein. Während des Einsatzes des Plattenspanners bzw. des Distraktionsspanners kann der Operateur unter dem Schutz des freien Plattenteils durch eine Verbrugge-Zange das Ergebnis am liegenden Bein ebenso wie unter axialer Druckbeanspruchung betrachten und sich an das optimale Ergebnis geradezu herantasten (Abb. 11 u. 12).

Die gezeigten Techniken sind auch dadurch gekennzeichnet, daß sie sich sowohl in der Menge wie auch in der Dimensionierung des verwendeten Osteosynthesematerials im Grenzbereich dessen bewegen, was für eine ausreichende Stabilität notwendig ist. Die Schwierigkeit besteht also darin, Art und Umfang der Osteosynthese so zu gestalten, daß bei der gegebenen Osteotomie, ihrer Lokalisation, entsprechend der Knochenqualität und dem Lebensalter eine problemlose und rasche Konsolidierung unter funktioneller Nachbehandlung erreicht wird [8]. Eine Fehleinschätzung der Zuverlässigkeit des Patienten bezüglich der einzuhaltenden Teilbelastung, insbesondere im höheren Lebensalter, kann deswegen im Zweifelsfall dazu zwingen, den Patienten zum Gehen mit einer anwickelbaren dorsalen Gipsrinne zu versorgen.

Die beschriebenen Osteotomie- und Osteosynthesetechniken stellen vermehrte Anforderungen an die Erfahrung und die handwerkliche Geschicklichkeit des Operateurs. Bei subtiler Ausführung sind aber die Risiken sehr gering.

In unserem Krankengut ist es bei 304 Tibiakopfosteotomien nur 4mal zu einer verzögerten Konsolidierung gekommen, und zwar bei 3 geschlossenen Keilosteotomien und bei einer Verschiebeosteotomie. In einem Fall war die Osteosynthese technisch unzureichend ausgeführt. 3 Patienten haben kurze Zeit nach der Operation das Bein mit vollem Körpergewicht belastet und dabei eine Impression der Osteotomieflächen herbeigeführt. Die Stabilität des Verbundes aus Osteotomie und Osteosynthese war damit gestört. Nur in 2 der 4 Fälle war eine Reosteosynthese erforderlich. In den beiden übrigen Fällen ist die knöcherne Heilung unter Einsatz einer anwickelbaren Gipsschiene verzögert eingetreten. Insgesamt waren 2 Infektionen zu verzeichnen. In einem Fall hat bei einer supramalleolären Osteotomie die Infektion zur Verzögerung der Konsolidierung geführt. In einem zweiten Fall ist nach erfolgter knöcherner Heilung eine Fistelbildung aufgetreten. Nur bei einem der 422 Fälle wurde ein Bruch der Halbrohrplatte beobachtet. Eine Reosteosynthese war hier erforderlich. In einem weiteren Fall ist eine Kortikalisschraube gebrochen, ohne daß sich daraus Konsequenzen ergeben haben (Tabelle 5).

Tabelle 5. Komplikationen und Probleme

---

4 verzögerte Konsolidierungen,
Davon 2mal Reosteosynthese erforderlich
2 Infektionen, davon 1 Fall mit verzögerter Konsolidierung
1 Plattenbruch mit Reosteosynthese
1 Schraubenbruch ohne Konsequenz

Zusammenfassung

Abhängig von der vorgegebenen Fehlstellung und dem Korrekturziel können Osteotomien an den gelenknahen Abschnitten von Ober- und Unterschenkel als geschlossene Keilosteotomien oder als Aufklapposteotomien ausgeführt werden. Beiden Va-
rianten ist die Erhaltung der gegenseitigen Kortikalis in der Fortsetzung der Keilspitze gemeinsam. Die durchgehenden Knochenstrukturen garantieren im ersten
Fall, nach der Keilentnahme und der Kompression der Osteotomieflächen, eine
ausgeglichene Druckverteilung, im zweiten Fall nach der Schaffung eines keilförmigen Knochendefektes durch Aufklappen der Osteotomieflächen eine plattenferne
knöcherne Überbrückung.

Verlangt die geplante Korrektur die Verschiebung der Fragmente gegeneinander,
müssen Planung und Ausführung einen sicheren Kontaktbereich der Fragmente gewährleisten, der im Sinne der medialen Abstützung möglichst plattenfern und auf der
Druckseite der lokalen Kraftverteilung liegen sollte. Die geschaffene Kontaktstelle
muß durch ein Einzelimplantat gesichert werden.

Der knöcherne Kontakt auf der dem Implantat gegenüberliegenden Knochenseite
vermindert die Ansprüche an die stabilisierenden Möglichkeiten des Implantates. So
kann die Halbrohrplatte, beim Kind sogar die Drittelrohrplatte, die bei der geschlossenen Keilosteotomie und der Verschiebeosteotomie überwiegend auf Zug beansprucht werden und bei der Aufklapposteotomie den klaffenden Osteotomiespalt bis
zu 3 cm frei überbrücken müssen, diese Aufgaben problemlos übernehmen.

Als Gegenleistung bietet der Einsatz der Hakenhalbrohrplatte hinsichtlich der
Technik der Osteosynthese, der exakten Einstellung der Korrektur und des Verlaufs
der knöchernen Heilung erhebliche Vorteile gegenüber anderen Osteosynthesetechniken.

Literatur

1. Müller ME, Allgöwer M, Willenegger A (1969) Manual der Osteosynthese. Springer, Berlin Heidelberg New York
2. Wagner H (1976) Indikation und Technik der Korrekturosteotomie bei der traumatischen
   Arthrose des Kniegelenkes. Hefte Unfallheilkd 128:155–174 (1976)
3. Wagner H (1977) Prinzipien der Koorekturosteotomien am Bein. Orthopäde 6:145
4. Wagner H (1978) Femoral osteotomies for congenital hip dislocation. Orthop Surg
   2:85–105
5. Wagner H (1978) Die operative Behandlung beim Altersknie. Prakt Orthop 8:247
6. Wagner H (1982) Orthopädische Probleme nach Schenkelhalsfrakturen im Kindesalter.
   Hefte Unfallheilkd 158:241–247
7. Zeiler G (1977) Korrekturosteotomien am Arm. Orthopäde 6:121–144

Zusammenfassung: Grundlagen der operativen Korrektur posttraumatischer Fehlstellungen der unteren Extremitäten

G. Hörster

Die normale Gebrauchsfähigkeit der Extremitäten ist von einer einwandfreien Gelenkanatomie ebenso abhängig wie von physiologischen funktionellen Belastungsdaten. Jede operative Korrektur posttraumatischer Fehlstellungen muß eine Normalisierung dieser beiden Faktoren zum Ziel haben, um lokale Knorpelschäden mit resultierender schmerzhafter Funktionsbeeinträchtigung zu vermeiden. Gegenüber dem Arm ist die Konstruktion der unteren Extremität dadurch gekennzeichnet, daß die großen Gelenke exzentrisch zur Belastungsachse liegen (diese verläuft in der Einbeinstandphase des Gehens aus dem Teilschwerpunkt S 5 kommend in einem Winkel von ca. 3° nach unten außen). Die Höhe der Gelenkbelastung hängt damit wesentlich vom Körpergewicht und dem Abstand der Gelenkmitte zur Belastungsachse ab. Da der Abstand der Belastungsachse zur Gelenkmitte vom Hüftgelenk zum Sprunggelenk abnimmt, sind an den einzelnen Gelenken unterschiedlich große körpereigene Gegenmomente nötig, um eine gleichmäßige Druckbelastung zu erzeugen. Nicht zu verwechseln mit der Belastungsachse ist die Traglinie. Sie stellt lediglich eine zeichnerische Hilfskonstruktion zur Darstellung physiologischer Belastungsverhältnisse des Kniegelenkes dar. Eine Auslenkung der Traglinie aus der Kniegelenkmitte kann nur eine qualitative Belastungsänderung anzeigen, darf aber nicht als Maß der daraus resultierenden quantitativen Belastung des Gelenkes gewertet werden.

Pathophysiologie

Jede Veränderung – entweder der Gelenkanatomie oder der funktionellen Belastungsdaten – führt zu unphysiologischer Überbeanspruchung einzelner Gelenkanteile und über vermehrten Knorpelabbau zur lokalen Gelenkzerstörung. Als Ursachen für einen derartigen Mechanismus kommen Störungen der Gelenkflächenbegrenzungen und gelenkferne Fehlstellungen in Frage. Da eine quantitative Erfassung der pathologischen Gelenkbelastung bei Fehlstellungen bisher nicht möglich ist, kann das Ausmaß der Überbelastung einzelner Gelenkabschnitte nur mittelbar am Abstand zwischen Gelenkmittelpunkt und Belastungsachse abgelesen werden. Abstandsänderungen haben allerdings *per se* noch keinen Krankheitswert, da sie zunächst durch erhöhte Tätigkeit körpereigener gegensinnig wirkender Strukturen neutralisiert werden können. Es resultiert dabei eine generelle Druckerhöhung im betroffenen Gelenk. Erst bei Dekompensation dieses Mechanismus kommt es zur lokalen Überbelastung. Alter, Gewicht, Zustand des Knorpels, Zustand des Bandapparates sowie die Stellung des Gelenkes unter Funktion spielen dabei eine Rolle.

Für das *Hüftgelenk* bedeutet die Varusstellung eine Entlastung mit Herabsetzung der Druckkräfte, während die Valgusfehlstellung durch Vergrößerung des Hebelar-

Korrekturosteotomien nach Traumen
an der unteren Extremität
Herausgegeben von G. Hierholzer, K. H. Müller
© Springer-Verlag Berlin Heidelberg 1984

mes der einwirkenden Muskelkräfte eine Erhöhung des Gelenkdrucks mit Gefahr der lokalen Überbelastung zur Folge hat. Besonders gefährdet bei posttraumatischen Fehlstellungen ist das mediale Kompartiment des *Kniegelenkes*. Eine gegenüber der Varusfehlstellung gleich große gegengerichtete Valgusfehlstellung führt zwar zu einer gleich starken Auslenkung der Traglinie aus der Gelenkmitte; es resultiert zunächst jedoch eine Herabsetzung des einwirkenden Biegemomentes. Erst wenn die Belastungsachse die Gelenkmitte nach außen überschreitet, kommt es aufgrund mangelnder kompensatorischer medial gelegener Strukturen auch hier zur Dekompensation. Im Bereich des *Sprunggelenkes* steht aufgrund des geringen Abstandes der Belastungsachse vom Gelenkmittelpunkt nicht die lokale Überbelastung des inneren oder äußeren Gelenkspaltes im Vordergrund, sondern die im Zuge einer Unterschenkelfehlstellung auftretende Schrägstellung der Talusbasislinie. Bei sprunggelenknahen Fehlstellungen besteht die Notwendigkeit einer Korrektur, um ein planes Auftreten des Fußes zu ermöglichen. Aus der funktionellen Anatomie des unteren Sprunggelenkes mit der begrenzten Pronationsfähigkeit droht bei einer gegenüber der Norm im Varussinne veränderten Stellung der Talusbasislinie ab ca. 5° die Dekompensation.

Indikation

Die Indikation zur Korrekturoperation ergibt sich im wesentlichen aus pathophysiologischen Gedankengängen. Rein kosmetisch begründete oder durch funktionelle Störungen bedingte Korrekturoperationen sind denkbar, praktisch immer sind auch hier pathophysiologische Gesichtspunkte gleichzeitig entscheidend.

Die Operation unter Gesichtspunkten einer pathologischen fehlstellungsbedingten Gelenkbelastung kann prophylaktisch oder therapeutisch durchgeführt werden. Die prophylaktisch durchgeführte Operation folgt mangels direkt meßbarer Daten der Gelenkbelastung empirisch bekannten Werten, wobei entsprechend der klinischen Routine im Laufe der Zeit Sekundärveränderungen der Gelenke erwartet werden. Die therapeutisch durchgeführte Operation versucht, funktionsbeeinträchtigende Beschwerden zu beseitigen, welche in der Frühphase durch Überlastung der Muskulatur und später durch lokalen Knorpelaufbrauch hervorgerufen werden. Alter und Gewicht sowie der noch vorhandene Anspruch an die Gelenkbelastung spielen bei der Indikationsstellung eine wesentliche Rolle.

Im folgenden sollen für die wesentlichen Fehlstellungen der unteren Extremitäten durchschnittliche Gradzahlen angeführt werden, bei welchen die Indikation zur Korrekturoperation gegeben sein kann. Am *Hüftgelenk* dient als Gradmesser der Fehlstellung die Projektion der Schenkelhalsachse in der Aufsicht sowie in der Seitenansicht; zur Kontrolle der Rotation dient die Antetorsionsaufnahme. Die isolierte Varusfehlstellung bedingt *per se* keine Korrekturoperation, da eine Druckerniedrigung im Gelenk resultiert und damit die Gefahr vermehrter Arthrose nicht besteht. Funktionelle Gesichtspunkte sowie Abduktionsminderung und Gangbehinderung stehen im Vordergrund. Die isolierte Valgusfehlstellung sollte ab ca. 20° korrigiert werden, da aufgrund veränderter Hebelarme die Druckkräfte im Gelenk ansteigen. Eine Revarisierung nach vorhergehender therapeutischer Valgisation – z. B. zur Osteosynthese einer Schenkelhalspseudarthrose – muß erwogen werden. Bei posttraumatischen Arthrosen des Hüftgelenkes ohne wesentliche Achsenfehlstellung muß aufgrund von Funktionsaufnahmen die erforderliche Osteotomie so geplant werden, daß die bestmögliche Einstellung des Hüftkopfes in die Pfanne erfolgt. Isolierte Rotationsfehlstellungen sollten ab etwa 20° aus funktionellen Gründen korrigiert werden; insbesondere die Außendrehfehlstellung bedingt häufig schmerzhafte Kontrakturen der gegensinnig arbeitenden Rotatoren.

Zur Indikation der Korrekturoperation am *Kniegelenk* dient in der Frontalebene zum einen das Ausmaß der Traglinienverschiebung aus der Kniegelenkmitte, zum anderen das Ausmaß der Schrägstellung der Gelenkfläche. Bei gleich großen Fehlstellungen ist die Gefährdung des Kniegelenkes um so größer, je näher der Schaden am Kniegelenk lokalisiert ist, da dadurch das Ausmaß der Verschiebung der Traglinie aus der Kniegelenkmitte wesentlich bedingt wird. Die kniegelenknahe Varusfehlstellung sollte ab 5–10°, eine Valgusfehlstellung ab etwa 10–15° korrigiert werden. Eine Schrägstellung der Kniebasislinie von über 10° sollte vermieden werden, da für den Knorpel unphysiologische Scherkräfte auftreten. Im Bereich des Kniegelenkes muß in besonderem Maße berücksichtigt werden, daß sich Arthrose und Instabilität gegensinnig ungünstig beeinflussen. In der Sagittalebene sind kniegelenknahe Fehlstellungen ab 15–20° korrekturbedürftig, um neben einer Verbesserung der Gehfähigkeit unphysiologische Beanspruchungen des Femoropatellargelenkes zu vermeiden.

Am *Sprunggelenk* steht die fehlstellungsbedingte Schrägstellung der Gelenkachse gegenüber der Arthrosegefährdung im Vordergrund. Mangelnde Pronationsfähigkeit bedingt bei körperfernen Varusfehlstellungen ab 5° die Indikation zur Korrektur, die körperferne Valgusfehlstellung ist erst ab etwa 10° korrekturbedürftig. In der Sagittalebene sind durch Beeinträchtigung der Sprunggelenkbeweglichkeit sowie unphysiologische Belastung des vorderen bzw. hinteren Gelenkabschnittes Fehlstellungen ab 15° korrekturbedürftig. Der Rotationsfehler des Unterschenkels nach innen oder außen sollte ab 15–20° Grad korrigiert werden.

Operationsplanung

Zur Vorbereitung der Operation ist die Durchführung einer Röntgenbeinganzaufnahme der verletzten und unverletzten Seite unverzichtbar. Eine Durchführung der Röntgenaufnahme im Stehen ist sinnvoll, da diaphysäre Fehlstellungen auch im direkten Gelenkbereich verstärkt oder verringert werden können. Die zeichnerische Übertragung der Röntgenbilder beider Extremitäten auf hochtransparentes Zeichenpapier mit Darstellung der Achsen, der Achsenschnittpunkte, der Traglinie sowie der Gelenkbasislinien ist erforderlich. Die Prinzipien wurden von Oest im einzelnen dargestellt. In Kenntnis des klinischen Lokalbefundes können die verschiedenen Alternativen in bezug auf Lokalisation, Form und Stabilisierung der Osteotomie vorbereitet werden. Idealerweise erfolgt die Korrektur einer einfachen diaphysären Fehlstellung durch Osteotomie in Höhe des Schnittpunktes der Teilachsen. Bei kombinierten Fehlstellungen weicht der Achsenschnittpunkt von der Höhe der knöchernen Verletzung ab, so daß zusätzlich der Vorteil besserer lokaler Verhältnisse besteht. Soll aus lokalen Gründen die Osteotomie einer diaphysären Fehlstellung metaphysär durchgeführt werden, muß durch präoperative Planung des Korrekturwinkels erreicht werden, daß einerseits die Traglinie im Kniegelenk zentriert wird und andererseits Kniebasis- und Talusbasislinie horizontalisiert sind. Auch bei der hüftgelenknahen Korrekturoperation sollte die Gesamtbeinachse berücksichtigt werden, da sich durch Varisierung oder Valgisierung sekundäre Belastungsänderungen für das Kniegelenk ergeben.

Operationstechnik

Bei der diaphysären Fehlstellung wird in der Regel eine subtraktive Keilosteotomie durchgeführt. Die Gefahr verzögerter Knochenheilung kann durch die Vergrößerung der Kontaktflächen beeinflußt werden, indem schräge Osteotomieformen Anwendung finden. Auch treppenförmige Verfahren kommen in Frage. Für das postoperativ entstehende Korrekturergebnis ist in bezug auf die Traglinienzentrierung neben der Größe des Korrekturwinkels ausschließlich die Höhe des Drehpunktes der Osteotomie entscheidend. Der Drehpunkt soll möglichst nahe am Achsenschnittpunkt liegen. Die Osteotomieflächen sollten weiterhin so gewählt werden, daß neben einer weitgehenden Normalisierung des Traglinienverlaufes die Beinlänge ausgeglichen werden kann.

Zur Stabilisierung der Osteotomie kommen prinzipiell die für Frakturen gleicher Lokalisation angegebenen Implantate in Frage. Aufgrund der guten knöchernen Abstützung ist bei Korrekturoperationstechnik in der Regel eine übungsstabile Osteosynthese durchführbar. Ergänzende Zugschraubenfixierung der Osteotomie erhöht die Stabilität und sollte – wenn immer möglich – Anwendung finden. Bei knöchernen und Weichteilproblemen bietet am Unterschenkel der Fixateur externe mit seinen verschiedenen Montageformen risikoarme Stabilität.

II Bereich des Hüftgelenks

Indikation, Lokalisation und zeichnerische Planung hüftgelenknaher Femurosteotomien bei posttraumatischen Zuständen

M. E. Müller

Indikation

Schenkelhalspseudarthrosen mit vitalem Schenkelkopf und Fehlstellungen nach Frakturen stellen die Hauptindikationen zu einer hüftnahen posttraumatischen Femurosteotomie dar. Eine Korrekturosteotomie kann aber auch bei partiellen Schenkelkopfnekrosen sowie bei Vorliegen von Kontrakturen nach Beckenfrakturen oder nach Ausheilung einer Kopfnekrose mit weitgehend erhaltenem Gelenkknorpel indiziert sein. Die sog. traumatische Epiphysenlösung des Jugendlichen ist in diesem Zusammenhang ebenfalls zu erwähnen.

Lokalisation

Hüftgelenknahe Femurosteotomien können subtrochantär, intertrochantär oder im Schenkelhals durchgeführt werden. *Subtrochantäre Osteotomien* sind verlassen worden, weil die Abduktion eine Medialisierung des Schaftes zur Folge hat, die den Winkel zwischen mechanischer Achse und anatomischer Achse bis auf Null reduziert, was zu einem erheblichen Knievalgus führt, und weil vor einer eventuellen Totalprothese eine Korrekturosteotomie notwendig sein wird. Ebenfalls erwähnenswert ist die verlängerte Heilungsdauer einer Osteotomie im Schaftbereich im Vergleich zu derjenigen in der spongiösen Trochantergegend. *Schenkelhalsosteotomien* sind nur bei Epiphysenlösungen mit dorsalem Abrutsch des Schenkelkopfes um mehr als 50° indiziert.

In der *Intertrochantergegend* – die Lokalisation der Wahl – lassen sich alle erwünschten Winkelkorrekturen in der Frontal-, Sagittal- und Horizontalebene sowie Achsenverschiebungen nach lateral oder medial, nach ventral oder dorsal leicht durchführen. Zudem sind Länge des Femurs und Lage der Trochanters und des belasteten Kopfabschnittes vor und nach dem Eingriff stets zu berücksichtigen.

Präoperative zeichnerische Planung

Voraussetzungen

Exakte Diagnose mit dazugehörigem klinischem und röntgenologischem Befund, Klarheit über Zielsetzung der gewählten therapeutischen Maßnahme und Wahl des geeigneten Operationsverfahrens und des zuverlässigsten Implantates müssen vor einer wirklich brauchbaren zeichnerischen Planung des Endergebnisses und der taktischen Schritte vorliegen.

Korrekturosteotomien nach Traumen
an der unteren Extremität
Herausgegeben von G. Hierholzer, K. H. Müller
© Springer-Verlag Berlin Heidelberg 1984

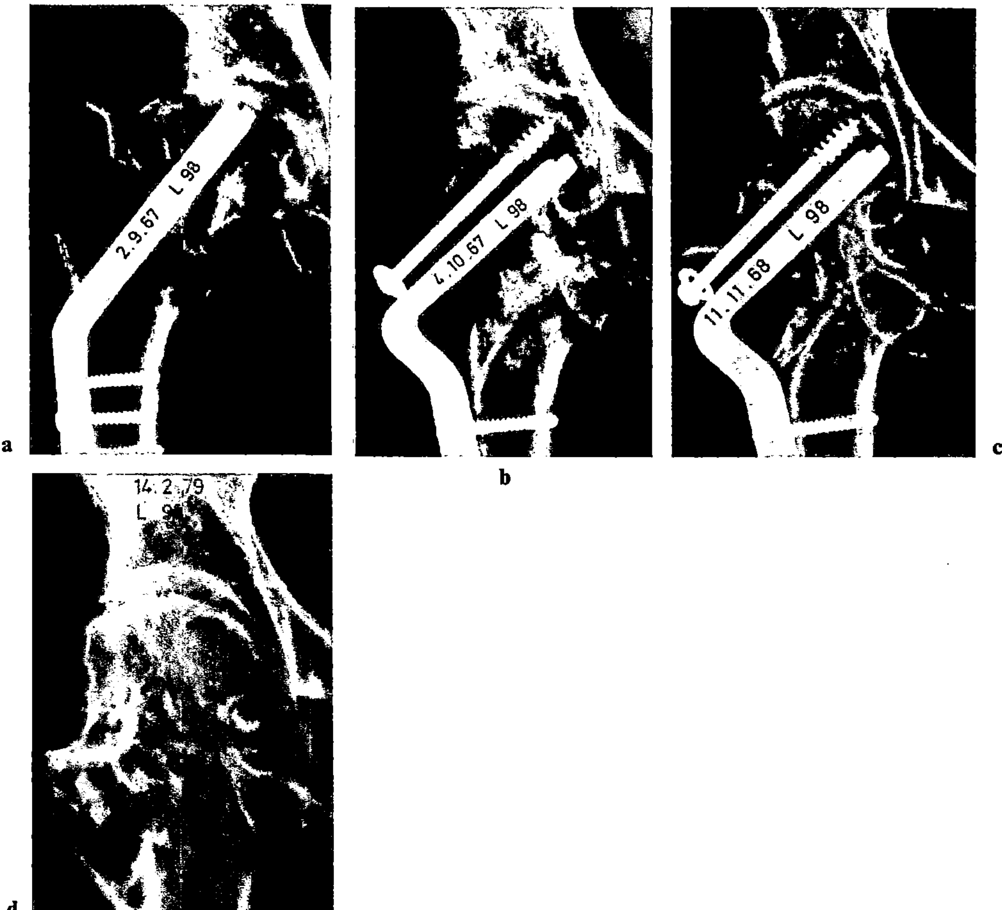

Abb. 1 a–d. Reaktive Schenkelhalspseudarthrose. **a** Oberes Kopffragment teilweise durch Klinge zerstört. Osteoporose und Knochenaufbau kaudal sprechen für vitalen Kopf. **b** 1 Monat nach Umlagerungsosteotomie. **c** 1 Jahr später. **d** 12 Jahre nach intertrochantärer Osteotomie. Kopf ist leicht zusammengesintert. Patient beschwerdefrei

Diese Punkte sollen am Beispiel der Planung einer intertrochantären Osteotomie zur Behandlung der Schenkelhalspseudarthrose eingehend diskutiert werden.

Schenkelhalspseudarthrose

Bekanntlich heilt jede reaktive elefantenfußartige Pseudarthrose nach Ausschaltung aller relativen interfragmentären Mikrobewegungen über den Umweg der Mineralisation des interponierten fibrösen Knorpels und nach Eindringen der knochenbildenden Gefäßsprossen aus [7].

Pauwels [6] erkannte schon 1927, daß eine Schenkelhalspseudarthrose durch Umwandlung der einwirkenden Schubbeanspruchung in Druckbeanspruchung in wenigen Monaten knöchern fest wird. Noch heute besitzt das Pauwels-Prinzip der Umlagerung des Pseudarthrosespaltes rechtwinklig zur resultierenden Druckkraft R durch Exzision eines Knochenkeiles mit lateraler Basis volle Gültigkeit.

Während Pauwels seine Patienten mit einem Abduktionsgips nachbehandelte, sind wir seit 1959 zur Fixation der Osteotomie mit einer doppeltabgewinkelten 120°-Winkelplatte und zur gipsfreien Nachbehandlung übergegangen. Bei der Pseudarthrose ist ein Zusammenrücken der Fragmente nicht erwünscht, sondern allein die absolute Ruhigstellung unter axialer Druckbeanspruchung gilt als Vorbedingung der Mineralisation des fibrösen Knorpels.

Zur Schonung der Durchblutung und der Struktur des Schenkelkopfes unter dem belasteten Gelenkabschnitt muß das Klingenende in die kaudale Kopfhälfte eingebracht werden. Dies ist bei einer senkrecht zur Pseudarthroseebene liegenden Plattenklinge gar nicht möglich!

Voraussetzung für ein dauerhaft gutes Ergebnis ist die Vitalität des Schenkelkopfes. Allgemeine Sklerose und Entrundung sprechen für Nekrose, gleiche Knochendichte von Schenkelkopf und Trochantergegend sowie reaktive Sklerose an den Fragmentenden ähnlich der elefantenfußartigen Pseudarthrose sprechen für Vitalität. Bei der ausgedehnten Kopfnekrose beim Erwachsenen ergibt die Umlagerungsosteotomie wohl eine Verknöcherung der Pseudarthrose, aber das baldige Auseinanderfallen des Schenkelkopfes wird das Gesamtergebnis zunichte machen. Ist der Patient verhältnismäßig jung und der Nekrosebereich im belasteten Kopfabschnitt lokalisiert, wird die Umlagerungsosteotomie befürwortet. Nach einem gewissen Zusammensintern wird sich der Zustand später meistens stabilisieren (Abb. 1).

Die Ebene der Pseudarthrose gegenüber der Senkrechten zur Schenkelschaftachse wird röntgenologisch bestimmt. Manchmal sind Aufnahmen in maximaler Abduktion und Adduktion oder gar Tomogramme notwendig. Pauwels errechnete, daß am Hüftgelenk die resultierende Druckkraft R einen Winkel von 16° mit der Körperachse bildet. Der Winkel zwischen Körperachse und anatomischer Achse beträgt 8–10° (Abb. 2) [1]. Deshalb wird eine Pseudarthroseebene von 25° gegenüber der Senkrech-

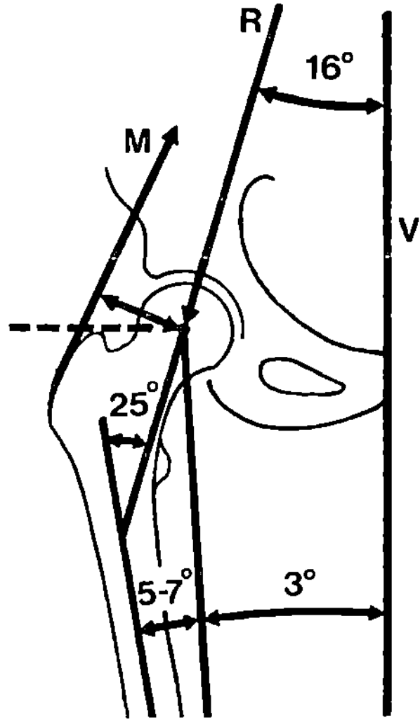

Abb. 2. Resultierende Druckkraft nach Pauwels **R:** Die R-Linie liegt zwischen dem Schnittpunkt der Muskelkraft **M** und der vertikalen Schwerkraft und dem Schenkelkopfmittelpunkt. Sie bildet einen Winkel von 16° mit der Vertikalen **V.** Die anatomische Femurachse bildet mit der Vertikalen einen Winkel von 8° beim Mann und 10° bei der Frau. Somit beträgt der Winkel zwischen verlängerter R-Linie und Schaftachse 25°

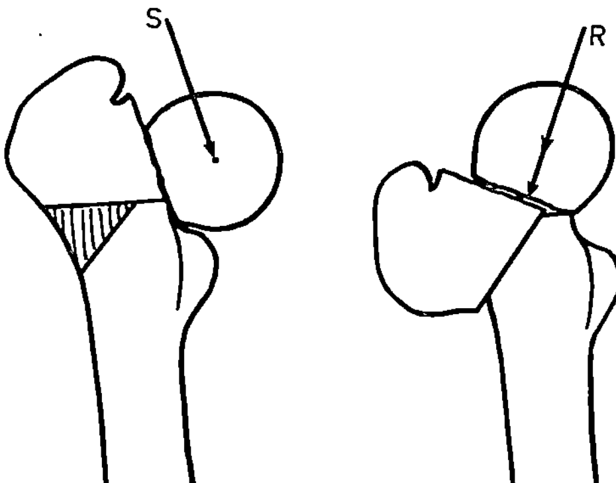

Abb. 3. Prinzip der Y-förmigen Umlagerungsosteotomie nach Pauwels: Verwandlung der Scherbeanspruchung S in eine rein axiale Beanspruchung **R**. Abstützung des verschobenen Kopfanteiles mit dem waagrechten Schenkel der Y-förmigen Osteotomie

ten zur Femurachse rein auf Druck beansprucht. Der Unterschied zwischen Pseudarthroseebene und diesem 25°-Winkel ergibt den errechneten Korrekturwinkel in der Frontalebene. In Bauchlage gemessene Außenrotationsfehlstellungen bestimmen die Korrektur in der Horizontalebene und das in Seitenlage festgestellte Extensionsdefizit die Korrektur in der Sagittalebene.

Pauwels führte im Normalfall eine einfache Keilosteotomie, bei Abrutschen des Schenkelkopfes nach kaudal eine Y-förmige Osteotomie durch. Im letzten Fall schob er die mediale Femurkortikalis unter den vorstehenden Kopfanteil, um ihn möglichst abzustützen (Abb. 3). Durch seine Osteotomien konnte er die bestehende Verkürzung nicht ausgleichen, und die Femurachse wurde stark medialisiert, was ein erhebliches Genu valgum zur Folge hatte. Mit Verwendung der 120°-Winkelplatte wurde es möglich, nicht nur die Achse des Femurs zu lateralisieren, sondern die Länge des operierten Beines weitgehend der gesunden Seite anzugleichen sowie die Patienten postoperativ funktionell nachzubehandeln.

Gelenknahe Korrekturosteotomien bauen wir stets auf einer zur Schaftachse senkrechten Schnittfläche auf. So wird am Femur nach der senkrechten Osteotomie zuerst die Rotation korrigiert. Wurde eine 120°-Platte zur Fixation gewählt, muß am distalen Fragment ein Knochenkeil mit einem Winkel von 30° (90° + 30° = 120°) entnommen werden. Eine zusätzlich notwendige Abduktion wird proximalwärts durch entsprechende Keilentfernung vorgenommen, wobei später die Plattenklinge parallel zur kranialen Osteotomiefläche liegen wird.

Die Stabilisierung der Osteotomieebene unter Druck erfolgt, wie im AO-Manual eingehend beschrieben, durch distale Verschraubung der Platte am Femurschaft und Heranziehen des proximalen Schaftendes zur Platte mit einer langen Schraube (s. AO-Manual [5]).

Nachdem Diagnose, Zielsetzungen und Korrekturwinkel in allen 3 Ebenen, Operationsverfahren und Implantat bekannt sind, können wir zur eigentlichen Planung schreiten.

Für die Planung des Schlußergebnisses werden auf einer durchsichtigen Folie die Konturen des proximalen Femur mit Pseudarthroseebene und Femurachse mit senkkechter intertrochantärer Osteotomie und Keilexzisionen im Schaft und im proximalen Fragment sowie mit Hilfe der Winkelplattenschablone der AO oder einer Original-120°-Platte das gewählte Implantat gezeichnet. Auf einer zweiten Folie wird der

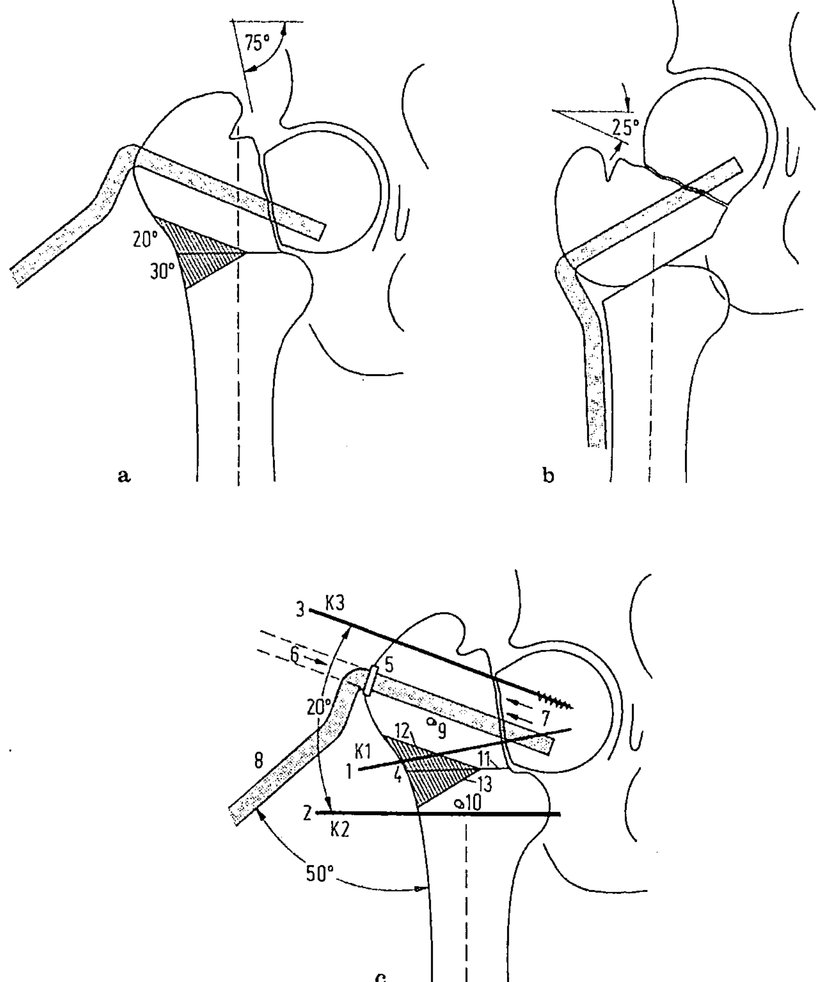

Abb. 4 a–c. Umlagerungsosteotomie bei der Schenkelhalspseudarthrose mit vitalem Schenkelkopf: Planung des Endergebnisses. a Pause des Röntgenbildes mit Schenkelhalspseudarthrose. Einzeichnen der Femurachse, der queren Osteotomie, Berechnung des Winkels zwischen Senkrechter zum Schaft und Pseudarthroselinie (hier 20° und 30°), Platteneinsetzung. b Nach Exzision des Knochenkeiles werden die Osteotomielinien aufeinandergebracht und die Platte am Oberschenkelschaft fixiert.

c Taktische Schritte der Operation: 1 K 1 Durchmesser 2 mm über Schenkelhals, 2 K 2 Durchmesser 2 mm senkrecht zur Schaftachse auf Höhe Trochanter minor, 3 K 3 Durchmesser 2,5 mm mit Gewinde durch Spitze Trochanter major mit Winkel von 20° gegenüber K 2 und parallel zu K 1 in der Sagittalebene, Entfernung von K 1, 4 Markierung Osteotomiehöhe mit Säge, 5 Ausmeißeln Eintrittsstelle für Plattensitz, 6 Plattensitzinstrument parallel zu K 3, um 10° nach dorsal gekippt für die spätere Streckung, bis in kaudale Kopfhälfte eingeschlagen, 7 Herausschlagen des Plattensitzinstrumentes, 8 Einschlagen der gewählten Plattenklinge, 9/10 2 Kirschner-Drähte senkrecht zum Schaft zur Bestimmung der Rotation, 11 quere intertrochantäre Osteotomie, Korrektur der Rotationsfehlstellung (Horizontalebene), 12 kraniale Osteotomie parallel zum Plattensitzinstrument in Frontal- und Sagittalebene, 13 distale Osteotomie mit Winkel von 30°. Danach Abduktion, Fixation der distalen kurzen Schraube, Unterdrucksetzung der Osteotomie, Verschraubung der Platte

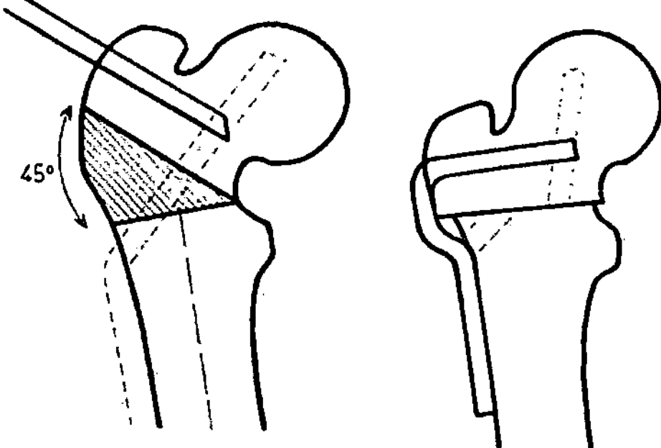

Abb. 5. Planung der Korrektur einer Fehlstellung nach pertrochantärer Fraktur. **Links:** In der Röntgenskizze Einzeichnen der Schaftachse und der Osteotomie quer zum Schaft, unmittelbar proximal des Trochanter minor. Im Vergleich mit der gesunden Seite muß ein Keil von 45° entfernt werden. Das Plattensitzinstrument liegt parallel zur proximalen Osteotomiefläche. **Rechts:** Fixation mit der Rechtwinkelplatte

Femurschaft ohne Knochenkeil zusammen mit dem proximalen Femurende so nachgezeichnet, daß die Osteotomieflächen einen genügenden Kontakt aufweisen. Manchmal kann ein kleinerer oder muß ein größerer Knochenkeil entfernt werden (Abb. 4 a, b). Auf der ersten Zeichnung können jetzt die verschiedenen Schritte des Eingriffes folgerichtig eingetragen werden (Abb. 4 c) [3].

Posttraumatische Fehlstellung

Ziel des Eingriffes ist die Wiederherstellung derselben anatomischen Verhältnisse wie auf der gesunden Seite. Die Konturen der gesunden und der kranken Seite mit Oberschenkelschaftachse werden auf je einer durchsichtigen Folie von der Beckenübersichtsaufnahme nachgezeichnet. In der Zeichnung der gesunden Seite wird die quere Osteotomie markiert und die Zeichnung umgedreht. Die Zeichnung der Konturen von Trochanter minor und Femurschaft der kranken Seite wird auf diejenige der gesunden Seite gelegt und die quere Osteotomie nachgezeichnet. Dann werden die Konturen des proximalen Femurs möglichst genau übereinandergelegt und nochmals die quere Osteotomie eingetragen. Der zu exzidierende Knochenkeil ist nun ersichtlich (Abb. 5). Die notwendige Platte wird mit Hilfe der Winkelplattenschablone der AO gewählt. Die Taktik erfolgt in Anlehnung an Abb. 4 c. Das prä- und postoperative Ergebnis des entsprechenden Falles zeigt die Abb. 6.

Bei einer schmerzhaft gewordenen Schenkelhalsabduktionsfraktur ohne Kopfnekrose, aber mit beginnenden arthrotischen Veränderungen medial, kann eine Adduktionsosteotomie angezeigt sein.

Partielle Schenkelhalsnekrose

Die intertrochantäre Osteotomie ist indiziert, wenn der nekrotische Kopfanteil aus dem Belastungsbereich gebracht werden kann. Die Planung erfolgt aufgrund von Röntgenaufnahmen in Flexion und bei schrägem Strahlengang [8]. Meistens muß das proximale Fragment um 20–60° um seine Achse gedreht werden (Abb. 7).

Adduktionsosteotomie bei Kontraktur in Abduktion nach Beckenfraktur

Die Planung wird gleich vorgenommen wie bei jeder Varisationsosteotomie [4].

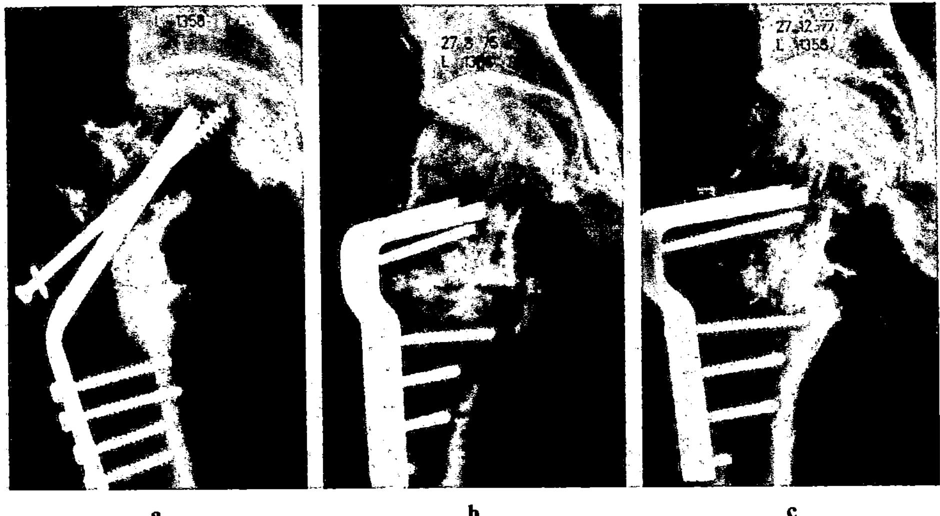

a b c

Abb. 6. a 47jähriger Patient, 1 Jahr nach der Versorgung seiner pertrochantären Fraktur mit einer 130°-Winkelplatte, die dorsal aus dem Schenkelhals ragt. b Zustand unmittelbar nach der Osteotomie. Bein stark außenrotiert. c 2 Jahre später nahezu physiologische Verhältnisse, wie präoperativ errechnet

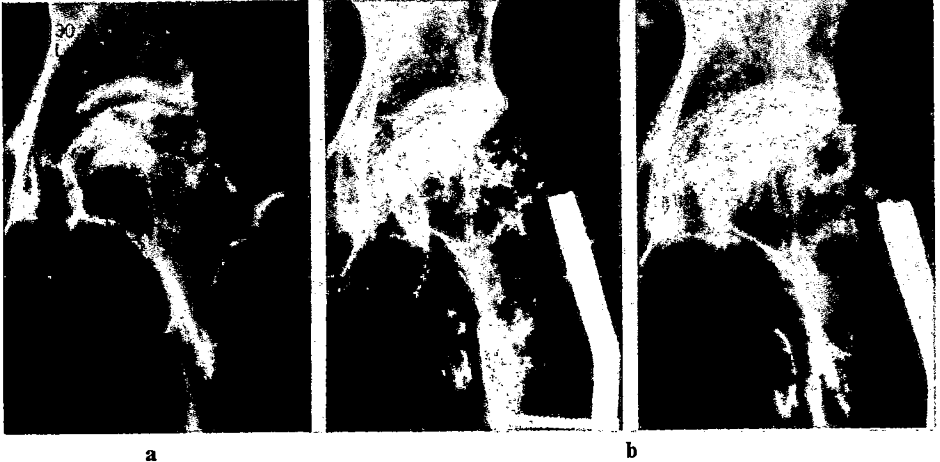

a b

Abb. 7. a Teilkopfnekrose 2 Jahre nach Schenkelhalsabduktionsfraktur, b Zustand nach intertrochantärer Osteotomie mit Abduktion von 20°, Streckung von 30°, Abmeißelung Trochanter minor, Fensterung des Schenkelhalses, Spongiosaplastik des nekrotischen Bereiches und Fixation mit einer Platte von 160°. 11 Jahre später beginnende posttraumatische Arthrose, Patient jedoch beschwerdefrei, etwas raschere Ermüdbarkeit

Epiphysenlösung

Bei einer akuten sog. traumatischen Epiphysenlösung mit Abrutschen des Schenkelkopfes um über 50° führt die einfache Reposition und Fixation fast immer zu einer Kopfnekrose. Deshalb ist die Schenkelhalsresektionsosteotomie angezeigt [2]. Wichtig ist die Exzision zuerst des kaudalen Osteophyten zur Wiederherstellung der ursprünglichen Schenkelhalsrichtung und die Schonung aller kopfernährenden Gefäße während der Keilresektion aus dem Schenkelhals. Die Berechnung der Größe des zu resezierenden Trapezes erfolgt auf orthograden a.-p.- und axialen Röntgenaufnahmen [2]. Dieser besonders schwierige Eingriff gehört in die Hände eines in der Hüftchirurgie spezialisierten orthopädischen Chirurgen.

Schlußfolgerungen

Präoperative Planungszeichnungen sind bei Korrektureingriffen am proximalen Femur unerläßlich [3, 4, 5]. Sie beanspruchen oft bedeutend mehr Zeit als der Eingriff selbst, zwingen jedoch den Chirurgen, über klinische und röntgenologische Diagnose, Zielsetzungen, Winkelkorrekturen und Achsenverschiebungen nachzudenken und erlauben ihm, eine klare Vorstellung von Taktik und Technik der Operation zu gewinnen.

Literatur

1. Lanz T v, Wachsmuth W (1938) Praktische Anatomie. Ein Lehr- und Hilfsbuch der anatomischen Grundlagen ärztlichen Handelns Bd 1/4. Bein und Statik. Springer, Berlin
2. Müller ME (1971) Die hüftnahen Femurosteotomien, 1. Aufl. 1957. 2. Aufl. mit Anhang: 12 Hüfteingriffe. Thieme, Stuttgart
3. Müller ME (1975) Intertrochanteric osteotomies in adults: Planning and operating technique, chapter 6. In: Cruess RL, Mitchell NS (eds) Surgical management of degenerative arthritis of the lower limb. Lea & Febiger, Philadelphia
4. Müller ME (1983) Intertrochanteric osteotomies. In: McCollister C (ed) Surgery of the musculoskeletal system. Livingstone, New York
5. Müller ME, Allgöwer M, Schneider R, Willenegger H (1977) Manual der Osteosynthese. AO-Technik. 2. neubearbeitete und erweiterte Aufl. Springer, Berlin Heidelberg New York
6. Pauwels F (1973) Atlas zur Biomechanik der gesunden und kranken Hüfte. Prinzipien, Technik und Resultate einer kausalen Therapie. Springer, Berlin Heidelberg New York
7. Schenk RK, Müller J, Willenegger H (1968) Experimentell-histologischer Beitrag zur Entstehung und Behandlung von Pseudarthrosen. Hefte Unfallheilkd 94:15–24
8. Schneider R (1979) Die intertrochantere Osteotomie bei Coxarthrose. Springer, Berlin Heidelberg New York

Formen und Technik der hüftgelenknahen Femurosteotomien

G. Muhr

Hüftgelenknahe Femurosteotomien sind dann einfache operative Eingriffe, wenn die
Möglichkeiten der Planung technisch exakt und sinnvoll präoperativ genutzt werden.
Die durchdachte Veränderung des Schenkelhalsschaftwinkels, die bessere Einstellung des Schenkelkopfes in der Hüftgelenkpfanne, die Änderung der Zugspannung
pelvitrochantärer Muskeln, die Verbesserung der Durchblutung, v. a. durch Reduzierung des venösen Drucks, und die stabile Fixation der Osteotomie sind heute ein wesentlicher Bestandteil der rekonstruktiven Hüftgelenkchirurgie.

Um den gewünschten Erfolg zu erzielen, muß eine Reihe bestimmter Maßnahmen
eingehalten werden.

Vorbereitung

Daß die Vorbereitung zum Eingriff mit einer sorgfältigen Untersuchung sowohl in
klinischer wie radiologischer Hinsicht einhergehen muß, ist selbstverständlich. Dazu
gehören besondere Röntgenaufnahmen (Drehaufnahmen, Konturaufnahmen,
Schichtaufnahmen), nuklearmedizinische Untersuchungen oder gar ein Computertomogramm. Bei Muskelkontrakturen ist eine präoperative intensive Krankengymnastik wesentlich, da dies die postoperative Mobilisierung erleichtert und zudem für
die Kooperation des Patienten in der Rehabilitationsphase wesentlich ist.

Weiter ist die umfassende Aufklärung von Bedeutung, damit die Wünsche des Patienten mit dem technisch Machbaren entsprechend koordiniert werden können.
Trotz der günstigen Langzeitprognose ist bei fortgeschrittenen Hüftgelenkerkran-
kungen sicherlich der zu erwartende Früheffekt dem einer Totalendoprothese unter-
legen.

Operationstechniken

Bis auf spezielle Operationstechniken erfolgt der Zugang zum Hüftgelenk von lateral
her bei Rückenlage des Patienten. Ein flaches Kissen unter dem Gesäß überstreckt
gering das Hüftgelenk und erleichtert die intraoperativen Manipulationen. Unbedingt muß das Bein beweglich abgedeckt werden, ebenso ist für die Möglichkeit intraoperativer Röntgenkontrollaufnahmen oder einer Durchleuchtung Sorge zu tragen. Praktisch immer muß nach Fasziendurchtrennung der M. vastus lateralis L-för-
mig umschnitten und vom proximalen Femurende abgeschoben werden. Nach kranial hin, oberhalb des Tuberculum inominatum, werden die Sehnenansätze der Glutäen eingekerbt oder mit einer schmalen Periostlamelle abgeschoben.

Korrekturosteotomien nach Traumen
an der unteren Extremität
Herausgegeben von G. Hierholzer, K. H. Müller
© Springer-Verlag Berlin Heidelberg 1984

Die Richtung des Schenkelhalses wird durch einen auf dem Schenkelhals liegenden, in der Hüftkapsel fixierten Kirschner-Draht markiert, die Höhe des Trochanter minor kann digital festgestellt werden. Mit dem sichtbaren Tuberculum inominatum hat man damit die 3 wesentlichsten, in die präoperative Planung einbezogenen Operationsmarken dargestellt.

Intertrochantär bieten sich 12 Korrekturmöglichkeiten an, die Valgisation und die Varisation, die Innen- und Außenrotation, die Flexion oder Extension, eine Verkürzung oder Verlängerung, die Medial- oder Lateralverschiebung des Femurschaftes und letztlich die Vor- oder Rückverlagerung des Femurschaftes. Zusätzlich zu erwähnen ist die Rotation des Schenkelhalses. In letzter Zeit gewinnen Revaskularisationseingriffe durch gestielte oder freie Knochentransplantate zunehmend an Bedeutung (Tabelle 1).

Tabelle 1. Formen koxaler Femurosteotomien

Valgisation	Verschiebung
Varisation	Verkürzung
Extension	Verlängerung
Flexion	SH-Rotation
Rotation	Revaskularisation

Als Implantate kommen Winkelplatten mit vorbestimmter Winkelstellung in Frage.

In der Regel genügt die Fixation mit 4 Schrauben an den Schaft, die Klingenlänge kann unterschiedlich gewählt werden. Bei den Rechtwinkelhüftplatten besteht weiterhin die Möglichkeit, das Ausmaß der Medialisierung des Femurschaftes durch die Platte festzulegen.

Verschiedene Möglichkeiten der Osteotomie

Wichtig für posttraumatische, aber auch degenerative Hüftgelenkveränderungen ist die *Valgisationsosteotomie*. Neben der biomechanisch günstigeren Einstellung einer Bruch- oder Pseudarthrosenebene im Schenkelhalsbereich ist sie bei der Arthrose dann indiziert, wenn medial-kaudal ein großer Osteophyt vorhanden ist, der zur Vergrößerung der tragenden Kopffläche herangezogen werden kann. Dadurch wird die laterale Pfannenecke wesentlich entlastet und der Gelenkdruck besser verteilt. Indirekt valgisiert wird auch bei fixierter Adduktionsstellung des Hüftgelenks. Wichtig ist bei der Planung, daß durch die Valgisation eine Beinverlängerung entsteht, die u. U. durch eine geplante Resektion vermieden wird. Auch entsteht eine Lateralverschiebung der Beintraglinie, die bei exzessiver Korrektur zu einer Valgusüberbelastung des Kniegelenks führen kann, weswegen eine Lateralisation des Femurschaftes notwendig wird. In der Regel wird zur Valgisation v. a. bei posttraumatischen Fehlstellungen die doppelt abgewinkelte 120°-Platte verwendet (Abb. 1). Durch den vorgegebenen Winkel wird immer intertrochantär osteotomiert. Wird die Klinge der 120°-Platte senkrecht auf die Femurschaftachse in das Halsmassiv eingeschlagen, muß ein 30°-Keil entnommen werden. Ausgehend von dieser Basisosteotomie lassen sich nach oben oder unten zahlenmäßig verschiedene Valgisationen durchführen.

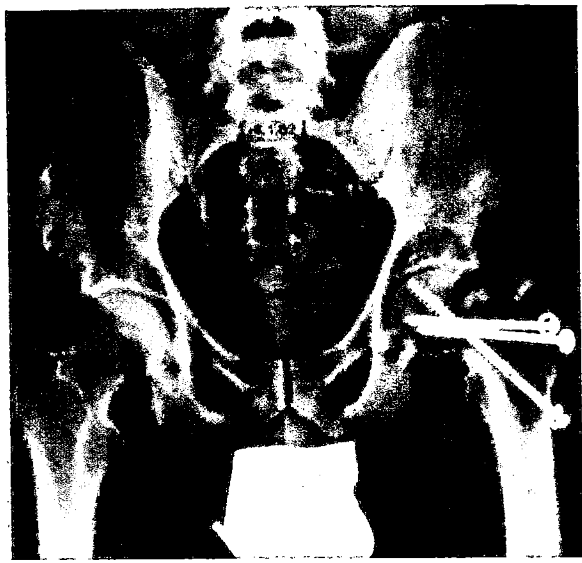

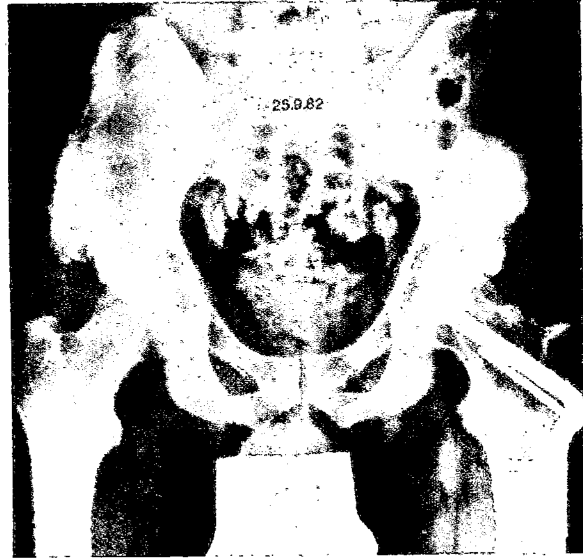

Abb. 1. Posttraumatische Coxa vara nach verschraubter Schenkelhalsfraktur. Korrektur von Achse und Länge durch intertrochantäre Valgisationsosteotomie (Implantat 120°-Platte)

Aber auch mit der 90°-Hüftplatte ist die Valgisationsosteotomie möglich, besonders dann, wenn vorher eine Verkürzung bestanden hat und die Klinge nicht das Kopffragment wie bei der Schenkelhalspseudarthrose optimal fassen muß. Die klassische Form der Valgisationsosteotomie in der Unfallchirurgie ist die Korrektur der Schenkelhalspseudarthrose bei steiler Pseudarthrosenebene (Abb. 2).

Die *Varisationsosteotomie* ist posttraumatisch selten indiziert. Auch die Varisation ist eine klassische Osteotomieform, die jedoch weniger für posttraumatische als für degenerative Gelenkveränderungen entwickelt wurde. Sinn ist die bessere Zentrierung des Schenkelkopfes in der Pfanne. Bei der Varisation kommt es zu einer Beinver-

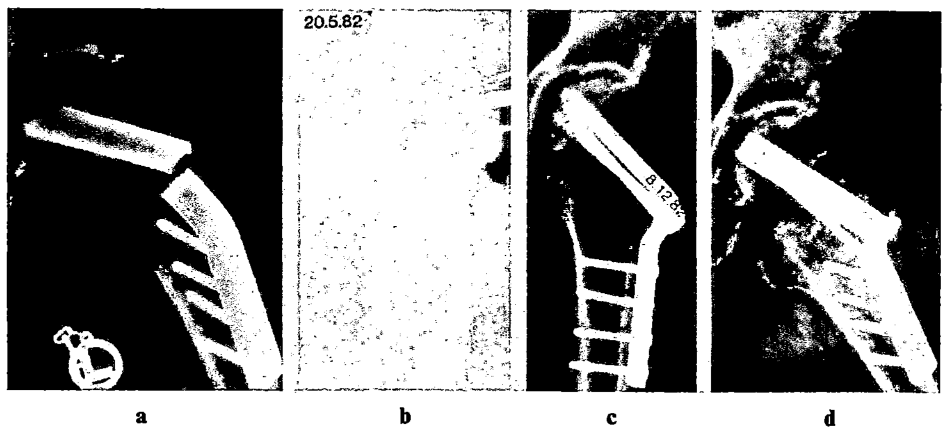

Abb. 2 a-d. a Schenkelhalspseudarthrose mit Metallbruch. **b-d** Nach intertrochantärer Valgisationsosteotomie um 50° ungestörte Ausheilung (Implantat 130°-Platte)

kürzung, wobei die pelvitrochantäre Muskulatur entspannt wird. Dies führt zu einer sofortigen Reduktion des Gelenkdrucks. Da sich die Glutäalinsuffizienz durch hartnäckiges Hüfthinken äußert, empfiehlt es sich bei Varisationen von 20° und mehr den Trochanter major mit der Glutäalmuskulatur mit zu versetzen. Da sich weiter bei jüngeren Frauen durch die Varisation die Ausprägung der Hüftkontur verstärken kann, sollte eine Verkürzung des Schenkelhalses eingeplant werden. Dies läßt sich ideal mit der Trochanterosteotomie ergänzen, wo vor Refixation des Trochanters eine 15 mm starke Scheibe aus dem Schenkelhals entfernt wird und der Trochanter an die mediale Fläche zu liegen kommt. Bei jeder Varisation kommt es zu einer Varusüberlastung des Kniegelenks, so daß eine Medialverschiebung des Femurschaftes durchgeführt werden muß.

Bei posttraumatischen Koxarthrosen oder Schenkelkopfteilnekrosen ist die *Streckosteotomie* wichtig (Abb. 3). Durch die intertrochantäre Keilentnahme mit dorsaler Basis wird die Abduktionsmuskulatur entspannt und der Gelenkdruck reduziert. Zudem besteht die Möglichkeit, bei beweglichem Hüftkopf die Kalotte so zu verdrehen, daß vorher ventral gelegene Anteile nach kranial rücken. Bei eingesteiftem Hüftgelenk kann durch die Streckosteotomie die fixierte Beugestellung aufgehoben werden. Einzuplanen ist, daß bei Verwendung der üblichen Rechtwinkelhüftplatte ein Varisationseffekt eintritt, der um so stärker ist, je größer die geplante Streckung sein wird. Da zudem die Klinge relativ ventral eingebracht werden muß, um die Platte an den Schaft zu bringen, besteht die Gefahr des Klingenausbruches aus dem Trochantermassiv.

Bei der *Flexionsosteotomie* wird ein Keil mit ventraler Basis entfernt, wodurch die dorsal gelegenen Anteile des Schenkelkopfes nach kranial gebracht werden. Da posttraumatisch häufig eine Beugekontraktur besteht, kann die Streckfähigkeit des Hüftgelenks verloren gehen. Hierbei muß die Psoassehne und die ventrale Kapsel inzidiert werden (Abb. 3).

Verschiebeosteotomien sind in der Regel bei der posttraumatischen Hüftgelenkchirurgie der Nebeneffekt der Varisation oder Valgisation, um die Traglinie des Bei-

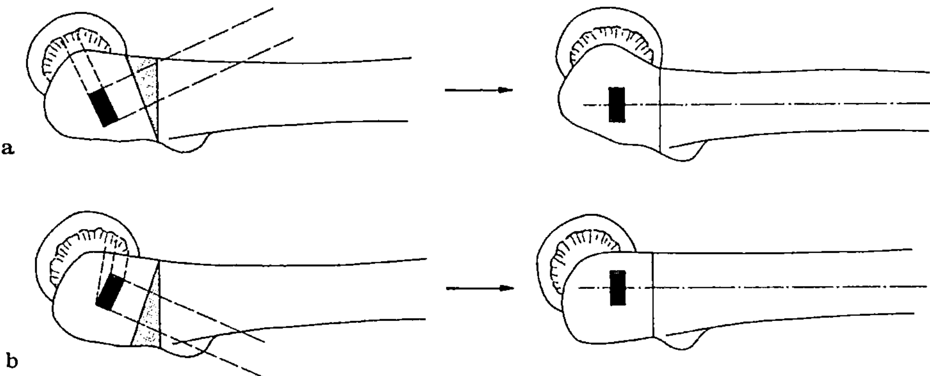

Abb. 3. **a** Flexionsosteotomie mit ventraler, intertrochantärer Keilbasis, **b** Streckosteotomie mit dorsalem Keil

nes wieder korrekt einzustellen. Als isolierter Eingriff kommt nur die Medialverschiebung des Femurschaftes in Frage, wodurch ein Muskelentspannungseffekt, v. a. auf den M. iliopsoas, eintritt.

Rotationsosteotomien spielen in der posttraumatischen Hüftchirurgie praktisch keine Rolle.

Bei Rotationsfehlern des Femurschaftes werden sie, wenn indiziert, subtrochantär durchgeführt.

Zum *Beinlängenausgleich* hat von den intertrochantären Osteotomien v. a. die Verkürzung eine Bedeutung. Die Osteotomie wird intertrochantär so gelegt, daß an einem medialen Span der Trochanter minor stehen bleibt. Danach kann nach distal hin bis zu 4 cm vom Schaft reseziert werden, das verjüngte Ende wird in das proximale Fragment komprimiert. Eine mögliche Einstauchung ist bei der Verkürzung mit einzuplanen.

Verlängerungsosteotomien sind in der Regel bei der Valgisation wegen Schenkelhalspseudarthrosen bei gleichzeitiger starker Schaftlateralisation möglich. Die Verlängerung ist hier relativ, da nur eine eingetretene Verkürzung durch Schrägverschiebung korrigiert wird.

Technisch wird bei all diesen intertrochantären Osteotomien so vorgegangen, daß nach Feststellen der Operationsmarken das Plattensitzinstrument am geplanten Ort in den Schenkelhals eingeschlagen wird. Danach wird in der Regel intertrochantär knapp oberhalb des Trochanter minor die Osteotomie senkrecht auf den Femurschaft gelegt. Um stärkere Verkürzungen zu vermeiden, werden nur Winkelkeile bis zur Hälfte des Schaftes entfernt. Müssen Verdrehungen durchgeführt werden, so sind diese immer vor einer Keilentnahme am distalen Fragment notwendig; bei Keilentnahmen am proximalen Fragment kann das distale auch nach der Korrektur rotiert werden. Nach erfolgter Korrektur wird der Plattensitz ausgeschlagen und die im Plattensitzgerät präparierte Platte in das Klingenbett eingedrückt. Die Platte wird mit Knochenfaßzangen an den Schaft angepreßt. Danach wird sie endgültig die letzten 5 mm in den Trochanterbereich eingeschlagen. Vor Spannen und Anschrauben sollte

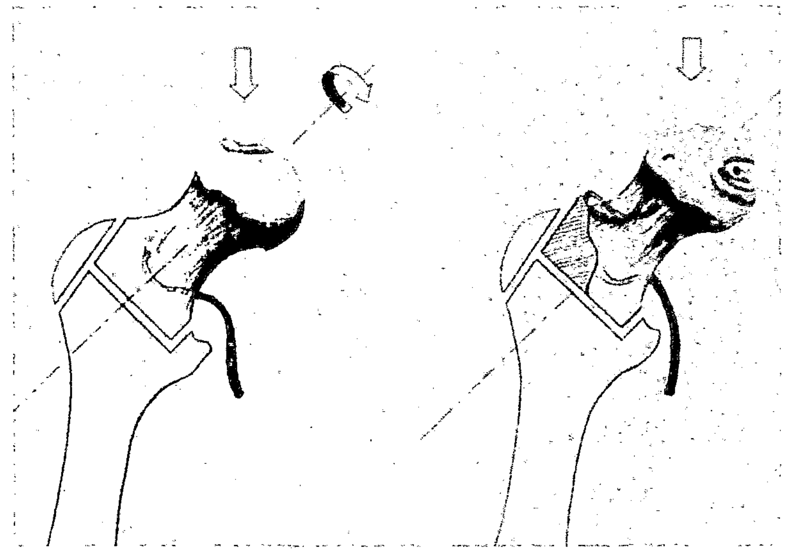

Abb. 4.   Schema der transtrochantären Rotationsosteotomie nach Sugioka

nochmals die Funktion des Hüftgelenks vorsichtig überprüft werden. Auch wird die Beinstellung kontrolliert. Bei Horizontalosteotomien und Verwendung der Rechtwinkelplatte muß immer das Plattenspanngerät verwendet werden. Auch die 120°-und 130°-Winkelplatte erlauben die Verwendung des Spanngerätes, wenn das proximale Fragment zusätzlich mit einer Schraube gesichert ist. Bei Schrägosteotomien wird durch die Verschraubung von distal nach proximal hin die schräg stehende Osteotomiefläche komprimiert.

Nach Ausspülung der Hämatome werden Saugdrainagen eingelegt und der M. vastus lateralis reinseriert. Danach wird die Faszie verschlossen, ein Redondrain subkutan eingelegt und die Hautnaht durchgeführt.

Bezüglich der einzelnen Operationstechniken wird v. a. auf das AO-Manual verwiesen.

Bei posttraumatischen Kopfnekrosen, die nur maximal 1/3 der kranialen Kalotte umfassen, kann die *Schenkelhalsrotationsosteotomie* nach Sugioka durchgeführt werden. Der Eingriff geschieht nach vorheriger Planung in Seitenlage des Patienten. Nach Spalten der Faszie wird ventral zwischen M. vastus lateralis und den Glutäen auf die Gelenkkapsel eingegangen, der Trochanter major wird parallel zum Oberrand des Schenkelhalses osteotomiert, ohne daß die dort einziehenden Kopfgefäße verletzt werden dürfen.

Nach Abklappen der Glutäen wird die Gelenkkapsel dargestellt und am Limbusansatz zirkulär umschnitten. Danach wird in der Verlängerung der kaudalen und kranialen Schenkelhalsbegrenzung eine Osteotomie aus dem Trochantermassiv durchgeführt, die kranial des Trochanter minor liegen muß. In den Schenkelhals und

---

Abb. 5 a–d.   a Hüftpfannenbruch mit Femurkopfkalottenbruch. **b** Erst 2 Wochen nach Unfall ▶ wegen Verlegung versorgt. **c** 7 Monate später deutliche Nekrose des Kopffragmentes. **d** 8 Wochen nach transtrochantärer Rotation um 70° gute Kopfeinstellung

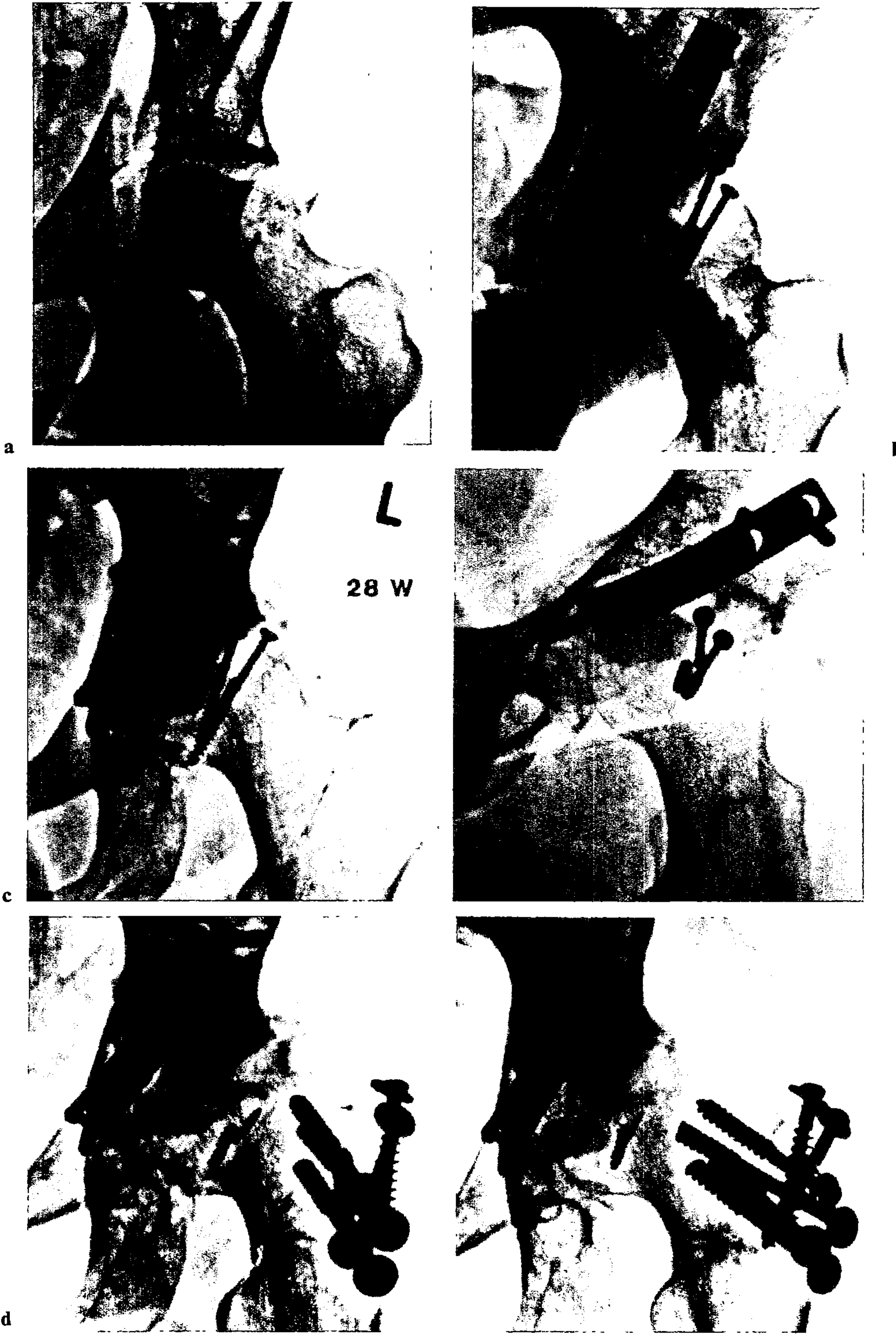
L
28 W

in den Trochanter werden nun jeweils ein Steinmann-Nagel eingebracht, der Schenkelhalsnagel wird nun solange verdreht, bis die gewünschte Winkelkorrektur eingetreten ist. Nun wird von der lateralen Femurkortikalis her die Osteotomie mit 3–4 Spongiosazugschrauben stabilisiert und danach der Trochanter major ebenfalls mit Zugschrauben angeschraubt (Abb. 4 u. 5). In der Regel bildet die Osteotomiefläche oberhalb des Trochanter minor eine zusätzliche Abstützkonsole. Postoperativ wird für 2 Wochen ein Streckverband angebracht und danach für weitere 6 Wochen eine Gipshose. Bei sorgfältiger Technik und Schonung der Schenkelhalsdurchblutung sind die Ergebnisse in der Regel gut.

Eine weitere Form der korrekturumschriebenen Schenkelkopfnekrosen ist die Verpflanzung eines muskulär *gestielten kortikospongiösen Spanes* aus der Linea trochanterica. Dazu wird in Bauchlage das proximale Femurende von dorsal her freigelegt. Der M. quadratus femoris wird isoliert und angeschlungen, der knöcherne Ansatz dieses Muskels aus der Linea trochanterica wird in einem Ausmaß von 3 × 1,8 × 5 cm herausgemeißelt. Nach Schlitzen der dorsalen Gelenkkapsel wird das Nekrosengewebe ausgekratzt, der Span mit dem Muskelstiel eingepreßt und zusätzlich mit Spongiosa aufgefüllt. Eine bestehende Pseudarthrose wird nun verschraubt. Naht der Gelenkkapsel, Wundverschluß und 6wöchige Immobilisation des Gelenks in einer Kunststoff- oder Gipshose bei gleichzeitiger Entlastung sind wesentliche Voraussetzungen.

Neuere Erfahrungen berichten bisher in Einzelfällen über die *mikrovaskuläre Verpflanzung autogener Knochentransplantate* zur Revaskularisation abgestorbener Schenkelkopfanteile.

Größere Erfahrungen dieses doch sicher aufwendigen Eingriffes liegen bisher nicht vor.

Nachbehandlung

Die Nachbehandlung ist gerade bei den hüftgelenknahen Femurosteotomien von wesentlicher Bedeutung. Bei starken Muskelatrophien oder Kontrakturen sollte schon präoperativ mit physikalischen Rehabilitationsmaßnahmen begonnen werden. Wesentlich ist die Kooperation des Patienten. Er muß auf die geduldige und vorsichtig dosierte Belastung hingewiesen werden, auch muß er wissen, daß um den Preis des Hüftgelenkerhaltes gewisse Beschwerden akzeptiert werden müssen.

Bei unverläßlichen Patienten und starker Osteoporose unter schwieriger Fixation kann postoperativ in gewissen Fällen eine Spica aus Kunststoffverbänden angepaßt werden. Röntgenkontrollen in 3–4wöchigen Abständen zeigen die knöcherne Heilung oder die Revaskularisation an. Bei intertrochantären Osteotomien ist in der Regel nach 3 Monaten Vollbelastung möglich; Revaskularisationseingriffe müssen wesentlich länger entlasten, bis die radiologischen Zeichen der Kopferholung eingetreten sind. In gewissen Fällen wird man bei derartigen Operationen weitere Sitzungen planen, bis die endgültige Schenkelkopf-Schenkelhals-Stellung bei vitaler Kopfkalotte erreicht ist.

Komplikationen

Komplikationen aseptischer Art können sich als Durchblutungsstörungen des Schenkelhalses, Winkeldifferenzen oder Instabilitäten präsentieren.

Schädigungen der Schenkelhalsdurchblutung kommen dann vor, wenn entweder das Plattensitzinstrument die Kortikalis perforiert und dabei das Hauptdurchblutungsgefäß zerstört. Auch bei Kapselinzisionen kann dies geschehen. Denkbar ist auch, daß bei zu starken Korrektureingriffen mit Torquierung der Gelenkkapsel über eine venöse Stase eine Durchblutungsstörung entstehen kann. Differenzen zwischen geplanter und postoperativ entstandener Stellung lassen sich einfach dadurch korrigieren, daß ein Implantat mit geändertem fixen Winkel neu angebracht wird. Neben den 90°-Platten gibt es auch die 100°-Platte und 110°-, 120°- und 130°-Implantate.

Plattenausrisse kommen v. a. dann vor, wenn die Klinge nahe der Kortikalis liegt und starke Muskelkräfte zum Tragen kommen. Zudem ist immer der lange Beinhebel mit dem kurzen Schenkelhalshebel zu bedenken, der bei frühzeitiger passiver Bewegungstherapie derartige Probleme hervorrufen kann. Bei der Nachoperation wird entweder das Implantat gewechselt und ein neuer Plattensitz gewählt, günstiger ist es jedoch, durch ein zweites ventral oder dorsal gelegenes Implantat, z. B. eine Hakenplatte, eine Refixation anzustreben.

Wesentlich für den Erfolg hüftgelenknaher Femurosteotomien ist die präoperative Planung, was die anatomischen Operationsmarkierungspunkte betrifft, die Korrekturmöglichkeiten und die verwendeten Implantate. Durch sorgfältige Vorbereitung und exakte Operationstechnik können damit aus mechanischer Sicht Fehler weitgehend vermieden werden.

Literatur

1. Baksi DP (1983) Treatment of posttraumatic avascular necrosis of the femoral head by multiple drilling and muscle-pedicle bone graft. J Bone Joint Surg [Br] 65:268
2. Ganz R, Jakob RP (1980) Partielle avaskuläre Hüftkopfnekrose: Flexionsosteotomie und Spongiosaplastik. Orthopädie 9:265
3. Meyers MH, Harvey JP, Moore TM (1973) Treatment of displaced subcapital and transcervical fractures of the femoral neck by muscle-pedicle-bone graft and internal fixation: a preliminary report of one hundred and fifty cases. J Bone Joint Surg [Am] 55:257
4. Müller ME, Allgöwer M, Schneider R, Willenegger H (1977) Manual der Osteosynthese. Springer, Berlin Heidelberg New York
5. Schneider R (1979) Die intertrochantäre Osteotomie bei Coxarthrose. Springer, Berlin Heidelberg New York
6. Sugioka Y (1978) Transtrochanteric anterior rotational osteotomy of the femoral head in the treatment of osteonecrosis affecting the hip. Clin Orthop 130:191

Die intertrochantäre Osteotomie bei posttraumatischen Zuständen – Einzelne Verläufe

R. Schneider

Die Indikationen zu Korrekturostetomien an der Hüfte aus traumatischer Ursache sind selbstverständlich rein deskriptiv zu ordnen. Präoperative Zwänge, die handwerklich und biomechanisch korrekte Ausführung der komplizierten Eingriffe, sowie der morphologische und klinische Verlauf bilden eine Einheit, die sich individuell wohl kaum wiederholt. Die Vorstellung einzelner Verläufe ist somit didaktisch genauso notwendig wie die Kenntnis der allgemeinen Regeln.

Einfach ist die Situation bei isolierten posttraumatischen Kopfschäden. Mit Hilfe von Konturaufnahmen werden sie lokalisiert und durch Extensions- oder Flexionsosteotomie aus der Hauptbelastungszone herausgedreht. Dadurch verlieren sie in der Regel ihre pathogenetische Rolle. Dazu 3 Beispiele:

- 19jähriger Mann mit Luxationsfraktur der linken Hüfte. Fragmentabscherung kranioventral. Flexionsosteotomie von 30°. Beschwerdefrei und voll sportfähig 7,5 Jahre später.
- Polytrauma, 18jähriger Mann. Hüftschmerzen rechts nach Abheilung der Bekkenring- und Femurschaftfrakturen. Nur die Konturaufnahme weist eine Impressionsfraktur im kraniodorsalen Bereich auf. Beschwerdefreiheit nach Extensionsosteotomie von 40°.
- Im Alter von 9 Jahren erlitt das Mädchen eine schwere Kontusion der linken Leiste mit anschließender septischer Thrombose der V. femoralis. Thrombektomie. In der Folge Nekrose des Femurkopfes. Varisationsosteotomie nach 14 Monaten mit unbefriedigendem Ergebnis wegen eines kraniodorsalen Osteophyten, der zu schmerzhaftem Knacken Anlaß gab. Beschwerdenfreiheit 5,5 Jahre nach 30°-Extensions-, 25°-Valgisations- und 15°-Außenrotationsosteotomie.

Schwieriger ist die Lage bei Pfannenfrakturen und gleichzeitigen Knorpel- und Knochenschäden am Hüftkopf, die oft unerkannt bleiben. Abbildung 1 zeigt ein Beispiel: 1961 habe ich bei der damals 45jährigen Frau mit dieser schweren Koxarthrose nach Impressionsfraktur eine intertrochantäre Osteotomie durchgeführt. Extension von 40°, Valgisation von 15°. Sie ist nach 22 Jahren noch völlig beschwerdefrei mit unbeschränkter Gehstrecke. Flexionsumfang 80°, vorher 50°, Extension voll, vorher Ausfall von 10°, Rotationsumfang 30°, vorher völlig blockierte Rotationen. Die Patientin kann die Schuhe binden und normal Treppen steigen, vorher nur einseitig rechts. Das Bein ist standfest, der Gang hinkfrei trotz Verkürzung von 1,0 cm. Dieser Fall ist außergewöhnlich. Er zeigt jedoch die Möglichkeiten der Korrekturosteotomien in der Sagittalebene auf.

Außerordentlich schwierig wird die Lage bei Jugendlichen mit ausgedehnten Kopfnekrosen, speziell wenn ihre Körpergröße eine Arthrodese verbietet.
Die Abbildungen 2 bis 6 demonstrieren anschaulich, wie individueller Verlauf und gezielte chirurgische Maßnahmen weder in statistische Einteilungen noch in das Schema allgemeingültiger Prinzipien passen:

Korrekturosteotomien nach Traumen
an der unteren Extremität
Herausgegeben von G. Hierholzer, K. H. Müller
© Springer-Verlag Berlin Heidelberg 1984

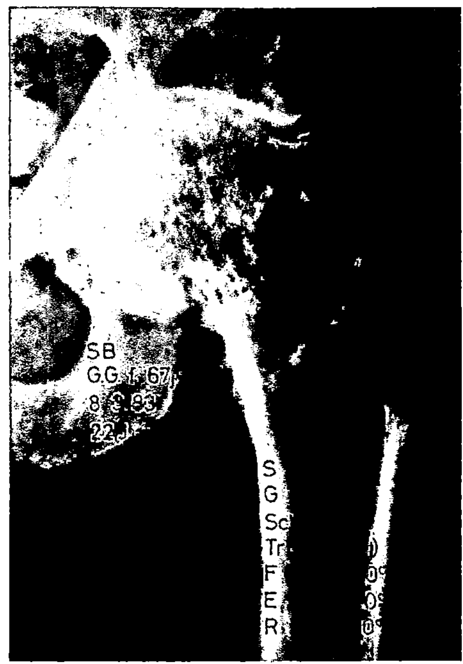

Abb. 1. 67jährige Frau, 22 Jahre nach 40°-Extension und 15°-Valgisation bei posttraumatischer Koxarthrose. Status nach Impressionsfraktur des Acetabulums und wahrscheinlicher Kopfläsion mit asymmetrischer Gelenkspaltverschmälerung von 0–3 mm. Schmerzfreiheit, unbeschränkte Gehstrecke. Flexionsumfang 80°, vorher 50°, Streckung voll, Rotationsumfang 30°, vorher 0°

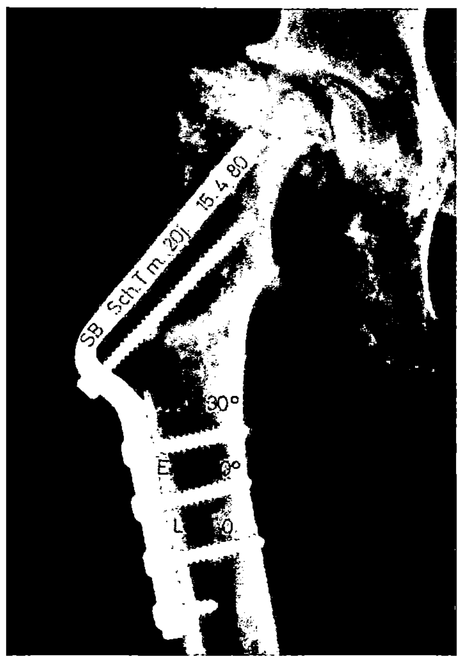

Abb. 2. 20jähriger Mann. Kopfnekrose nach Verschraubung einer Schenkelhalsfraktur. Mißerfolg 17 Monate nach 30°-Valgisation und 20°-Extension mit großem medialem Sequester. 5,5 cm Beinverkürzung

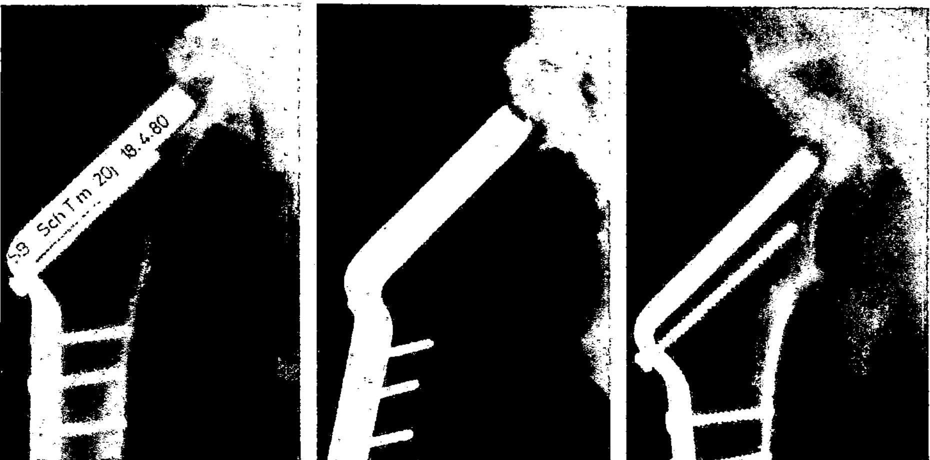

Abb. 3. Nach Arthrotomie mit Sequesterentfernung, „Kopftoilette" und Behebung der Adduktionskontraktur schwerste Inkongruenz

– Hier handelt es sich um das traurige Resultat 17 Monate nach Valgisations-Extensions-Osteotomie bei einem 182 cm großen, nunmehr 20jährigen Mann. Adduktionsfehlstellung mit Beinverkürzung von 5,5 cm, Flexionsumfang 90°, Streckausfall 10° (Abb. 2). Arthrotomie zur Gelenktoilette mit Exstirpation des großen medialen Kopfsequesters (Abb. 3). Behebung der Adduktionskontraktur im Abspreizgips für 3 Wochen. Anschließend intensive Krankengymnastik zur

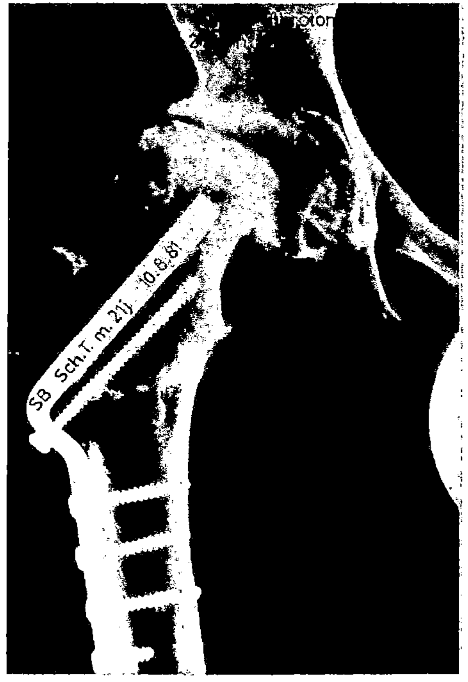

Abb. 4. Bildung eines Kopfregenerates. Zustand 16 Monate nach Arthrotomie, 27 Monate nach der intertrochantären Osteotomie

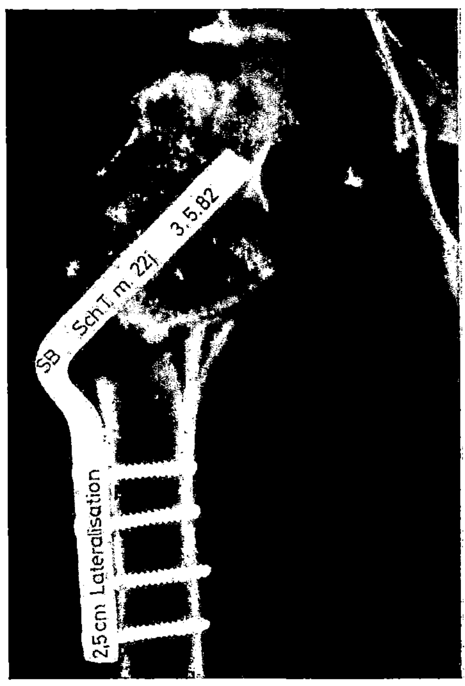

Abb. 5. 2. Valgisation von 30° mit Lateralisation des Schaftes 2 Jahre nach der Arthrotomie

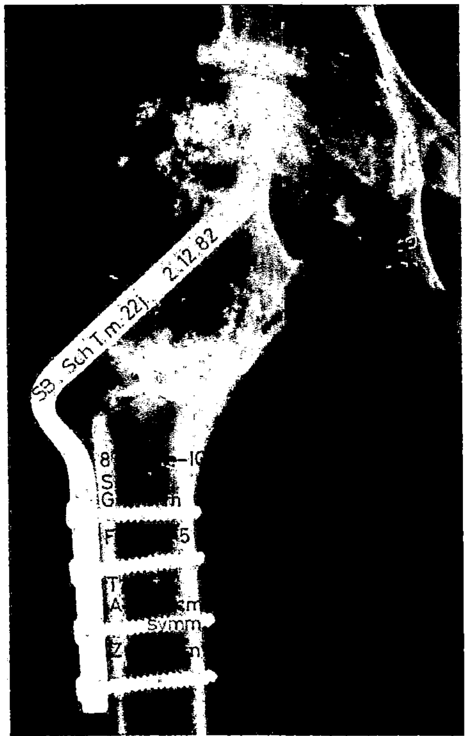

Abb. 6. 8 Monate nach der 2. Osteotomie. Verbesserung der Kongruenz und Knorpelneubildung im Gelenkspalt. Schmerzfreiheit, Trendelenburg negativ, Beinverkürzung 0,5 cm, Flexionsumfang 60° (10° nach der Gipsfixation zur Behebung der Adduktionskontraktur), Streckung voll, Rotationsumfang 30°, Abduktion voll, Adduktion 1/2 von links. Eine Pfannendachplastik ist indiziert, wenn sich nicht spontan die Kopfüberdachung bessert

Mobilisierung der bis auf 10° Wackelung eingesteiften Hüfte und geduldiges Warten auf ein mediales Kopfregenerat. 16 Monate nach der Arthrotomie war ein solches in Bildung (Abb. 4), und nach 2 Jahren konnte mit einer 2. Valgisation von 30° mit Lateralisation von 2,3 cm die Kongruenz verbessert werden (Abb. 5). 8 Monate später ist der Patient schmerzfrei, das Bein standfest mit 0,5 cm Verkürzung. Symmetrisches Abspreizen bis zu einer Malleolardistanz von 135 cm, Überkreuzen bis Malleolardistanz von 20 cm. Flexionsumfang 60°, Extension voll, Rotationsumfang 30° (Abb. 6).

Bei jugendlichen Kopfnekrosen versuchen wir, einen noch vitalen Kopfanteil in die Belastungszone zu drehen. Bei Mißlingen erfolgt eine Gelenktoilette und Behebung einer Fehlstellung durch Krankengymnastik, wenn nötig durch Narkose und Gips, dann Abwarten eines Kopfregenerates und sekundäre Osteotomie zur Kongruenzverbesserung.

Ich hoffe, damit dargelegt zu haben, daß die intertrochantäre Osteotomie zur Behandlung von posttraumatischen Hüftschäden nicht wegzudenken ist.

Ergebnisse bei hüftgelenknahen Femurosteotomien nach Traumen

A. Lies und I. Scheuer

Durch die Korrekturosteotomien gelingt es, die Problemfälle aus der operativen und konservativen Behandlung von Schenkelhalsfrakturen, wie Pseudarthrosen und Fehlstellungen, erfolgreich zu behandeln [4, 5, 6, 7]. Während die von Pauwels kreierte Valgisierung des Schenkelkopfes in der Frontalebene zur Umwandlung von Scher- in Druckkräfte weitgehend alle Pseudarthrosen zur Ausheilung bringt [4], bieten sich zur Behandlung von posttraumatischen Koxarthrosen sowie in Fehlstellung verheilten Frakturen weitere Möglichkeiten zur Stellungsänderung sowie zur Kongruenzverbesserung an [1, 7] (Abb. 1). Es ist dann meist erforderlich, eine derartige Valgisierung mit Flexions-, Extensions- bzw. Rotationsosteotomien zu kombinieren. Eine exakte präoperative Planung ist die Voraussetzung für eine erfolgreiche Behandlung [1, 3, 7].

In unserem Krankengut fanden wir 67 Patienten, bei denen hüftgelenknahe Femurosteotomien nach Traumen durchgeführt worden waren. Hiervon konnten 58 Fälle nachuntersucht werden. Es handelte sich um 16 weibliche und 42 männliche Patienten. Zum Zeitpunkt der Korrekturosteotomie lag das Durchschnittsalter bei 37,3 Jahren. Der jüngste Patient war 13 und der älteste 69 Jahre alt.

Den Korrekturosteotomien waren in Fehlstellung verheilte bzw. in Pseudarthrose übergegangene, hüftgelenknahe Frakturen vorausgegangen, die in erster Linie durch Arbeits- oder Verkehrsunfälle bzw. häusliche Unfälle verursacht worden waren, weniger durch Sport- oder Kriegsverletzungen. Es handelte sich bei den ehemaligen Frakturen 50mal um einen geschlossenen und 8mal um einen offenen Bruch; 34mal

Tabelle 1. Modifiziertes Bewertungsschema in Anlehnung an Merle d'Aubignè

	Schmerzen	Motilität		Gang
Gut	Keine bzw. leichte Schmerzen ohne Beeinträchtigung der normalen Aktivität	Flexion Abduktion Kontraktur Außen- und Innenrotation	> 90° > 25° < 10° 20°	Normal bzw. ohne Stock Mit leichtem Hinken
Befriedigend	Geringe bis starke Schmerzen beim Gehen, keine in Ruhe, mäßige Beeinträchtigung der Aktivität	Flexion Abduktion Kontraktur Außen- und Innenrotation	> 40° > 10° < 20° 10°	Mit 1 Stock Hinken
Schlecht	Starke Schmerzen mit Schlafstörung, Beeinträchtigung jeder nützlichen Aktivität	Flexion Abduktion Kontraktur Ankylose	< 40° 0° > 20°	Nur mit 2 Stöcken bzw. gehunfähig

Korrekturosteotomien nach Traumen
an der unteren Extremität
Herausgegeben von G. Hierholzer, K. H. Müller
© Springer-Verlag Berlin Heidelberg 1984

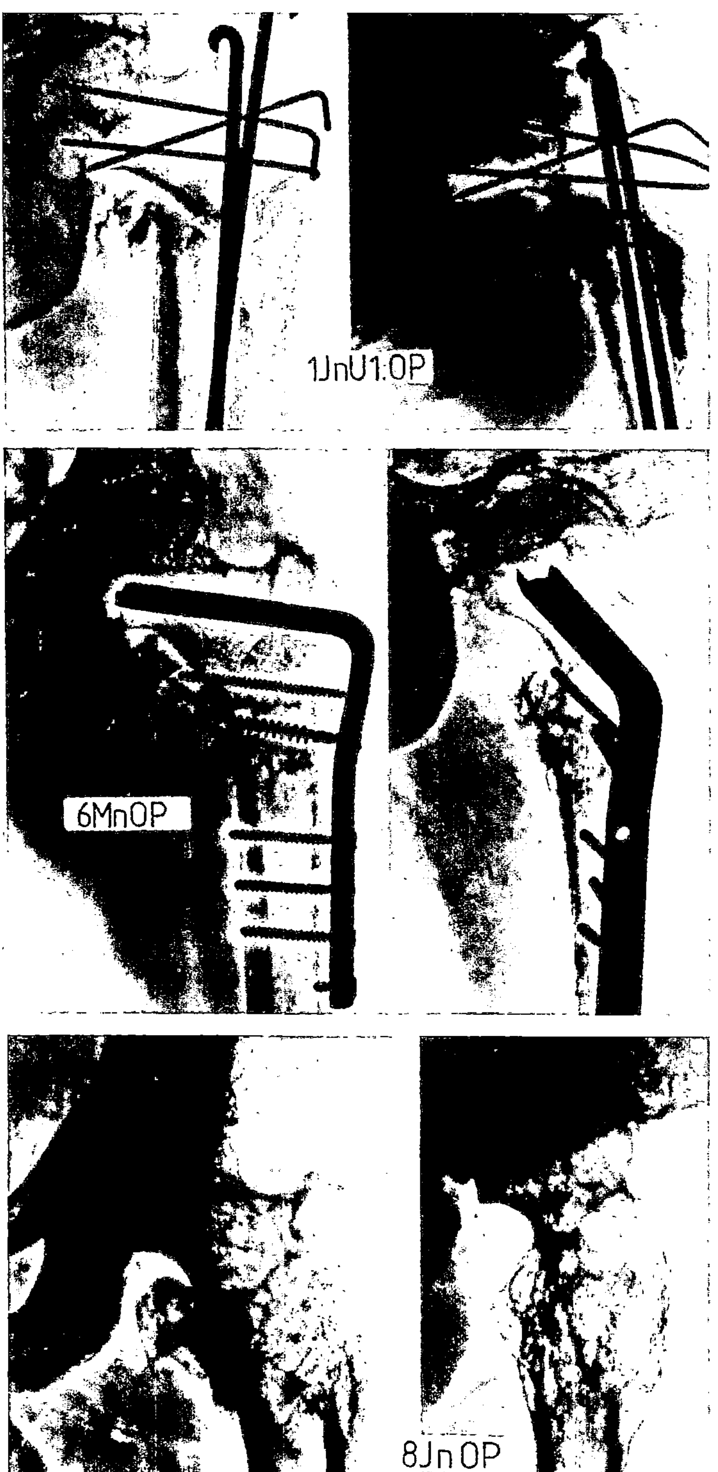

Abb. 1. 20jähriger Patient: in Fehlstellung verheilte sub- und pertrochantäre Fraktur, knöcherne Ausheilung, regelrechte Stellung nach Umstellungsosteotomie

Tabelle 2. Klinische Untersuchung vor Korrekturosteotomie
(n = 58, „Bergmannsheil Bochum")

Beweglichkeit im betroffenen Hüftgelenk	n
Gut	16
Befriedigend	25
Schlecht	17

Gangbild	n
Gut	18
Befriedigend	16
Schlecht	24

Gehstrecke	n
100 m	27
1000 m	21
2000 m	7
5000 m	3

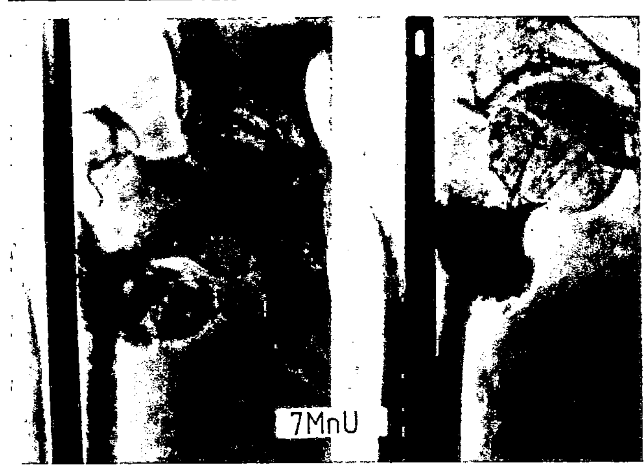

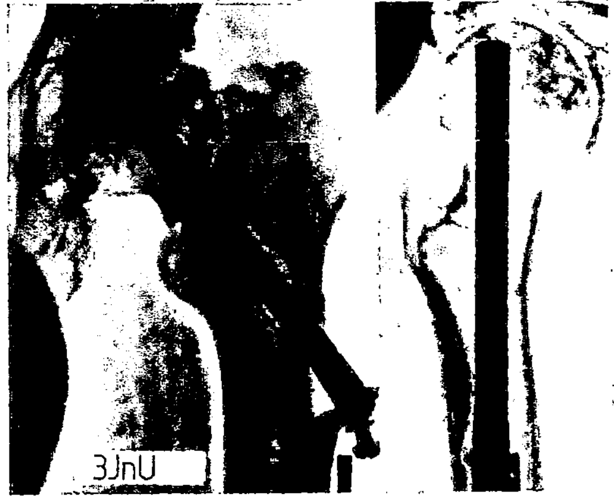

Abb. 2. 44- und 40jähriger Patient: Zustand nach unzureichender Erstversorgung. Fehlstellung bzw. PS

war die linke und 24mal die rechte Hüfte betroffen. 39 Patienten waren operativ und 19 konservativ vorbehandelt worden. Hauptsächlich handelte es sich um mediale Schenkelhalsfrakturen. Laterale und pertrochantäre Brüche waren weniger vertreten.

Eine ausgeprägte Fehlstellung gab in 22 Fällen Anlaß zur Korrekturosteotomie; 28mal eine Fehlstellung mit zusätzlicher Pseudarthrose, bei 4 Patienten der Frakturverlauf und in weiteren 4 Fällen die Koxarthrose bzw. Teilnekrose.

Dem Entschluß zur Korrekturosteotomie lagen im wesentlichen die Parameter subjektive Beschwerden, klinischer Untersuchungsbefund sowie der Röntgenbefund — auch mit entsprechender Wertigkeit in dieser Reihenfolge — zugrunde.

So beurteilten nur 8,6 % der Patienten die Erstbehandlung mit gut, 60,3 % mit befriedigend und 31,1 % mit schlecht (vgl. Abb. 2). Der Bewertung der Hüftgelenkfunktion legten wir ein eigenmodifiziertes Schema nach Merle d'Aubigné zugrunde [2] (Tabelle 1).

Hinsichtlich der Gelenkfunktion konnte bei 16 Patienten eine gute, bei 25 eine befriedigende und bei 17 eine schlechte Beweglichkeit ermittelt werden.

Die Gehstrecke betrug bei 27 Patienten nur 100 m, bei 21 Patienten 1000 m, nur 10 Patienten bewältigten eine längere Strecke.

18 Patienten boten ein normal bis leicht hinkendes Gangbild. 14 Patienten benötigten 1 bzw. 2 Stützstöcke (Tabelle 2). 8 Patienten beklagten zusätzliche Beschwerden, bedingt durch Wirbelsäulenleiden, andere gleichzeitig erlittene Frakturen sowie traumatisch bedingte Nervenläsionen.

63,8 % der Verunfallten zeigten eine Beinverkürzung von mehr als 1 cm, 37,9 % einen Außenrotationsfehler von 10° und mehr.

Bei der Beurteilung der Röntgenbilder konnte in 28 Fällen, d. h. 48,2 % der Patienten, eine Pseudarthrose nachgewiesen werden, bei 6 Patienten fand sich eine Teilnekrose des Hüftkopfes. 27 Patienten, das entspricht 46,5 %, ließen eine leichte, 20,7 % eine mittlere und 3,4 % eine schwere Arthrose im Bereich des Hüftgelenkes erkennen (Abb. 3). Um eine einheitliche Beurteilung der arthrotischen Veränderungen zu gewährleisten, entwickelten wir ein spezielles Bewertungsschema (Tabelle 3).

Tabelle 3. Beurteilung der Arthrose am Hüftgelenk

Frühstadium ("leicht")	Intermediärstadium ("mittel")	Spätstadium ("schwer")
a) Gelenkspalt nicht bis leicht verschmälert	a) Verschmälerung des Gelenkspaltes in der Belastungszone	a) Gelenkspalt aufgehoben
b) Angedeutete Kantenbildung ohne Ausziehung, leichte Porose	b) Osteophyten in Randbezirken, am Pfannenkopf, am Übergang Kopf-Hals, an der Fovea centralis, double fond	b) Starke Randwulstbildung, teilweise Stellungsanomalien
c) Verstärkung der Gelenklinien, reaktive, subchondrale Sklerosierung	c) Subchondraler Knochen verdichtet gelegentlich Zystenbildung, angedeutet Kopfentrundung	c) Subartikulärer Knochen stark sklerosiert, Zysten- bzw. Nekrosenbildung, Kopfdeformierung

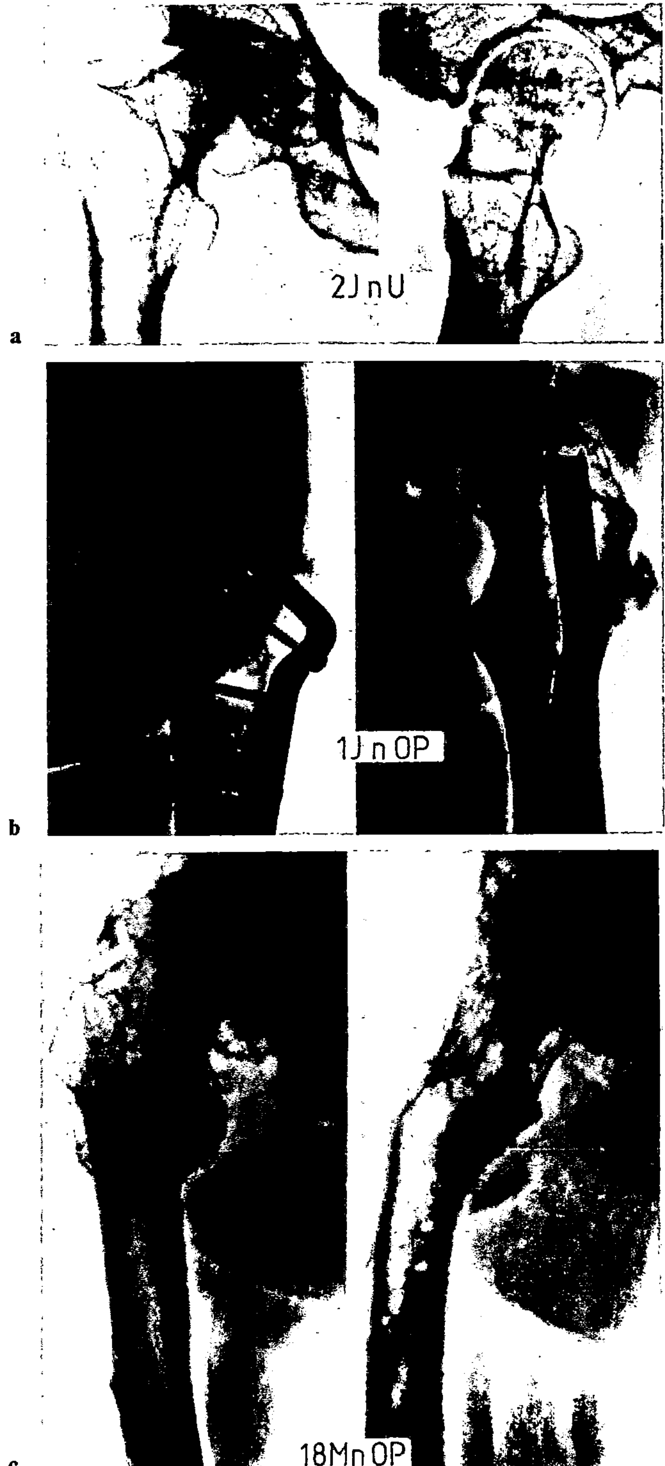

Abb. 3 a–c. 50-, 56- und 48jähriger Patient: Beispiele von Arthroseformen am Hüftgelenk entsprechend unserem Schema

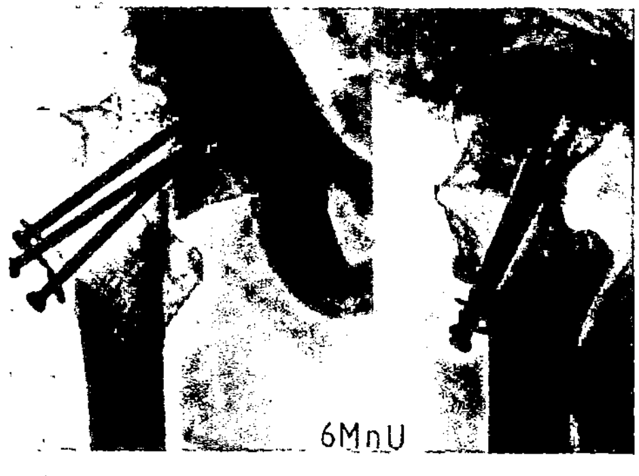

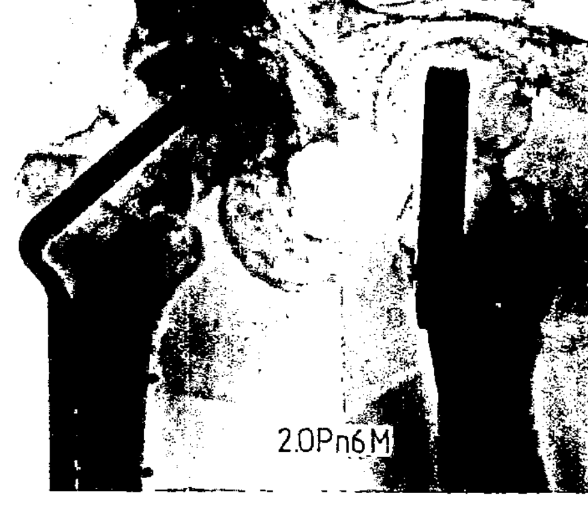

Abb. 4. 53jähriger Patient nach Schraubenosteosynthese bei Frakturtyp III nach Pauwels: PS mit Fehlstellung, nach Umstellungsosteotomie fortschreitende knöcherne Durchbauung

In 60,3 % aller Fälle konnte eine Varusfehlstellung und bei 8,6 % eine Valgusfehlstellung diagnostiziert werden (Tabelle 4).

Wir führten nun bei 58 Patienten, die mit einer hüftgelenknahen Korrekturosteotomie versorgt worden waren, eine entsprechende Nachuntersuchung durch (Tabelle 5). Bei der operativen Versorgung wurden valgisierende, varisierende, extendierende und flektierende Osteotomien durchgeführt (Abb. 4). Die postoperative Komplikationsrate war gering (Tabelle 6).

Während an sich, wie auch unsere Nachuntersuchungen gezeigt haben, durch die heutigen Osteosyntheseverfahren die Ausheilung von Pseudarthrosen, wenn auch des öfteren erst nach mehreren operativen Eingriffen, erzielt werden kann, stellt die Entstehung einer Hüftkopfnekrose noch immer das größte Problem dar [1]. Von den 58 nachuntersuchten Patienten trat bei 7, das entspricht 12,1 %, in einem Zeitraum von 1–3 Jahren postoperativ eine Hüftkopfnekrose auf; infolgedessen war eine TEP ein-

Tabelle 4. Röntgenologische Untersuchung *vor* Korrekturosteotomie (n = 58, „Bergmannsheil Bochum")

Varusfehlstellung	35
Valgusfehlstellung	5
Extensionsfehlstellung	11
Flexionsfehlstellung	3
Rotationsfehlstellung	10

Tabelle 5. Ergebnisse hüftgelenknaher Korrekturosteotomien nach Traumen
(n = 58, „Bergmannsheil Bochum")

Geschlecht:			
männlich: 42		weiblich: 16	

Alter: 13 – 69		Durchschnitt: 37,3 Jahre	
Rechtes Hüftgelenk	24	Linkes Hüftgelenk	34
Geschlossene Fraktur	50	Offene Fraktur	8

Erstbehandlung			
Operativ:	39	Konservativ:	19

1. Zeitraum Operation – Nachuntersuchung
   1,5 – 8 Jahre   Durchschnitt 3,6 Jahre

2. Zeitraum bis zur Arbeitsfähigkeit
   3 – 18 Monate   Durchschnitt 7,5 Monate

3. Zeitraum Eintritt Teil- bzw. Kopfnekrose
   1 – 3 Jahre nach Korrekturosteotomie: 10 Fälle
   (davon 3 Teilnekrosen, 7 ausgeprägte Kopfnekrosen)

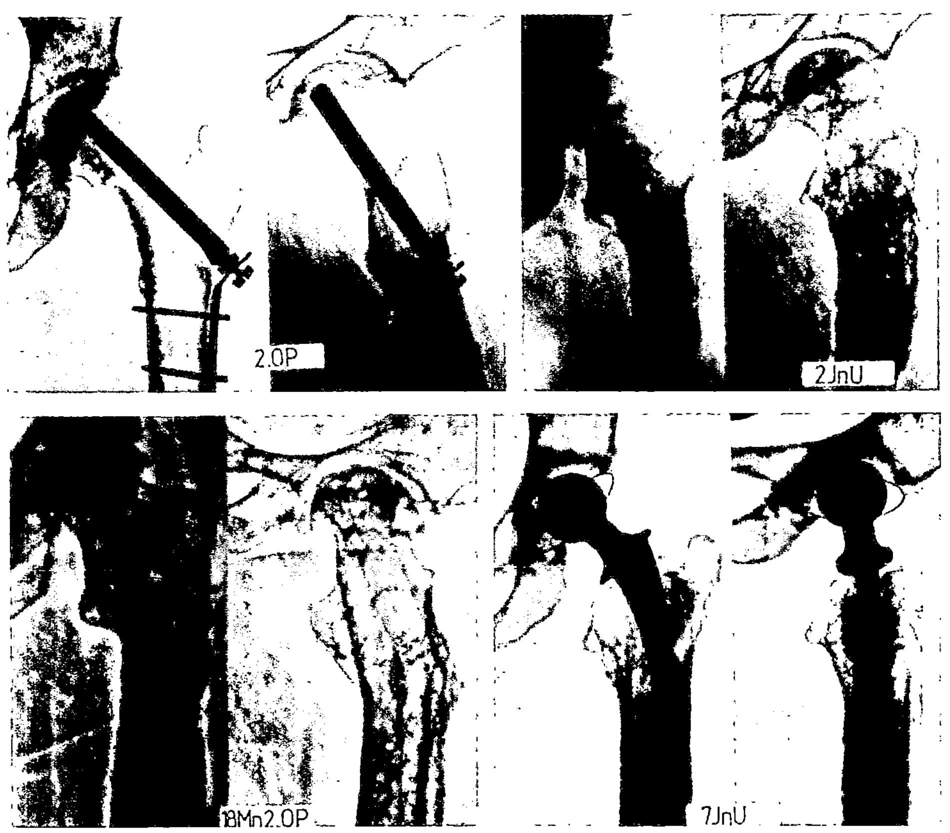

Abb. 5. 51jähriger Patient: nach unzureichender Erstversorgung Umstellungsosteotomie mit anschließender Kopfnekrose, letztendlich Einbau einer TEP

gebaut worden. In 3 Fällen lag eine Teilnekrose vor, in einem Fall kam es zur leichten Besserung, bei 2 Patienten war eine Stagnation des Befundes festzustellen (Abb. 5).

Die 7 mit TEP versorgten Patienten wurden bei der weiteren Beurteilung der Ergebnisse nach Korrekturosteotomien nicht mit berücksichtigt, da funktionell, subjektiv wie auch röntgenologisch kein echter Vergleich zu den anderen Fällen möglich erscheint.

Bei der Untersuchung nach erfolgter Korrekturosteotomie gingen wir genau so vor wie bei der präoperativen Untersuchung.

Nach erfolgter Umstellung konnte bei 35 Patienten (68,7 %) ein gutes funktionelles Ergebnis festgestellt werden, gegenüber 27,6 % vor der Korrekturosteotomie.

Auch hinsichtlich der Gehstrecke, der Beinlängenunterschiede, der Drehfehler und des Gangbildes wurden jetzt erheblich bessere Befunde erhoben (Tabelle 7).

Während vorher nur 31 % der Patienten einen normalen Gang bzw. leichtes Hinken zeigten, waren es jetzt bei der Nachuntersuchung 76,5 %. Verkürzungen an den unteren Extremitäten von mehr als 1 cm fanden sich bei 22 Patienten gegenüber 37 Patienten vorher. Röntgenologisch gesehen waren alle Pseudarthrosen ausgeheilt, abgesehen von denen, die anschließend eine Kopfnekrose bekamen. Bei 17 Patienten fand sich keine Arthrose, bei 24 eine leichte, bei 8 Patienten eine mittlere und lediglich bei 2 Patienten eine schwere Arthrose (Tabelle 8).

Tabelle 6. Komplikationen
(n = 58, „Bermannsheil Bochum")

1. Hämatom	3
2. Weichteilinfekt	2
3. Infekt	0
4. Thrombose	2
5. Lungenembolie	1
6. Herz-Kreislauf-Beschwerden	3

Tabelle 7. Klinische Untersuchung *nach* Korrekturosteotomie
(n = 51, „Bermannsheil Bochum")

Beweglichkeit des betroffenen Hüftgelenkes		
Gut	35	68,7 %
Befriedigend	14	27,4 %
Schlecht	2	3,9 %

Gangbild		
Gut	39	76,5 %
Befriedigend	11	21.6 %
Schlecht	1	1,9 %

Gehstrecke		
100 m	0	
1000 m	23	45,1 %
2000 m	8	15,7 %
5000 m	20	39,2 %

Tabelle 8. Röntgenologische Untersuchung *nach* Korrekturosteotomie
(n = 51, „Bermannsheil, Bochum")

Arthrose	
Keine	17 → 33,3 %
Frühstadium	24 → 47,1 %
Intermediärstadium	8 → 15,7 %
Spätstadium	2 → 3,9 %

Wie die Zahlen erkennen lassen, konnte hier eine Verlangsamung des Krankheitsprozesses erzielt werden, teilweise auch eine Besserung.

Den entscheidenden Faktor stellt jedoch die Beurteilung durch den Patienten selbst dar. So wurden von den Patienten die Korrekturergebnisse 38mal (74,5 %) mit gut, 12mal (23,6 %) mit befriedigend und 1mal (1,9 %) mit schlecht beurteilt. 34 Patienten konnten ihren Beruf beibehalten, 11 mußten im gleichen Beruf eine Leistungsminderung hinnehmen sowie 13 Patienten einen Berufswechsel verkraften (58,6 %, 18,9 % und 22,5 %)

Wie unsere Ergebnisse zeigen, konnte durch die hüftgelenknahen Korrekturosteotomien die Prognose dieser in den vergangenen Jahren oft in einem schicksalhaften Verlauf endenden Frakturen deutlich gebessert werden. Nach in Fehlstellung verheilter Schenkelhalsfraktur mit anschließender posttraumatischer Koxarthrose wird eine Restitutio ad integrum in den meisten Fällen nicht mehr möglich sein, oft jedoch eine Stagnation [1, 7] (Abb. 6). Die jetzigen Ergebnisse scheinen jedoch ermutigend.

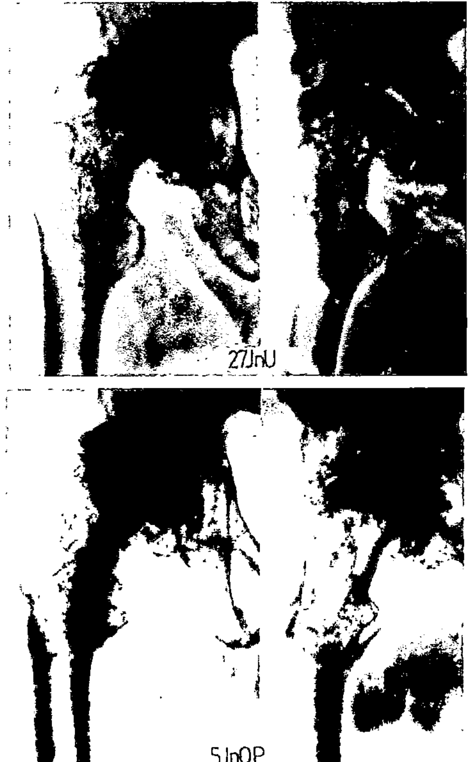

Abb. 6. 48jähriger Patient 5 Jahre nach Umstellungsosteotomie am rechten Hüftgelenk: Verbreiterung des Gelenkspaltes, deutliche Verlangsamung des Krankheitsprozesses

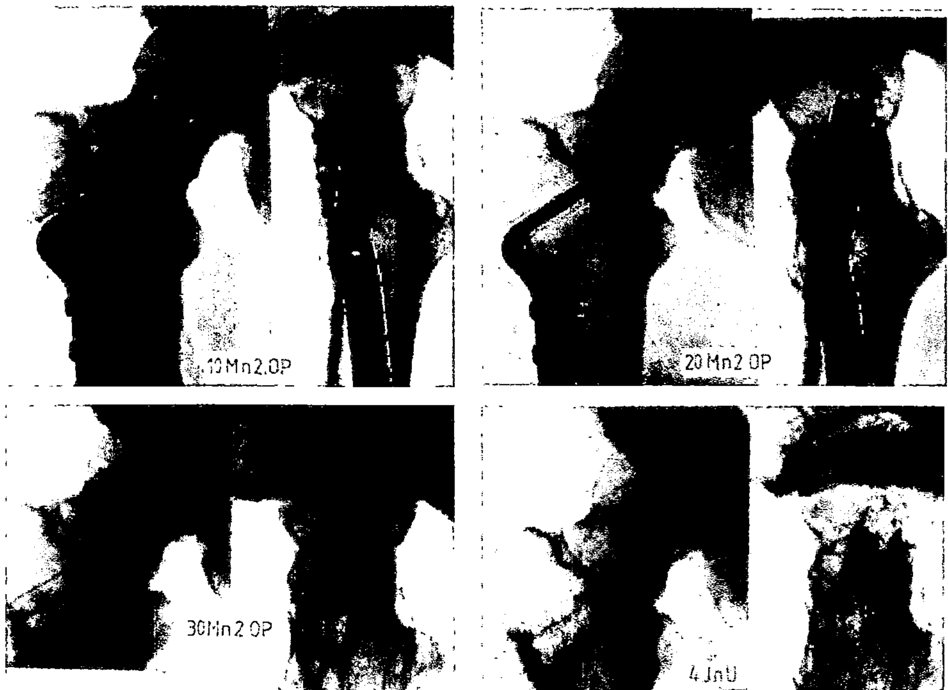

Abb. 7. 30jähriger Patient, Zustand nach Umstellungsosteotomie wegen PS: knöcherne Ausheilung, keine Arthrose

Insgesamt gesehen konnte durch die Korrekturosteotomie für die Patienten, wenn auch manchmal erst nach einem langen und von großen Entbehrungen gezeichneten Behandlungszeitraum, eine deutlich höhere Lebensqualität erreicht werden (Abb. 7).

Literatur

1. Ganz R, Noesberger B (1978) Die posttraumatische Koxarthrose und ihre Behandlungsmöglichkeiten. Unfallheilkunde 81:238–247
2. Merle d'Aubigné R (1949) Bewertung der Hüftgelenkfrakturen. Rev Orthop 35:541
3. Müller ME (1971) Die hüftnahen Femurosteotomien. Thieme, Stuttgart
4. Müller ME, Allgöwer M, Schneider R, Willenegger H (1977) Manual der Osteosynthese, 2. Aufl. Springer, Berlin Heidelberg New York
5. Pförringer W, Rosemeyer B (1977) Schenkelhalsfrakturen bei Jugendlichen. Arch Orthop Unfallchir 90:169–185
6. Raaymakers E (1981) Schenkelhalsfraktur und Pseudarthrose, Pauwels-Osteotomie oder Alloarthroplastik? Hefte Unfallheilkd 153:173–178
7. Schneider R (1977) Die intertrochantäre Extensions- und Flexionsosteotomie bei traumatischen Hüftkopfdefekten. Unfallheilkunde 80:177–181

Umstellungsosteotomien nach in Fehlstellung verheilten hüftgelenknahen Frakturen

E. Ludolph, G. Hierholzer und M. Strigl

Im Zeitraum von 1977–1981 wurden an der Berufsgenossenschaftlichen Unfallklinik Duisburg-Buchholz 69 posttraumatische hüftgelenknahe Umstellungsosteotomien bei 65 Patienten durchgeführt, hiervon wegen Ausheilung von Brüchen im Hüftgelenkbereich in Fehlstellung 33. Von diesen 33 Patienten waren 20 Männer und 13 Frauen. Das Durchschnittsalter der Männer betrug 41 Jahre, das der Frauen 56 Jahre.

Die Osteotomien wurden im intertrochantären Bereich durchgeführt, die Stabilisierung erfolgte nach den Prinzipien der AO. In jedem Falle wurde Übungsstabilität erreicht.

Es wurden 12 valgisierende, 4 varisierende, 6 rotierende und 11 kombinierte Umstellungsosteotomien durchgeführt (Tabelle 1).

Tabelle 1. Art der durchgeführten
Umstellungsosteotomie (n = 33)

	n
Valgusoteotomie	12
Varusosteotomie	4
Rotationsosteotomie	6
Kombinierte Osteotomie	11

Zu den Rotationsosteotomien ist anzumerken, daß hier die Osteotomien von in Drehfehlstellung verheilten Oberschenkelschaftbrüchen nicht erfaßt sind.

Bei den kombinierten Osteotomien war fast jedesmal eine Valgisierung mit inbegriffen.

An Komplikationen traten auf: Eine Plattenlockerung, die eine Reosteosynthese erforderlich machte, ein Hämatom, das operativ ausgeräumt wurde, 2 verzögerte Heilungen der Osteotomiestelle, weshalb eine Spongiosaanlagerung notwendig war, und ein tiefer Infekt, der nach operativer Frührevision zur Abheilung kam (Tabelle 2).

Zur Nachuntersuchung erschienen 25 Patienten, 16 Männer und 9 Frauen. Das Durchschnittsalter der nachuntersuchten Männer betrug 39 Jahre, das der Frauen 54 Jahre.

Tabelle 2. Komplikationen nach posttraumatischen
hüftgelenknahen Umstellungsosteotomien (n = 33)

	n
Plattenlockerung	1
Hämatom	1
Verzögerte Heilung der Osteotomie	2
Infektion	1

Korrekturosteotomien nach Traumen
an der unteren Extremität
Herausgegeben von G. Hierholzer, K. H. Müller
© Springer-Verlag Berlin Heidelberg 1984

Die durchschnittliche Zeit zwischen Umstellungsosteotomie und Nachuntersuchung betrug 40 Monate.

Die Nachuntersuchung erfolgte klinisch und röntgenologisch, wobei eine Standardaufnahme des Beckens und axiale Aufnahmen beider Hüften angefertigt wurden.

Beim nachuntersuchten Patientenkollektiv waren 10 valgisierende, 2 varisierende, 4 rotierende und 9 kombinierte Umstellungsosteotomien durchgeführt worden (Tabelle 3).

Tabelle 3. Bei den nachuntersuchten Patienten durchgeführte Osteotomien (n = 25)

	n
Valgusosteotomien	10
Varusosteotomien	2
Rotationsosteotomien	4
Kombinierte Osteotomien	9

Die Auswertung der Nachuntersuchungsergebnisse erfolgte an Hand der in Tabelle 4 zusammengestellten Bewertungskriterien.

Hiernach sind die Nachuntersuchungsergebnisse bei 16 Patienten als sehr gut oder gut, bei 7 Patienten als befriedigend und nur bei 2 Patienten als unbefriedigend zu bewerten (Tabelle 5).

Tabelle 4. Bewertungskriterien der Ergebnisse

Sehr gut und gut	Annähernd freie Hüftgelenkbeweglichkeit, subjektive Beschwerdefreiheit
Befriedigend	Einschränkung der Hüftgelenkbeweglichkeit bis 1/3, subjektiv gelegentlich Beschwerden. Wetterfühligkeit und Schmerzen nach längerer Belastung.
Unbefriedigend	Stärkere Bewegungseinschränkung, erhebliche subjektive Beschwerden

Tabelle 5. Nachuntersuchungsergebnisse (n = 25)

	n
Sehr gut und gut	16
Befriedigend	7
Unbefriedigend	2

Beim Ausmessen des Schenkelhalsschaftwinkels zeigte sich, daß bei den insgesamt durchgeführten 25 Osteotomien der geplante Korrekturwinkel in 12 Fällen erreicht wurde, und die Winkelabweichung in 10 Fällen weniger als 5° und in 3 Fällen mehr als 5° betrug.

Zusammenfassung

Es wird über 25 Nachuntersuchungsergebnisse nach hüftgelenknahen Umstellungs-osteotomien wegen posttraumatischer Fehlstellungen berichtet.

Die Untersuchung erfolgte klinisch und röntgenologisch. Ein sehr gutes und gutes Ergebnis wurde in 16 Fällen, ein befriedigendes in 7 Fällen und ein unbefriedigendes in 2 Fällen erzielt.

Literatur

1. Gierse H, Schramm W (1981) Spätergebnisse nach Umstellungsosteotomien des Hüftgelen-kes. Orthop Prax 17:656
2. Müller ME (1971) Die hüftnahen Femurosteotomien, 2. Aufl. Thieme, Stuttgart
3. Müller ME, Allgöwer M, Schneider R, Willenegger H (1977) Manual der Osteosynthese – AO-Technik. Springer, Berlin Heidelberg New York
4. Schmied H, Kaufmann L (1971) Indikation und Kontraindikation zur intertrochanteren Osteotomie. In: Morscher E (Hrsg) Die intertrochantere Osteotomie bei Coxarthrose. Huber, Bern

Ergebnisse bei Korrekturosteotomien nach Traumen im Bereich des Hüftgelenks.
Ursachen und Behandlung posttraumatischer Fehlstellungen

G. Ritter, H. Weigand und J. Ahlers

Trotz moderner Osteosyntheseverfahren sind posttraumatische Fehlstellungen im Bereich des Hüftgelenkes nicht so selten. Sie bestätigen die klinische Erfahrung, daß nicht wenige Brüche des Schenkelhalses und des proximalen Femurs schwierig zu versorgen sind und besondere operative Erfahrungen und Fähigkeiten erfordern und daß primär gering erscheinende Mängel sich durch die besondere Beanspruchung des Skelettsystems im Bereich der Hüfte häufig zu schwerwiegenden Komplikationen auswachsen.

Unser besonderes Interesse bei Aufschlüsselung unseres Patientengutes aus den letzten 5 Jahren galt daher neben der Beurteilung der Ergebnisse v. a. einer Analyse der Ursachen für eine posttraumatische Fehlstellung, die letztendlich auch verantwortlich für die notwendigen Korrekturoperationen waren.

Die Zusammenstellung in Tabelle 1 demonstriert, daß zahlenmäßig die pertrochantären Femurfrakturen mit Abstand am häufigsten den Fehlstellungen vorausgegangen waren. Wenn man die per- und subtrochantären Bruchformen und deren Kombinationsformen zusammenfaßt, so bestätigt sich hiermit weiter, daß posttraumatisch bzw. postoperativ entstandene Fehlstellungen bei diesen Frakturen ungleich häufiger sind als nach der medialen Schenkelhalsfraktur.

Tabelle 1. Aufschlüsselung von 31 hüftgelenknahen posttraumatischen Fehlstellungen nach Frakturform und Frakturheilung (Unfallchirurgie Mainz 1978–1982)

	n	Fehlstellung mit knöcherner Ausheilung	Fehlstellung mit Pseudarthrose
Mediale Schenkelhalsfrakturen	6	1	5
Pertrochantäre Oberschenkel-Frakturen	16	6	10
Subtrochantäre Oberschenkel-Frakturen	3	2	1
Per- und subtrochantäre Oberschenkelfrakturen	6	3	3
Gesamt	31	12	19

Unser weiteres Interesse galt, festzustellen, welche Mängel bei der primären Osteosynthese für das schlechte Ergebnis mitverantwortlich zu machen sind. Die hierbei angewandten Osteosynthesemittel sind in Tabelle 2 zusammengestellt. Hierbei zeigte sich, daß praktisch in allen Fällen mindest ein, meist jedoch mehrere im Röntgenbild deutlich erkennbare Mängel bei der ersten operativen Versorgung festzustellen waren. Dabei muß natürlich berücksichtigt werden, daß es sich bei Frakturen im Bereich des Hüftgelenkes oft um ausgesprochen problematische Bruchformen handel-

Korrekturosteotomien nach Traumen
an der unteren Extremität
Herausgegeben von G. Hierholzer, K. H. Müller
© Springer-Verlag Berlin Heidelberg 1984

Tabelle 2. Art der primären Osteosynthese bei 31 hüftgelenknahen posttraumatischen Fehlstellungen (Unfallchirurgie Mainz 1978 – 1982)

Osteosyntheseart	n
130° – Winkelplatte	16
Kondylenplatte	6
Laschenagel	6
Gerade Platte	1
Marknagel	2
Gesamt	31

te, wobei allein schon durch die Form des Bruches in zahlreichen Fällen eine erhöhte Komplikationsrate zu erwarten war.

Die Analyse unserer Fälle zeigt, daß vorwiegend 3 operationstechnische Mängel wesentlich mitverantwortlich für das Fehlergebnis zu machen waren, nämlich falsche Wahl des Implantates, falsche Plazierung des Implantates und schlechte Reposition mit Fixierung der Fraktur in Fehlstellung (Tabelle 3).

Tabelle 3. Häufigste Mängel der Primären Osteosynthese bei 31 Hüftgelenknahen Fehlstellungen (Unfallchirurgie Mainz 1978 – 1982)

	n
I. Falsche Wahl des Implantates	8
II. Falsche Plazierung des Implantates	22
III. Schlechte Reposition mit Fixierung in Fehlstellung	35
Gesamt	65

Bei unseren 31 untersuchten Fällen waren bei den meisten Patienten mehrere dieser Mängel gleichzeitig feststellbar. Die falsche Wahl des Implantates, wie sie in Tabelle 4 aufgestellt ist, betraf vorwiegend eine ungenügende präoperative Planung unter biomechanischen Gesichtspunkten, d. h. auch die Entscheidung, ob günstigerweise eine Kondylen- oder eine 130°-Winkelplatte hätte benutzt werden müssen.

In 22 von 31 Fällen konnte außerdem festgestellt werden, daß das Osteosyntheseimplantat bei der primären Osteosynthese falsch plaziert wurde. Hier dominiert eindeutig die zu proximale Lage der Plattenklinge im Schenkelhals oberhalb des sta-

Tabelle 4. Falsche Wahl des Implantates bei der primären Osteosynthese (Unfallchirurgie Mainz 1978 – 1982)

		n
Kondylenplatte	statt 130°-Winkelplatte	3
130°-Winkelplatte	statt Kondylenplatte	3
Gerade Platte	statt Winkelplatte	1
Marknagel	statt Winkelplatte	2 ·
Gesamt		9

bilsten Hüftkopfkernes, wodurch es zum Ausbrechen der Klinge aus Hüftkopf und Schenkelhals unter Belastung kam. Weitere wichtige Plazierungsfehler lagen in der Perforation des Schenkelhalses mit Verlassen der Klinge ventral oder dorsal bzw. in der Nichterfassung biomechanisch wichtiger Fragmente v. a. auf der medialen Druckseite (Tabelle 5).

Tabelle 5. Falsche Plazierung des Implantates bei der primären Osteosynthese (Unfallchirurgie Mainz 1978 – 1982)

	n
Zu proximale Lage der Plattenklinge im Schenkelhals	13
Perforation des Schenkelhalses oder des Hüftkopfes	5
Nichterfassung biomechanisch wichtiger Fragmente	4
Gesamt	22

Bei der 3. Hauptursache für die Entstehung einer posttraumatischen Fehlstellung, der schlechten Reposition mit Fixierung in Fehlstellung bei der primären Osteosynthese, zeigte unsere Analyse, daß hier die Varusfehlstellung des Hüftkopfes mit großem Abstand in vielen Fällen die entscheidende Rolle spielt, während die Antetorsionsfehlstellung des Hüftkopfes und die Rotations- und Lateralisationsfehlstellung des Femurschaftes zahlenmäßig erheblich seltener ursächlich vorkamen (Tabelle 6).

Tabelle 6. Schlechte Reposition mit Fixierung in Fehlstellung bei der primären Osteosynthese (Unfallchirurgie Mainz 1978 – 1982)

	n
Varusfehlstellung des Hüftkopfes	24
Antetorsionsfehlstellung des Hüftkopfes	3
Rotationsfehlstellung des Femurschaftes	5
Lateralisation des Femurschaftes	3
Gesamt	35

Die häufigsten operationstechnischen Mängel und deren fatale Mitwirkung bei der Entstehung schwerwiegender posttraumatischer Fehlstellungen und Komplikationen sollen für die 3 Hauptgruppen, wie sie in Tabelle 3 zusammengestellt sind, an einigen Beispielen demonstriert werden, wobei gleichzeitig hier unser operationstechnisches Vorgehen hinsichtlich Planung und Durchführung der Korrekturosteotomie erläutert werden soll.

Fall 1 (Abb. 1):
77jährige Patientin mit per- und subtrochantärem Stückbruch, der primär mit einer langen geraden Platte operativ versorgt wurde. Die distal sehr lange Platte konnte naturgemäß nicht verhindern, daß proximal diese Art von Osteosynthese allein schon den Belastungen bei Anspannungsübungen im Bett nicht gewachsen war; es kam, wie es kommen mußte, zu extremer Varusfehlstellung und Pseudarthrose im Bereich des Schenkelhalses. Die Patientin wurde 4 Monate postoperativ zu uns verlegt. Es wurde eine valgisierende Umstellungsosteotomie mit einer AO-120°| Osteotomieplatte durchgeführt. Der Verlauf zeigt, daß nach Wiederherstellung biomechanisch richtiger Verhältnisse die Pseudarthrose relativ rasch zur Ausheilung gebracht werden kann.

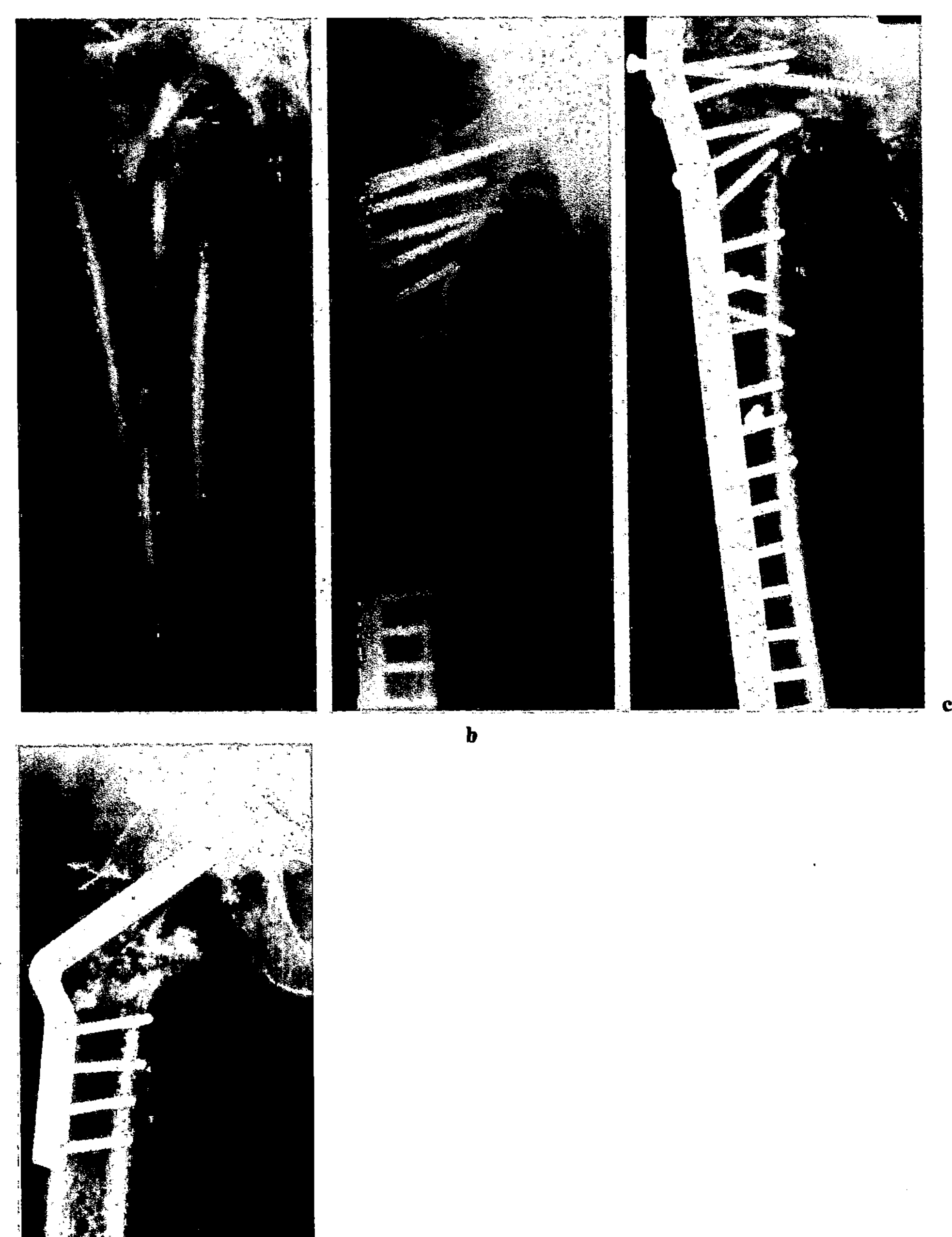

Abb. 1 a–d. 77jährige Frau: per- und subtrochantärer Stückbruch. Beispiel einer posttraumatischen Fehlstellung durch falsche Wahl des Osteosyntheseimplantates. a Unfallbild, b postoperatives Bild, c extreme Varusfehlstellung und proximale Pseudarthrose 3 Monate nach Primärversorgung, d 4-Monate-Kontrolle nach Korrekturosteotomie und Stabilisierung mit AO-120°-Osteotomieplatte

Nach 6 Monaten war die Fraktur vollständig in idealer Stellung durchgebaut. Dieser Fall ist ein eindringliches Beispiel für eine falsche Wahl des Implantates bei der primären Versorgung. Bei dieser Frakturform hätte man sicher am besten eine lange 130°-Winkelplatte verwendet (Abb. 1 a–d).

Fall 2 (Abb. 2):
64jähriger Mann, pertrochantäre Femurstückfraktur. Primäre Versorgung mit 130°-Winkelplatte und Spongiosazugschraube. Der Hauptmangel der Osteosynthese bestand darin, daß die Fraktur in starker Fehlstellung fixiert wurde, wodurch medial ein großer Defekt entstand. Ein halbes Jahr später ist die Fraktur noch nicht fest, der Knochen ist zusammengesintert. Die Plattenklinge perforiert, wie das axiale Bild gut zeigt, den nach vorn abgekippten Hüftkopf weit. Nachdem deswegen das Metall entfernt worden war, entwickelte sich folgerichtig eine Pseudarthrose mit extremer Varusfehlstellung. Wegen der schlechten Erfahrungen mit den Operationen konnte sich der Patient erst 3 Jahre nach der Erstversorgung zur Korrekturoperation entschließen. Wir haben eine subtrochantäre Valgisationsosteotomie mit Stabilisierung durch eine AO-120°-Winkelplatte durchgeführt, wodurch in wenigen Monaten eine Ausheilung der lang vorbestandenen Pseudarthrose mit recht guter Funktion im Gelenk erzielt werden konnte (Abb. 2 a–f).

Fall 3 (Abb. 3):
62jährige Frau, subtrochantäre Oberschenkelstückfraktur. Eindrucksvolles Beispiel für schwerwiegende Mängel bei der Primärversorgung. Hier wurde schon primär die Fraktur nicht richtig reponiert und in extremer Varusfehlstellung mehr oder weniger fixiert, und zusätzlich konnte naturgemäß als Folge dieser Fehlstellung das große, mediale und biomechanisch für die Abstützung so wichtige Fragment nicht eingepaßt werden (Abb. 3 a). 17 Monate später wurde die Patientin von uns übernommen. Intraoperativ bestätigte sich der röntgenologische Verdacht, daß im proximalen Bereich noch immer eine Pseudarthrose bestand (Abb. 3 b). Die präoperative Planung für die Umstellungsosteotomie zeigt Abb. 3 d. Die abschließende Röntgenkontrolle 6 Monate nach der Korrekturosteotomie zeigt guten knöchernen Durchbau und klinisch eine sehr gute Funktion (Abb. 3 c). Das Beispiel demonstriert aber auch positiv, daß selbst bei extremen Fehlstellungen und schlechten Ausgangssituationen durch Wiederherstellung günstiger biomechanischer Verhältnise eine rasche endgültige Ausheilung und ein gutes Dauerresultat erzielbar sind.

Für das Operationsverfahren der Osteotomie haben wir die übliche Technik etwas modifiziert: Während gewöhnlich die Osteotomie parallel zum Verlauf der Plattenklinge gewählt wird, führen wir die Osteotomie etwas flacher durch. Hierdurch wird erreicht, daß das proximale Fragment etwas keilförmig ist und so bei einem eventuellen Gleiten auf der Klinge nach außen der Osteotomiespalt fest aufeinandergepreßt wird. Gegenüber der üblichen Technik erscheint hierbei von Vorteil, daß so trotz evtl. auftretender kleinerer Resorptionen im Osteotomiebereich automatisch eine erneute Kompression erfolgt (Abb. 3 e). Dieses Verfahren hat sich bei uns seit Jahren sehr gut bewährt. Bei der Osteotomie ist zu beachten, daß man zweckmäßigerweise zuerst in der Mitte des zu entnehmenden Keiles exakt senkrecht zum Schaft osteotomiert, dann evtl. bestehende Rotationsfehler ausgleicht und erst dann den schrägen Keil

---

Abb. 2 a–f.   64jähriger Mann: pertrochantärer Oberschenkelstückbruch. Der Fall demonstriert ▶ die ursächliche Bedeutung der primär erfolgten ungenügenden Reposition und Fixierung in Fehlstellung. a Unfallbild, b postoperative Kontrolle nach Versorgung mit 130°-Winkelplatte und langer Spongiosazugschraube, Fixierung in starker Fehlstellung, großer medialer Knochendefekt. c, d Zusammensinterung der Fraktur, Abkippung des Kopfes nach vorn, Perforation der Metallklinge aus dem Hüftkopf in die Hüftpfanne. e Nach der wegen Perforation erfolgten Metallentfernung Entwicklung und mehrjähriges Fortbestehen einer subtrochantären Pseudarthrose bei starker Varusfehlstellung. f Die 3 Jahre später durchgeführte Umstellungsosteotomie führte kurzfristig zur knöchernen Ausheilung bei guter Funktion

(Abbildung Seite 112)

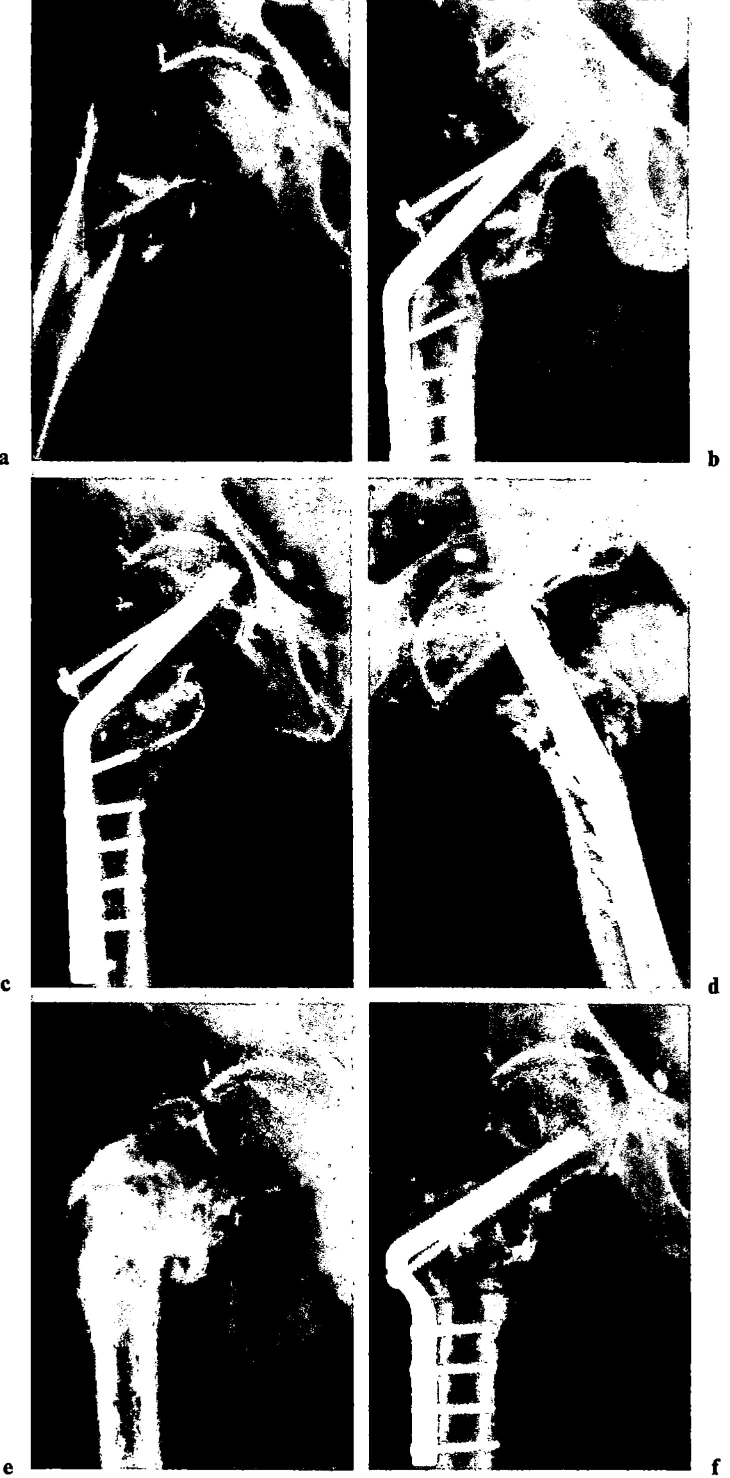

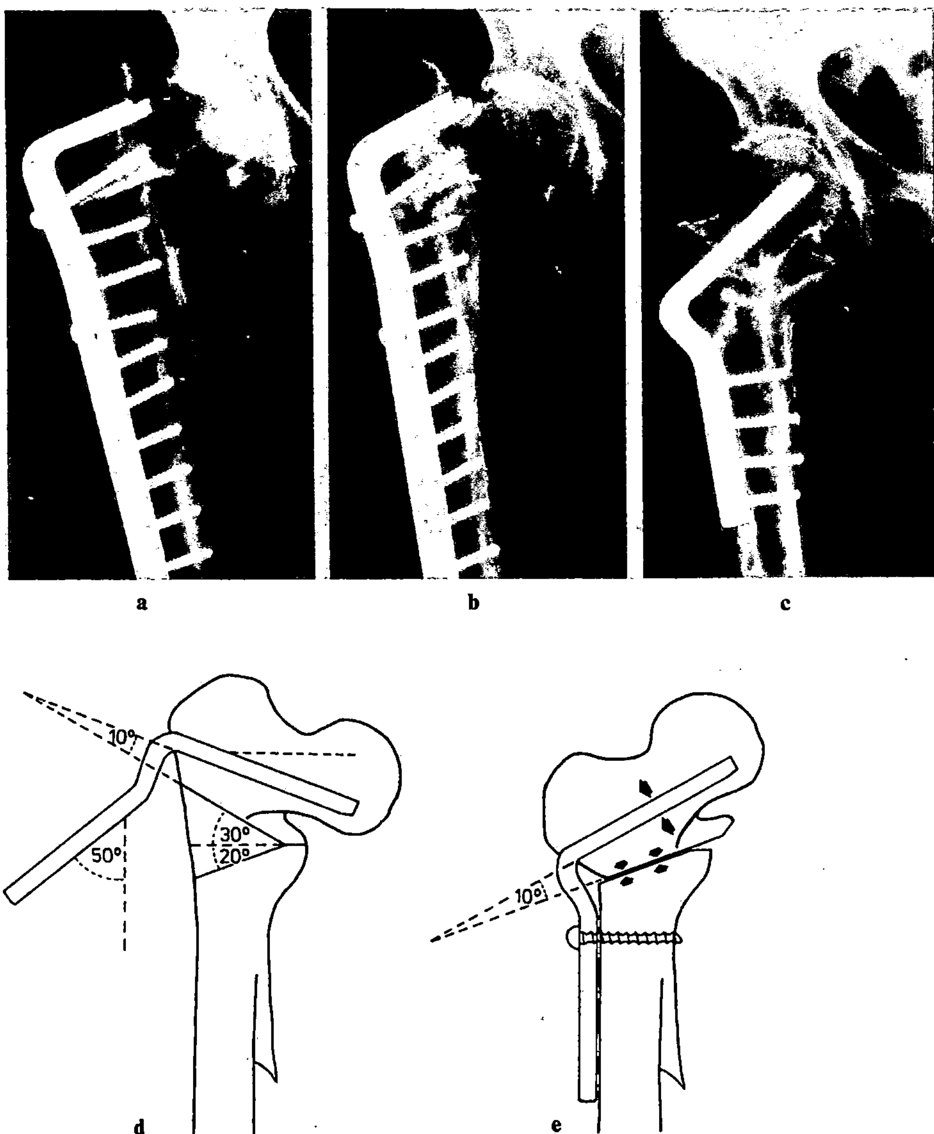

Abb. 3 a–e.   62jährige Frau, subtrochantäre Schenkelhalsfraktur mit Ausbruch eines großen medialen Fragmentes. Beispiel für entscheidende Mängel bei der Primärversorgung: schlechte Reposition mit Fixierung in Fehlstellung, Nichterfassung biomechanisch wichtiger Fragmente. **a** Postoperative Kontrolle, extreme Varusfehlstellung, Nichterfassung des medialen Fragmentes. **b** 17 Monate postoperativ Einheilung des medialen Fragmentes, Pseudarthrose des Schenkelhalses. **c** 6 Monate nach valgisierender Korrekturosteotomie fester Durchbau, sehr gute Funktion. **d** präoperative Planung der Osteotomie: zuerst quere Osteotomie am Schaft, eventuelle Korrektur von Drehfehlern und dann schräg-keilförmige Osteotomie proximal und distal. **e** Die schräg zur Plattenklinge verlaufende Osteotomie am proximalen Fragment bewirkt bei der Gleitosteosynthese eine Kompression der Osteotomieflächen

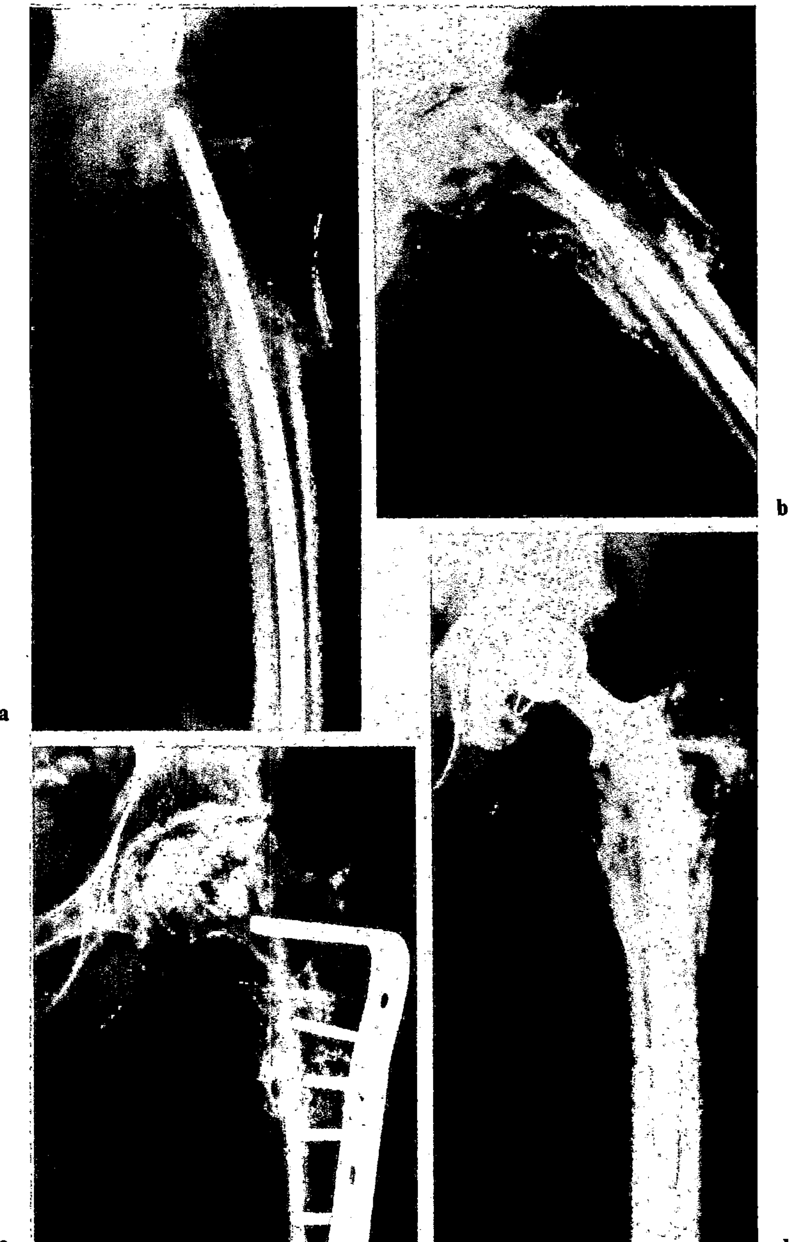

Abb. 4 a–d. 49jähriger Mann: Außenrotationsfehlstellung nach subtrochantärer Oberschen-kelfraktur und Osteosynthese mit Endernagel bei vorbestehender Hüftkopfnekrose. Der Fall demonstriert den ursächlichen Zusammenhang zwischen falscher Wahl des Implantates und der entstandenen Fehlstellung. Bei subtrochantärer Frakturform hätte primär eine Kondylenplatte zur Anwendung kommen müssen. **a, b** Ein Jahr nach dem Unfall bzw. vor der Umstellungsosteo-tomie, **c** subtrochantäre Rotationsosteotomie und Stabilisierung mit auf ca. 87° korrigierter und gespannter AO-Kondylenplatte. Osteotomiestelle ein halbes Jahr postoperativ fest, **d** nach Durchbau der Osteotomie und Korrektur der posttraumatischen Fehler Implantation einer TEP wegen der ausgedehnten Kopfnekrose

nach oben und unten entnimmt. Würde man dagegen den kompletten Keil primär entnehmen, so könnten anschließend keine Korrekturen der Rotation mehr ausgeführt werden; denn bei schrägem Ende der Osteotomieflächen würde jede Rotation einen Achsenknick verursachen. Zur Operationsplanung hat sich gerade bei unübersichtlichen Verhältnissen bewährt, auf einer Klarsichtfolie ein seitenverkehrtes Bild der gesunden Seite anzufertigen, das man auf das Röntgenbild der kranken Seite legt, wodurch die Stelle und Art der notwendigen Korrekturosteotomie am leichtesten sichtbar werden (Abb. 3 d u. e).

Fall 4 (Abb. 4):
49jähriger Mann, subtrochantäre Oberschenkelfraktur bei vorbestehender idiopathischer Hüftkopfnekrose. Die Fraktur wurde mit einem Endernagel „stabilisiert". Es entwickelte sich eine extreme Außendrehfehlstellung von 80°. Der Fall demonstriert, welche Auswirkungen die falsche Wahl eines Implantates bei der primären Versorgung haben kann. Hier hätte unbedingt die Stabilisierung durch eine Kondylenplatte erfolgen müssen, die solche Komplikationen mit Sicherheit verhindert hätte. Als Vorbereitung für die später durchzuführende Totalendoprothese wegen der ausgedehnten Hüftkopfnekrose mußte zuerst eine Rotationskorrekturosteotomie durchgeführt werden mit Stabilisierung durch eine auf etwas unter 90° gebogene und gespannte Kondylenplatte. Nach knöcherner Ausheilung der Osteotomie wurde dann 9 Monate später das Metall entfernt und eine Langschaftprothese implantiert (Abb. 4 a–d).

Zusammenfassung

Die Analyse unserer 31 Fälle aus den letzten 5 Jahren hat eindringlich gezeigt, daß praktisch in allen Fällen ein oder mehrere Mängel bei der primären Osteosynthese von hüftgelenknahen Frakturen festzustellen waren. Dabei dominierten eindeutig 3 Hauptfehler, nämlich falsche Wahl des Implantates, falsche Plazierung des Implantates und schlechte Reposition mit Fixierung in Fehlstellung.

Bei der kritischen Beurteilung darf sicher nicht vergessen werden, daß Frakturen des proximalen Femurs und des Schenkelhalses nicht selten ausgesprochen schwierig sind und besondere Erfahrungen des Operateurs, räumliches Vorstellungsvermögen v. a. bei den teils geschlossenen Osteosynthesen unter Bildwandlerkontrolle und auch gute Kenntnisse der Biomechanik verlangen. Denn wie an keinem anderen Gelenk machen sich biomechanische Mängel eines Osteosynthesesystems am Hüftgelenk fatal bemerkbar und führen bei den hohen Beanspruchungen des Hüftgelenkes praktisch immer zu entsprechenden Komplikationen. Bei der kritischen Beurteilung unseres Patientengutes mußten wir feststellen, daß außerdem in allen Verläufen die zu erwartenden Komplikationen vorauszusehen waren.

Die Ergebnisse zeigen jedoch auch, daß bei sorgfältiger Planung und Durchführung einer Korrekturosteotomie auch in sehr schwierigen Fällen und bei schon lang bestehender Fehlstellung und Pseudarthrose doch noch ein sehr gutes Endergebnis erzielt werden kann. Bei der Beurteilung der Ergebnisse muß naturgemäß getrennt werden zwischen den Folgen der Verletzung und dem eigentlichen Ergebnis der Osteotomie. Bei unseren 31 untersuchten Fällen konnte bei allen eine knöcherne Ausheilung in sehr guter Stellung und ein am vorbestehenden Zustand zu messendes, gutes bis sehr gutes Ergebnis erzielt werden. Es läßt sich daraus sicher eine klare Indikation ableiten, posttraumatische Fehlstellungen einer entsprechend qualifizierten Korrekturosteotomie zuzuführen.

Hüftgelenknahe posttraumatische Umstellungsosteotomien

U. Pfister und A. Wentzensen

An der Berufsgenossenschaftlichen Unfallklinik Tübingen wurden in den Jahren 1975–1982 insgesamt 314 hüftgelenknahe Osteotomien durchgeführt. 97 dieser Osteotomien waren auf Grund posttraumatischer Veränderungen notwendig. Nicht berücksichtigt sind in dieser Zahl primäre Umstellungsosteotomien bei steilem Verlauf einer Schenkelhalsfraktur.

Eine Aufschlüsselung der allein oder in Kombination vorkommenden präoperativen Diagnosen zeigt, daß die Schenkelhalspseudarthrose mit 29 Fällen bei weitem die häufigste Indikation zur Umstellungsosteotomie darstellte. 9mal wurde als Hauptdiagnose die Kopfnekrose, 5mal eine fortgeschrittene Arthrose angegeben. Bei den Fehlstellungen überwogen mit insgesamt 31 Fällen die Varusfehler, zusätzlich bestand 11mal eine meist erhebliche Außendrehfehlstellung, nur 2mal eine vermehrte Innendrehung. Eine Valgusstellung wurde dagegen nur 7mal korrigiert, 2mal war sie mit einer vermehrten Außenrotation kombiniert. 12mal zeigte sich eine Beugekontraktur als wesentliches indikatorisches Kriterium. In 22 Fällen bestand ein reiner Rotationsfehler, darunter waren 17 Außen- und 5 Innendrehfehler festzustellen. Diese Rotationsfehler waren 4mal nach konservativer und 18mal nach operativer Behandlung von Oberschenkelschaft- bzw. pertrochantären Frakturen entstanden, darunter allein 12mal nach einer Marknagelung.

Operationstechnik

Die Operationstechnik war weitgehend einheitlich. Normalerweise wurden die Osteotomien intertrochantär durchgeführt, nur bei reinen Rotationsfehlern des Schaftes über 30° kam die subtrochantäre Drehosteotomie zur Anwendung. Eine Verkürzung des Schenkelhalses erfolgte nie, eine Verlagerung des Trochanter major nur in wenigen Fällen. Bei der varisierenden Osteotomie wurde 4mal mit der Osteotomie- und 3mal mit einer Kondylenplatte stabilisiert. Bei den valgisierenden Osteotomien kamen in 45 Fällen die 120°- oder 130°-Platte, 12mal eine aufgebogene Kondylenplatte zum Einsatz. Das Ausmaß der Korrekturen läßt sich folgenden Tabellen entnehmen (Tabelle 1 u. 2).

Wenn man bedenkt, daß immerhin 68 der Fälle voroperiert waren, so ist die Zahl der postoperativen Komplikationen nach der Osteotomie verhältnismäßig niedrig. 2mal mußte ein Hämatom ausgeräumt werden, in einem Fall kam es bei Abduktionsosteotomie eines fast versteiften Gelenkes zur Plattenlockerung und nach der Reoperation zum Infekt. Unter 29 Pseudarthrosen trat 2mal nach valgisierender Osteotomie keine Heilung ein. Zwischen 1975 und heute erhielten 6 der operierten Patienten eine Totalprothese, davon 2 schon 3 Monate, einer 7 Monate, ein weiterer 1,5 Jahre und 2 Patienten 4 Jahre nach der Osteotomie. Jedesmal kam es zur Kopfnekrose nach medialer Schenkelhalsfraktur.

Korrekturosteotomien nach Traumen
an der unteren Extremität
Herausgegeben von G. Hierholzer, K. H. Müller
© Springer-Verlag Berlin Heidelberg 1984

Tabelle 1. Valgisierende Osteotomie (n = 57)

Keil	20°	25°	30°	40°	> 40°
Fallzahl	12	7	26	11	1
+ Extension	1		2	4	
+ Flektion		2			
+ Derotation	3	1	4	1	
+ Rotation			2		

Tabelle 2. Varisierende Osteotomie (n = 7)

Keil	10°	15°	20°	25°	30°
Fallzahl	1	1	2	2	1
+ Extension			1		
+ Derotation	1				

Eine röntgenologische Auswertung von 24 Umstellungsosteotomien, die mindestens 3 Jahre zurück lagen, ergibt die Ausheilung ohne wesentliche Zeichen einer Arthrose in 18 Fällen, eine partielle und offenbar fortschreitende Kopfnekrose in 2 Fällen, eine Teilkopfnekrose, die sich inzwischen zu konsolidieren beginnt, in 3 Fällen sowie eine schwerste Arthrose in einem weiteren Fall. Die Kopfnekrosen sind dabei jedesmal nach medialer Schenkelhalsfraktur entstanden. Wichtig erscheint die Feststellung, daß sich durch die Umstellung eine Konsolidierung der Kopfnekrose zwar nicht immer, aber doch in einigen Fällen erreichen läßt.

Entsprechend dem röntgenologischen Befund hat sich bei der letzten Nachuntersuchung durchschnittlich 39 Monate nach der Operation die Beweglichkeit gegenüber dem postoperativen Befund in 3 Fällen verschlechtert, in 7 Fällen verbessert, in 14 Fällen ist sie gleich geblieben.

Zusammenfassung: Operative Korrektur posttraumatischer Fehlstellungen im Bereich des Hüftgelenks

H. Zilch

Korrekturosteotomien am proximalen Femur benötigen bei der operativen Planung in besonderem Maße eine genaue Analyse der Pathophysiologie.

Folgende Indikationen zu einer Korrekturosteotomie nach Traumen am proximalen Femur kommen in Frage: 1. Schenkelhalspseudarthrose, 2. in Fehlstellung verheilte Frakturen, 3. instabile pertrochantäre Frakturen zur Erzielung einer planen Belastungsfläche, 4. partielle und abgeheilte posttraumatische Kopfnekrosen zur Änderung der Belastungszone am Hüftkopf.

Die Lokalisation der Osteotomie liegt heute im intertrochantären Bereich, da hier sowohl Winkelveränderungen als auch Schaftverschiebungen durchgeführt werden können.

Bei der Korrekturosteotomie zur Behebung einer *Pseudarthrose* wird das von Pauwels erarbeitete Prinzip der Umlagerung verwirklicht, indem Schub- in Druckkräfte umgewandelt werden. Zunächst sollte, wenn immer möglich, eine Umlagerungsosteotomie geplant werden und erst als weiterer Eingriff eine Totalendoprothese. Die Umlagerungsosteotomie ist jedoch an gewisse Voraussetzungen gebunden: Es muß ein vitaler Kopf vorhanden sein, während reaktive Osteophyten die Vitalität zusätzlich dokumentieren und oft operationstechnisch genutzt werden können. Die Osteoporose des Kopfes sollte der der gesunden Gegenseite gleichen.

Bei Berechnung des Umlagerungswinkels muß die Richtung der resultierenden Druckkraft R und die anatomische Femurachse bekannt sein. Da die Pseudarthrose nach der Umlagerungsosteotomie nur noch auf Druck beansprucht werden darf, muß nach der Operation die Pseudarthrose einen Winkel von 25° bis maximal 30° mit der Senkrechten zur Schaftachse bilden. Hat eine Pseudarthrose einen Pauwels-Winkel von 75°, beträgt der Umlagerungswinkel 50°.

Speziell bei der Umlagerungsosteotomie hat sich die Fixation mit der 120°-Winkelplatte der AO bewährt.

Die Osteotomie kann in Form einer Keilosteotomie oder in Form einer Y-Osteotomie durchgeführt werden. Bei der Keil- oder V-förmigen Osteotomie liegt der Schnittpunkt beider Osteotomieflächen in Höhe der medialen Kortikalis. Wegen der schrägen Osteotomiefläche kann die Verkürzung durch Lateralisation gemindert werden. Bei der Y-Osteotomie wird der Abrutsch des Hüftkopfes mitberücksichtigt, da der Kopf auf seiner ganzen Pseudarthrosenfläche mitabgestützt wird. Anderenfalls würde es zum Abkippen des Hüftkopfes durch die Resultierende kommen. Die Planung und die einzelnen Schritte dieser Osteotomie wurden von Müller perfektioniert (vgl. S. 69ff).

Bei *Korrektur von Fehlstellungen* wird die Wiederherstellung anatomischer Verhältnisse angestrebt. Es handelt sich hierbei meistens um in Varusfehlstellung verheilte Brüche, u. U. mit Außenrotations- und Flexionsfehlstellungen. Die Korrektur in mehreren Ebenen ist nicht ganz einfach, da die Klinge häufig nicht zentral zu liegen

Korrekturosteotomien nach Traumen
an der unteren Extremität
Herausgegeben von G. Hierholzer, K. H. Müller
© Springer-Verlag Berlin Heidelberg 1984

kommt und daher leicht ausbrechen kann. Eine Varisationsosteotomie nach Trauma ist selten indiziert, z. B. nach Revarisierung bei zu starker vorgängiger Valgisationsoperation und wieder aufgetretenen Beschwerden. In Fehlstellung verheilte Frakturen am proximalen Femur treten am häufigsten nach sub- und pertrochantären Brüchen auf. Sie sind bedingt durch falsche Wahl des Implantates, durch falsche Implantation des korrekten Implantates (z. B. zu weit kranial gelegene Klinge) und durch schlechte Reposition vor der Osteosynthese (z. B. Varusfehlstellung).

Bei *instabilen pertrochantären Frakturen* wird durch eine Osteotomie versucht, einen breiten Flächenkontakt am Knochen zu erreichen, so daß bei alten Patienten eine sofortige Mobilisation und Belastung möglich ist.

Bei der *posttraumatischen Kopfnekrose*, ein biologisches Problem, kann durch eine Varisation oder Valgisation ein teilnekrotischer Bezirk aus der Belastung herausgedreht werden. Unter Umständen sind Extensions- und Flexionsosteotomien zusätzlich erforderlich, wozu genaue präoperative Röntgenaufnahmen in verschiedenen Ebenen notwendig sind, um eine geeignete Kopfstellung zu ermitteln. Diese Osteotomien sind von der Behandlung der genuinen Koxarthrose her bekannt. Bei bestehenden arthrotischen Veränderungen, insbesondere am Pfannendach mit Erkerbildung, kann u. U. die von Bombelli angegebene Valgusextensionsosteotomie durchgeführt werden, die jedoch andere biomechanische Überlegungen als die vorgenannten Osteotomien zur Grundlage hat.

Spongiosatransplantationen bei beginnender Kopfnekrose haben nach unseren Erfahrungen die in sie gesetzten Erwartungen nicht erfüllt. Inwieweit gestielte kortiko-spongiöse Späne oder gar mikrovaskulär gestielte freie Transplantate hier eine Verbesserung der Ergebnisse erzielen können, muß abgewartet werden.

Nach *posttraumatischen Längendifferenzen* sind Korrekturosteotomien am proximalen Femur durchführbar. Verkürzungen bis 3 cm werden in der Intertrochantärgegend durchgeführt und mit der Kondylenplatte übungsstabil fixiert.

Die mitgeteilten Ergebnisse der verschiedenen Kliniken nach Korrekturosteotomien am proximalen Femur nach Traumen sind ermutigend.

III Bereich der Diaphysen

Korrekturosteotomien am Femurschaft

L. Gotzen, H. Tscherne und A. Illgner

Einleitung

Eine gleichartige physiologische Gestaltung beider Beine ist die Voraussetzung für ihre volle Funktionstüchtigkeit und dauerhafte Leistungsbeständigkeit [6]. Fehlstellungen nach Schaftfrakturen haben, da sie häufig eine Verkürzung beinhalten, nicht nur eine Beeinträchtigung der normalen Biomechanik der stark beanspruchten unteren Extremität zur Folge, sondern auch des Achsenorgans Wirbelsäule.

Funktionelle Störungen ergeben sich primär aus der abnormen Statik, den geänderten Bewegungsabläufen der Gelenke sowie der muskulären Fehlbeanspruchung und v. a. sekundär aus den degenerativen Gelenkschäden [7].

Die Anzahl der Korrekturen im Schaftbereich ist geringer als die Zahl der korrekturbedürftigen Fehlstellungen. Nicht selten werden die Korrekturen in den angrenzenden metaphysären Bereich verlegt oder bei Verkürzungen am kontralateralen Bein vorgenommen. Insgesamt sind posttraumatische Deformitäten am Femurschaft durch die operative Frakturversorgung seltener geworden [4].

Indikation

Die Korrektur am Ort der Deformität im Schaftbereich ergibt sich zwingend, wenn eine schwere und komplexe Fehlstellung vorliegt. Aber auch bei einfachen, nicht stark ausgeprägten Deformitäten ist bei den meist jungen Patienten die Indikation zur Korrektur im Fehlstellungsbereich großzügig zu stellen, um die normale Form des Femurs wieder zu erlangen.

Bei Schaftfehlstellungen in der Frontalebene ist zu berücksichtigen, daß die Auswirkungen auf das Kniegelenk im Vordergrund stehen, während das Hüftgelenk kaum nachteilig tangiert wird. Ein wichtiger Parameter für die Kniegelenkbelastung stellt der Verlauf der Traglinie dar. Auch bei geringer Verschiebung der Mikulicz-Achse aus der Kniemitte heraus, insbesondere nach medial, kann sich auf die Dauer durch die damit verbundene Fehlbelastung eine einseitige Arthrose entwickeln [1, 2, 3].

Außer vom Betrag der Achsenabweichung wird der Traglinienverlauf maßgeblich von der Lokalisation der Fehlstellung bestimmt, wie die Abb. 1 a erkennen läßt. Aus Abb. 1 b ist ersichtlich, daß eine distale Schaftfehlstellung mit einem Varus von 5° eine stärkere Medialverschiebung der Traglinie zur Folge hat als eine proximale Schaftdeformität mit einem Varus von 15°.

Korrekturosteotomien nach Traumen
an der unteren Extremität
Herausgegeben von G. Hierholzer, K. H. Müller
© Springer-Verlag Berlin Heidelberg 1984

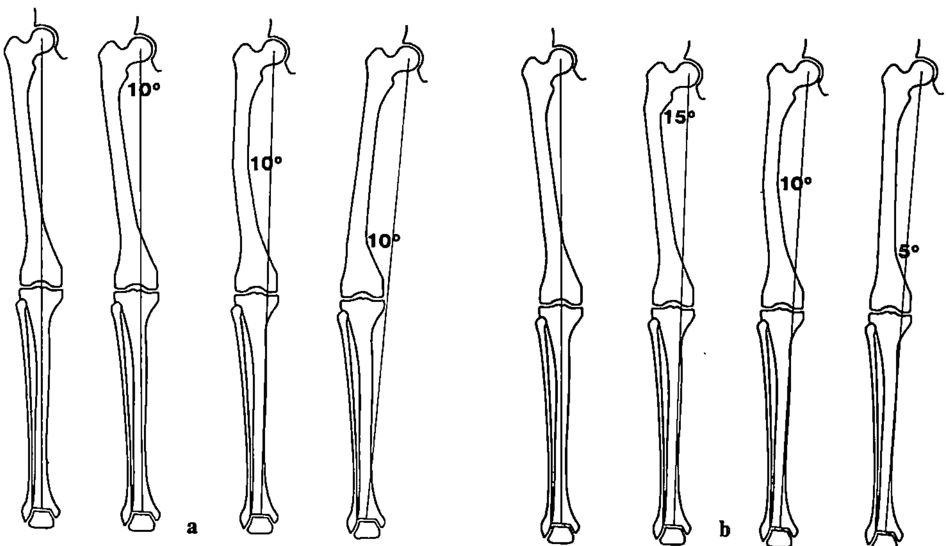

Abb. 1 a, b.   Einfluß der Fehlstellungslokalisation auf den Traglinienverlauf. **a** Identische, **b** unterschiedliche Varusdeformität

Krankengut

An unserer Klinik wurden in dem Zeitraum von 1975–1981 25 Korrekturen im Femurschaftbereich durchgeführt. 21 Patienten waren auswärts vorbehandelt worden. Wie aus der Altersverteilung des Patientengutes zu ersehen ist, handelt es sich meist um Jugendliche und Erwachsene bis zum 30. Lebensjahr. Das Durchschnittsalter betrug 25 Jahre. Das männliche Geschlecht überwog bei weitem. Die Fehlstellungen waren bei 6 Patienten proximal, bei 15 in Schaftmitte und bei 4 distal lokalisiert (Tabelle 1).

Tabelle 1. Korrekturosteotomien am Femurschaft
bei posttraumatischen Fehlstellungen
(n = 25, Zeitraum 1975 – 1981, Unfallchirurgische Klinik,
Medizinische Hochschule Hannover)

Altersverteilung		Weitere Parameter	
10 Jahre	5	25 Ø-Alter	(8 – 60)
10 – 20 Jahre	7	Männlich	23
20 – 30 Jahre	7	Weiblich	2
30 – 40 Jahre	2	Schaft proximal	6
40 – 50 Jahre	3	Schaftmitte	15
> 50 Jahre	1	Schaft distal	4

In der Mehrzahl ergaben sich die Fehlstellungen nach konservativer Behandlung (11 Fälle) und nach Marknagelung (10 Fälle). Nur 2mal war eine Plattenosteosynthese vorausgegangen. Bei 2 Kindern kam es zu erheblicher Varusverbiegung nach je einer Osteosynthese mit Rush-Pin und Cerclagen.

Die Aufschlüsselung nach Art der Fehlstellung zeigt, daß bei den 25 Fällen nur 8mal eine Einzeldeformität, 11mal eine Doppeldeformität und 6mal sogar eine Dreifachdeformität vorlag, bei 5 Patienten in der typischen Kombination Varus – Verkürzung – Antekurvation (Tabelle 2).

Tabelle 2. Art der Fehlstellungen

	n
Außenrotation	3
Verkürzung	3
Varus	2
Varus und Verkürzung	2
Varus und Anteurvation	2
Varus und Rekurvation	1
Verkürzung und Außenrotation	3
Verkürzung und Antekurvation	1
Valgus und Außenrotation	2
Valgus und Verkürzung und Außenrotation	1
Varus und Verkürzung und Antekurvation	5

Am häufigsten war die Verkürzung mit einem Durchschnittswert von 3,5 cm zu verzeichnen, gefolgt von der Varusverbiegung mit 22°, der Außenrotation mit 20° und der Antekurvation mit 18° im Durchschnitt (Tabelle 3).

Tabelle 3. Anzahl der Einzeldeformitäten und ihre Durchschnittswerte

Deformität	n	Durchschnitt/cm
Verkürzung	15	3,5
Varus	12	22°
Außenrotation	9	25°
Antekurvation	8	18°
Valgus	3	12°
Rekurvation	1	10°

Der Zeitraum von der Fraktur bis zur Korrektur betrug im Mittel 3,5 Jahre mit einer Zeitspanne von 3 Monaten bis 30 Jahren. Die meisten Fehlstellungen wurden innerhalb von 2 Jahren nach der Fraktur korrigiert.

Operationsplanung

Posttraumatische Fehlstellungen des Femurschaftes weisen ein sehr wechselvolles Bild auf und sind oftmals durch erhebliche Fragmentdislokationen und Kallusformationen kompliziert. Die Beherrschung der Knochen- und Wiederherstellungschirurgie in ihrer ganzen Breite ist erforderlich, um dem Einzelfall in optimaler therapeutischer Weise gerecht zu werden.

Die Indikation zur Korrektur hat auf einer eingehenden klinischen und röntgenologischen Untersuchung zu beruhen. Vor dem Eingriff sind nach den Röntgenaufnahmen Planzeichnungen anzufertigen, in denen Ort und Betrag der Korrektur, das operative Vorgehen bezüglich Osteotomie- und Stabilisierungstechnik sowie das endgültige Korrekturergebnis einzutragen sind.

In Abhängigkeit von der Art der Deformität, der Konfiguration und Qualität des Knochens im Fehlstellungsbereich und dem Zustand der Weichteile gilt es, aus den verschiedenen Korrekturtechniken und Stabilisierungsverfahren diejenigen auszuwählen, die das Behandlungsziel, möglichst anatomische Wiederherstellung und sichere Konsolidierung, am ehesten gewährleisten.

Folgende Osteotomietechniken stehen zur Verfügung:
– Querosteotomie
– Quere/schräge Keilosteotomie
– Schräge Verschiebeosteotomie
– Stufenförmige Verschiebeosteotomie
– Distanzosteotomie

Bei komplexen Fehlstellungen sind meist Kombinationsosteotomien notwendig, um korrekte Achsen-, Längen- und Rotationsverhältnisse zu erzielen.

Von wesentlicher Bedeutung für den Behandlungserfolg ist die stabile Fixation der Osteotomiefragmente. Die Osteosynthese muß die Osteotomiestellung und die für die knöcherne Heilung notwendige mechanische Ruhe gewährleisten und soll eine funktionelle Nachbehandlung ermöglichen. Bei der Operationsplanung sind diese Gesichtspunkte zu berücksichtigen.

Als Osteosyntheseverfahren kommen fast ausnahmslos die Plattenosteosynthese und die Marknagelung zur Anwendung.

Der große Vorteil der Platte ist ihre universelle Anwendbarkeit, nachteilig ist hingegen bei der Überbrückungsosteosynthese die relativ geringe Biegefestigkeit.

Der Nagel ist nur begrenzt einsetzbar. Seine Vorteile sind die hohe Biegefestigkeit und die axiale Schienung. Die intramedulläre Stabilisierung scheitert vielfach an der oft über längere Strecken fehlenden oder knöchern verlegten Markhöhle. Zur Sicherstellung der Rotationsstabilität ist häufig zusätzlich eine Plattenfixation erforderlich.

Korrektur und Stabilisierung

Die einfache Querosteotomie dient der Derotation und Aufrichtung. Der Vorteil der open-wedge-Osteotomie ist der, daß bei der Achsenkorrektur keine Länge verlorengeht. Wenn mit dem Nagel stabilisiert wird, ist meist eine Antirotationsplatte erforderlich (Abb. 2). Zur Erlangung der knöchernen Konsolidierung muß der Osteotomiespalt mit Spongiosa aufgefüllt werden. Bei der Plattenosteosynthese empfiehlt es sich, zur Abstützung medialseitig einen kortikospongiösen Span einzusetzen.

Die closed-wedge-Keilosteotomie ist das am häufigsten angewendete Verfahren zur Achsenkorrektur. Bei der Plattenosteosynthese ist zur Sicherstellung von Stabilität und Knochenheilung unbedingt eine adäquate Vorbiegung erforderlich [5]. Bei der Marknagelung bedarf es meist einer die Rotation sichernden Plattenfixation (Abb. 3).

Biomechanisch günstiger ist die schräge Keilosteotomie. Bei der Plattenosteosynthese lassen sich je nach Lage der Osteotomieebene Zugschrauben separat oder durch

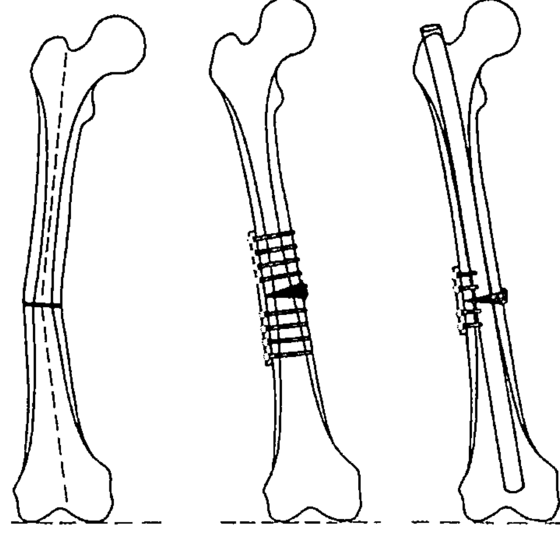

Abb. 2. Quere Aufrichtungsosteotomie „open wedge"

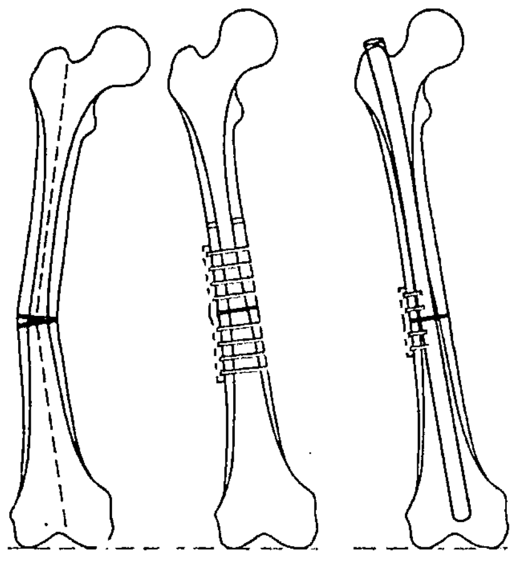

Abb. 3. Quere Keilosteotomie „closed wedge"

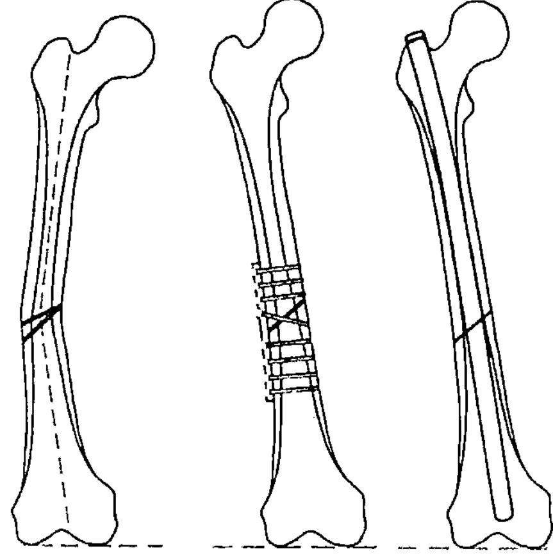

Abb. 4. Schräge Keilosteotomie

die Platte zur effektiven Stabilisierung einsetzen. Bei der Marknagelung entfällt die Notwendigkeit einer Antirotationsplatte (Abb. 4).

Bei Femurschaftfehlstellungen liegt häufig eine Verkürzung vor. Die schräge Verschiebeosteotomie ermöglicht einen Verkürzungsausgleich unter Erhaltung des Fragmentkontaktes. Durch Keilentnahmen lassen sich gleichzeitig Achsen- und Rotationsfehler korrigieren. Sie bieten sich besonders an, wenn ein voluminöser Kallus im Fehlstellungsbereich vorhanden ist. Die langen schrägen Osteotomien sind je nach Art der Deformität in der Sagittal- oder Frontalebene durchzuführen.

Die Stabilisierung mit Zugschrauben und Neutralisationsplatte ist problemlos. Herausgesägte Keile lassen sich als Knochentransplantate in vorhandene Knochenlücken stabil fixieren. Die Heilung geht in den komprimierten Osteotomieflächen meist zügig voran (Abb. 5 u. 6).

Eine andere Möglichkeit des Längenausgleichs ist die stufenförmige Verschiebeosteotomie. Sie eignet sich besonders bei der ad-latus-Dislokation und Konsolidierung unter Verkürzung. Bei entsprechender Plazierung der Osteotomieebenen lassen sich gleichzeitig Achsenfehler korrigieren (Abb. 7).

Die Indikation zur Distanzosteotomie sollte wegen der langen Heilungsdauer zurückhaltend gestellt werden. Die Notwendigkeit ergibt sich dann, wenn eine Verkürzung durch axiale Einstauchung entstanden ist und die Dimension des Knochens weitgehend der Norm entspricht.

Einzeitige Verlängerungen lassen sich bis maximal 4 cm vornehmen [8]. Übersteigt die Verkürzung diesen Betrag, muß eine kontinuierliche Verlängerung durchgeführt werden.

Die hohe Biegebelastung der Platte bei der Überbrückungsosteosynthese wird wesentlich reduziert und die Stabilität erhöht, wenn durch Interposition eines kräftigen kortikospongiösen Spans eine Fragmentabstützung erfolgt. Daneben ist eine ausgiebige Spongiosaplastik zur Sicherstellung der knöchernen Defektüberbrückung erforderlich (Abb. 8).

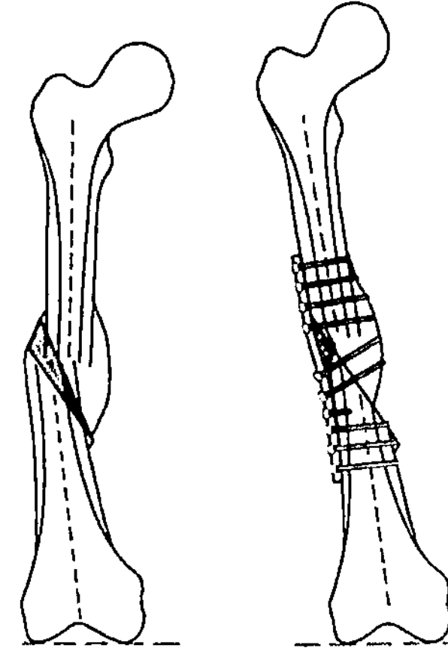

Abb. 5.   Schräge Verschiebeosteotomie zur Korrektur einer Doppeldeformität (Achsenabweichung und Verkürzung)

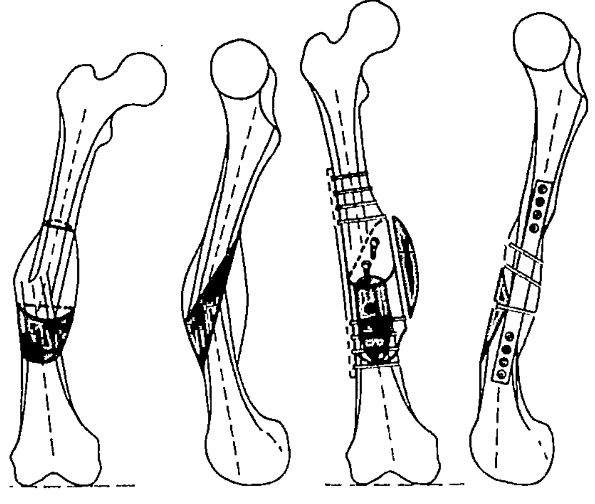

Abb. 6. Schräge Verschiebeosteotomie zur Korrektur einer komplexen Fehlstellung (Achsenabweichung in 2 Ebenen und Verkürzung)

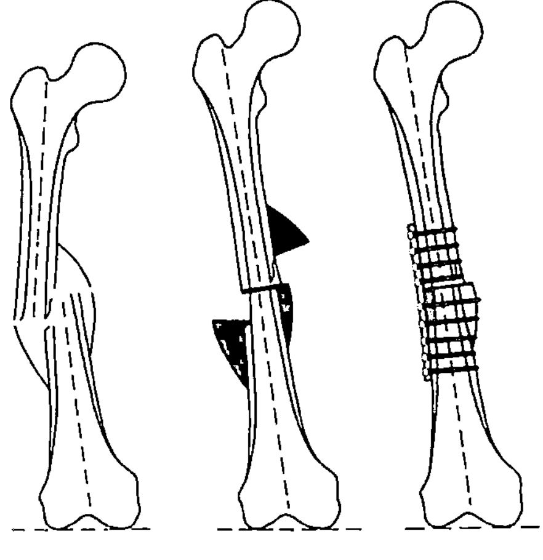

Abb. 7. Stufenförmige Verschiebeosteotomie zum Längenausgleich bei gleichzeitiger Achsenkorrektur

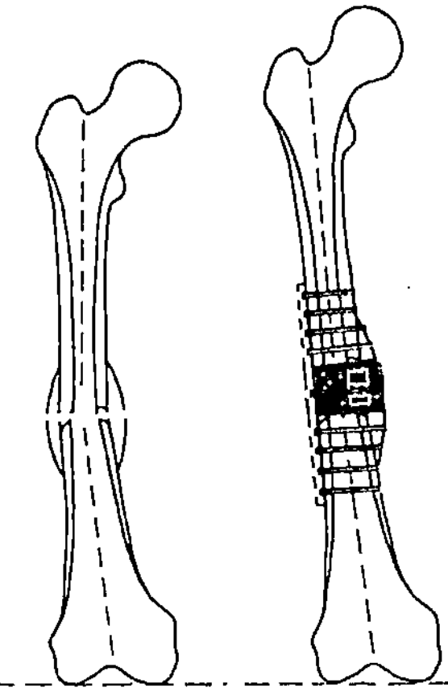

Abb. 8. Distanzosteotomie zur Verlängerung; Überbrückungsosteosynthese mit Platte und zusätzliche Fragmentabstützung mit einem kräftigen kortikospongiösen Span, Auffüllen des Defektes mit Spongiosa

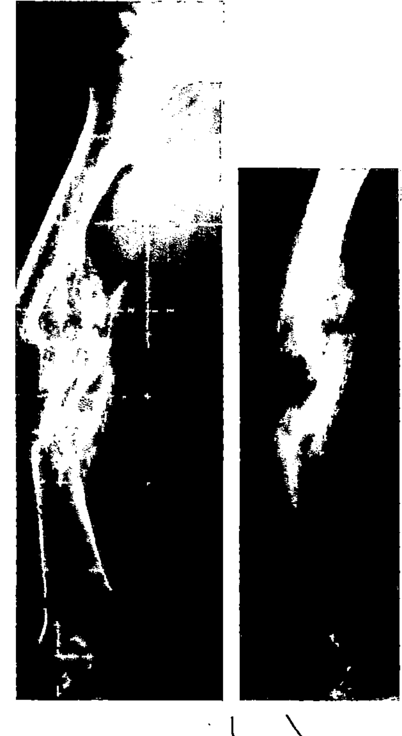

Abb. 9 a–f. Korrektur einer komplexen Deformität am rechten Oberschenkel 1,5 Jahre nach der Fraktur. **a** Fehlverheilte Femurfraktur (Varus 35°, Antekurvation 30°, Verkürzung 5 cm) im Röntgenbild. **b** Schemazeichnung von Femur und Unterschenkelknochen; neben der Deformität am Femur hatte der Patient als Folge einer gleichzeitig erlittenen Unterschenkelfraktur einen Innenrotationsfehler von 30°, eine Antekurvation von 10° und eine Varusfehlstellung von 5°. Weiterhin bestand ein fixierter Spitzfuß von 40° und eine erhebliche Bewegungseinschränkung im rechten Kniegelenk. **c** Planzeichnung zur Korrektur der Fehlstellung am Oberschenkel mit Verlauf der Osteotomieebenen; nach Achsenkorrektur und Verlängerung von 4 cm Verwendung des herausgesägten Kallusblockes zur Defektüberbrückung.

d Postoperative Röntgendokumentation des ▶ Korrekturergebnisses; in der gleichen Operation Korrektur der Unterschenkelfehlstellungen und z-förmige Achillessehnenverlängerung mit nachfolgender kontinuierlicher Spitzfußredression über einen Fixateur externe. **e** Röntgenologischer Status 18 Monate nach dem Eingriff; vollständige Integration des interponierten Knochenblockes. **f** Fotodokumentation des Zustandes ebenfalls 18 Monate nach der Korrektur

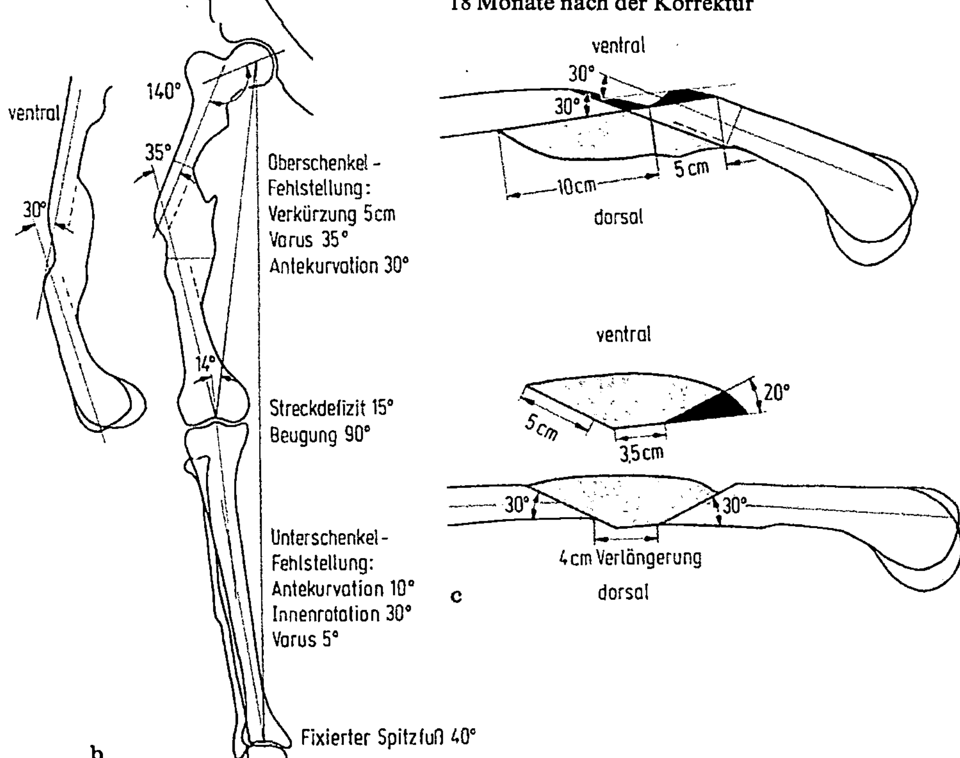

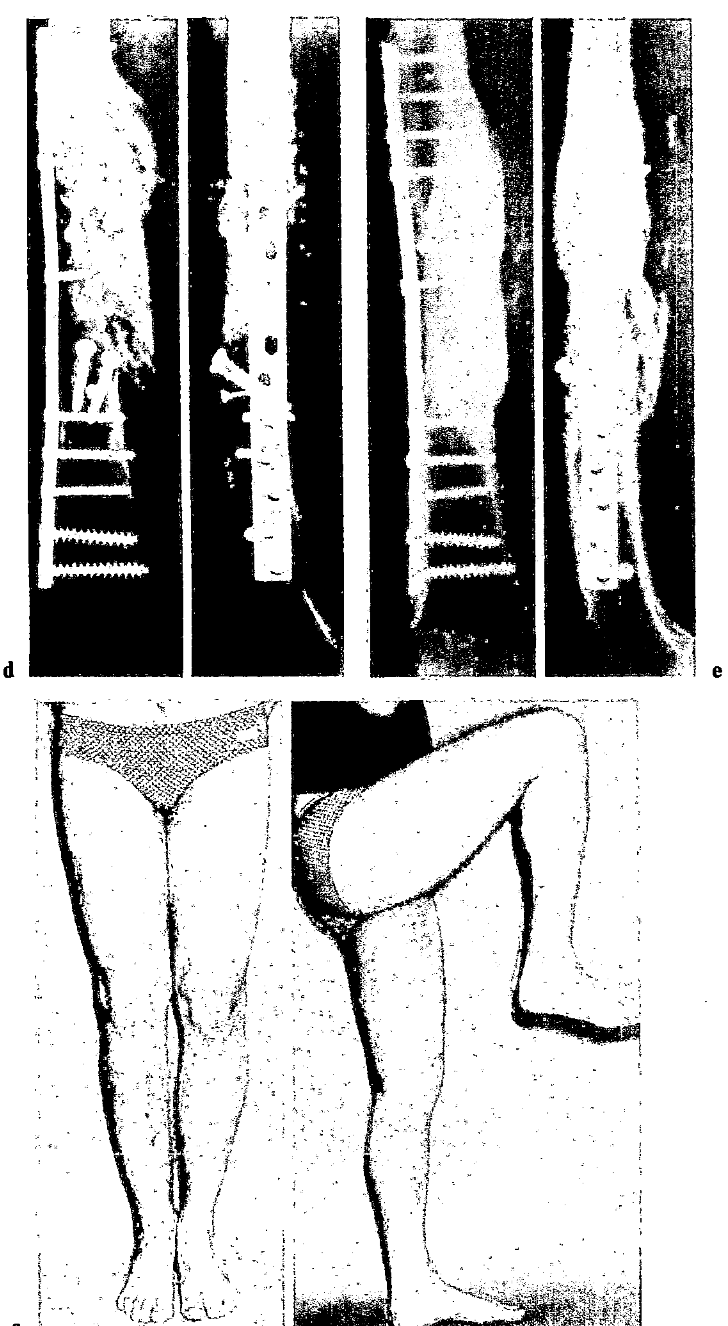

d e

f

Angewandte Korrektur- und Stabilisierungsverfahren

Bei den 25 Fällen wurde 6mal eine einfache Querosteotomie durchgeführt, 3mal zur Derotation und weitere 3mal zur Aufrichtung. 6mal wurde eine Keilosteotomie vorgenommen. Bei 5 Patienten erfolgte eine schräge Verschiebeosteotomie, 3mal mit gleichzeitiger Keilentnahme zur Achsenkorrektur. Die stufenförmige Verschiebeosteotomie wurde bei 2 Patienten durchgeführt. Insgesamt wurden 6 Distanzosteotomien vorgenommen, 4 bei einzeitiger und 2 bei kontinuierlicher Verlängerung.

Als Stabilisierungsverfahren kamen 16mal die Plattenosteosynthese, 7mal die Kombinationsosteosynthese aus Nagel und Platte und nur 2mal die alleinige Marknagelung zur Anwendung. Die Abb. 9 zeigt die Korrektur einer komplexen Deformität in Schaftmitte.

Komplikationen

Insgesamt ergaben sich bei 4 Patienten 5 wesentliche Komplikationen. Die anderen Fälle kamen problemlos zur Ausheilung.

Bei einer einzeitigen Verlängerung von 3 cm und gleichzeitiger Achsenkorrektur wurde nach der Operation eine Ischämie des Beines festgestellt. Durch Reduzierung der Verlängerung um die Hälfte und Freilegung des Gefäßes aus dem umgebenden Narbengewebe konnte die Durchblutung zurückgewonnen werden.

Bei einer Keilosteotomie kam es zu einer Plattenlockerung, die eine Reosteosynthese erforderte.

Bei einer einzeitigen Verlängerung stellte sich eine Plattenverbiegung ein. Die Platte wurde gewechselt.

Nach einer kontinuierlichen Verlängerung kam es ebenfalls zu einer Plattenverbiegung. Bei der Reosteosynthese wurde nochmals eine Spongiosaplastik durchgeführt. Bei fortgeschrittener Konsolidierung stellte sich dann noch ein Plattenbruch ein, der zu einer Reosteosynthese zwang.

Zusammenfassung

Es gehört zu den dankbarsten Aufgaben in der Wiederherstellungschirurgie, bei den meist jungen Menschen durch optimale Planung sowie perfekte Osteotomie- und Osteosynthesetechniken Fehlstellungen am Ort der Deformität zu korrigieren und damit durch Wiederherstellung der Knochenanatomie die Voraussetzungen zur Wiedererlangung einer vollen Funktionstüchtigkeit der Extremität zu schaffen.

Speziell am Femurschaft ergeben sich Korrekturschwierigkeiten durch die oft mit den Achsenfehlern kombinierten Verkürzungen.

Die Verschiebeosteotomie ist ein leistungsfähiges Verfahren, Verkürzungen und Achsenkorrekturen unter Erhaltung des Fragmentkontaktes auszugleichen.

Bei Distanzosteotomien lassen sich die typischen Komplikationen, wie Plattenverbiegung und Plattenbruch, weitgehend vermeiden, wenn in die Defektstrecke ein druckfester Span stabil eingebaut wird.

Literatur

1. Bragard K (1932) Das Genu valgum. Z Orthop Chir [Suppl] 57
2. Bouillet R, Gaver van P (1961) Arthrose du genou. Acta Orthop Belg 27:5
3. Debrunner AM, Seewald K (1964) Die Belastung des Kniegelenkes in der Frontalebene. Z Orthop 98:508
4. Ecke H, Neubert C, Neeb W (1980) Analyse der Behandlungsergebnisse von 1127 Patienten mit Oberschenkelfrakturen aus der Bundesrepublik Deutschland und der Schweiz. Unfallchirurgie 6:38
5. Gotzen L, Haas N, Strohfeld G (1981) Zur Biomechanik der Plattenosteosynthese. Unfallheilkunde 84:439
6. Lanz v T, Wachsmuth W (1972) Praktische Anatomie, Bd I/4. Bein und Statik. Springer, Berlin Heidelberg New York
7. Tscherne H, Gotzen L (1979) Posttraumatische Fehlstellungen. Chirurgie der Gegenwart, Bd IVa. Unfallchirurgie. Urban & Schwarzenberg, München Wien Baltimore
8. Wagner H (1972) Technik und Indikation der operativen Verkürzung und Verlängerung von Oberschenkel und Unterschenkel. Orthopäde 1:59

Korrekturosteotomien am Tibiaschaft

G. Hörster

Einleitung

In Fehlstellung verheilte Frakturen des Unterschenkelschaftes sind durch konsekutive Fehlbelastung der angrenzenden Gelenke ab einem gewissen Ausmaß als präarthrotische Deformität aufzufassen und entsprechend zu behandeln [7]. Pathophysiologisch ist dabei anerkanntermaßen die durch die korrekturbedürftige Fehlstellung bedingte Belastungsänderung der Gelenke *unter Funktion* entscheidend.

Bei der Indikationsstellung sowie zur Ausarbeitung einer individuellen Operationstaktik müssen die topographischen Besonderheiten des Unterschenkels in bezug auf Knochen- und Weichteilverhältnisse beachtet werden. Somit erlangen Einzelheiten einer korrekten Operationsplanung (Osteotomielokalisation, -form, -stabilisierung) hier besondere Bedeutung.

Ausgehend von pathophysiologischen Aspekten der Gelenkbelastung nach Auftreten korrekturbedürftiger Fehlstellungen des Tibiaschaftes sollen im vorliegenden Beitrag diese Planungsdetails beschrieben werden. Es wird dabei nur auf die klinisch besonders bedeutsamen Fehlstellungen in der Frontalebene eingegangen.

Physiologische Aspekte der Belastung von Knie- und Sprunggelenk

Solange Ganglaboruntersuchungen noch keine vollständigen funktionellen Daten der Belastung von Knie- und Sprunggelenk liefern können, muß eine Belastungsanalyse unvollständig bleiben [12]. Wir haben in Anlehnung an die Ausführungen von Braune [2], Debrunner [3], Eberhard, zit. n. Debrunner [3], Fischer [6] sowie Pauwels [18] eine flächenhafte Modelldarstellung einzelner Details der Einbeinbelastungsphase während des Gehens zusammengestellt (Abb. 1). Konstruktiv lassen sich daraus Vorstellungen für die Belastung von Knie- und Sprunggelenk gewinnen.

In die notwendigerweise vereinfachte Darstellung gehen folgende Punkte ein:
a) Die Oberschenkellänge der Versuchsperson beträgt 50 cm, die Unterschenkellänge 40 cm.
b) Es besteht eine Beckenkippung zur Standbeinseite von 5°.
c) Die Auftrittsfläche des belasteten Beines liegt am Fußpunkt einer gedachten Mittellinie, welche dem Schwerelot beim beidbeinigen symmetrischen Stand entspricht.
d) Die Belastungsachse aus dem Teilschwerpunkt S 5 verläuft in einem von oben innen nach außen unten geneigten Winkel von 3°.

Von entscheidender Bedeutung für die Belastung der Beingelenke ist die Tatsache, daß die Belastungsachse beim Gehen exzentrisch zu allen Gelenkmittelpunkten liegt, wodurch Biegemomente der Körperschwere über unterschiedlich große Hebelarme

Korrekturosteotomien nach Traumen
an der unteren Extremität
Herausgegeben von G. Hierholzer, K. H. Müller
© Springer-Verlag Berlin Heidelberg 1984

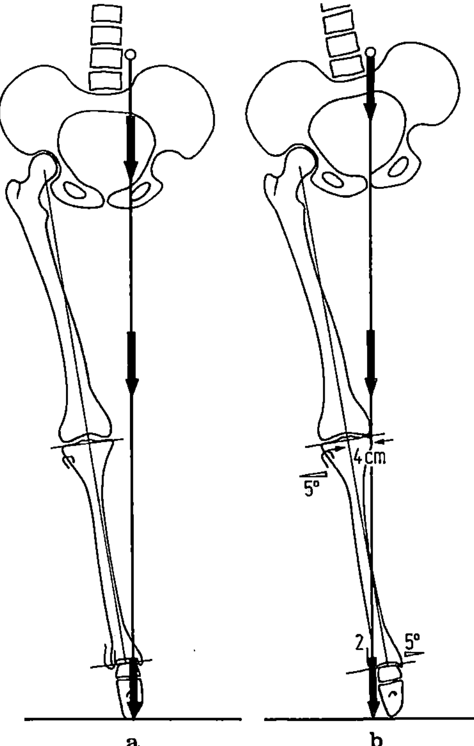

Abb. 1 a, b. Modellskizze der Gelenklokalisation in Beziehung zur Belastungsachse. **a** Statisches Gleichgewicht beim Einbeinstand, **b** dynamisches Gleichgewicht in der Einbeinstandphase des Gehens

auf die einzelnen Gelenke wirken. Auch das obere Sprunggelenk ist betroffen, da beim Gehen lediglich ein dynamischer Gleichgewichtszustand hergestellt werden muß, womit die Unterstützungsfläche des belasteten Fußes nicht notwendigerweise auch dem Fußpunkt der Belastungsachse entspricht. Die Neigung der Achse ergibt sich konstruktiv aus einer Kombination des aus S 5 fallenden Schwerelotes und einer geringeren – zur belasteten Seite horizontal ausgerichteten – Querkraft als Folge des Wechsels der Belastungsseite beim Gehen (Eberhard et al. 1947, zit. n. Debrunner [3]). Ihr Ausgangspunkt liegt im Teilschwerpunkt S 5 (Schwerpunkt des Körpers minus Belastungsbein), wobei eine geringe Beckenkippung zur Standbeinseite eine Annäherung von S 5 an die Mittellinie bedeutet. Pauwels hat festgestellt, daß für das Hüftgelenk in den verschiedenen Gangphasen eine wesentliche Änderung der Größe des Hebelarmes der Körperschwere nicht resultiert, so daß Lageänderungen von S 5 konstruktiv nicht berücksichtigt werden müssen [18]. Der Abstand der Belastungsachse von der Kniegelenkmitte beträgt ca. 4 cm, der von der Mitte des oberen Sprunggelenkes ca. 2 cm; für beide Gelenke gilt in der Belastungsphase im wesentlichen die gleiche Körperschwere. (Theoretisch müßte für die getrennte Betrachtung von Knie- und Sprunggelenk noch ein rechnerischer Abzug von Teilmassen des Beines erfolgen.)

Bedingt durch die exzentrische Lage von Knie- und Sprunggelenk müssen körpereigene gegensinnig arbeitende Muskel- und Bandstrukturen die entstehenden Biegemomente neutralisieren. Erst dadurch können Druckkräfte am Gelenk entstehen

[14]. Die über einen erheblichen Hebelarm auf das Kniegelenk einwirkende Körperschwere führt angesichts der fehlenden knöchernen Führung dieses Gelenkes zwangsläufig zu einer Gefährdung des medialen Kniekompartiments (Eberhard et al. 1947, zit. n. Debrunner [3]) [11]. Das obere Sprunggelenk wird dagegen überwiegend lateral belastet; die erheblich günstigere knöcherne Führung und der geringere Abstand der Belastungsachse von der Gelenkmitte bedeuten eine geringere Dekompensationsneigung [24].

Bei der beschriebenen Positionierung der Auftrittsfläche des Fußes ergibt sich aus der Anatomie der unteren Extremität eine Neigung der Traglinie (zeichnerische Verbindungslinie der Mitte von Hüft-, Knie- und oberem Sprunggelenk) von oben außen nach unten innen von 5° [11]. Der Ausdruck „Traglinie" muß als irreführend bezeichnet werden, da diese Gerade lediglich eine zeichnerische Hilfskonstruktion zur Darstellung physiologischer Belastungsverhältnisse des Kniegelenkes darstellt. Nur bei regelrechten Achsenverhältnissen stimmt die Traglinie mit der Resultierenden der Kniegelenkbelastung überein. Eine Auslenkung der Traglinie aus der Kniegelenkmitte kann hingegen nur eine *qualitative* Belastungsänderung anzeigen, darf aber – aufgrund der exzentrischen Lage des Kniegelenkes zur Belastungsachse – nicht als Maß der daraus resultierenden *quantitativen* Belastung des Gelenkes gewertet werden.

Aus der Neigung der Traglinie von 5° resultiert in der Einbeinstandphase des Gehens eine varische Neigung von Kniebasislinie und Talusbasislinie gegenüber der Horizontalen von 2°. Es wird damit im unteren Sprunggelenk eine geringe Pronation erforderlich, um ein plantigrades Auftreten des Fußes zu ermöglichen. Mit der Belastungsachse bilden Kniebasislinie und Talusbasislinie einen Winkel von 5°, wodurch im Knie- und Sprunggelenk beim Gehen bereits physiologischerseits Scherkräfte frei werden [3].

**Belastung von Knie- und Sprunggelenk bei der diaphysären
Varus- und Valgusfehlstellung**

Mit Hilfe des skizzierten Modells lassen sich einfache und komplexe Achsenfehler bildlich darstellen, Veränderungen in der Gelenkbelastung ablesen und exakte Therapiepläne ableiten, wie dieses auch Endler versucht hat [5].

Da eine quantitative Erfassung der Gelenkbelastung nicht möglich ist, erhalten 2 meßbare veränderliche Größen entscheidende Bedeutung:

1. Der Abstand der Belastungsachse vom Mittelpunkt des Knie- bzw. Sprunggelenkes als Maß für die Änderung des einwirkenden Drehmomentes der Körperschwere.
2. Das Ausmaß der Schrägstellung der Kniebasislinie bzw. der Talusbasislinie und die damit verbundene Änderung der auf das Gelenk wirkenden Scherkräfte; da die hier zur Diskussion stehenden Fehlstellungen zwischen beiden Gelenken lokalisiert sind, resultieren grundsätzlich unterschiedliche Neigungswerte von Knie- und Sprunggelenk gegenüber der Belastungsachse.

Vergleichbare Messungen für verschiedene Fehlstellungen sind nur unter der Voraussetzung möglich, daß die Lage des Teilschwerpunktes S 5, des Hüftkopfmittelpunktes sowie der Unterstützungsfläche des Fußes unverändert bleiben. Dazu muß

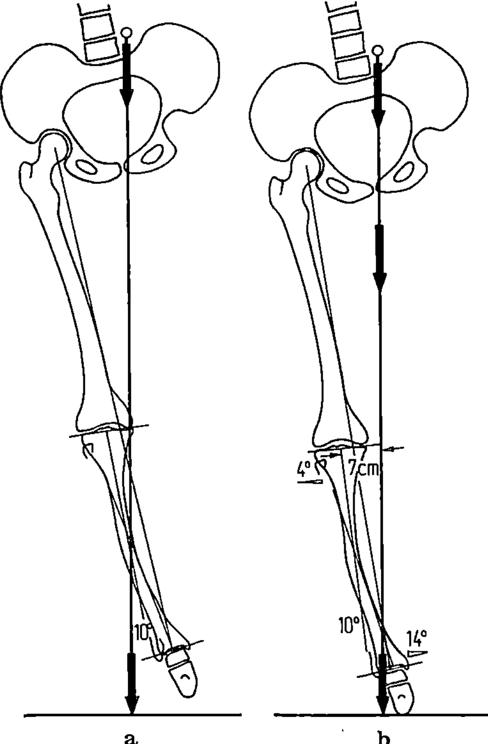

Abb. 2 a, b.   Die Belastung von Knie-
und Sprunggelenk beim diaphysären
Varus von 10°. **a** Ohne kompensatorische Hüftabduktion, **b** in der Einbeinstandphase des Gehens

a   b

vom Patienten bei der Varusfehlstellung eine leichte Abduktion, bei der Valgusfehlstellung eine Adduktion im Hüftgelenk vorgenommen werden. Nur so kann der Fuß
bei der Einbeinstandphase des Gehens zentral aufgesetzt werden (Abb. 2 u. 3).

Um reproduzierbare Aussagen machen zu können, wird im folgenden eine genau
in Schaftmitte lokalisierte Fehlstellung von 10° beschrieben und ausgewertet.

Die Varusfehlstellung (Abb. 2):

Am Kniegelenk bewirkt die diaphysäre Varusfehlstellung eine Vergrößerung des Abstandes der Belastungsachse von der Gelenkmitte um mehr als 50 % gegenüber der
Norm; die Neigung der Kniebasislinie wird praktisch nicht verändert. Am oberen
Sprunggelenk nähert sich die Belastungsachse fast vollständig der Gelenkmitte, während die varische Neigung der Talusbasislinie 14° erreicht.

Die Valgusfehlstellung (Abb. 3):

Am Kniegelenk bewirkt die diaphysäre Valgusfehlstellung eine deutliche Annäherung der Belastungsachse an die Kniegelenkmitte; gleichzeitig wird die Neigung der
Kniebasislinie auf 10° verstärkt. Am oberen Sprunggelenk vergrößert sich der Abstand der Belastungsachse von der Gelenkmitte um etwa 50 %, während die Talusbasislinie senkrecht zur Achse steht.

Die Untersuchungen erklären die völlig unterschiedliche Belastung von Knie- und
Sprunggelenk bei rechnerisch gleich großer Varus- bzw. Valgusfehlstellung. Es wird

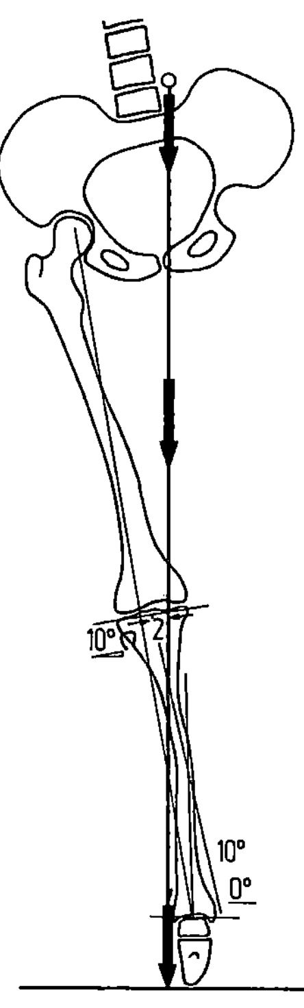

Abb. 3. Die Belastung von Knie- und Sprunggelenk beim diaphysären Valgus von 10° in der Einbeinstandphase des Gehens

deutlich, daß trotz zeichnerisch gleich großem Abstand der Traglinie von der Kniegelenkmitte – nach innen oder außen – die wirkliche Gelenkbelastung nicht vergleichbar sein kann, wie dieses insbesondere von Bragard und Kostuik angenommen wurde [1, 10]. Entscheidend für das Ausmaß der Belastung ist die Änderung des Drehmomentes der Körperschwere aufgrund verschieden großer Hebelarme. Die empirisch gesicherte mediale Arthroseanfälligkeit des Kniegelenkes beim Varus erklärt sich aus der zwangsläufigen Gefahr der Dekompensation körpereigener Muskel- und Bandstrukturen durch die erhebliche Zunahme der Hebelarmgröße. Beim Valgus ist rein zeichnerisch eine Dekompensation des Kniegelenkes erst dann zu befürchten, wenn die Belastungsachse die Kniegelenkmitte überschreitet, da medial keine der Lateralseite vergleichbaren kompensatorischen körpereigenen Strukturen zur Verfügung stehen. Von seiten einer erhöhten Biegebeanspruchung besteht bei einem diaphysären Valgus von 10° demnach keine Gefährdung für das Kniegelenk.

Eine einfache Seitverschiebung der Fragmente ohne Varus- bzw. Valgusfehlstellung hat ebenfalls eine Traglinienverschiebung im Kniegelenk zur Folge, wobei das Ausmaß dieser Verschiebung unabhängig von der Lokalisation der Fehlstellung ist. Eine direkte Abhängigkeit von Häufigkeit und Ausmaß der Arthrose angrenzender Gelenke in Abhängigkeit von der Seitverschiebung ist dementsprechend anzunehmen [24].

Da die Unterstützungsfläche des Fußes von der Mitte des oberen Sprunggelenkes nur einen geringen Abstand hat, sind bei verschiedenen Fehlstellungen die Schwankungen der Hebelarmgröße für dieses Gelenk nur gering. Die von Rosemeyer im Vergleich zum Kniegelenk befürchtete Arthrosegefährdung des oberen Sprunggelenkes bei der Schaftfehlstellung scheint daher eher unwahrscheinlich [19].

Ebenso wie über die geschilderte Änderung des Drehmomentes der Körperschwere bei Varus- bzw. Valgusfehlstellung verschiedene Belastungssituationen für die Gelenke resultieren, haben auch die Neigungswerte von Kniebasislinie bzw. Talusbasislinie unterschiedliche Konsequenzen. Die vermehrte Neigung der Gelenke gegenüber der Belastungsachse bedingt ein Anwachsen der Scherkräfte, wobei beim Valgus das Kniegelenk und beim Varus das Sprunggelenk gefährdet ist. Von klinischer Bedeutung dürften diese Scherkräfte besonders dadurch sein, daß sie in Richtung der durch das Körpergewicht entstehenden Biegebeanspruchung wirken und somit zu einer gleichgerichteten Gefährdung eines lokalisierten Gelenkanteiles führen. Besonders betroffen ist das laterale Sprunggelenkkompartiment bei der Varusfehlstellung mit drohender Überbeanspruchung des anatomischen Halteapparates – besonders der Syndesmose.

Die bei der Varusfehlstellung erheblich vermehrte Neigung der Talusbasislinie hat neben dem geschilderten Auftreten pathologischer Scherkräfte die Konsequenz, daß ein Ausgleich im unteren Sprunggelenk zum plantigraden Auftritt des Fußes nicht mehr möglich ist. Bei einer diaphysären Varusfehlstellung von 10° ist diese Kompensationsfähigkeit bereits deutlich überschritten. Prinzipiell wird bei Varusfehlstellungen der distalen Tibiahälfte die Indikation zur Korrekturosteotomie ganz überwiegend unter diesem Gesichtspunkt zu stellen sein.

Die gleichzeitige Beachtung des Verlaufes der Belastungsachse einerseits und der Neigung von Kniebasis- und Talusbasislinie andererseits verdeutlicht, daß gleich

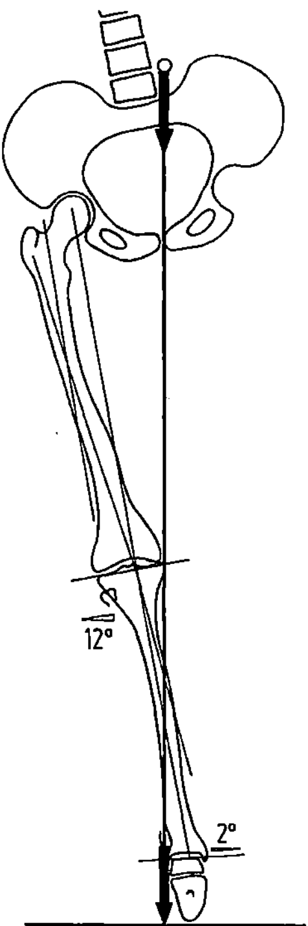

Abb. 4   Die gleichgroße, gegensinnig gerichtete Fehlstellung von Oberschenkel und Unterschenkel zentriert die Traglinie, führt aber nicht zur physiologischen Gelenkneigung

große, aber gegensinnig gerichtete Fehlstellungen am Ober- und Unterschenkel sich nur in bezug auf die Normalisierung der Hebelarmgrößen aufheben, nicht hingegen in bezug auf verbleibende Scherkräfte [14, 16] (Abb. 4). Allein aus dieser – besonders am Kniegelenk deutlichen – pathologischen Neigung der Gelenklinie kann sich bei Fehlstellungen von mehr als 10° die Indikation zur Korrekturosteotomie ergeben.

Prinzipien der Operationsplanung

Zur Bestimmung des Ausmaßes der Fehlstellung und zur exakten Planung des Korrektureingriffes ist die Durchführung einer Röntgenbeinganzaufnahme der verletzten und unverletzten Seite unverzichtbar. Da diaphysäre Fehlstellungen auch im direkten Gelenkbereich verstärkt oder verringert werden können, ist die Durchführung der Aufnahme im Stehen sinnvoll. Es ist unwesentlich, ob der Patient dabei nur das verletzte oder beide Beine belastet, da keine Aussage über räumliche Beziehungen der Beinachsen zum Körperschwerpunkt erfolgen soll. Nur bei Fehlstellungen im Bereich des distalen Unterschenkeldrittels kann unter Umständen auf die Beinganzaufnahme verzichtet werden, da die gegenüber dem Verlauf der Traglinie indikatorisch entscheidende Neigung der Talusbasislinie im Vergleich mit der Kniebasislinie erkennbar ist.

Die zeichnerische Übertragung der Röntgenbilder beider Extremitäten auf hochtransparentes Papier mit Darstellung der verschiedenen Achsen, der Achsenschnittpunkte, der Traglinie sowie der Gelenkbasislinien ist erforderlich [8, 9, 12, 17]. Durch Übereinanderlegen der beiden Zeichnungen läßt sich die theoretisch ideale Wiederherstellung der Extremität planen. In Kenntnis des klinischen Lokalbefundes können die verschiedenen Alternativen in bezug auf Lokalisation, Form und Stabilisierung der Osteotomie vorbereitet werden.

Drehfehler des Unterschenkels manifestieren sich röntgenologisch in einer verstärkten Neigung der Talusbasislinie unabhängig von einer zusätzlichen Fehlstellung in der Frontalebene. Dabei führt der in Außendrehfehlstellung verheilte Unterschenkelbruch zu einer Neigung im Valgussinn, umgekehrt die Innendrehfehlstellung zu einer Neigung im Varussinn. Diese Kenntnis ist erforderlich, um planerische Irrtümer zu vermeiden und nicht zum Beispiel eine Außendrehfehlstellung (mit röntgenologischer Schrägstellung der Talusbasislinie) durch eine varisierende Umstellung korrigieren zu wollen. Es ließe sich so im Röntgenbild zwar eine Parallelität von Knie- und Sprunggelenk erreichen, in Wirklichkeit würde aber die Außendrehfehlstellung mit einer Varusfehlstellung kombiniert.

Korrekturlokalisation

Während für die Indikationsstellung die Kenntnis der Lagebeziehung zwischen Gelenkmittelpunkten und Belastungsachse erforderlich ist, bezieht sich die präoperative Planung notwendigerweise auf den Traglinienverlauf. Nur bei Zentrierung der Traglinie im Kniegelenk und gleichzeitiger Neigung von Kniebasislinie und Talusbasislinie gegenüber der Traglinie von 3° ist eine Wiederherstellung physiologischer Belastungsverhältnisse gewährleistet.

Bei der Varusfehlstellung des Kniegelenkes kann zur postoperativen Entlastung lokal geschädigter Gelenkanteile eine Überkorrektur angestrebt werden; dies ist in die Operationsplanung einzubeziehen [15, 21]. Die Überkorrektur einer Valgusfehlstellung sollte vermieden werden.

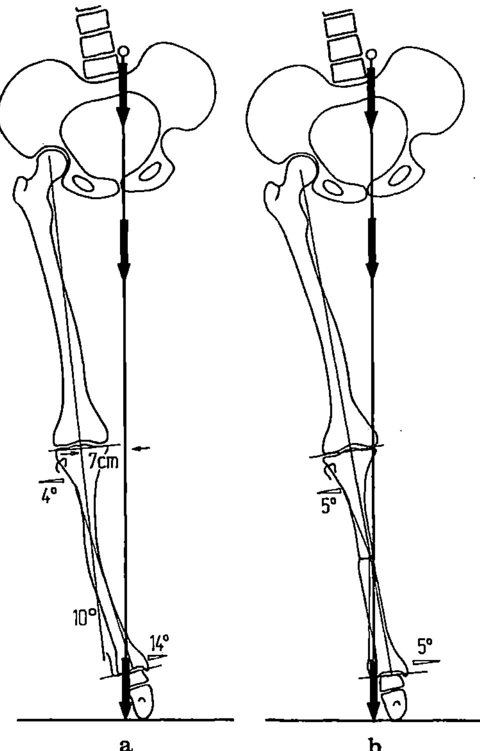

Abb. 5 a, b. Quere Keilosteotomie zur Korrektur einer diaphysären Varusstellung von 10°. a Vor der Korrektur, b nach Durchführung der Korrektur

Idealerweise erfolgt die Korrektur der *einfachen* diaphysären Fehlstellung durch additive oder subtraktive Osteotomie in Höhe des Schnittpunktes der Schienbeinteilachsen. Dieser Achsenschnittpunkt bezeichnet die Höhe der Fehlstellung. Die planerischen Details der Korrektur sind von Oest am Beispiel der kniegelenknahen Osteotomie angegeben [16]. Es wird dazu:

1. die Höhe der Fehlstellung als Osteotomiehöhe definiert,
2. der proximale Traglinienanteil von der Hüftkopfmitte über die Kniegelenkmitte hinaus bis zur Osteotomie eingezeichnet und
3. die Sprunggelenkmitte mit dem Schnittpunkt von Osteotomie und proximalem Traglinienanteil verbunden.

Der von den Teilachsen eingeschlossene Winkel ergibt den Korrekturwinkel. Er ist bei exakter Durchführung mit dem Fehlstellungswinkel identisch (Abb. 5).

Weicht der Achsenschnittpunkt deutlich von der röntgenologisch sichtbaren Frakturhöhe ab, so liegt eine *kombinierte* Fehlstellung vor. Die Fraktur ist unter zusätzlicher Seitverschiebung verheilt, wobei optisch und funktionell meist die Varus- oder Valguskomponente überwiegt. Eine Korrektur dieser Fehlstellung erfolgt in gleicher Weise nach der von Oest angegebenen Methode, also in Höhe des zeichnerischen Achsenschnittpunktes. Es resultiert der Vorteil, daß die Seitverschiebung planerisch vernachlässigt werden kann. Eine Diskrepanz von Fehlstellung und Achsenschnittpunkt (in bezug auf die Lokalisation) hat den am Unterschenkel häufig wichtigen Vorteil einer Osteotomie am Ort besserer Knochen- und Weichteilverhältnisse. Wird die Lokalisation des Achsenschnittpunktes vernachlässigt und die Operation in

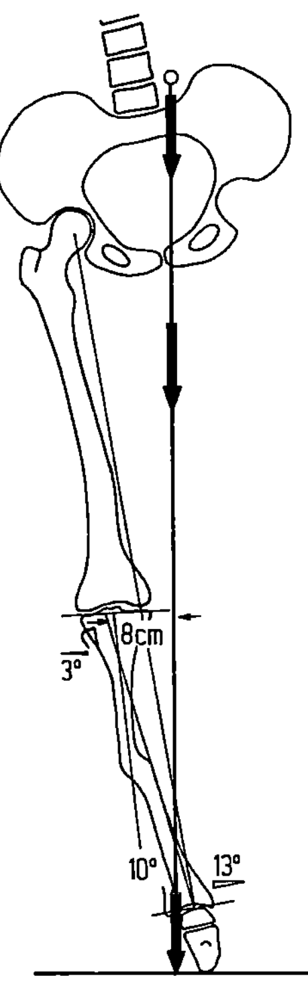

Abb. 6. Die Kombination von diaphysärem Varus und medialer Seitverschiebung des distalen Bruchstückes führt zur Verlagerung des Achsenschnittpunktes nach proximal und damit zur Verschlechterung der biomechanischen Situation des Kniegelenks

Höhe der Fehlstellung durchgeführt, so muß neben der Angulation auch die Seitverschiebung korrigiert werden, um postoperative Abweichungen der Traglinie zu vermeiden.

Die Kombination von 2 gleichzeitig vorliegenden Fehlstellungen ist auch indikatorisch von großer Bedeutung, da die Gelenkbelastung neben dem Ausmaß der Fehlstellung auch von der Lokalisation des Achsenschnittpunktes abhängt. Die Medialverschiebung des distalen Fragmentes verschlechtert biomechanisch die Situation im Kniegelenk bei gleichzeitiger Varusfehlstellung. So entspricht z. B. eine diaphysäre Varusfehlstellung von 10° bei einer zusätzlichen Medialverschiebung des distalen Hauptfragmentes um Schaftbreite einer gleichgroßen Varusfehlstellung im Bereich des Schienbeinkopfes (Abb. 6).

Bei in Fehlstellung verheilten Unterschenkelschaftfrakturen besteht aus lokalen Gründen häufig die Notwendigkeit, die Osteotomie metaphysär durchzuführen. Je weiter jedoch die Osteotomie vom Achsenschnittpunkt entfernt vorgenommen werden muß, um so schwieriger ist es, eine genaue Zentrierung der Traglinie bei gleichzeitig physiologischer Position der Gelenkbasislinien zu erreichen [23]. Oest hat darauf hingewiesen, daß Abweichungen der Osteotomiehöhe vom Achsenschnittpunkt nur in geringem Umfang zu vernachlässigen sind [16]. Je mehr die Osteotomie vom Achsenschnittpunkt nach proximal verlegt wird, desto kleiner wird der Korrekturwinkel, wobei parallel dazu die Schrägstellung der Talusbasislinie wächst. Für das Beispiel der diaphysären Varusfehlstellung von 10° führt die kniegelenknahe metaphysäre Operationsplanung nach Oest zu einem Korrekturwinkel von 6°. Es resultiert

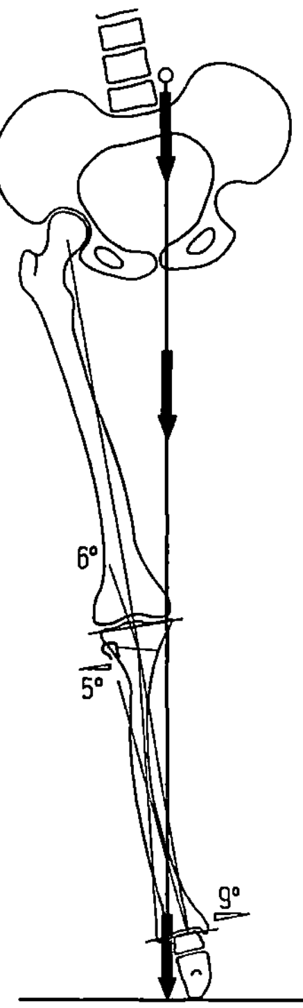

Abb. 7. Die metaphysäre kniegelenknahe Korrektur (nach Oest) der diaphysären Varusfehlstellung von 10° ergibt einen Korrekturwinkel von 6° bei pathologischer Neigung der Talusbasislinie zur Belastungsachse von 9°

eine Zentrierung der Traglinie im Kniegelenk, gleichzeitig verbleibt eine Neigung der Talusbasislinie gegenüber der Horizontalen von 9° (Abb. 7). Die Pronationsfähigkeit des unteren Sprunggelenkes gerät damit an die Grenze seiner kompensatorischen Möglichkeiten. Eine sprunggelenknahe Operationsplanung ist methodisch in dieser Weise nicht möglich, da der Schnittpunkt von Osteotomiehöhe und proximalem Traglinienanteil außerhalb der Tibia lokalisiert ist.

Wird bei der metaphysären Osteotomie der Korrekturwinkel gleich dem Fehlstellungswinkel gewählt, erreicht man einen parallelen Verlauf von Kniebasislinie und Talusbasislinie. Die immer resultierende Traglinienverschiebung im Kniegelenk muß dann durch Verschiebung der Osteotomieflächen gegeneinander so gut wie möglich beseitigt werden [9, 13]. Kompromisse sind dabei in der Regel nicht zu vermeiden, da bei einer diaphysären Fehlstellung von 10° eine Verschiebung der metaphysären Osteotomieflächen gegeneinander um mehr als die halbe Schaftbreite notwendig ist, um den Traglinienverlauf zu normalisieren. Eine solche Korrekturplanung ist sowohl kniegelenk- als auch sprunggelenknah möglich; es wird dann die Traglinie im Kniegelenk einmal medial und einmal lateral der Gelenkmitte verlaufen (Abb. 8 u. 9). Da bei der diaphysären Varusfehlstellung die metaphysäre kniegelenknahe Osteotomie eine Verlagerung der Traglinie in das laterale Kompartiment des Gelenkes nach sich zieht, sollte die Operation kniegelenknah durchgeführt werden. Eine gleich lokalisierte Valgusfehlstellung sollte sprunggelenknah korrigiert werden. Der postoperative Verlauf der Traglinie medial der Kniegelenkmitte muß möglichst vermieden werden. Aus biomechanischen Gründen ist eine generell sprunggelenknahe Korrektur der Schaftfehlstellung – wie von Janssen vorgeschlagen – abzulehnen [9].

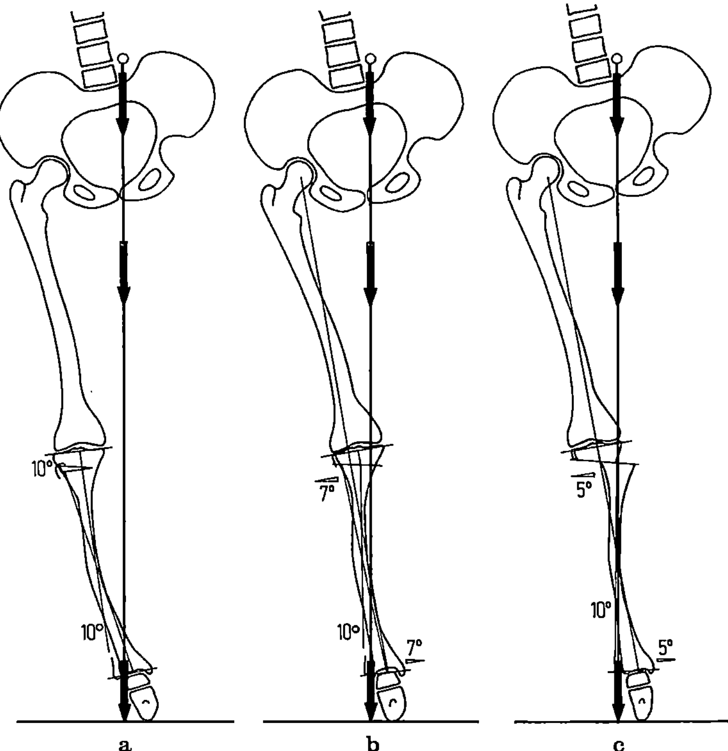

Abb. 8 a–c. Kniegelenknahe Korrektur der diaphysären Varusfehlstellung von 10°. a Vor der
Korrektur; der Korrekturwinkel entspricht dem Fehlstellungswinkel. b Nach der Korrektur; es
resultiert eine Lateralverschiebung der Traglinie im Kniegelenk. c Normalisierung von Traglinie
und Gelenkneigung durch Lateralverschiebung des proximalen Fragmentes

Osteotomieform

In der Regel wird bei der posttraumatischen diaphysären Fehlstellung eine subtraktive Keilosteotomie durchgeführt. Additive Verfahren bieten sich im Schienbein-
schaftbereich nicht an. Besonders in Kombination mit der Plattenosteosynthese ist
die Querosteotomie mit der Gefahr verzögerter Bruchheilung belastet. Eine gleichzeitige mediale Spongiosaplastik zur Unterstützung der Knochenheilung erscheint
daher sinnvoll, um einen Wechsel der Osteotomie nach metaphysär zu vermeiden [23].
   Die Gefahr verzögerter Knochenheilung kann ebenfalls durch Vergrößerung der
Kontaktflächen verringert werden, indem schräge Osteotomieformen verwandt werden. Auch treppenförmige Verfahren kommen in Frage [23]. Durch die Möglichkeit,
die interfragmentäre Kompression mittels Zugschrauben zu verbessern, erhöht sich
auch die Stabiltät, so daß die biomechanisch günstige diaphysäre Osteotomie risiko-
arm durchgeführt werden kann. Die schräge Osteotomie hat den weiteren Vorteil,
daß durch Verschiebung der Osteotomieflächen auf der schrägen Ebene eine Verkürzung oder Verlängerung des Beines planerisch einbezogen werden kann.
   Für das postoperativ entstehende Korrekturergebnis ist in bezug auf die Traglinienzentrierung neben der Größe des Korrekturwinkels ausschließlich die Höhe des

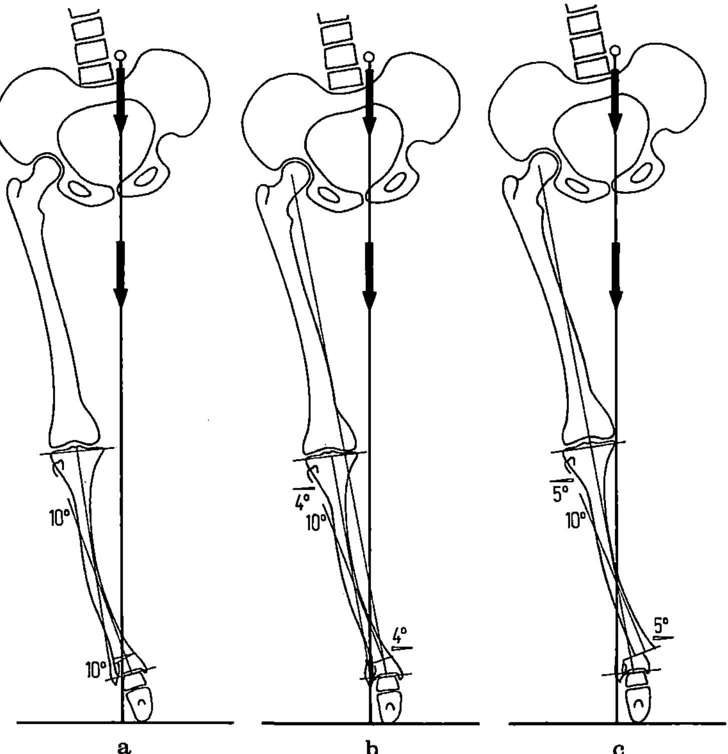

Abb. 9 a–c. Sprunggelenknahe Korrektur der diaphysären Varusfehlstellung von 10°. a Vor der Korrektur; der Korrekturwinkel entspricht dem Fehlstellungswinkel. b Nach der Korrektur; es resultiert eine Medialverschiebung der Traglinie im Kniegelenk. c Normalisierung von Traglinie und Gelenkneigung durch Medialverschiebung des proximalen Fragmentes

Drehpunktes der Osteotomie (zeichnerischer Schnittpunkt der Osteotomieflächen) entscheidend. Je geringer der Drehpunktabstand der Osteotomie vom Achsenschnittpunkt ist, um so genauer ist die postoperative Traglinienzentrierung im Kniegelenk. Bei gegebenem Abstand des Drehpunktes zum Achsenschnittpunkt hat dann der Verlauf der Osteotomie keinerlei Einfluß auf das biomechanische Ergebnis, sondern nur auf die Größe der Kontaktflächen (Abb. 5 u. 10). Auch ist ohne Bedeutung, ob die Schrägosteotomie proximal oder distal des Achsenschnittpunktes durchgeführt wird. Die Osteotomie sollte möglichst so geplant werden, daß durch Verschiebung der Osteotomieflächen gegeneinander neben einer möglichst weitgehenden Normalisierung des Traglinienverlaufes die Beinlänge ausgeglichen wird (Abb. 11).

Bei metaphysärer Lokalisation der Osteotomie kommen je nach Alter des Patienten auch additive Verfahren unter Verwendung kortikospongiöser Späne in Frage. Es kann dadurch ein zusätzlicher Beinlängenausgleich vorgenommen werden. Die knöchernen Kontaktflächen sind so groß, daß schräge Osteotomieformen nicht erforderlich sind.

Osteotomiestabilisierung

Zur Stabilisierung der Tibiaschaftosteotomie wird überwiegend die Plattenosteosynthese benutzt, seltener auch der Marknagel [22]. Unabhängig von der Osteotomie-

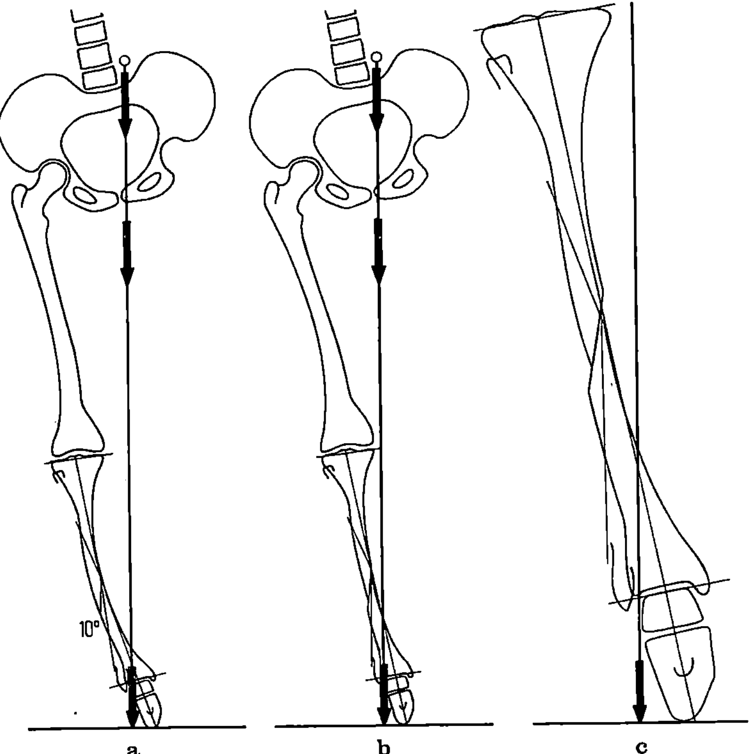

Abb. 10 a–c. Diaphysäre Schrägosteotomie zur Korrektur einer Varusfehlstellung von 10°; die Drehpunkthöhe entspricht dem Achsenschnittpunkt. a Vor der Korrektur, b nach der Korrektur; Traglinienverlauf und Gelenkneigung sind normalisiert. c Detailaufnahme des Korrekturbereiches

form sollte – wenn eben möglich – eine ergänzende Zugschraube eingebracht werden, um den plattenfernen Knochenkontakt zu optimieren. Je schräger die Osteotomie gewählt wird, um so einfacher ist die Verwendung der Zugschrauben und um so größer die erreichte Stabilität.

Bei Verwendung des Fixateur externe entstehen am Unterschenkel gegenüber der Platte angesichts der zur Verfügung stehenden Montageformen keine wesentlichen Stabilitätsnachteile. Durch die verschiedenen zwei- und dreidimensionalen Montageformen ist eine einwandfreie externe Osteosynthese möglich, wenn aus Weichteilgründen oder bei vorangegangener Knocheninfektion die Plattenosteosynthese nicht erwünscht ist. Auch eine Kombination mit freien Zugschrauben ist möglich.

Im metaphysären Bereich werden in der Regel Abstützplatten zur Stabilisierung herangezogen; auch hier ist die ergänzende Zugschraubenfixation sinnvoll. Die additive metaphysäre Osteotomie bedarf ebenfalls der Osteosynthese, da ohne Metallfixation ein Korrekturverlust durch Zusammensintern des Spanes zu erwarten ist [12].

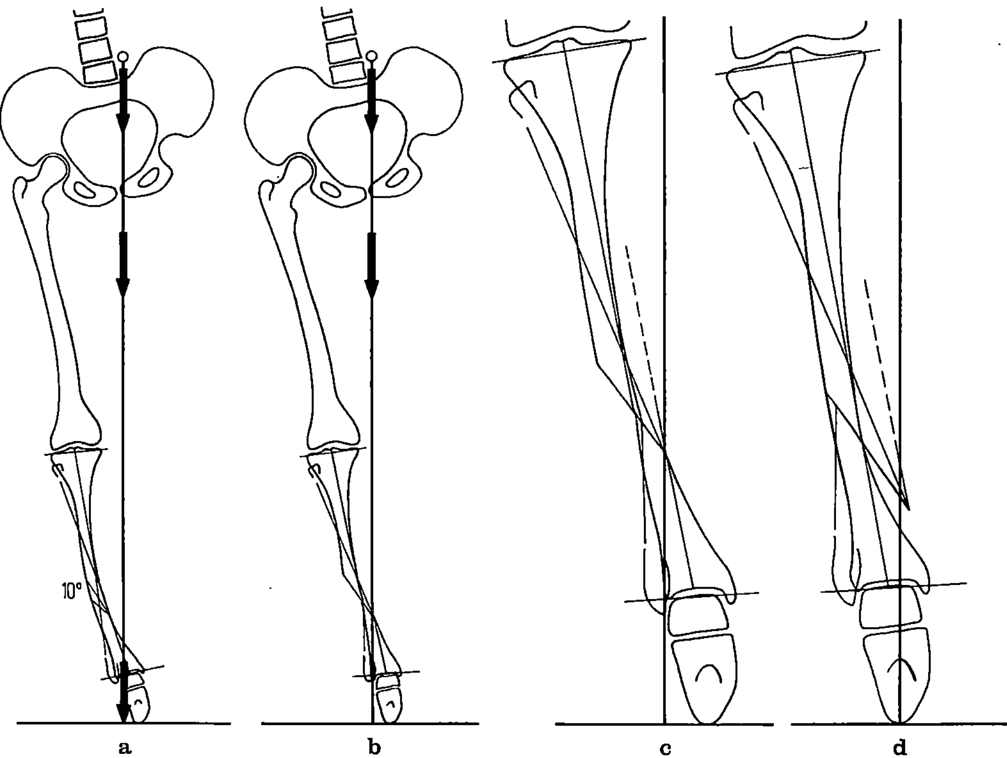

a   b   c   d

Abb. 11 a–d. Diaphysäre Schrägosteotomie zur Korrektur einer Varusfehlstellung von 10°. **a** Vor der Korrektur; der proximale Anteil der Keilbasis liegt in Höhe des Achsenschnittpunktes. **b** Nach der Korrektur; es resultiert eine Medialisierung des distalen Fragmentes mit entsprechender Traglinienverschiebung. **c** Detailansicht des Korrekturbereiches, **d** Detailansicht des Korrekturbereiches nach Normalisierung des Traglinienverlaufes durch Verschiebung der Osteotomieflächen gegeneinander; es resultiert eine erhebliche Verkürzung

Zusammenfassung

In der vorliegenden Arbeit werden die Prinzipien der Korrekturosteotomie bei Schienbeinschaftfehlstellungen in der Frontalebene geschildert. Die verschiedenen Details der Operationsplanung müssen unbedingt präoperativ zeichnerisch festgelegt werden, um eine im Vergleich zur gesunden Seite biologisch und biomechanisch optimale Osteotomie durchführen zu können. Ausreichende Kenntnisse der pathophysiologischen Verhältnisse in bezug auf die Gefährdung von Knie- und Sprunggelenk sind zur Indikationsstellung erforderlich. Aus einem vereinfachten zweidimensionalen Modell ergibt sich für die diaphysäre Varusfehlstellung von 10° eine klare Indikation zur Korrektur. Die gleich große Valgusfehlstellung bedeutet biomechanisch offensichtlich keine wesentliche Gefährdung der angrenzenden Gelenke. Abschließend werden Einzelheiten der Operationstechnik ausgeführt, wobei auf Vor- und Nachteile einzelner Osteotomielokalisationen und -formen besonders eingegangen wird. Ohne Frage ist die Anwendung der theoretischen Überlegungen nur unter Berücksichtigung des klinischen Untersuchungsbefundes sinnvoll.

Literatur

1. Bragard K (1932) Das genu valgum. Z Orthop Chir [Suppl] 57
2. Braune W, Fischer O (1895) Der Gang des Menschen. I. Teil: Versuche am unbelasteten und belasteten Menschen. Abhandl K S Ges Wissensch 21/4:152
3. Debrunner AM, Seewald K (1964) Die Belastung des Kniegelenkes in der Frontalebene. Z Orthop 98:508
5. Endler F (1974) Biomechanische Probleme bei kombinierten Achsenfehlern der unteren Extremitäten. Orthop Prax 7/10:423
6. Fischer O (1899) Der Gang des Menschen. II Teil: Die Bewegung des Gesamtschwerpunktes und die äußeren Kräfte. Abhandl K S Ges Wissensch 25/1:3
7. Hackenbroch M (1957) Degenerative Gelenkerkrankungen. In: Hohmann G, Hackenbroch M, Lindemann K (Hrsg) Thieme, Stuttgart (Handbuch der Orthopädie, Bd I)
8. Hippe P (1976) Die Indikation zur Korrektur diaphysärer Achsenfehler der unteren Extremität. Orthop Prax 3/12:299
9. Janssen G, Dietschi C (1974) Die supramalleoläre Korrekturosteotomie nach Unterschenkelfrakturen. Z Orthop 112:444
10. Kostuik JP, Schmidt O, Harries WR, Woldridge C (1975) A study of weight transmission through the knee joint with applied varus and valgus loads. Clin Orthop 108:95
11. Lang J, Wachsmuth W (1972) Praktische Anatomie, Bd I/4. Bein und Statik. Springer, Berlin Heidelberg New York
12. Limmer L, König G, Leitz G (1977) Die Individualität der Belastungsmuster des menschlichen Ganges. Z Orthop 115:321
13. Müller KH, Bieberach M (1977) Korrekturosteotomien und ihre Ergebnisse bei kniegelenknahen posttraumatischen Fehlstellungen. Unfallheilkunde 80:359
14. Müller ME (1967) Posttraumatische Achsenfehlstellungen an den unteren Extremitäten. Huber, Bern Stuttgart
15. Noesberger B (1976) Osteotomien im Kniebereich. Orthop Prax 2/12:168
16. Oest O (1973) Röntgenologische Beinachsenbestimmung. Z Orthop 111:497
17. Oest O, Sieberg HJ (1971) Die Röntgenganzaufnahme der unteren Extremitäten. Z Orthop 109:54
18. Pauwels F (1965) Gesammelte Abhandlungen zur funktionellen Anatomie des Bewegungsapparates. Springer, Heidelberg Berlin New York
19. Rosemeyer B, Pförringer W (1979) Posttraumatische Unterschenkelfehlstellungen. Münch Med Wochenschr 121:1251
20. Tjörnstrand B, Egund N, Hagstedt B, Lindstrand A (1981) Tibial osteotomy in medial gonarthrosis. Arch Orthop Trauma Surg 99:83
21. Tscherne H, Gotzen L (1978) Posttraumatische Fehlstellungen. Chir Ggw 4a:52
22. Wagner H (1977) Prinzipien der Korrekturosteotomie am Bein. Orthopäde 6:145
23. Weber BG (1966) Verletzungen des oberen Sprunggelenkes. Aktuel Probl Chir 3:
24. Ziernhöld G, Beck E (1977) Einfluß der Seitenverschiebung geheilter Unterschenkelbrüche auf das Knie- und Sprunggelenk. Unfallchirurgie 3:191

Die Verschiebeosteotomie als Korrekturprinzip

H. Wagner

Das Korrekturprinzip der Verschiebeosteotomie stellt als Alternative zur klassischen Keilosteotomie eine wirksame Bereicherung der Behandlungsmöglichkeiten posttraumatischer Deformitäten dar. Durch die Verschiebung der Fragmente können diese, gleichzeitig mit der Achsenkorrektur, in die Traglinie der Gelenke gebracht werden. Dadurch werden einerseits physiologische Belastungsverhältnisse hergestellt, andererseits werden an der Osteotomiestelle Biegekräfte in Druckkräfte umgewandelt, was die knöcherne Konsolidierung fördert. Durch die Verschiebeosteotomie erübrigt sich die Entnahme von Knochenkeilen, und bei der Achsenkorrektur werden die Fragmente mit ihrer Kortikalis übereinandergestülpt, was zu einer guten primären Stabilität der Osteotomie und zu einem festen Widerlager für die Osteosynthese führt. Durch die Verschiebung der Fragmente können außerdem auch Verlängerungseffekte eines ganzen Knochens oder von Knochenteilen erzielt werden, wie z. B. die Schenkelhalsverlängerung bei der intertrochantären Doppelosteotomie.

Das klassische Verfahren zur Korrektur einer posttraumatischen Achsenfehlstellung ist die Keilosteotomie, bei der nach Resektion eines Knochenkeils am Krümmungsssscheitel der Fehlstellung die Osteotomieflächen unter Achsenkorrektur adaptiert und entweder mit einer Osteosynthese oder mit äußeren Fixationsmitteln (AO-Manual 1977 [1]) stabilisiert werden (Abb. 1).

Die Keilosteotomie hat jedoch auch wesentliche Nachteile, die v. a. dort zum Ausdruck kommen, wo sehr hochgradige Achsenabweichungen begradigt werden müssen oder wo Fehlstellungen sich großbogig über einen längeren Abschnitt eines Röhrenknochens erstrecken (Abb. 12 und 13). Hier führt die Keilosteotomie zwar auch zur Achsenkorrektur, jedoch wird die Längsachse der Diaphyse gegenüber der Traglinie der benachbarten Gelenke verschoben (Abb. 1 b), was zu einer Biegebeanspru-

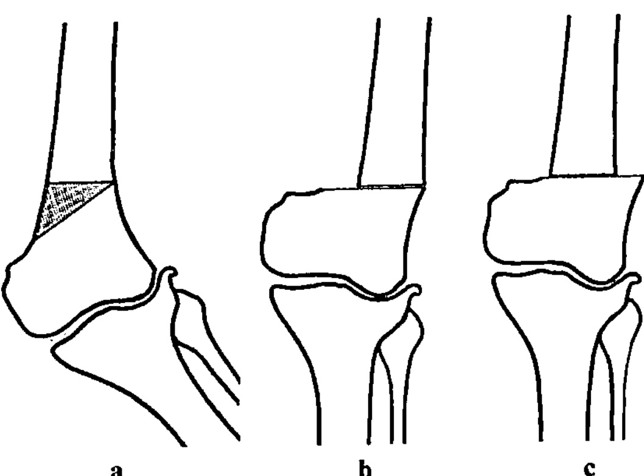

a   b   c

Abb. 1. a Suprakondyläre Keilosteotomie am Femur bei schwerer Valgusdeformität. b Bei bündiger Adaptation der lateralen Kortikalis tritt eine Lateralverschiebung des proximalen Fragmentes auf. c Nach gleichzeitiger Medialverschiebung des proximalen Fragmentes liegt dieses nun in der Traglinie des Gelenkes; durch den starken Größenunterschied der Osteotomieflächen ruht nun aber das proximale Fragment vollständig auf der (weichen) spongiösen Osteotomiefläche des distalen Fragmentes

Korrekturosteotomien nach Traumen an der unteren Extremität
Herausgegeben von G. Hierholzer, K. H. Müller
© Springer-Verlag Berlin Heidelberg 1984

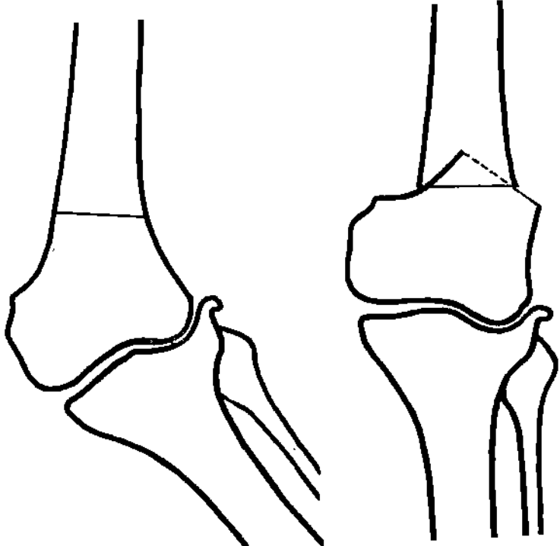

Abb. 2. Suprakondyläre Verschiebeosteotomie am Femur bei schwerer Valgusfehlstellung. Nach suprakondylärer Querosteotomie wird unter gleichzeitiger Achsenkorrektur das proximale Fragment nach medialwärts verschoben. Die mediale Kante des distalen Fragmentes taucht in die Markhöhle des proximalen Fragmentes ein. An der medialen Seite kommt es durch Überlappung der Kortikalis zu einer guten primären Stabilität der Osteotomie und zu einer wirksamen medialen Abstützung für die Osteosynthese

chung an der Osteotomiestelle, zu einer asymmetrischen Gelenkbelastung und zu einem ästhetisch störenden Aussehen der korrigierten Gliedmaße führt [2].

Die suprakondyläre Femurosteotomie veranschaulicht diese Probleme besonders eindrucksvoll (Abb. 1): Nach der Keilosteotomie entsteht bei bündiger Adaptation der lateralen Kortikalis die unerwünschte Lateralverschiebung des proximalen Fragments auf dem Femurkondylus. Durch eine zusätzliche Medialverschiebung kann zwar das proximale Fragment über die Mitte des Femurkondylus gebracht werden, dabei tritt jedoch ein weiterer Nachteil der Keilosteotomie zutage. Bei der Korrektur hochgradiger Achsenabweichungen, die einen großen Keilwinkel erfordern, entstehen am proximalen und distalen Fragment Osteotomieflächen von erheblichem Größenunterschied, so daß das dünnere proximale Fragment auf die ausschließlich spongiöse Osteotomiefläche des distalen Fragmentes zu liegen kommt und hier einsinken kann, wenn die Spongiosa weich ist.

Diese Probleme werden durch die Verschiebeosteotomie auf einfache Weise gelöst (Abb. 2–4). Nach Anlegen einer im rechten Winkel zur Diaphysenachse verlaufenden einfachen Querosteotomie wird, unter gleichzeitiger Achsenkorrektur, das distale Fragment in Richtung auf die Konkavität der ursprünglichen Achsenabweichung verschoben, wobei die ursprünglich konvexseitige Kante des distalen Fragmentes in die Markhöhle des proximalen Fragmentes eintaucht und sich hier verkeilt. Bei der Korrektur einer Valgusfehlstellung wird demnach das distale Fragment nach lateralwärts verschoben, bei einer Varusfehlstellung nach medialwärts und bei einer Beugefehlstellung nach dorsalwärts. Neben der vorteilhaften Orientierung der Fragmente in bezug auf die Traglinie der Gelenke gewährleistet die Verschiebeosteotomie auch eine besonders gute Stabilität. Dadurch, daß die Kortikalis der beiden Fragmente gewissermaßen übereinandergestülpt wird, entsteht eine feste Abstützung der Osteotomie mit einem guten Widerlager für eine Osteosynthese. Da die häufigste Indikation für die suprakondyläre Femurosteotomie im höheren Lebensalter gegeben ist, ist die Frage der primären Stabilität von besonderer Bedeutung, weil die Spongiosa der distalen Femurmetaphyse immer atrophisch ist und ältere Leute außerdem die Teilentlastung mit Krücken oft nur mangelhaft beherrschen.

Bei der Verschiebeosteotomie tritt das distale Fragment an der Konkavseite der ursprünglichen Deformität aus der Knochensilhouette hervor. In Abhängigkeit vom

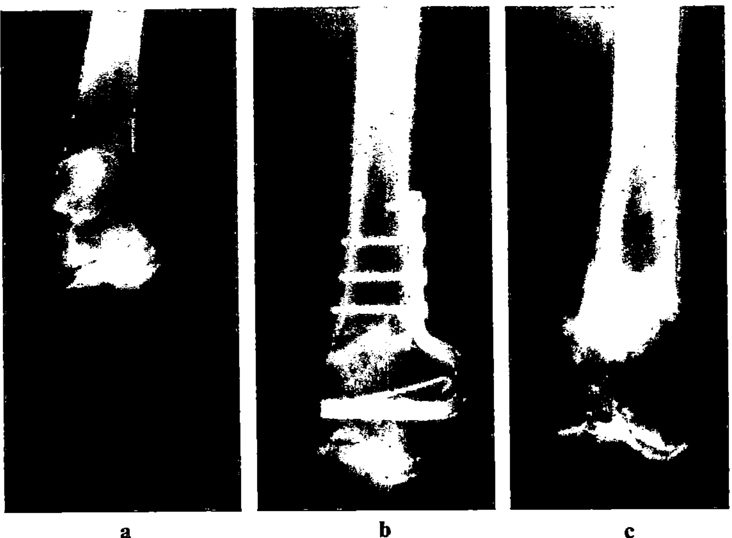

a   b   c

Abb. 3 a–c. Beispiel einer suprakondylären Verschiebeosteotomie am Femur. a Schwere instabile Valgusgonarthrose bei einer 66jährigen Frau, b suprakondyläre Verschiebeosteotomie. (Der zur Raffung des lateralen Längsbandes nach proximal verlagerte Epicondylus lateralis wurde mit einem Kirschner-Draht fixiert.) c 3 Jahre nach suprakondylärer Verschiebeosteotomie

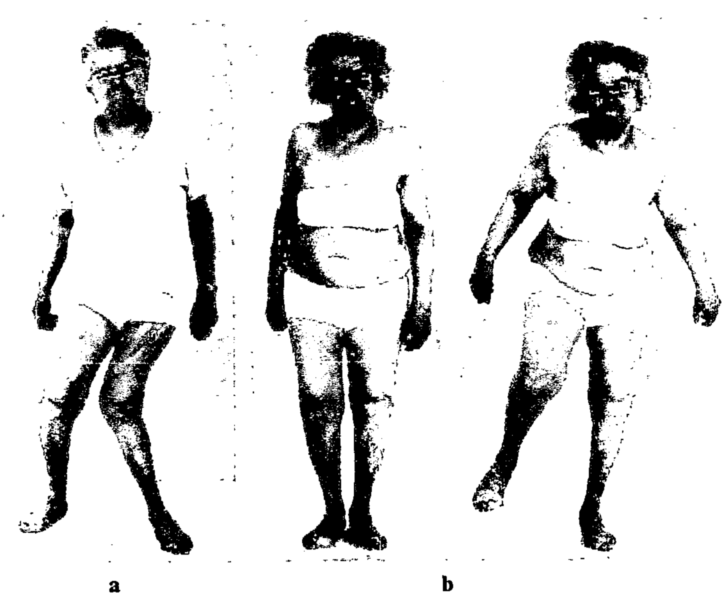

a   b

Abb. 4 a, b. Suprakondyläre Femurverschiebeosteotomie bei einer 66jährigen Frau wegen schwerer instabiler Valgusgonarthrose (gleicher Fall wie Abb. 3. a Präoperativer Zustand mit Belastungsunfähigkeit des linken Beines, b Zustand 5 Jahre nach der Osteotomie

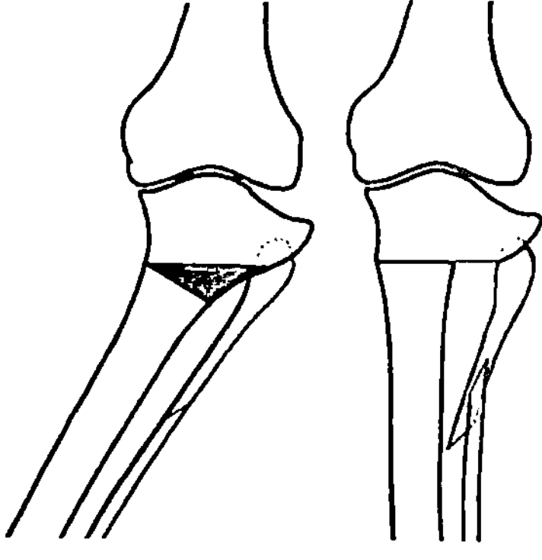

Abb. 5. Keilosteotomie am proximalen Tibiaende. Bei schweren Achsenabweichungen mit großer Keilentnahme entstehen unterschiedlich große Osteotomieflächen mit ungünstiger Seitenverschiebung der Fragmente

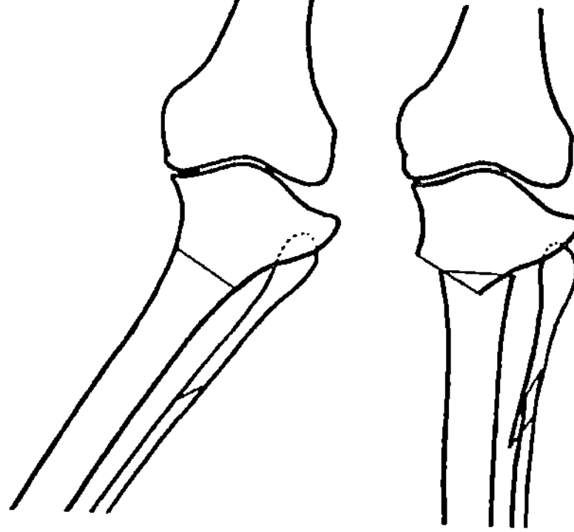

Abb. 6. Verschiebeosteotomie am proximalen Tibiaende. Nach Querosteotomie wird, unter gleichzeitiger Achsenkorrektur, das distale Fragment nach lateralwärts in die Traglinie des Gelenkes verschoben. Gleichzeitig taucht das proximale Fragment in die Markhöhle des distalen Fragmentes ein

Korrekturausmaß kann hier eine scharfkantige Stufe entstehen, die die Weichteile gefährdet und deshalb geglättet werden muß. Dies ist besonders zu berücksichtigen, wenn nach der Korrektur einer Streckhemmung des Kniegelenkes durch eine suprakondyläre Extensionsverschiebeosteotomie am Planum popliteum unter den großen Gefäßen eine scharfe Knochenkante hervortritt (Abb. 10).

Bei der Achsenkorrektur am proximalen Tibiaende treten grundsätzlich die gleichen Phänomene auf, wie sie für die suprakondyläre Femurosteotomie beschrieben wurden (Abb. 5). Auch hier kann bei hochgradigen Achsenabweichungen die Verschiebeosteotomie eine günstigere Orientierung der Fragmente bei guter primärer Stabilität herbeiführen (Abb. 6). Unter gleichzeitiger Achsenkorrektur wird das distale Fragment in Richtung auf die Konvexität der ursprünglichen Achsenabweichung verschoben, und die ursprünglich konvexseitige Kante des proximalen Fragmentes taucht in die distale Markhöhle ein. Die Verschiebeosteotomie am Tibiakopf ist wegen der besonderen anatomischen Verhältnisse technisch schwieriger als am distalen Femurende, und die Dislokation der Fragmente wird durch die relativ dünne ventrale Weichteildecke limitiert. Gleichwohl können am proximalen Tibiaende selbst schwerste Achsenabweichungen korrigiert werden (Abb. 7 u. 8). Nur für die Korrektur einer Beugefehlstellung des Kniegelenkes eignet sich die Tibiakopfosteotomie nicht, weil nach der Osteotomie das Tibiakopfplateau in bezug auf den Femurkondylus in Beugestellung verbleibt und dadurch eine bajonettförmige Versetzung

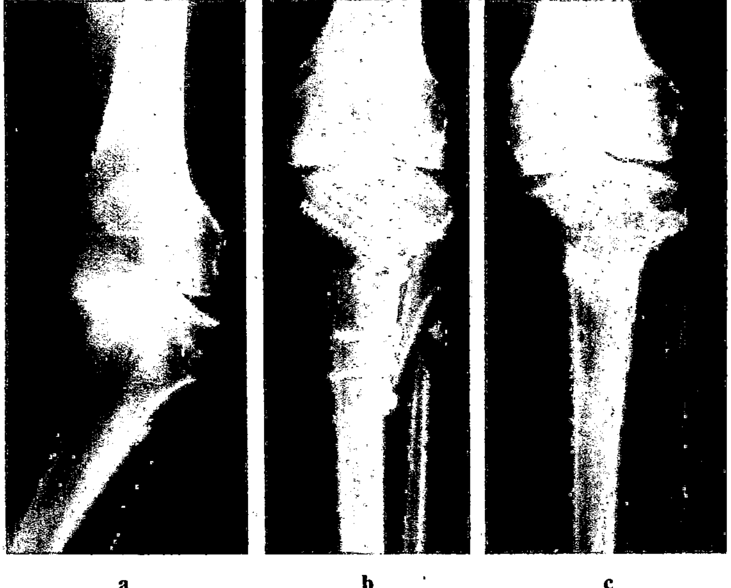

a   b   c

Abb. 7 a–c. Beispiel einer Verschiebeosteotomie am proximalen Tibiaende. a Schwere instabile Varusgonarthrose bei einem 54jährigen Mann, b Tibiakopfverschiebeosteotomie, c 3 Jahre nach der Osteotomie

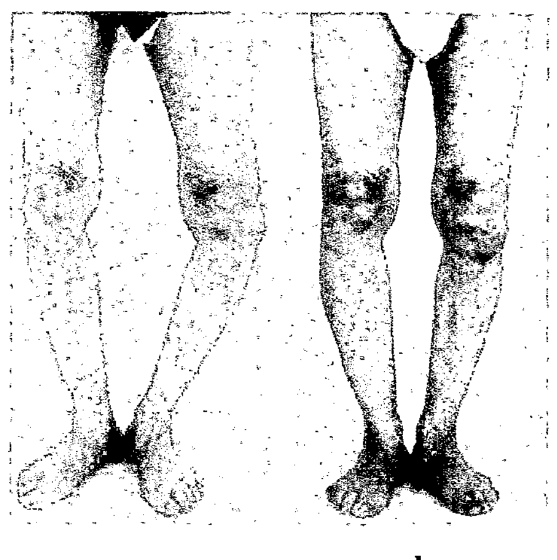

a   b

Abb. 8. a Tibiakopfverschiebeosteotomie wegen schwerer instabiler Varusgonarthrose bei einem 54jährigen Mann mit Belastungsunfähigkeit des linken Beines (gleicher Fall wie in Abb. 7), b Zustand 3 Jahre nach der Osteotomie

des Tibiaschaftes nach dorsalwärts eintritt (Abb. 9). Die Beugefehlstellung des Kniegelenkes muß auf dem suprakondylären Niveau erfolgen, so daß das Tibiakopfplateau seine normale, nach dorsalwärts abschüssige Neigung behält und durch die suprakondyläre Ventralverschiebung des proximalen Fragmentes die Diaphysenachsen in die Traglinie des Gelenkes zu liegen kommen (Abb. 10).

Eine Ausnahme besteht nur bei einer Beugestellung des Kniegelenkes, die durch eine Beugefehlstellung am proximalen Tibiaende verursacht ist (Abb. 11). Hier führt die infratuberkuläre Verschiebeosteotomie ebenfalls zu idealen Korrekturverhältnissen.

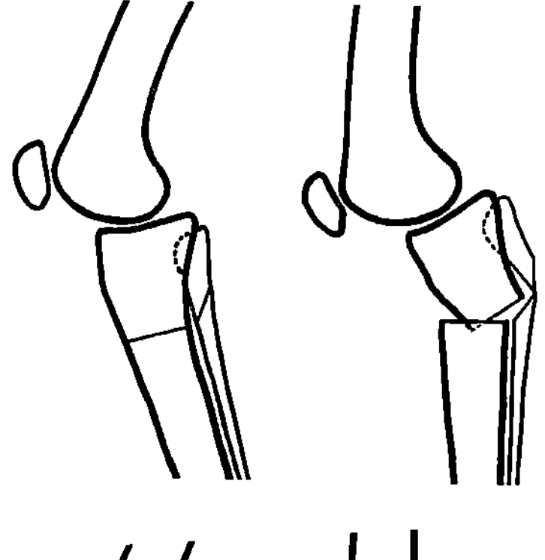

Abb. 9. Die Tibiakopfverschiebeosteotomie ist für die Korrektur einer Beugefehlstellung am Kniegelenk ungeeignet, weil sie das Tibiakopfplateau in Beugestellung beläßt und dadurch eine Rekurvationsfehlstellung erzeugt

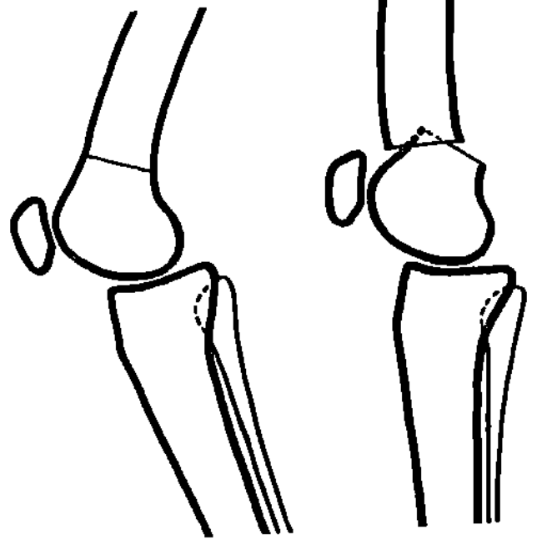

Abb. 10. Bei der Korrektur einer Beugefehlstellung des Kniegelenkes führt die suprakondyläre Femurverschiebeosteotomie durch die Ventralverschiebung des proximalen Fragmentes günstige Belastungsbedingungen herbei, weil sie die Diaphysen in die Traglinie der Gelenke rückt

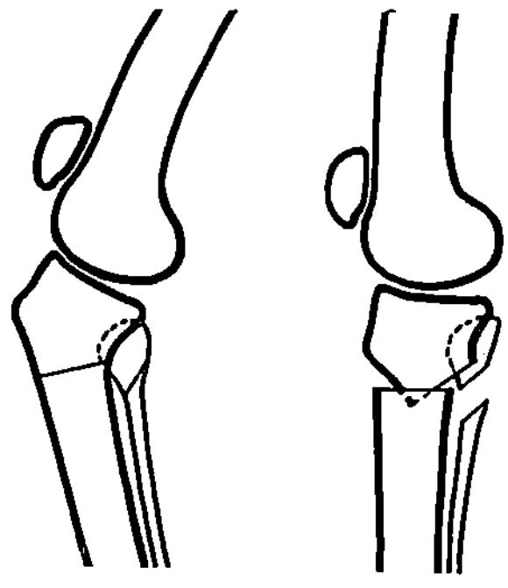

Abb. 11. Nur bei einer Beugefehlstellung des Kniegelenkes, die durch eine Achsenabweichung am proximalen Tibiaende bedingt ist, kann die Tibiakopfverschiebeosteotomie ideale Belastungsbedingungen schaffen

Die Korrekturen am proximalen Tibiaende erfordern auch eine Durchtrennung der Fibula. Dafür hat sich die Schrägosteotomie bewährt, weil sie eine Dislokation der Fibulafragmente in allen Richtungen erlaubt, gleichzeitig jedoch die Fragmente in Kontakt läßt und damit eine schnelle knöcherne Konsolidierung der Fibula ermöglicht.

Für den Zugang zum proximalen Tibiaende ist eine behutsame Ablösung der Antikusmuskulatur erforderlich. Nach der Osteotomie müssen die Muskelursprünge wieder reinseriert werden, während man mit der Fasziennaht auf die Spannungsverhältnisse Rücksicht nehmen muß. Keinesfalls darf durch eine straffe Fasziennaht die Antikusloge unter Druck gesetzt werden, weil sonst durch ein Antikussyndrom ein irreversibler Schaden droht. Im Zweifelsfall sollte man die Faszie offen lassen und die Fasziennaht ggf. anläßlich der Metallentfernung nachholen.

Auch der Faszienspannung über dem N. fibularis muß ein besonderes Augenmerk geschenkt werden. Bei jeder Korrektur einer Valgusfehlstellung wird die Spannung der lateralen Faszienanteile erhöht. Der Fasziendruck kann durch Kompression der Gefäße des N. fibularis zu einem ischämischen Nervenschaden führen. Fibularislähmungen nach der Korrektur einer Valgusfehlstellung sind nicht, wie oft behauptet wird, auf eine Dehnung des Nerven zurückzuführen, sondern auf Druckschäden durch die angespannte Faszie. Bei der Korrektur von Valgusfehlstellungen muß daher immer die Faszie über dem N. fibularis gespalten werden. Von lateral her wird der N. fibularis an seinem Durchtritt hinter der Bizepssehne aufgesucht und nach peripherwärts bis zum Abgang der ersten Muskeläste distal vom Fibulaköpfchen unter Spaltung der bedeckenden Faszie verfolgt. Am Ursprung des M. fibularis longus, unter dem der Nerv hindurchtritt, findet sich oft ein schmaler, scharfkantiger, bogenförmiger Faszienstreifen des Muskels, der den Nerv bedeckt. Es empfiehlt sich, auch diesen Faszienstreifen zu durchtrennen.

Das Prinzip der Verschiebeosteotomie hat auch bei diaphysären Achsenkorrekturen eine große Bedeutung, wenn es sich um langgezogene großbogige Verbiegungen handelt (Abb. 12 u. 13), bei denen eine ideale Korrektur durch Keilosteotomie eine mehrfache Durchtrennung des Knochens auf verschiedenen Ebenen erfordern würde. Hier können durch die Verschiebeosteotomie Achsenkorrekturen und Orientierung der Traglinie gleichzeitig und auf nur einer Osteotomieebene erfolgen.

Einen besonderen Korrektureffekt entfaltet die Verschiebeosteotomie bei kurzen Knochenfragmenten, wo die Dislokation des peripheren Fragmentendes durch die Fragmentverschiebung leicht bewerkstelligt werden kann, während die Keilosteotomie durch den kurzen Schenkel des peripheren Fragmentes selbst bei großen Korrekturwinkeln nicht eine vergleichbare Verlagerung des distalen Fragmentendes erlaubt.

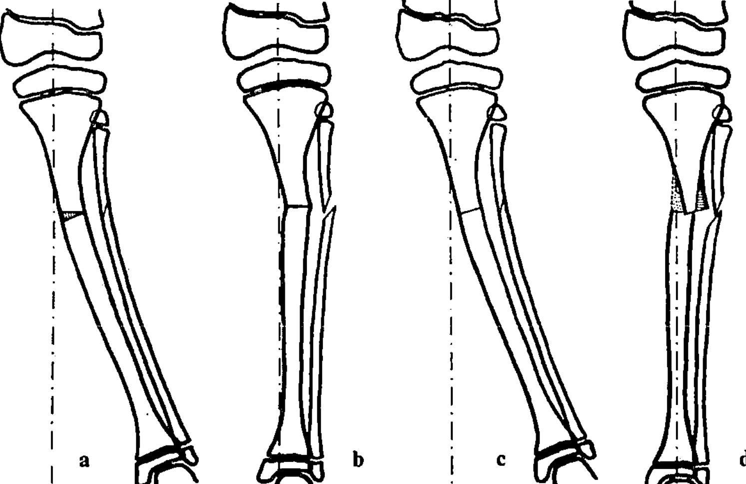

Abb. 12. **a, b** Bei langgezogenen großbogigen Verbiegungen der Röhrenknochen beläßt die Achsenkorrektur durch diaphysäre Keilosteotomie die Fragmente außerhalb der Traglinie. **c, d** Demgegenüber werden durch die diaphysäre Verschiebeosteotomie die Fragmente in die Traglinie der Gelenke gebracht. Zur Begradigung der Knochenoberfläche und zur Erleichterung der Osteosynthese werden die durch die Verschiebung hervortretenden Fragmentkanten tangential abgetragen **d** und an der Gegenseite in die Osteotomiestufe eingelegt

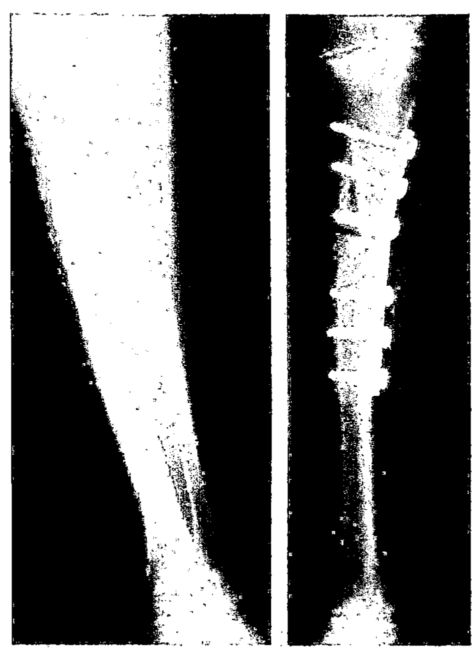

Abb. 13. Röntgenbeispiel einer diaphysären Verschiebeosteotomie (entsprechend Abb. 12 c, d). Die lateral vorspringende Kante des proximalen Fragmentes wurde tangential abgetragen und an der Gegenseite als Knochenspan angelegt

Ein anschauliches Beispiel für dieses Phänomen stellt die Kalkaneusverschiebeosteotomie bei der Valgusfehlstellung des Rückfußes dar (Abb. 14–17).

Bei dieser Valgusfehlstellung, wie sie uns im kongenitalen, funktionellen oder posttraumatischen Knickfuß entgegentritt, bestehen 2 miteinander verknüpfte Probleme, die beide bei der Korrektur ihre Berücksichtigung finden müssen. Einerseits besteht die Valgusfehlstellung (v. a.) des Fersenbeins, andererseits wird durch diese der Fersenauftrittspunkt, also das Tuber calcanei, nach lateralwärts verlagert. Dabei hat die Lateralverlagerung des Fersenpols funktionell eine größere Bedeutung als die Achsenabweichung als solche.

In der Normalstellung des Rückfußes steht das Tuber calcanei mit dem Fersenauftrittspunkt und mit der Insertion der Achillessehne medial von der Achse des unteren Sprunggelenkes (Abb. 18). Die Achillessehne wird dadurch zum stärksten Supinator des Rückfußes. Bei einer Knickfußfehlstellung kann das Tuber calcanei lateral von der Achse des unteren Sprunggelenkes liegen, so daß der Belastungsdruck des Fersenpols und der Zug der Achillessehne eine pronierende Wirkung entfalten und die Fehlstellung verstärken. Die Kalkaneusverschiebeosteotomie, die parallel zum unteren Sprunggelenk durch das Corpus calcanei angelegt wird, führt durch Medialverschiebung des Fersenpols zu einer Korrektur der Fehlbelastung. Durch die großen spongiösen Osteotomieflächen wird eine frühe Teilbelastung und eine schnelle knöcherne Konsolidierung erreicht. Das besonders effektive Wirkungsprinzip der Kalkaneusverschiebeosteotomie kommt v. a. dort zum Ausdruck, wo die Valgusfehlstellung durch einen angeborenen oder erworbenen Verlust des Außenknöchels entstanden ist und dementsprechend eine besonders schwere Instabilität vorliegt (Abb. 16 u. 17). Obwohl die Valgusfehlstellung die häufigste Indikation für die Kalkaneusverschiebeosteotomie darstellt, kann natürlich auch eine Supinationsfehlstellung des Rückfußes durch Lateralverschiebung des Fersenpols korrigiert werden.

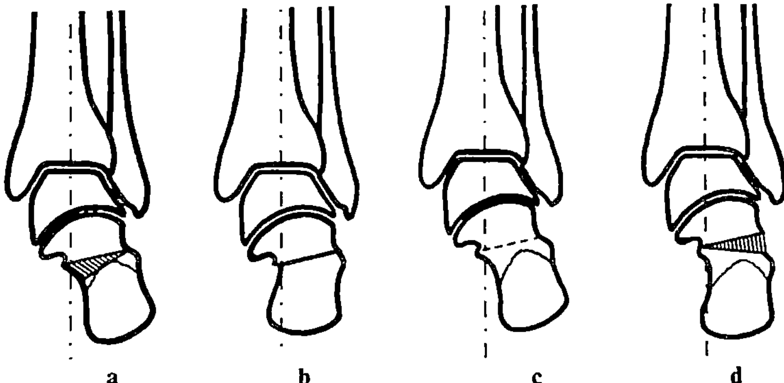

Abb. 14 a–d. Sowohl die Keilosteotomie **a, b** als auch die keilförmige Aufklapposteotomie des Kalkaneus **c, d** haben auch bei großem Keilwinkel wegen des kurzen peripheren Fragmentes einen relativ geringen medialisierenden Effekt auf das Tuber calcanei

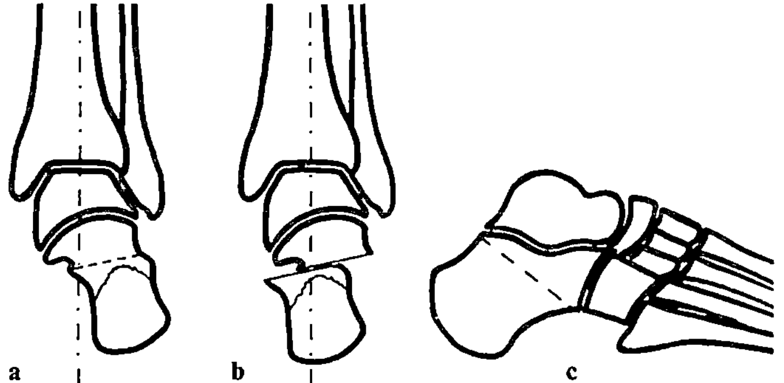

Abb. 15 a, b. Bei der Kalkaneusverschiebeosteotomie wird die Achsenstellung des peripheren Fragmentes nicht wesentlich verändert, dennoch ist der funktionelle Korrektureffekt durch die Seitenverschiebung des Tuber calcanei sehr groß. **c** Die Osteotomie verläuft von der hinteren Begrenzung des unteren Sprunggelenkes zur unteren Begrenzung des Kalkaneokuboidgelenkes und läßt somit beide Gelenke intakt

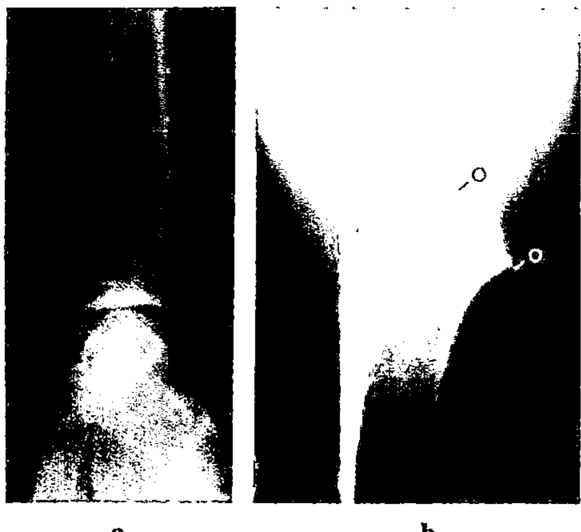

Abb. 16 a, b. Beispiel einer Kalkaneusverschiebeosteotomie im Röntgenbild. **a** Schwerste Valgusfehlstellung des Rückfußes bei Dysplasie des oberen Sprunggelenkes mit Fehlen des Außenknöchels bei Fibulahypoplasie bei einem 15jährigen Mädchen. **b** Auf der axialen Aufnahme der Ferse ist das Ausmaß der Verschiebung an den Osteotomiekanten „O" zu erkennen

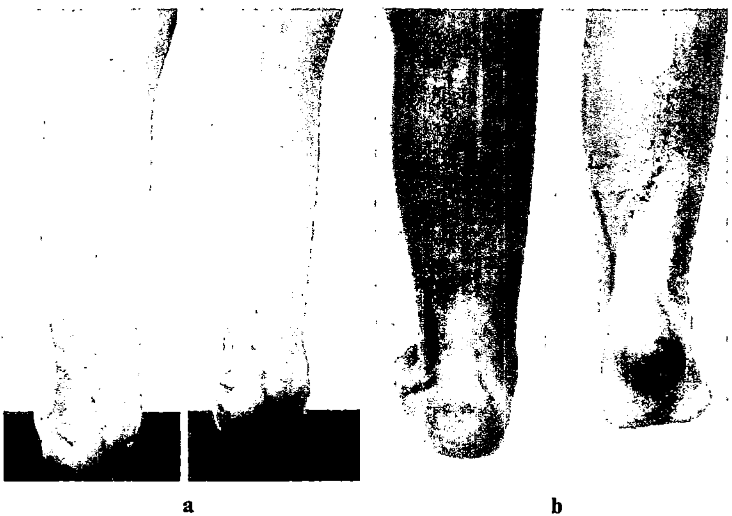

a   b

Abb. 17 a, b. Kalkaneusverschiebeosteotomie links bei einem 15jährigen Mädchen (gleicher Fall wie in Abb. 16). a Vor der Operation ist bei vollem Auftritt und im flachen Zehenstand die schwere Valgusfehlstellung des Rückfußes und die Abduktionshaltung des Vorfußes zu erkennen. (Die längsverlaufende Hautnarbe stammt von einer Faszienrevision mit Achillessehnenverlängerung wegen exzessiver Spitz-Knickfuß-Kontraktur.) b 19 Monate nach der Kalkaneusverschiebeosteotomie steht die Ferse bei vollem Auftritt in Neutralstellung und geht im flachen Zehenstand in leichte Supination, während gleichzeitig der Vorfuß eine Adduktionshaltung einnimmt und das Fußlängsgewölbe sich hoch aufrichtet

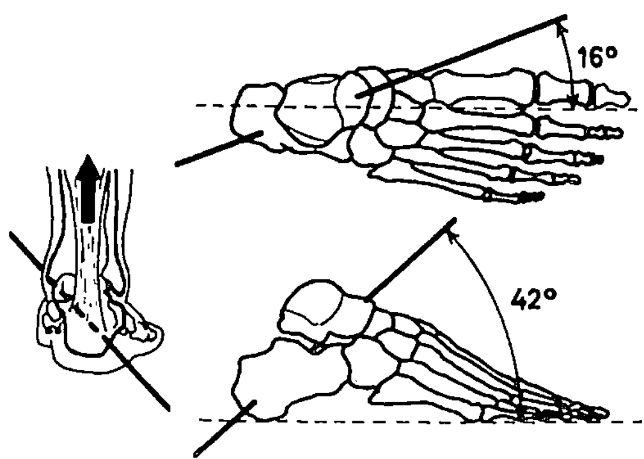

Abb. 18. Achse des unteren Sprunggelenkes. Das Tuber calcanei mit dem Ansatz der Achillessehne liegt medial von dieser Achse, so daß sowohl der Fersenauftritt als auch der Zug der Achillessehne eine supinierende Wirkung haben

Das Prinzip der Fragmentverschiebung hat schließlich auch dort seine Indikation, wo bei schweren Deformitäten die Proportionen einzelner Knochenteile verändert sind, v. a. bei diakondylären oder intertrochantären Korrekturen. Ein anschauliches Beispiel ist die intertrochantäre Doppelosteotomie, die bei einer starken Verkürzung des Schenkelhalses nach epiphysärer Wachstumsschädigung die Schenkelhalslänge durch Verschiebung der Fragmente wiederherstellen kann (Abb. 19 u. 20). Durch jeweils eine Osteotomie an der oberen und unteren Begrenzung des Schenkelhalssegmentes wird das proximale Femurende in 3 Fragmente zerlegt, die unabhängig voneinander in die angestrebte Korrekturposition geschoben werden können, so daß auch eine Verlängerung des Schenkelhalses und des Oberschenkels insgesamt herbeigeführt wird.

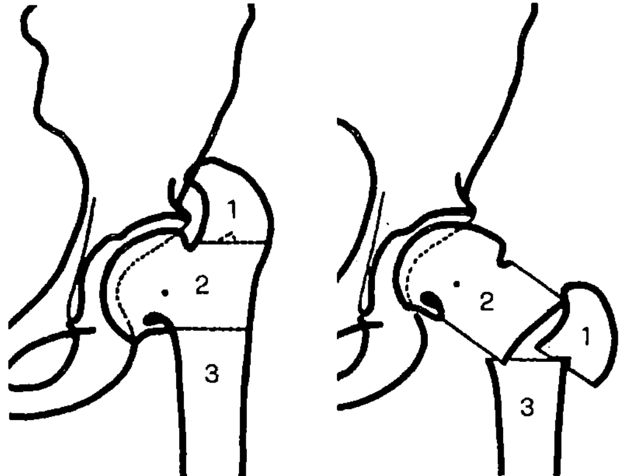

Abb. 19. Intertrochantäre Doppelosteotomie. Die Schenkelhalsverkürzung nach epiphysärer Wachstumsschädigung kann nur durch eine Verschiebeosteotomie korrigiert werden. Durch jeweils eine Querosteotomie an der oberen und unteren Begrenzung des Schenkelhalses wird das proximale Femurende in 3 Fragmente zerlegt, die unabhängig voneinander disloziert werden können. Durch die Lateralverschiebung der Diaphyse und des Trochanter major wird der Schenkelhals verlängert. Durch die Valgisation des Schenkelhalssegmentes wird zusätzlich eine Verlängerung des gesamten Femurs erreicht

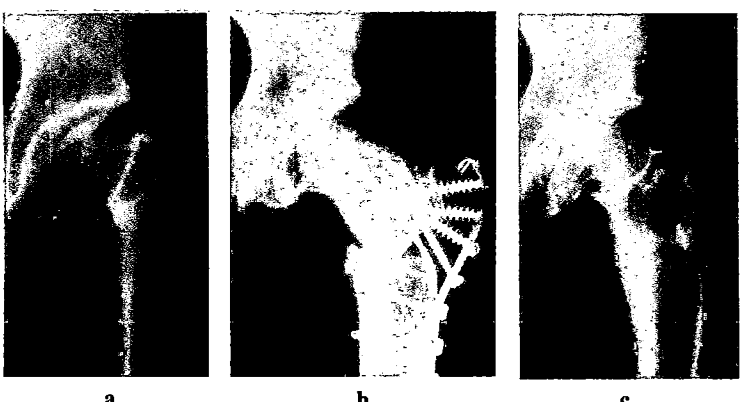

a   b   c

Abb. 20 a–c. Beispiel einer intertrochantären Doppelosteotomie im Röntgenbild. a Schenkelhalsverkürzung nach epiphysärer Wachstumsschädigung bei einem 16jährigen Mann. b 8 Wochen nach der Operation sind die ursprünglichen Osteotomieflächen noch gut zu erkennen. Die Zuggurtungsosteosynthese wurde mit einer Haken-Halbrohr-Platte [2] durchgeführt. Mit Kirschner-Drähten sind die Fragmente gegen Seitenverschiebung gesichert. c 18 Monate nach der intertrochantären Doppelosteotomie hat die Remodellierung der Knochenstruktur die Osteotomiestellen unkenntlich gemacht, und das proximale Femurende zeigt eine weitgehend normale Konfiguration

Literatur

1. Müller ME, Allgöwer M, Schneider R, Willenegger H (1977) Manual der Osteosynthese, 2. Auflage. Springer, Berlin Heidelberg New York
2. Wagner H (1977) Prinzipien der Korrekturosteotomie am Bein. Orthopäde 6:145–177

Verlängerungs- und Verkürzungsosteotomien der Diaphysen

I. Scheuer und A. Lies

Beinlängenunterschiede haben nicht nur eine kosmetische, sondern auch eine erhebliche funktionelle Bedeutung mit Auswirkungen auf das Gangbild. Längendifferenzen um 1 cm werden vom Körper unauffällig kompensiert und toleriert. Verkürzungen von 2–3 cm führen jedoch bereits zu Fehlhaltungen, Gangstörungen und Beschwerden durch die sich ergebende Überbeanspruchung der Beingelenke und besonders der Wirbelsäule, die den zwangsläufig sich ergebenden Beckenfehlstand beim Gehen kompensieren muß. Scheinbare, funktionelle Längenunterschiede der Beine, beispielsweise als Folge einer Beugekontraktur im Kniegelenk, müssen von den echten posttraumatischen Beinlängendifferenzen, die hier behandelt werden sollen, unterschieden werden.

Beinlängenunterschiede sind konservativ durch orthopädisch-technische Maßnahmen oder auf operativem Wege ausgleichbar. Zunächst ist zu prüfen, ob die orthopädische Versorgung ausreichend ist. Problemlos läßt sich eine Beinlängendifferenz über eine Sohlen-Absatz-Erhöhung, ggf. kombiniert mit einer Einlegesohle, am Konfektionsschuhwerk bis etwa 3 cm ausgleichen [12]. Das Schuhwerk wird dadurch jedoch schwerer und wirkt plumper; das zu kurze Bein fällt nun auch dem unvoreingenommenen Betrachter erst richtig auf. Daher tolerieren besonders junge Frauen häufig auch einen weit größeren Beinlängenunterschied. Es ist erstaunlich, wie gut manche Frauen selbst mit einer Beinverkürzung von 4–6 cm relativ unauffällig laufen (Abb. 1).

Operativ sollten ab dem 40. Lebensjahr extreme Beinlängendifferenzen möglichst nur im metaphysären Bereich korrigiert werden, da beispielsweise bei hüftgelenknahen Osteotomien die Heilungsvoraussetzungen gegenüber der Diaphyse weit günstiger sind.

Die erste erfolgreiche „aperiostale Verlängerung der Oberschenkel bei einigen Zwergen an verkürzten Oberschenkeln" veröffentlichte Bier 1922 [4] auf dem Deutschen Chirurgenkongreß; später berichtete Abbott [1] über die Verlängerung von Tibia und Fibula. Bier legte damals nach querer offener Osteotomie einen Dauerlängszug am Bein an und konnte feststellen, daß sich beim jungen Patienten in der allmählich sich vergrößernden Knochenlücke ein fast ideales Knochenregenerat ausbildete. Dieses Verlängerungsprinzip hat später Anderson [2] ebenfalls angewendet. Zahlreiche Verlängerungsapparate, über die eine äußere kontinuierliche Verlängerung möglich ist, sind entwickelt worden [7, 9, 11, 13]. Diese Methoden entsprechen im wesentlichen dem Prinzip eines abgewandelten Fixateur externe. Wagner [14, 15] hat mit seinem Verlängerungsapparat das Verfahren der kontinuierlichen Distraktion in Verbindung mit der nachfolgenden überbrückenden Osteosynthese mit speziellen Verlängerungsplatten verbessert und systematisiert (Abb. 2).

Ferner sind Teleskopmarknägel zur diaphysären Verlängerung entwickelt worden [3]. Götz u. Schellmann [6] stellten einen Verriegelungsnagel vor, der mit einem hydraulischen Druckzylinder versehen war, über den durch einen äußeren Druckgeber

Korrekturosteotomien nach Traumen
an der unteren Extremität
Herausgegeben von G. Hierholzer, K. H. Müller
© Springer-Verlag Berlin Heidelberg 1984

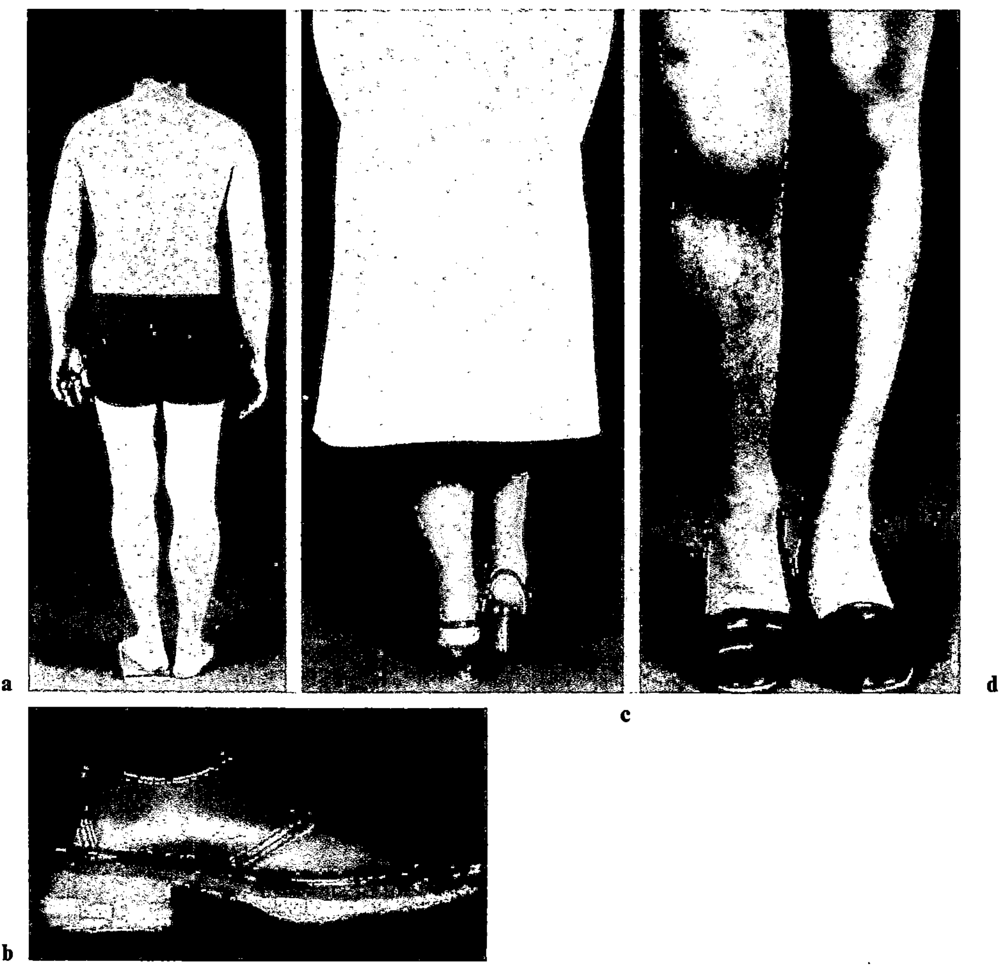

Abb. 1. **a** Beinlängenbestimmung mit der Brettchenmethode, **b** Längenausgleich am Schuhwerk von 2 cm (hier wurde die Schuhsohle mit einer Sohlenerhöhung von 1 cm zusätzlich versehen), **c, d** Beinverkürzung von 7 cm nach kindlicher Schienbeinkopfosteomyelitis. Die jetzt 48jährige Frau lehnt orthopädische Hilfsmittel ab und trägt Konfektionsschuhwerk bei relativ unauffälligem Gangbild

eine kontinuierliche Verlängerung zu erreichen ist. Dieses Verfahren hat sich jedoch anscheinend nicht durchgesetzt. Witt u. Jäger [17, 18] haben ein voll implantierbares Distraktionsgerät entwickelt, welches im metaphysären Bereich über eine Winkelplatte mit Gleitschienen mittels Elektromotor, Sender und Empfänger kontinuierlich die Verlängerung bewerkstelligt. Dieses System ist bereits in der klinischen Erprobung.

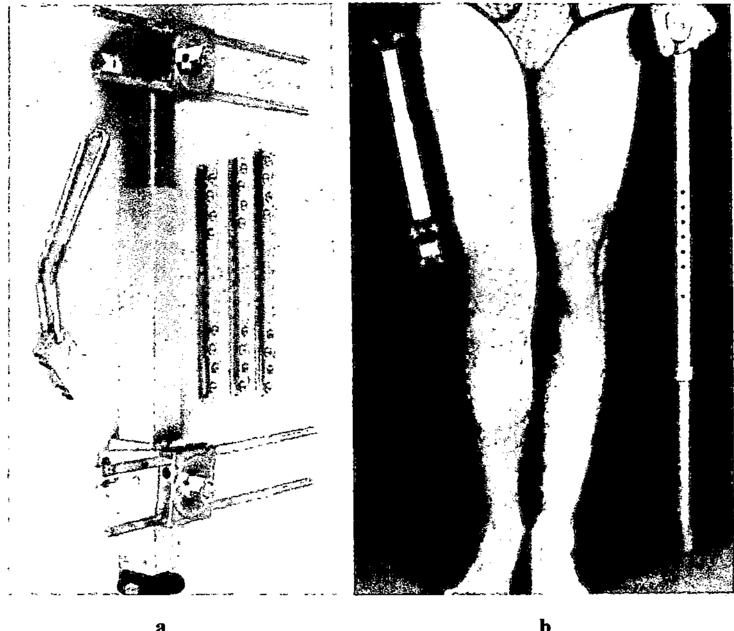

a   b

Abb. 2. a Verlängerungsgerät nach Wagner und die für die nachfolgende Osteosynthese benötigten speziellen Verlängerungsplatten, **b** das zur Oberschenkelverlängerung angelegte Distraktionsgerät

Form der Osteotomie

Unterschiedliche Osteotomien sind bekannt. Es kommen im diaphysären Bereich die Querosteotomie, die Schräg- oder auch die treppenförmige Osteotomie in Frage. Jede dieser Osteotomien hat ihre Vorteile, jedoch auch Gefahren. Die Querosteotomie ist am leichtesten durchführbar, sie ist jedoch relativ instabil und verbindet damit die Gefahr der Varus-, Valgus- und Rotationsfehlstellung. Dagegen ist die Gefahr der sekundären Fehlstellung bei einer diaphysären Schrägosteotomie geringer einzuschätzen, da der Knochenkontakt besser ist. Die treppenförmige Osteotomie ist technisch am schwierigsten auszuführen, gewährleistet jedoch einen guten Knochenkontakt und schließt fast völlig eine sekundäre Verbiegung oder Verdrehung der Fragmente aus.

Zahlreiche Operationsmethoden sind angegeben worden. Lange [8] osteotomierte beispielsweise den Oberschenkelknochen treppenförmig, stabilisierte ihn mit einem Marknagel und ließ die Osteotomie nach dem Gleitprinzip unter Extension sich so lange verschieben, bis die gewünschte Beinlänge erreicht war. Kombinierte Operationsverfahren sind möglich, indem aus der Diaphyse ein Knochenzylinder zur Verkürzung herausgenommen und dann als verlängerndes Distanzstück in das zu kurze Bein eingesetzt wird [10]. Der so erzielte Längengewinn ist in Verbindung mit der Verkürzung des anderen Beines am Oberschenkelschaft bis etwa 7 cm möglich. Nachteilig ist bei diesem Verfahren, daß am gesunden Bein zusätzlich eine Verkürzung vorzunehmen ist, beide Beine gleichzeitig operiert werden müssen und eine doppelseitige Deformität zurückbleibt.

Diagnostik und Indikation zur operativen Beinlängenkorrektur

Zweifellos heilt die metaphysäre Osteotomie rascher ab als die diaphysäre. Bei erheblichen posttraumatischen Verkrümmungen und Verkürzungen im Schaftbereich ist die diaphysäre Verlängerungsosteotomie der metaphysären vorzuziehen, da nur so eine statisch ungünstige s-förmige Verbiegung des Oberschenkels vermieden werden kann und nur im diaphysären Bereich Verlängerungen von mehr als 4–6 cm möglich sind.

Neben dem äußerlich auffallenden Beinlängenunterschied muß immer nach Begleitdeformitäten – wie X- oder O-Verbiegungen im Schaftbereich oder Rotationsfehlern – gesucht werden (Abb. 3). Die so gefundene komplexe Deformität ist dann zu behandeln. Wagner [14] weist daraufhin, daß bei Beinlängendifferenzen grundsätzlich nur dann operiert werden sollte, wenn die Begleitdeformitäten gleichfalls behandelt werden können. Ziel der Behandlung muß sein, den Patienten unabhängig von ortho-

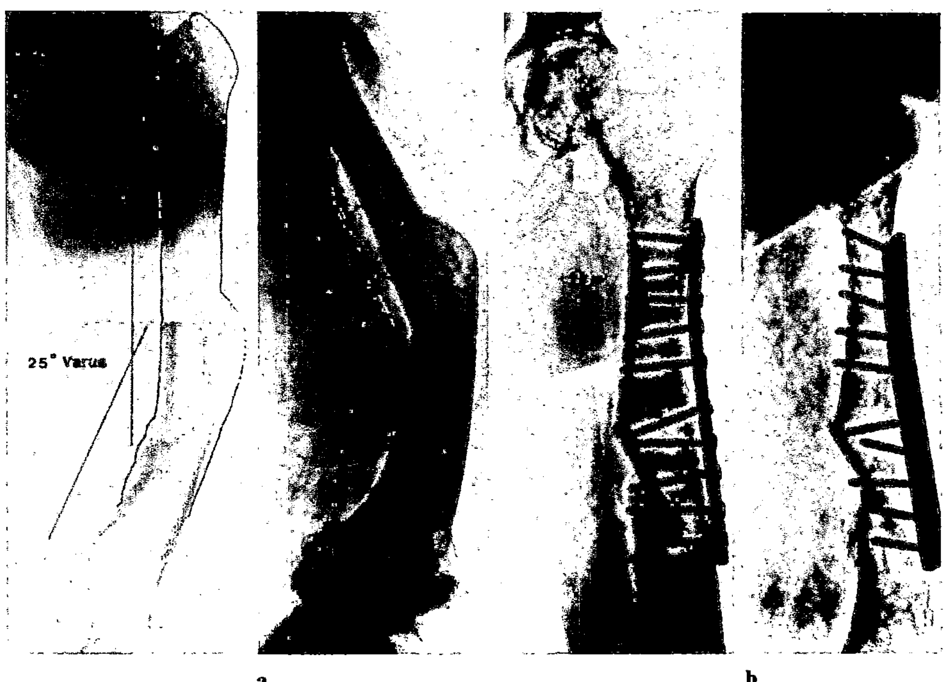

Abb. 3.   a Unter erheblicher Verkürzung, O- und Vorwärtsverbiegung konservativ zur Ausheilung gekommener Oberschenkelschaftbruch einer 72jährigen Frau. b Die Aufrichtungsosteotomie hat bei Korrektur der Achsenfehler einen Längengewinn am Oberschenkelschaft von 3 cm erbracht

Tabelle 1.

Entscheidung: Verlängerung – Verkürzung hängt ab von	
A. Allgemeinen Faktoren	B. Speziellen Faktoren
▶ Alter des Patienten	▶ Frakturtyp
▶ Kleinwuchs	▶ Stand der Knochenbruchheilung
▶ Hochwuchs	▶ Weichteile
▶ Körperproportionen	▶ Narben
▶ Zu erwartendem Gangbild	▶ Anzahl der Voroperationen
▶ Kosmetischem Ergebnis	▶ Lokalen Infektionen
▶ Psyche	▶ Weiteren Fehlstellungen

pädischen Hilfsmitteln zu machen. Ist dies nicht gewährleistet, so kann neben dem Ausgleich von anderen Deformitäten auch der Beinlängenunterschied durch orthopädische Hilfsmittel korrigiert werden.

Äußerlich ist die Beinlängenbestimmung mit der Brettchenunterlegemethode und der Beckenwasserwaage vorzunehmen. Beinganzaufnahmen im Stehen unter Belastung geben unter Berücksichtigung des Vergrößerungsfaktors beim Röntgen einen zusätzlichen genauen Hinweis auf die Längendifferenz. Die genaue Lokalisation der Deformität kann an diesen Bildern abgelesen werden. Hilfreich ist die Computertomographie, die versteckte Rotationsfehlstellungen auch am Unterschenkel aufzudecken vermag.

Liegt beim Erwachsenen ein posttraumatischer Beinlängenunterschied von mehr als 4 cm, beim Jugendlichen von über 2 cm vor, ist die Entscheidung zu treffen, ob an der verletzten, verkürzten Extremität das betreffende Bein verlängert oder am gesunden Bein eine Verkürzungsoperation durchgeführt werden kann. Auch die ein- oder zweizeitige Kombination von Verlängerung des verkürzten und Verkürzung des relativ zu langen Beines ist möglich. Zahlreiche Faktoren beeinflussen die Entscheidung, ob eine Verlängerung oder eine Verkürzung im Einzelfall angebracht ist. Die Heilungsaussichten einer Osteotomie – insbesondere bei der diaphysären Verlängerung und dem sich meist ergebenden zu überbrückenden Knochendefekt – nehmen rasch mit zunehmendem Alter ab, trotz zusätzlicher unterstützender Maßnahmen, wie Spongiosaplastiken. Eine kontinuierliche Beinverlängerung sollte daher möglichst mit dem Wachstum abgeschlossen sein, im Erwachsenenalter sollte diese Operation wegen der sich ergebenden Gefahren nur in Ausnahmefällen durchgeführt werden.

Bei kleinen Patienten wird man eher zu einer Verlängerung tendieren, bei hochwüchsigen Menschen ist die gefahrlosere Verkürzungsosteotomie indiziert. Zu berücksichtigen sind ferner die Körperproportionen, das Gangbild sowie das zu erwartende kosmetische Ergebnis (Tabelle 1). Wesentlich hängt das zu wählende Operationsverfahren auch von den lokalen Verhältnissen und der Weichteil- sowie Durchblutungssituation im Operationsbereich ab. Die Anzahl der Voroperationen und die Art der Narben sind mit zu berücksichtigen. Bei mehrfach voroperiertem Bein, einer ehemals vorausgehenden offenen Fraktur oder abgelaufenem lokalem Infekt sollte an der betreffenden Extremität möglichst kein weiterer Eingriff vorgenommen werden, um den Patienten nicht unnütz nochmals zu gefährden. Unter diesen Voraussetzungen ist bei korrekturbedürftigem Beinlängenunterschied eher der Entschluß zu einer Verkürzungsosteotomie am gesunden Bein zu fassen (Abb. 4).

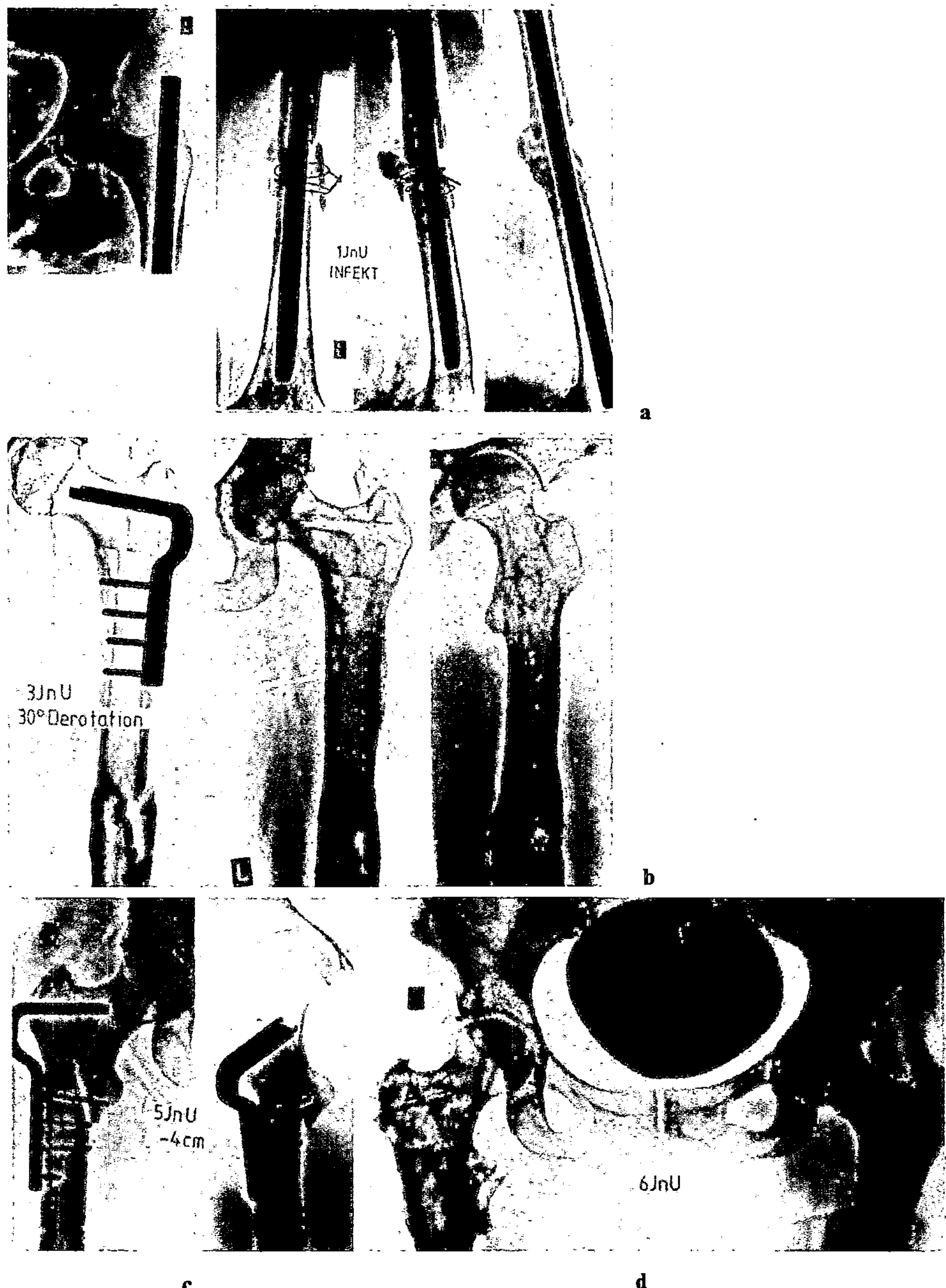

Abb. 4. **a** Die durch Marknagelung und Cerclagen versorgte Oberschenkelfraktur mit Trümmerzone und nachfolgendem Infekt heilte bei der 22jährigen Patientin schließlich unter einer Verkürzung von 4 cm und einem Außendrehfehler von 30° ab. **b** Nach der Infektberuhigung wurde fern des Infektherdes die intertrochantäre Derotationsosteotomie und (**c**) anschließend die Verkürzungsosteotomie am gesunden Bein durchgeführt. **d** Das Ausheilungsergebnis 6 Jahre nach dem erlittenen Unfall

Beinverlängerung

Ein diaphysärer Längengewinn am Bein ist bei Vorliegen eines starken Achsenfehlers technisch erreichbar durch eine Aufrichtungsosteotomie. Durch dieses Verfahren sind maximal 2–3 cm Beinlänge zu gewinnen. Dagegen schafft die Osteotomie mit Distraktion die Möglichkeit, auch größere Verkürzungen exakt am Bein auszugleichen. Diese Operation kann einzeitig oder mehrzeitig durchgeführt werden. Bei der oft über Wochen gehenden kontinuierlichen Distraktion, bei der täglich bis maximal 1,5 mm Länge gewonnen werden kann, ist die erreichte Verlängerungsstrecke anläßlich einer zweiten Operation mit einer Plattenosteosynthese zu überbrücken. Der Verlängerungsapparat kann dann entfernt werden.

Bei der posttraumatischen Beinverkürzung treten 2 verschiedene Typen der Verkürzung auf (Tabelle 2).

Beim Typ I handelt es sich um Fehlstellungen ohne Substanzverlust am Knochen, bei der die Verkürzung lediglich durch die starke Achsenknickung oder durch eine Parallelverschiebung der Fragmentenden bedingt ist. In diesen Fällen ist die Verlängerung technisch relativ einfach über eine schräge oder treppenförmige Osteotomie durchführbar. Die Heilungsaussichten sind auch beim älteren Menschen als günstig anzusehen, da die Osteotomie so gelegt werden kann, daß auch nach der Verlängerung ein inniger Knochenkontakt gegeben ist. Wir führen auch in diesen Fällen nach der Aufrichtungsosteotomie immer die Plattenosteosynthese durch, da die Marknagelung v. a. am Oberschenkel keine genügende Rotationssicherheit bietet (Abb. 5).

Als Typ II der posttraumatischen Beinverkürzungen sind Fehlstellungen im diaphysären Bereich mit Knochensubstanzverlust anzusehen. Diesem Längendefekt geht ursächlich ein vorzeitiger posttraumatischer Epiphysenverschluß, ein zusammengesinterter Stückbruch oder die Defektosteomyelitis voraus. Beim Typ II der Beinverkürzungen des Erwachsenen ist der durch die Verlängerung entstehende Knochendefekt immer durch eine Spongiosaplastik aufzufüllen. Über Wochen bis Monate ist aufgrund des entstandenen Defektes und der fehlenden knöchernen Abstützung das Operationsergebnis gefährdet. Nur im Wachstumsalter ist dieses Verfahren als relativ unproblematisch anzusehen. Mit zunehmendem Alter nimmt die Kom-

Tabelle 2. Posttraumatische Beinverkürzung

Typ I.	Fehlstellungen *ohne* Substanzverlust
	Verlängerung günstig: ▶ Achsenknickung ▶ Längenverschiebung
Typ II.	Fehlstellungen *mit* Substanzverlust:
	Verlängerung Günstig: bis 20. Lebensjahr ▶ nach Epiphysenverletzung
	Schwierig: bis 40. Lebensjahr ▶ zusammengesinterte Stückbrüche
	Problematisch: nach 40. Lebensjahr ▶ Defektosteomyelitis

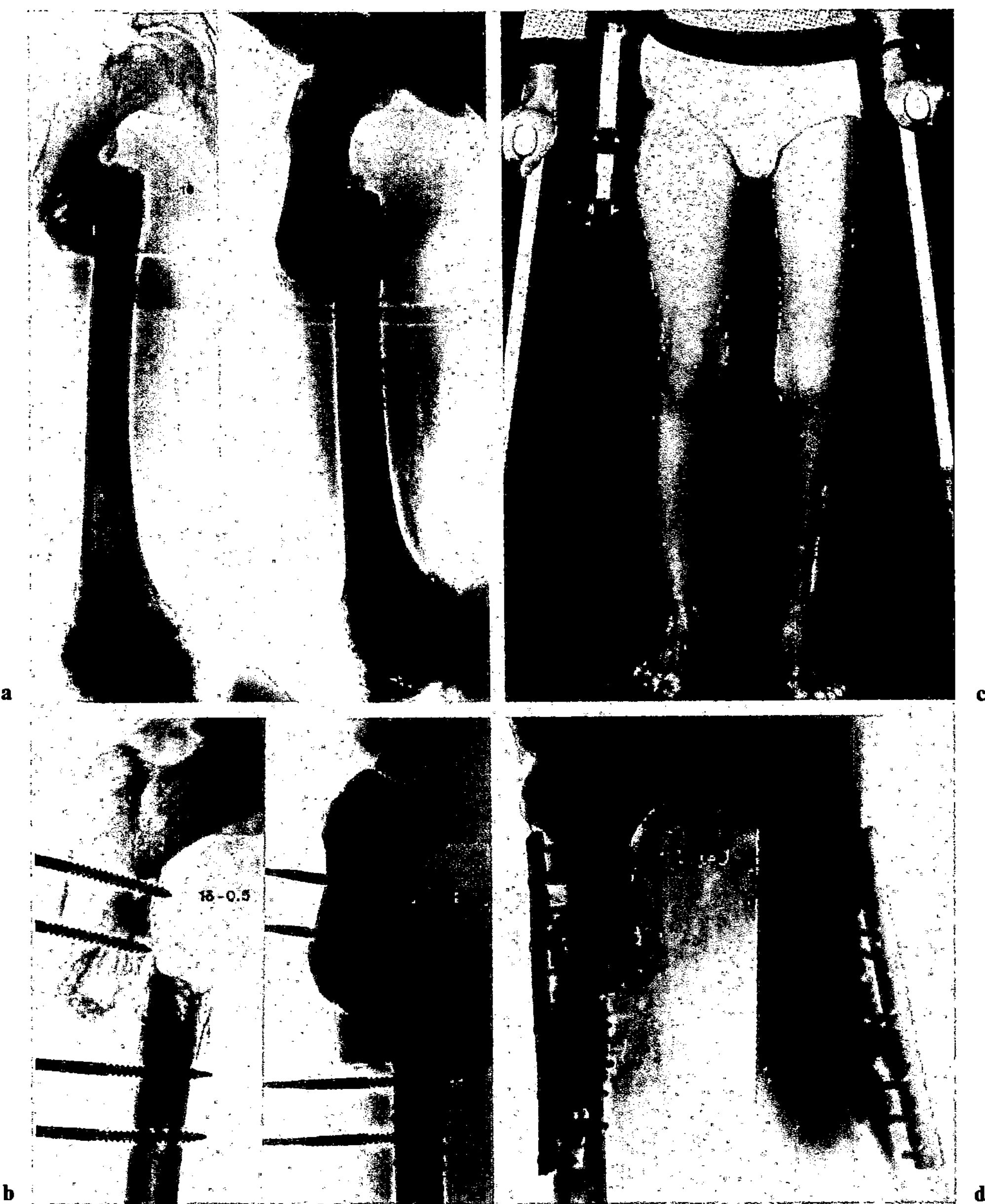

Abb. 5 a–e.   Beispiel einer posttraumatischen Beinverkürzung vom Typ I. **a** Polytraumatisierter 17jähriger Mann mit einer unter 10 cm Beinverkürzung in Fehlstellung ausgeheilten Oberschenkelfraktur (13 Monate nach Unfall), **b, c** die Kontrollen nach der Osteotomie unter der kontinuierlichen Distraktion, **d** nachfolgende Kompressionsosteosynthese. Am linken Unterschenkel liegt das Bild eines behandelten Tibialis-anterior-Syndroms vor, aufgetreten nach offener Unterschenkelfraktur

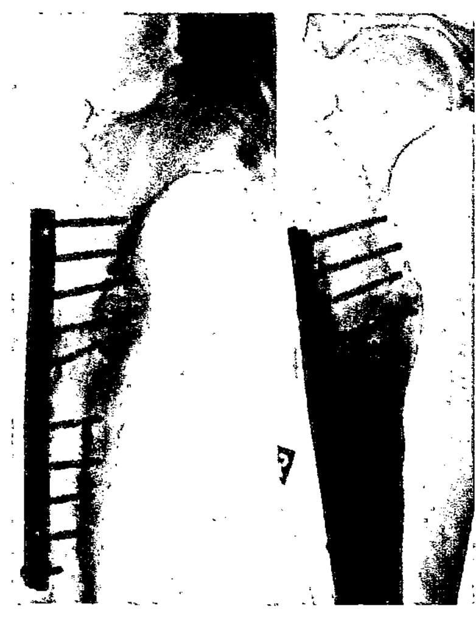

Abb. 5 e.   Knöcherne Ausheilung zwei Jahre nach Plattenosteosynthese, freie Knie- und Hüftfunktion, achsengerechtes Bein, 1,5 cm Restverkürzung

plikationsrate, wie Verbiegungen, Knochenbruchheilungsstörungen und persistierende Knochendefekte, rapide zu (Abb. 6).

Die Verkürzungs- oder Verlängerungseingriffe sind am Unterschenkel technisch schwieriger als am Oberschenkel, wo die gute Weichteildeckung und Weichteilverschieblichkeit günstige Voraussetzungen schafft. Die Weichteilsituation am Unterschenkel grenzt die Indikation sowie das zu erreichende Verlängerungsmaß erheblich ein. Dennoch ist zu bedenken, daß bei stark verkürztem Unterschenkel und relativ langem Oberschenkel das Gangbild derartig gestört ist, daß in diesen begründeten Fällen auch am Unterschenkel eine Verlängerungsosteotomie notwendig werden kann.

Die diaphysäre Beinverlängerung, ob einzeitig oder mehrzeitig durchgeführt, kann in den ersten Wochen nach erlittener Fraktur frühzeitig oder auch spät nach fehlverheilter Fraktur ausgeführt werden (Tabelle 3).

Tabelle 3. Diaphysäre Bein-Verlängerung

	Früh (abheilende Fraktur ≅ 8 Wochen)			Spät (fehlverheilte Fraktur)		
A. Einzeitig	Unbedenklich	Bedenklich	Nicht ratsam	Unbedenklich	Bedenklich	Nicht ratsam
Oberschenkel: 4 cm	6 cm	> 6 cm	4 cm	–		> 4 cm
Unterschenkel: 2 cm	4 cm	> 4 cm	2 cm	3 cm		> 4 cm
					(Tibialis-anterior-Syndrom)	
B. Mehrzeitig (kontinuierlich)						
Oberschenkel: 4 - 6 cm	?	?	6 cm	8 cm		?
				(Kniegelenkfunktion!)		
Unterschenkel: 4 cm	?	?	3 cm	4 cm		?
				● OSG-Funktion		
				● Tenotomie		

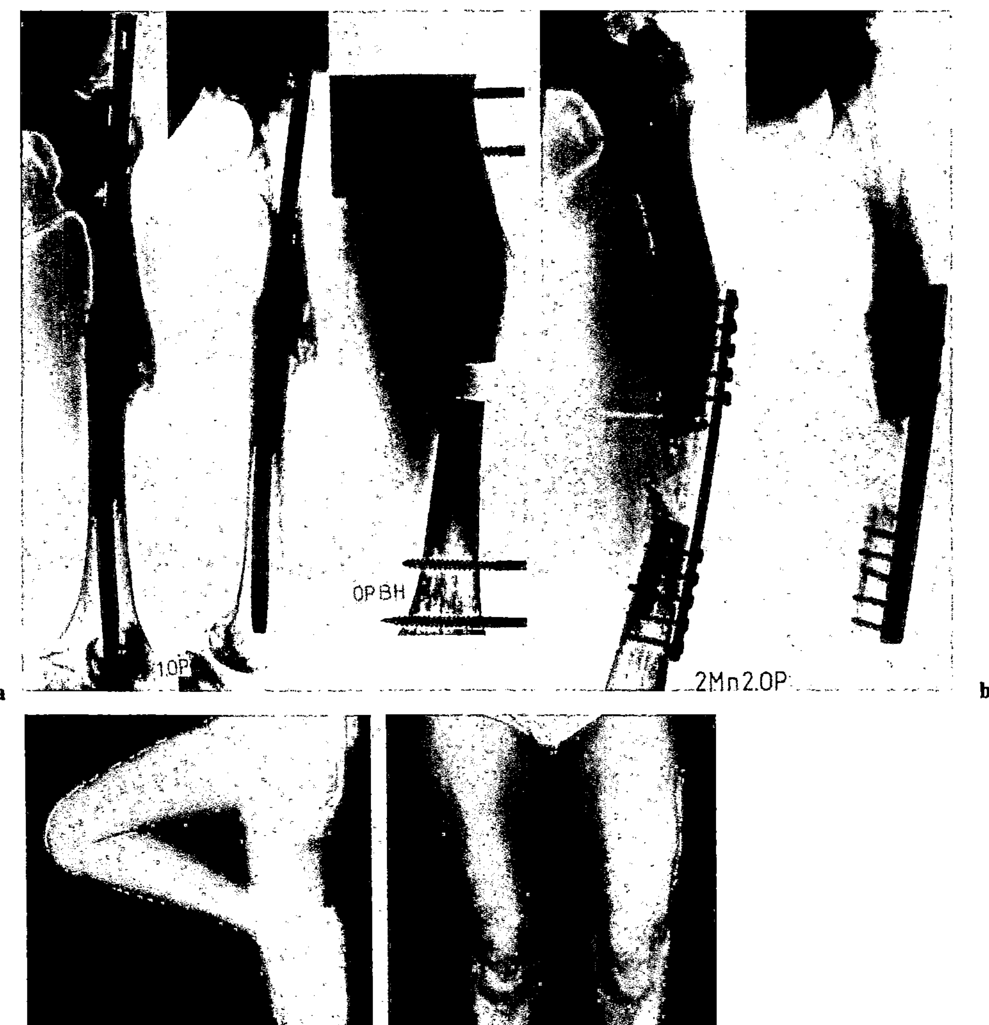

Abb. 6.. a Verkürzt ausgeheilter Oberschenkelbruch (Typ II) mit anschließender Querosteotomie und kontinuierlicher Distraktion bei einer 24jährigen Frau. b u. d 2 Monate nach der Verplattung und Defektauffüllung mit Spongiosa: proximaler Plattenausriß und Varusverbiegung des Oberschenkels. Neuerliche Verplattung mit Spongiosaplastik kombiniert. c Funktionsaufnahme des linken Beines nach Abschluß der Behandlung

Bei den hier angegebenen Verlängerungsstrecken, die entsprechend der vorliegenden Frakturlokalisation und Frakturart gegliedert sind, handelt es sich um das ungefähr mögliche Verlängerungsmaß, das sich aufgrund gewonnener Erfahrung ergibt. Auch bei in Fehlstellung abheilender Fraktur am Oberschenkel ist eine einzeitige Verlängerung von über 6 cm, bedingt durch die erheblichen Weichteilvernarbungen und die einsetzenden Muskelkontrakturen, nicht ratsam, da Ausfälle an den peripheren Nerven bei der gewaltsamen Reposition bereits einige Wochen nach erlittener Fraktur zu beobachten sind. Am Unterschenkel sollte im Frühstadium nach einem Knochenbruch einzeitig eine Verlängerungsstrecke von 4 cm nicht überschritten werden. Entsprechend der gewonnenen Längendistanz nimmt am Unterschenkel der Weichteildruck in den Muskellogen erheblich zu, was Gefäß- und Nervenstörungen verursachen kann, die unter dem klinischen Bild des gefürchteten Logensyndroms zusammengefaßt sind.

Die mehrzeitige, kontinuierliche Beinverlängerung im Spätstadium bei fehlverheilter Fraktur kann beim jungen Patienten eine exakte Beinlänge wiederherstellen. Unbedenklich sind Verlängerungsstrecken bis zu 6 cm am Oberschenkel erreichbar. Bei der posttraumatischen diaphysären Beinverlängerung wird die Verlängerungsstrecke entscheidend durch die vorliegende Weichteilsituation begrenzt. Störende Narbenzüge sind zu inzidieren oder zu durchtrennen. Mit einer zumindest vorübergehenden Beugebehinderung des Kniegelenkes ist bei Oberschenkelverlängerungen mit über 8 cm Längengewinn zu rechnen. Am Unterschenkel treten bereits bei einem Längengewinn ab 4 cm Funktionsbehinderungen am oberen Sprunggelenk auf, die bei einer sich einstellenden Spitzfußstellung dann über Sekundäreingriffe, wie Tenotomie im Bereich der Achillessehne, behoben werden müssen.

Die Komplikationen im Bereich der Osteotomie werden mit zunehmender Defektstrecke größer. Auch bei der kontinuierlichen Distraktion mit dem Wagner-Distraktor ist v. a. beim Erwachsenen mit vermehrten Schwierigkeiten zu rechnen. Je länger die Distanzstrecke wird, desto langwieriger und zeitaufwendiger wird das Behandlungsverfahren, da die feste knöcherne Überbrückung der gewonnenen Distanz nur langsam, manchmal erst nach mehrmaligen Spongiosaplastiken, erreichbar ist. Trotz der anschließend verwendeten Verlängerungsplatten und verschiedener Plattenlagen – wie hinterer, seitlicher oder gar vorderer Plattenlage – ist eine sekundäre O- oder Rückverbiegung am Oberschenkel nicht immer zu vermeiden [5, 16]. Plattenbrüche oder -ausrisse sind häufig (Abb. 6). Die Patienten sollten daher vor einem solchen Eingriff über diese Komplikationsmöglichkeiten und die über mehrere Monate, ggf. auch Jahre gehende Behandlungszeit aufgeklärt werden. Im Gegensatz zu Wagner sehen wir fast immer im Bereich der Schanz-Schrauben unter der allmählichen Distraktion einen blanden Weichteilinfekt oder zumindest eine Weichteilreizung. Die ständige muskuläre Unruhe sowie der zunehmende Weichteildruck im Bereich der Schanz-Schrauben führt am Oberschenkel bei der kontinuierlichen Verlängerung trotz regelrechter Pflege der Durchtrittsstellen und sorgfältig durchgeführter Nachinzisionen der Haut zu mehr oder weniger ausgeprägten lokalen Infektionen, die die nachfolgende notwendige Verplattung mit einem höheren Knocheninfektrisiko belasten.

Beinverkürzung

Wesentlich unproblematischer, wenn auch kosmetisch nicht immer so günstig, sind
diaphysäre Beinverkürzungen durchführbar. Der wesentliche Vorteil der Beinverkürzung liegt darin, daß am gesunden Bein operiert werden kann. Bei posttraumatischer Wundheilungsstörung, Knocheninfektion oder Störung der Bruchheilung ziehen wir in den indizierten Fällen eine Beinverkürzung des gesunden Beines einer er-
zwungenen, für den Patienten gefährlichen Beinverlängerung des verletzten Beines
vor. Unbedenklich können am Oberschenkel Verkürzungen bis zu 4 cm vorgenommen werden. Bedingt durch den Spannungsverlust der Weichteile werden Verkür-
zungsstrecken bis zu 6 cm gelegentlich als bedenklich eingestuft. Eine Verkürzung
von mehr als 10 cm ist am Oberschenkel nicht mehr ratsam, da der Überschuß an
Muskulatur und Weichteilen dazu führt, daß durch die zwangsläufige Weichteilstau-
chung bei diesem Verkürzungsmaß ein primärer Wundverschluß nicht mehr möglich
und das aktive Strecken des Kniegelenkes gefährdet ist.
   Am Unterschenkel kann unbedenklich diaphysär das Bein 2–3 cm verkürzt werden,
wobei jedoch vermehrte postoperative Komplikationen der Unterschenkelosteoto-
mie im Vergleich zur Oberschenkelverkürzung in Rechnung gestellt werden müssen.
Die schlechte Weichteilverschieblichkeit am Unterschenkel führt zu einem fraglichen
Wundverschluß. Aufgrund der Zunahme des Weichteildruckes ist der N. peronaeus
profundus in den gespannten, gestauchten Weichteilen gefährdet. Daneben ist wegen
des sich ergebenden gestörten Gangbildes bei relativ zu kurzen Unterschenkeln eine
Unterschenkelverkürzung allenfalls bis zu 4 cm vertretbar und bei über 4 cm Verkür-
zungsstrecke als nicht mehr ratsam anzusehen.
   Besondere Verhältnisse liegen bei Defektosteomyelitiden am Oberschenkel vor. Es
gibt Behandlungsfälle, bei denen trotz zahlreicher durchgeführter Folgeoperationen
die Osteomyelitis unter allen möglichen Stabilisierungsarten und Stabilisierungs-
kombinationen – wie Oberschenkelplatte, Marknagel, Klammerfixateur oder gelenk-
überbrückender Fixateur und auch Beckengips – nicht zur Ruhe gekommen ist
(Abb. 7). Die Instabilität unterhält die Infektion. Der Knochen sequestriert oder skle-
rosiert und ist zumindest im Infektbereich mangelhaft durchblutet. Wenn dann zusätzlich nach zahlreichen Spongiosatransplantationen keine autologe Spongiosa
mehr zur Verfügung steht, kann die Resektionsosteosynthese und Verplattung des
Oberschenkelknochens über die regelrecht durchgeführte Druckplattenosteosyn-
these zur Infektberuhigung und schließlich zur Knochenbruchheilung führen. In diesen seltenen Fällen geht es letztlich darum, dem Patienten das Bein durch die Verkürzungsosteosynthese zu erhalten. Kosmetische Aspekte, wie ein auffällig zu kurzes
Bein, sind in diesen hoffnungslosen Fällen weniger bedeutsam. Auch wird der Patient anschließend zusätzlich auf orthopädische Hilfsmittel angewiesen sein. Die Gelenkfunktion ist nach den zahlreichen Voroperationen meist bereits erheblich an der
betroffenen Extremität gestört.
   Nur in wenigen Fällen der nicht beherrschbaren Oberschenkelosteomyelitis ist als
Ausnahmeindikation die Resektionsosteosynthese mit z. T. erheblicher Beinverkürzung indiziert. In keinem Fall darf die Verkürzungsoperation als Mittel der Wahl der
Osteomyelitisbehandlung am Oberschenkel angesehen werden. Sie ist nur dann indiziert, wenn wirklich alle anderen Behandlungsmaßnahmen erschöpft und erfolglos
waren.

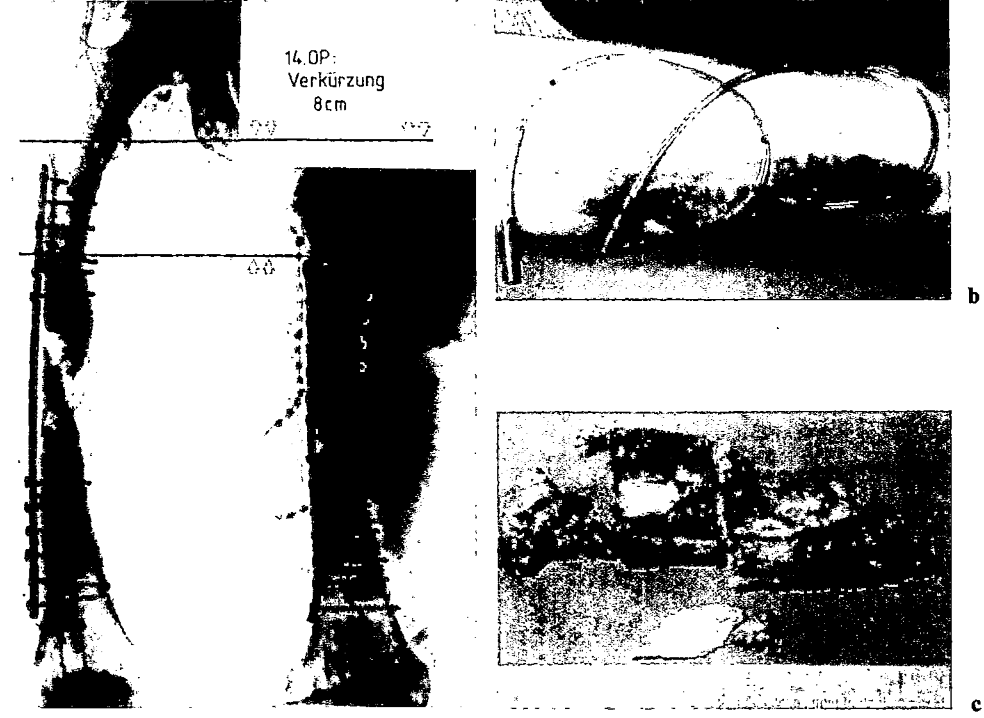

Abb. 7 a–c. Bei dem 35jährigen Patienten mußten innerhalb von 2 Jahren 13 Operationen durchgeführt werden, ohne daß eine Beruhigung des Infektes oder eine Heilung der Fraktur eingetreten ist.
Erst über eine Verkürzungsosteosynthese (**a**) mit Resektion des gesamten nekrotischen Knochens (**c**) und nochmaliger Verplattung konnte eine Infektberuhigung und eine zunehmende knöcherne Überbrückung der Osteotomie erreicht werden. **b** Weichteilsituation vor der Verkürzungsoperation

Ebenso ist die sparsame Resektion als Ausnahmeindikation bei mangeldurchbluteter, völlig instabiler, avitaler Nekrosepseudarthrose anzusehen, wenn so die Voraussetzungen für eine übungsstabile Osteosynthese zu schaffen sind.

In der Knochenchirurgie bieten sich heute bei korrekturbedürftigen posttraumatischen Beinlängendifferenzen mehrere leistungsfähige, unterschiedlicher Operationsverfahren zur diaphysären Längenkorrektur an. Beide Behandlungsprinzipien, die diaphysäre Beinverlängerung oder die Verkürzung, haben ihre speziellen Indikationen, Vor- und Nachteile (Tabelle 4). Die Kenntnis der unterschiedlichen Operationsverfahren gibt dem behandelnden Arzt die Möglichkeit, bei dem Patienten eine individuelle Behandlung vorzunehmen, die speziell auf den Einzelfall abgestimmt sein muß. Sorgfältig sollte dabei unter Berücksichtigung des Alters, der lokalen Verhältnisse und des zu erzielenden Behandlungsergebnisses im Einzelfall abgewogen werden, ob der gefahrvollere, aufwendigere und zeitlich langwierige Schritt der korrigierenden Beinverlängerung oder aber das sichere, zeitlich nicht so aufwendige Behand-

Tabelle 4.

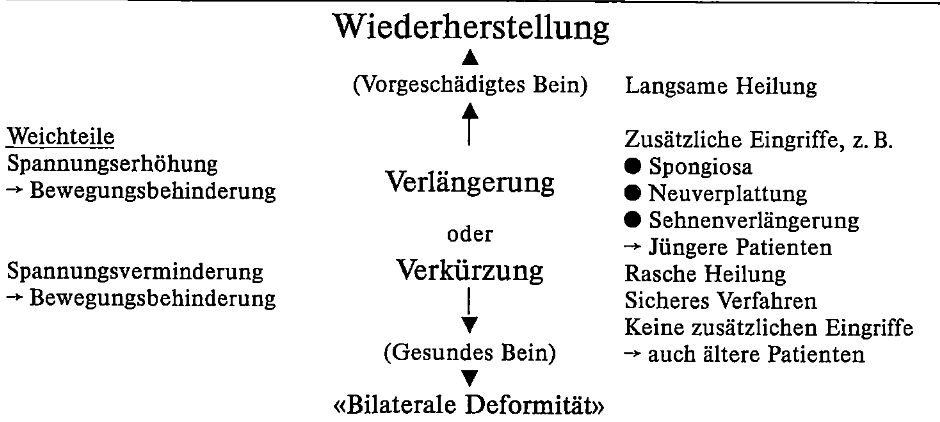

lungsverfahren der diaphysären Beinverkürzung gewählt wird; dann ist allerdings eine doppelseitige Deformität mit möglichen auffallenden Auswirkungen auf die Körperproportionen in Kauf zu nehmen.

Literatur

1. Abbott LC (1927) The operativ lengthening of the tibia and fibula. J Bone Joint Surg 9:128
2. Anderson WV (1952) Leg lengthening. J Bone Joint Surg 34:150
3. Bailey RW, Dubow HI (1963) Studies of longitudinal bone growth resulting in an extensible nail. Surg Forum 14:455
4. Bier A (1922) Aussprache 46. Tg. Dt. Ges. f. Chirurgie. Arch Klin Chir 121:119
5. Cisar J, Rehm J, Schumacher W, Walter E (1979) Zur Varusverbiegung des Femur bei der Verlängerungsosteotomie. Aktuel Traumatol 9:105
6. Götz J, Schellmann WD (1975) Kontinuierliche Verlängerung des Femur bei intramedullärer Stabilisierung. Arch Orthop Unfallchir 82:305
7. Hähnel H (1977) Die Distraktionsepiphyseolyse – erste Erfahrungen bei der operativen Beinverlängerung nach Ilisarow. Beitr Orthop Traumatol 24:594
8. Lange M (1962) Orthopädische-chirurgische Operationslehre, 2. Aufl. Bergmann, München
9. Leong JCI, Ma RYP, Clark JA, Cornish LS, Yau ACMC (1979) Viscoelastic behavior of tissue in lengthening by distraction. Clin Orthop 139:102
10. Lezius A (1947) Der stabile osteoplastische Ersatz großer Knochendefekte der unteren Gliedmaßen. Chirurg 17/18:162
11. Lukeš J (1965) Möglichkeiten der Unterschenkelverlängerung. Beitr Orthop Traumatol 12:142
12. Rettig HM (1977) Indikationen zur operativen oder konservativen Behandlung von Beinlängendifferenzen. Schriftenr Unfallmed Tagung Landesverb Gewerbl Berufsgen 29:33
13. Soukup P, Hofmann W (1977) Mitteilung über die Anwendung einer Gleitplatte bei der Verlängerungsosteotomie. Beitr Orthop Traumatol 24:232
14. Wagner H (1971) Operative Beinverlängerung. Chirurg 42:260
15. Wagner H (1977) Prinzipien der Korrekturosteotomie am Bein. Orthopäde 6:145
16. Wagner H (1982) Ermüdungsfrakturen nach der Verlängerungsosteotomie des Oberschenkels. Orthopäde 11:86

17. Witt AN, Jäger M (1977) Tierexperimentelle Ergebnisse mit einem voll implantierbaren Distraktionsgerät zur operativen Beinverlängerung. Arch Orthop Unfallchir 88:273
18. Witt AN, Jäger M (1978) Die operative Oberschenkelverlängerung mit einem voll implantierbaren Distraktionsgerät. Arch Orthop Trauma Surg 92:291

Komplikationen nach Korrekturosteotomien – fortbestehende Fehlstellung, Pseudarthrosen, Infektion

S. Decker und H. Strosche

Posttraumatische Fehlstellungen sind trotz zahlreicher Verbesserungen der verschiedenen Verfahren der operativen und konservativen Frakturbehandlung nicht selten und an der unteren Extremität wegen der hohen statischen und dynamischen Beanspruchung besonders folgenschwer. Die Notwendigkeit, posttraumatische Fehlstellungen an der unteren Extremität zu korrigieren, steht außer Zweifel, da auch schon geringe Achsenfehler neben Veränderungen der muskulären Hebelverhältnisse auch Änderungen der physiologischen Gelenkstellung zur Folge haben und damit zu einer Inkongruenzarthrose führen können.

Die Risiken und Komplikationsmöglichkeiten der Korrekturosteotomien unterscheiden sich grundsätzlich nicht von denen, die ganz allgemein bei operativen Eingriffen am Bewegungsapparat zu berücksichtigen sind. Ein wesentlicher Unterschied zu den Verhältnissen bei anderen Extremitäteneingriffen, wie z. B. Versorgung frischer Verletzungen, liegt jedoch darin, daß die Patienten z. T. trotz gegebener Indikation zur Korrekturosteotomie noch beschwerdefrei oder beschwerdearm sind und von der Notwendigkeit des Korrektureingriffes im Sinne der Arthroseprophylaxe erst überzeugt werden müssen. Vor diesem Hintergrund kommt dem Aufklärungsgespräch über mögliche Komplikationen einer Umstellungsosteotomie eine besondere Bedeutung zu, da die Erwartungshaltung und Kooperationsbereitschaft des Patienten v. a. bei Wahleingriffen zur Vermeidung von Spätschäden naturgemäß eine große Rolle spielen.

Die Erfolgsaussichten einer Korrekturosteotomie sind daher im Verhältnis zu den Risiken sorgfältig abzuwägen und mit den Patienten unter Berücksichtigung aller lokalen und allgemeinen Besonderheiten des jeweiligen Einzelfalles detailliert zu besprechen. Zur Vermeidung schwerwiegender Komplikationen, zu denen insbesondere fortbestehende oder anders gerichtete Fehlstellungen, Pseudarthrosen und postoperative Infektionen gehören, sind von dem Operateur ein hohes Maß an Erfahrung sowie eine genaue Kenntnis der funktionellen Anatomie und Biomechanik des Bewegungsapparates zu fordern.

Wie eingangs bereits erwähnt, sind posttraumatische Fehlstellungen sowohl nach operativer als auch nach konservativer Frakturbehandlung relativ häufig und in einem hohen Prozentsatz behandlungsbedürftig.

Von insgesamt 389 Korrekturosteotomien der unteren Extremität, die in einem Zeitraum von 10 Jahren im „Bergmannsheil" Bochum durchgeführt wurden, waren 285 aufgrund einer posttraumatischen Fehlstellung bzw. Arthrose erforderlich.

Bei den schwerwiegenden lokalen Komplikationen, die z. T. bleibende Schäden verursachten bzw. bis zur Ausheilung weitere operative Eingriffe nach sich zogen, handelte es sich um 6 verbleibende bzw. andersgerichtete Fehlstellungen, 5 postoperative Infektionen, 2 Gefäßverletzungen, 1 irreversible Peronäusparese und 2

Korrekturosteotomien nach Traumen
an der unteren Extremität
Herausgegeben von G. Hierholzer, K. H. Müller
© Springer-Verlag Berlin Heidelberg 1984

Pseudarthrosen, wovon eine mit einer Hüftkopfnekrose kombiniert war. Lokale Frühkomplikationen, wie Hämatome, Serome, Wunddehiszenzen, Wundrandnekrosen, Schwellungen und ähnliche, die durch sofortige entsprechende Maßnahmen beherrscht werden konnten und keine Folgen hinterließen, sind bei dieser Aufstellung nicht berücksichtigt.

Von den 6 iatrogenen Fehlstellungen konnten 4 durch einen erneuten Eingriff beseitigt werden, ein Patient lehnte jede weitere Operation ab, und bei einer fehlgeschlagenen Verlängerungsosteotomie war ein erneuter Korrektureingriff wegen einer zusätzlich abgelaufenen Infektion nicht angezeigt. Die 5 postoperativen Infektionen kamen nach wiederholten operativen Eingriffen zur Ausheilung. Es verblieb jedoch in 3 Fällen, abgesehen von ausgedehnten narbigen Veränderungen, eine erhebliche funktionelle Beeinträchtigung der betroffenen Gliedmaße. Die beiden Gefäßverletzungen wurden intraoperativ festgestellt und sofort durch Naht versorgt. Die Ursache einer irreversiblen Peronäusparese lag in einer Druckschädigung durch einen postoperativ angelegten Gipsverband. Bei einer der beiden Pseudarthrosen steht der erneute Eingriff noch bevor, bei der anderen handelte es sich um eine Schenkelhalspseudarthrose mit Hüftkopfnekrose, die den totalendoprothetischen Ersatz des Hüftgelenkes erforderlich machte.

Die nachfolgend demonstrierten Beispiele für Komplikationen nach Korrekturosteotomien an der unteren Extremität stammen nur zu einem Teil aus dem erwähnten Krankengut des „Bergmannsheil" Bochum, die anderen aus Gutachten und aus dem Friederikenstift Hannover.

Eine der häufigsten Osteotomien am proximalen Oberschenkel ist die intertrochantäre Umlagerungsosteotomie bei der Schenkelhalspseudarthrose bzw. bei posttraumatischer Schenkelhalsfehlstellung [2]. Die Ursachen für einen Mißerfolg nach intertrochantärer Umlagerungsosteotomie können in der Indikationsstellung und der technischen Durchführung liegen. Während bei einem biologisch alten Patienten der totalendoprothetische Ersatz einer Osteotomie vorgezogen werden sollte, ist im mittleren Lebensalter eine Osteotomie nur dann erfolgversprechend, wenn sicher noch keine Zeichen einer Hüftkopfnekrose nachweisbar sind.

Das hier demonstrierte Beispiel (Abb. 1) zeigt eine Schenkelhalspseudarthrose, die nach insuffizienter operativer Versorgung einer medialen Schenkelhalsfraktur entstanden war. Bei der sicher indizierten intertrochantären Umlagerungsosteotomie wurden mehrere technische Fehler gemacht, die zumindest teilweise für das unbefriedigende röntgenologische und schlechte funktionelle Resultat mit verantwortlich zu machen sind. 1. wurde die Klingenspitze in der oberen Kopfhälfte plaziert statt in der unteren, 2. war der Abstand zwischen proximaler Osteotomie und Klingeneintrittstelle zu gering, so daß es zu einem Einbruch der Klinge in den Osteotomiebereich gekommen ist, 3. wurde der Oberschenkelschaft medialisiert statt lateralisiert, woraus eine unerwünschte Lateralverschiebung der Traglinie mit Fehlbelastung der distalen Gelenke resultierte, 4. war postoperativ zusätzlich ein Außendrehfehler von 40° nachweisbar, und 5. wurde die aufgrund der Abkippung des Kopfes nach medial-distal bestehende Beinverkürzung von 1,5 cm nicht, wie es hier möglich gewesen wäre, ausgeglichen, sondern sie betrug postoperativ sogar 2,5 cm.

Es muß retrospektiv festgestellt werden, daß die beschriebenen technischen Fehler bei einer exakten Planung des Eingriffes und konsequenten Befolgung aller präoperativ zeichnerisch festzulegenden Schritte vermeidbar gewesen wären. Nur eine sorg-

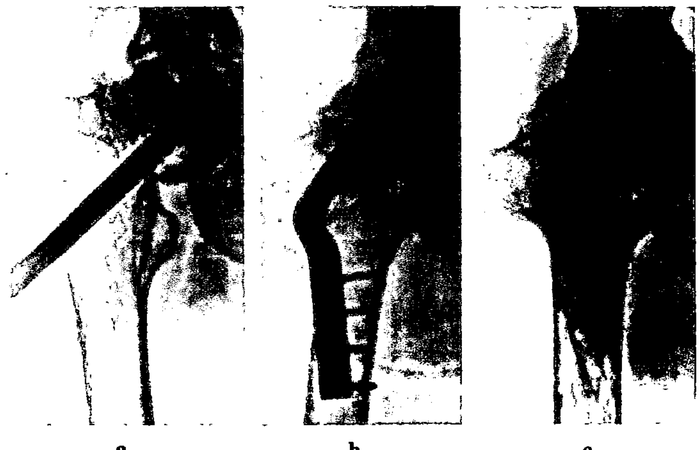

Abb. 1. a Schenkelhalspseudarthrose nach insuffizienter operativer Versorgung einer medialen Schenkelhalsfraktur, b fehlerhafte intertrochantäre Umlagerungsosteotomie, c unbefriedigendes Resultat 2 Jahre nach der Osteotomie

fältige, die physiologischen Achsenverhältnisse berücksichtigende zeichnerische Planung vermag mit ausreichender Sicherheit solche Komplikationen nach Osteotomien zu vermeiden, die einer mangelhaften technischen Durchführung anzulasten sind.

Daß gerade bei der intertrochantären Osteotomie zahlreiche Fehler möglich sind, zeigt auch das nachfolgende Beispiel einer fraglich indizierten primären Umlagerung einer medialen Schenkelhalsfraktur, bei der die zu lang gewählte Klinge zu weit proximal-ventral eingeschlagen wurde. Nach Wechsel der Platte entwickelte sich eine zunächst partielle Hüftkopfnekrose, und es kam erneut zum Austritt der Klinge aus dem Hüftkopf. Bei einem dritten Eingriff wurde dann versucht, durch bessere Plazierung der Klinge und zusätzliches Einbringen einer Spongiosaschraube die Situation zu verbessern. Dennoch war auch der weitere Verlauf ungünstig, und es resultierte eine Schenkelhalspseudarthrose mit vollständiger Hüftkopfnekrose, die den totalendoprothetischen Ersatz des Hüftgelenkes erforderlich machte.

Es ist bekannt, daß auch nach einwandfreier technischer Durchführung der Osteosynthese bzw. Osteotomie nach medialen Schenkelhalsfrakturen in einem relativ hohen Prozentsatz mit Spätkomplikationen im Sinne von Pseudarthrosen und Hüftkopfnekrosen zu rechnen ist. Die dahingehenden Angaben in der Literatur schwanken zwischen 20 % und 50 % [5]. Unabhängig davon ist jedoch festzuhalten, daß eine schon primär zweifelhafte Prognose durch technische Fehler der geschilderten Art zusätzlich ungünstig beeinflußt wird.

Beinlängendifferenzen führen über Kompensationsmechanismen zu Fehlbelastungen der Gelenke der unteren Extremität und der Wirbelsäule. Die wegen der gravierenden Folgen klar indizierte Korrektur kann konservativ durch entsprechenden Schuhausgleich oder operativ durch Verlängerung des betroffenen bzw. Verkürzung des anderen Beines erfolgen [4].

In dem vorliegenden Fall (Abb. 2) war es nach Marknagelung eines proximalen Oberschenkelschaftbruches durch teleskopartige Einstauchung der Fragmente zu

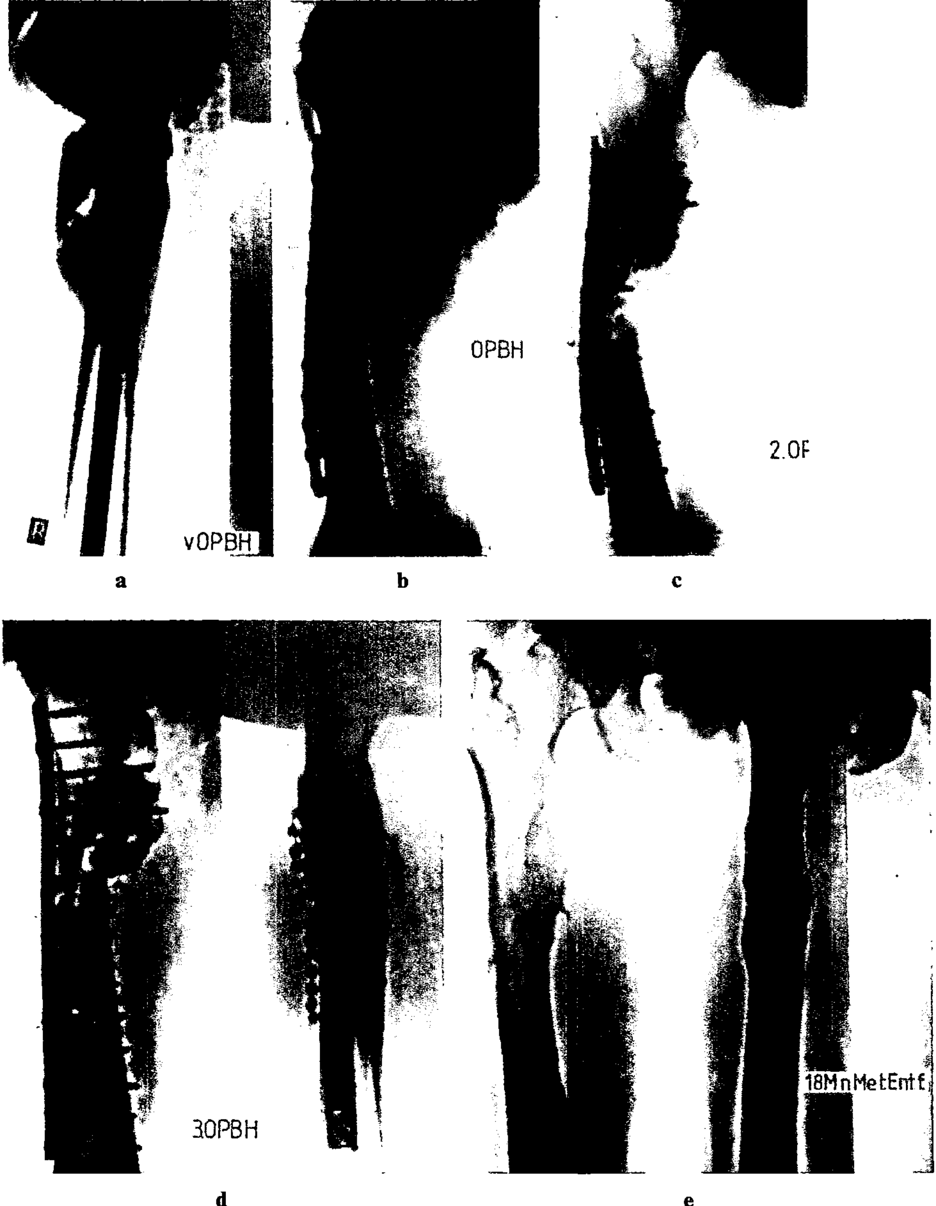

Abb. 2. a Beinverkürzung von 4 cm nach Oberschenkelmarknagelung, b einseitige Verlängerungsosteotomie, c frühmanifeste eitrige Infektion, Varusfehlstellung; Revision, Gentamycin-PMMA-Ketten, d Sequestrektomie, Spongiosaplastik, Reosteosynthese mit Korrektur der Varusfehlstellung bei gleichzeitiger Aufgabe der zuvor gewonnenen Verlängerung, e Ausheilung der Osteotomie und der Infektion unter Verkürzung von 4 cm

einer Beinverkürzung von 4 cm gekommen. Die einzeitige Korrektur bis zu 4 cm ist ohne Gefahr für Nerven oder Gefäße möglich und erfolgte hier in Form einer treppenartigen Osteotomie und unter Zuhilfenahme des Müller-Distraktors. Intraoperativ kam es zum Abbruch der distalen Stufe, die Längendifferenz konnte nicht vollständig ausgeglichen werden, und es resultierte zusätzlich eine Varusfehlstellung. Als weitere schwerwiegende Komplikation trat postoperativ eine frühmanifeste eitrige Infektion auf.

Bei der ersten Revision wurde die Platte noch belassen, da sich die Schrauben wieder fest anziehen ließen. 2 Monate später mußte eine Reosteosynthese durchgeführt werden, bei der gleichzeitig die O-Fehlstellung ausgeglichen, aber auch ein Teil der gewonnenen Verlängerung wieder aufgegeben werden mußte. Die Infektion konnte beherrscht werden, und es kam zur knöchernen Durchbauung der Osteotomie. Es verblieb jedoch schließlich die Verkürzung von 4 cm, so daß die Verlängerungsosteotomie – abgesehen von dem komplizierten Verlauf – als fehlgeschlagen angesehen werden muß.

Eine Verlängerungsosteotomie an der unteren Extremität – ob sie nun einzeitig oder kontinuierlich mit dem Wagner-Distraktor durchgeführt wird – ist in der Regel technisch aufwendiger und damit komplikationsträchtiger als eine Verkürzungsosteotomie der Gegenseite. Diese Alternative sollte daher bei der Indikationsstellung sorgfältig erwogen und mit dem Patienten erörtert werden.

Bei einer 24jährigen Patientin waren als Folge eines Oberschenkelschaftbruches nach der primär durchgeführten Marknagelung eine Verkürzung von 4,5 cm und eine Außendrehfehlstellung von 45° verblieben. Die Patientin bestand, nicht zuletzt aus kosmetischen Gründen, auf einer Verlängerungsosteotomie ihres verkürzten linken Oberschenkels, die nach Osteotomie und Korrektur der gleichzeitig vorliegenden Außendrehfehlstellung kontinuierlich mit dem Wagner-Distraktor durchgeführt wurde. Am Ende der Distraktionsphase erfolgte die Fixation durch eine Plattenosteosynthese in deutlicher Varusfehlstellung, die im weiteren Verlauf zunahm und zu einer Lockerung der proximalen Schrauben führte. Nach Korrektur der O-Fehlstellung durch eine Reosteosynthese mit einer längeren Platte und gleichzeitig durchgeführter erneuter Spongiosaplastik kam es wiederum zu einer Achsenabweichung im Varussinne mit Verbiegung und nach einem Sturz zu starken Beschwerden mit Lockerungszeichen, so daß ein weiterer Eingriff erforderlich wurde. 18 Monate nach der Osteotomie ist immer noch keine stabile knöcherne Durchbauung eingetreten. Ein Teil der zunächst erzielten Verlängerung von 4,5 cm wurde bei den Folgeeingriffen wieder aufgegeben, und es besteht eine deutliche Varusfehlstellung. Dieses Beispiel veranschaulicht in eindrucksvoller Weise die erheblichen Schwierigkeiten, die bei der knöchernen Konsolidierung des Distraktionsspaltes nach einer Verlängerungsosteotomie auftreten können.

Beinlängendifferenzen nach Femurfrakturen sind häufig kombiniert mit Achsenfehlstellungen oder Drehfehlern. Bei einer 42jährigen Patientin bestand nach einem suprakondylären Oberschenkelbruch eine Beinverkürzung von 3 cm, eine deutliche Varusfehlstellung sowie eine leichte Antekurvation bei noch nicht vollständiger knöcherner Durchbauung (Abb. 3). Bei der 1 Jahr nach dem Unfall vorgenommenen Osteotomie wurde offensichtlich nur die O-Fehlstellung berücksichtigt, während die sich gerade im knienahen Bereich funktionell sehr nachteilig auswirkende Verkürzung belassen wurde, obwohl der Längenausgleich über eine schräge Verschiebe-

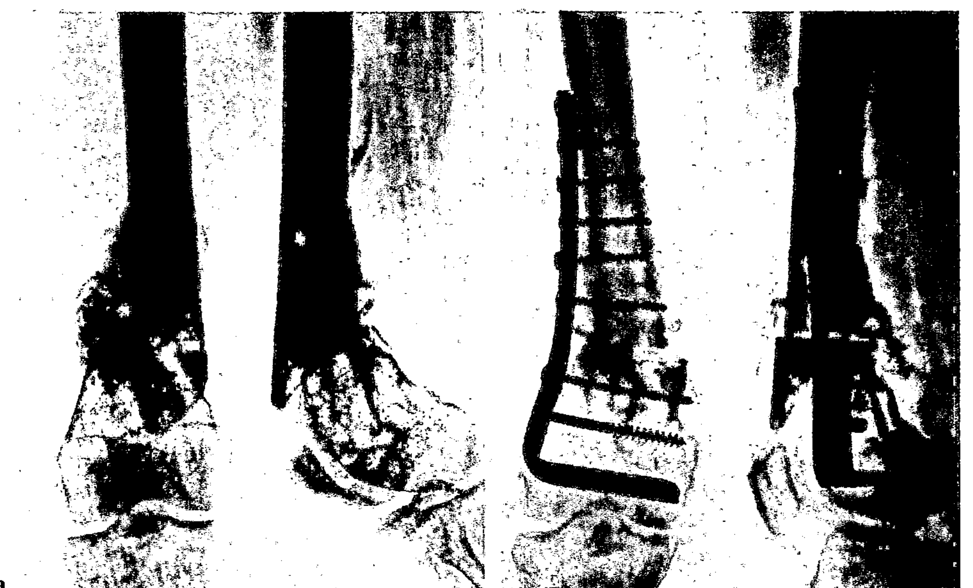

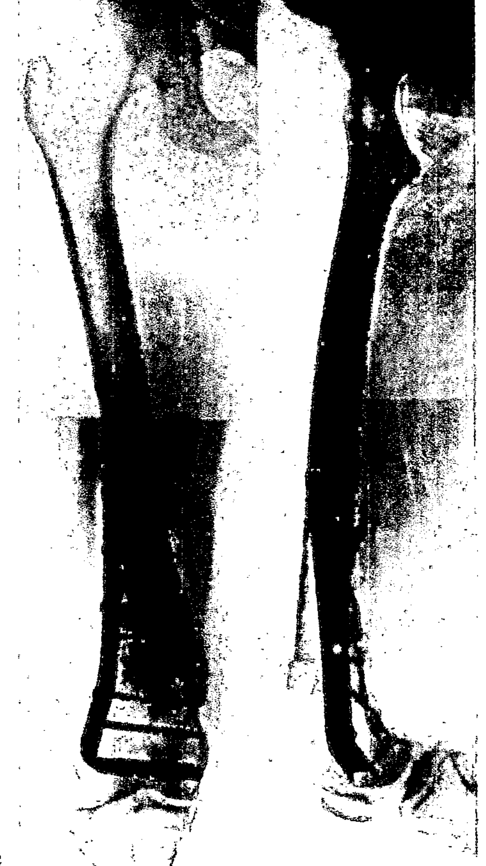

Abb. 3. a Beinverkürzung von 3 cm, Varusfehlstellung und Antekurvation nach supra-
kondylärem Oberschenkelbruch, b Korrektur der Varusfehlstellung, die Verkürzung
wurde belassen, der ventrale Knochenvorsprung mußte später entfernt werden, c knöcherne Durchbauung der Osteotomie;
Streckdefizit 20° ; Verkürzung von 3 cm

osteotomie hier technisch relativ leicht möglich gewesen wäre. Bei der postoperativ nur passiv möglichen vollständigen Streckung des Kniegelenkes stieß die Kniescheibe an den zunächst belassenen ventralen Knochenvorsprung, der erst bei einem weiteren Eingriff entfernt wurde. Es verblieb trotzdem ein Defizit der aktiven Streckfähigkeit von 20° und die Beinverkürzung von 3 cm, so daß auch dieses Korrekturergebnis nicht als befriedigend bezeichnet werden kann.

Die Achsenfehlstellungen im Unterschenkelbereich wirken sich in gleicher Weise ungünstig auf die benachbarten Gelenke aus wie die Oberschenkelfehlstellungen, wobei der Varusdeformität größere Bedeutung zukommt als der Valgusdeformität [1]. Die Indikation zur prophylaktischen Korrekturosteotomie wird daher bei Varusfehlstellungen im knienahen und knöchelnahen Bereich ab 5° und im Schaftbereich ab 10° gestellt [3].

Bei einem 50jährigen Mann wurde die Indikation zur Korrekturosteotomie so eng, d. h. bei einer knöchelnahen Varusfehlstellung von 5°, gestellt und es resultierte nach Osteotomie und Plattenosteosynthese eine Valgusfehlstellung von etwa 5°, die vom Operateur sicher nicht beabsichtigt war, auch wenn sie im Gegensatz zum ursprünglichen gleichgroßen Varusfehler nicht korrekturbedürftig ist.

Zu einer solchen „Überkorrektur" kann es auch nach exakt geplanter und durchgeführter Osteotomie leicht kommen, wenn die zur Stabilisierung verwendete Platte zu stark gespannt wird. Ein solcher Fehler (Abb. 4) unterlief offensichtlich auch bei einer 51jährigen Patientin, bei der eine Korrekturosteotomie einer Unterschenkelvalgusfehlstellung von knapp 15° durchgeführt wurde. Bei der intraoperativen Röntgenkontrolle blieb die Überkorrektur anscheinend unbemerkt, wie die a.-p.-Aufnahme 2 Monate postoperativ erkennen läßt. Zusätzlich fand sich eine deutliche Rekurvation, die intraoperativ ebenfalls übersehen wurde, da der Operateur keine seitliche Röntgenaufnahme anfertigen ließ.

Die bisher demonstrierten Komplikationen waren größtenteils auf eine mangelhafte Planung bzw. fehlerhafte technische Durchführung der Operation zurückzuführen und können daher als weitgehend vermeidbar angesehen werden. Auch wenn der Ausgang eines operativen Eingriffs nicht mit letzter Sicherheit vorhersehbar ist, so müssen doch gerade im Zusammenhang mit der Planung und Durchführung einer Korrekturosteotomie alle Voraussetzungen erfüllt werden, die geeignet sind, Komplikationen der geschilderten Art mit an Sicherheit grenzender Wahrscheinlichkeit zu vermeiden. Dazu gehören alle für eine klare Indikationsstellung erforderlichen diagnostischen Maßnahmen, wie z. B. spezielle Röntgentechniken, eine exakte zeichnerische Planung und Durchführung der Osteotomie mit Korrekturergebnis, eine große Erfahrung des Operateurs und v. a. eine genaue Kenntnis der funktionellen Anatomie und Biomechanik des Bewegungsapparates.

Die Tatsache, daß Korrekturosteotomien aufgrund posttraumatischer Fehlstellungen an einer vorgeschädigten, nicht selten dystrophischen Extremität vorgenommen werden müssen, beinhaltet bereits ein höheres Operationsrisiko als z. B. die operative Versorgung der meisten frischen Verletzungen und erfordert daher eine sehr weitgehende Aufklärung des Patienten. Die Realisierbarkeit einer indizierten Korrekturosteotomie hängt von den lokalen Besonderheiten des Knochen- und Weichteilbefundes ebenso ab wie von allgemeinen Gesichtspunkten, die das Lebensalter, eventuelle Begleiterkrankungen und die berufliche Situation betreffen.

Insbesondere kann die wohl schwerstwiegende Komplikation – die postoperative

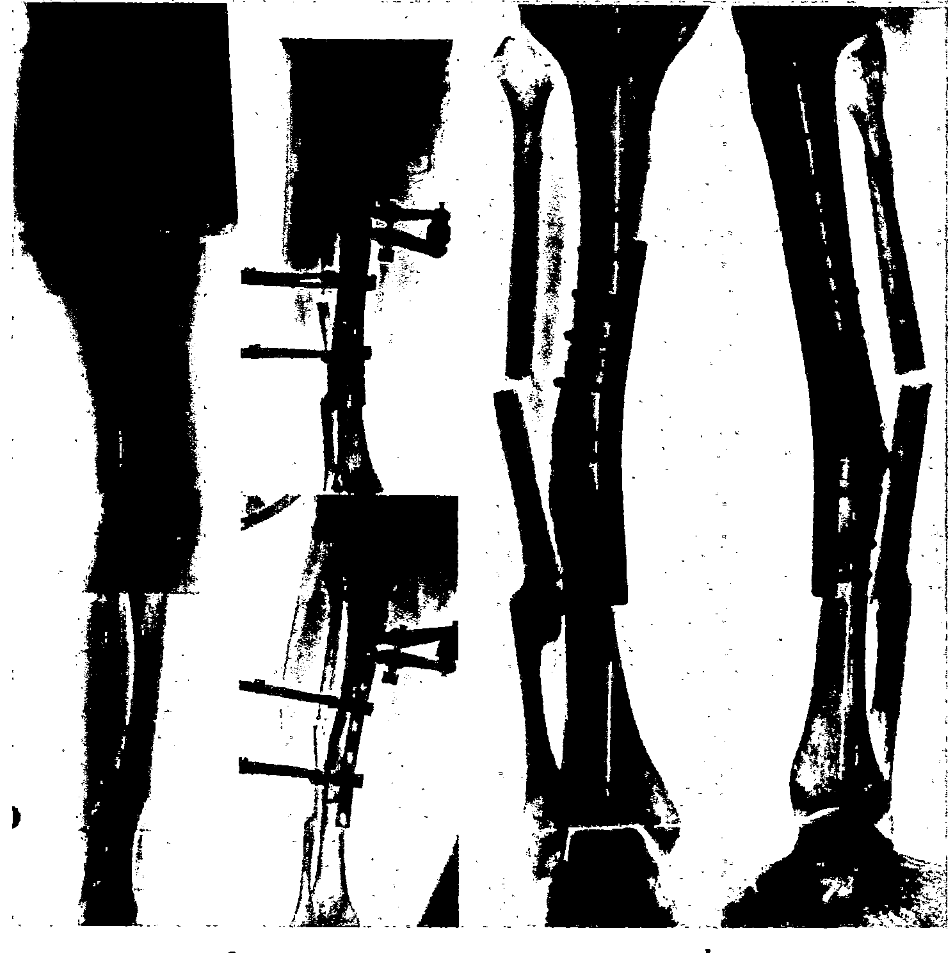

a   b

Abb. 4. **a** Unterschenkelvalgusfehlstellung von 15°, Korrekturosteotomie und Plattenfixation,
b „Überkorrektur" durch zu starkes Spannen der Platte und zusätzlich Rekurvation

Infektion – nicht mit absoluter Sicherheit ausgeschlossen werden, auch wenn die konsequente Beachtung aller Forderungen der modernen Aseptik einen weitgehenden Schutz vor bakterieller Kontamination der Operationswunde auf aerogenem Wege bietet. Abgesehen davon, daß auch unter Einsatz aller zur Verfügung stehenden Mittel einschließlich der Laminar-Flow-Technik zur Verhütung intraoperativer bakterieller Kontamination der Operationswunde zwar eine optimale, aber niemals eine absolute Asepsis erreichbar ist, muß im Zusammenhang mit einer möglichen Infektion auch darauf hingewiesen werden, daß andere Faktoren, wie eine lange Operationsdauer, eine übermäßige Traumatisierung des Gewebes und eine zu weitgehende Freilegung des Knochens eine wesentliche Rolle bei der Entstehung einer Infektion spielen können.

Bei einem 23jährigen Patienten war es nach einem kniegelenknahen Unterschenkelbruch zu einer Varus- und Rekurvationsfehlstellung mit Verkürzung gekommen. Nach der exakt geplanten und durchgeführten zweidimensionalen Korrekturosteotomie trat eine frühmanifeste eitrige Infektion auf, so daß nach 3 Wochen und einer vorangegangenen Hämatomausräumung das Osteosynthesematerial entfernt und durch einen Fixateur externe ersetzt werden mußte. Es waren wiederholte Sequestrektomien, Spongiosatransplantationen und Spalthautdeckungen erforderlich, bis es nach insgesamt 8 Eingriffen in 7 Monaten zu einer knöchernen Durchbauung in achsengerechter Stellung kam und der Fixateur externe entfernt werden konnte.

Komplikationen der geschilderten Art, die den Erfolg eines Korrektureingriffes gefährden oder sogar verhindern können, sind eine große Belastung sowohl für den Patienten als auch für den Operateur. Die präoperative Diagnostik, die Indikationsstellung, die Planung und die Durchführung einer Korrekturosteotomie stellen daher hohe Anforderungen an den Operateur, der die Risiken und Komplikationsmöglichkeiten auch nach zahlreichen Erfolgen nicht aus den Augen verlieren darf.

Literatur

1. Bouillet R, van Gaver P (1961) Arthrose du genou. Acat Orthop Belg 27:5
2. Müller ME, Allgöwer M, Schneider, R, Willenegger H (1977) Manual der Osteosynthese, 2. Aufl. Springer, Berlin Heidelberg New York
3. Tscherne H, Gotzen L (1978) Posttraumatische Fehlstellungen. Chir Ggw 4a:52
4. Wagner H (1972) Technik und Indikation der operativen Verkürzung und Verlängerung von Ober- und Unterschenkel. Orthopäde 1:59
5. Weber BG, Cech O (1973) Pseudarthrosen. Huber, Bern Stuttgart Wien

Korrekturosteotomien an der unteren Gliedmaße im Infekt

C. Burri und O. Wörsdörfer

Ziel der Behandlung von Unfallverletzten mit Frakturen ist die vollständige anatomische und funktionelle Wiederherstellung. Diese kann bei Frakturen am schnellsten und sichersten durch eine adäquate Osteosynthese erreicht werden. Die häufigste Komplikation nach einer Osteosynthese aber stellt die Infektion dar. Die posttraumatische Osteitis ihrerseits bietet auch heute noch große therapeutische Probleme, so daß die Sanierung des Infektherdes weit im Vordergrund steht und Fehlstellungen, insbesondere Verkürzungen, in Kauf genommen werden. Wir sind der Ansicht, daß auch der Patient mit einer posttraumatischen Osteitis möglichst an das eingangs erwähnte Behandlungsziel geführt werden sollte.

Die chirurgische Behandlung der ossären Infektion besteht aus Stabilisierung, Ausräumung, lokaler Infekttherapie und Defektauffüllung. Durch diese Maßnahmen soll eine Beruhigung des Infektgeschehens, die Belastungsstabilität, aber auch, wenn immer möglich, die anatomische Wiederherstellung erreicht werden.

Die *Stabilisierung* mit äußerer Schienung bei der Karies des Knochens war bereits den alten Ägyptern bekannt. Celsus hat im 1. Jahrhundert nach Christus als erster die radikale Ausräumung beschrieben, während die Einführung der lokalen Infektbehandlung durch Spülungen auf den Ritter Henri de Mondeville (1260–1320) zurückgeführt werden kann. Zur Auffüllung des bestehenden oder iatrogen geschaffenen Defektes sind zahllose Vorschläge bekannt: Senn empfahl wohl als erster 1889 die Anwendung von Knochen in Form von dekalzinierten Gewebsstücken. Mit der Einlage autologer Spongiosa durch Matti hat dieses Therapieverfahren bereits 1932 den heutigen Stand praktisch erreicht [2].

Unter der Voraussetzung der allgemeinen Anerkennung der ersten 3 Therapieschritte, wobei heute die Spüldrainage durch den Einsatz von PMMA-Ketten [3] oder anderen Substanzen, wie z. B. Taurolin [1, 4], ersetzt werden kann, soll dem Problem der Knochentransplantation bei der Osteitis Augenmerk geschenkt werden: Hier erlangen 2 Faktoren, das Lager und das Transplantat, entscheidende Bedeutung [2, 5]. Betrachten wir als Ausgangspunkt das knöcherne Lager, so bestehen zwischen der ungünstigen Situation mit instabilen Verhältnissen, stark beeinträchtigter Vaskularisation und aktivem Infekt, und der günstigsten, mit Stabilität, guten Durchblutungsverhältnissen und blandem Infektgeschehen, alle Übergangsformen. Als Transplantate kommen speziell heterologe, homologe und autologe in Form von Kortikalis oder Spongiosa in Betracht. Mit zahlreichen anderen Autoren sind wir der Ansicht, daß nur das biologisch wertvollste Transplantat, die autologe Spongiosa, und bei Defekten, z. B. am Femur, auch kortikospongiöse Späne, bei der knöchernen Infektion eine sichere Aussicht auf Erfolg bringen und dies auch nur unter der Bedingung von Stabilität, ausreichender Vaskularisation und in Abwesenheit eines aggressiven Infektgeschehens [2, 5]. Es steht somit außer Frage, daß eine Knochentransplantation

Korrekturosteotomien nach Traumen
an der unteren Extremität
Herausgegeben von G. Hierholzer, K. H. Müller
© Springer-Verlag Berlin Heidelberg 1984

bei der Osteitis erst in Betracht gezogen werden darf, wenn günstige Bedingungen von seiten des knöchernen Lagers geschaffen worden sind.

Die Frage nach der Stabilität erübrigt sich bei erfolgtem knöchernem Durchbau, stellt sich dagegen um so mehr bei instabilen Verhältnissen, wie beispielsweise bei der infizierten Defektpseudarthrose. Diese kann am langen Röhrenknochen mit guter Muskel- und Weichteildeckung durch eine Plattenosteosynthese am Unterschenkel oder generell bei prekären Weichteilverhältnissen am besten durch einen äußeren Spanner erreicht werden. Es versteht sich von selbst, daß in diesen Fällen besonders an der belasteten unteren Extremität korrekte Achsen- und Längenverhältnisse hergestellt werden sollen.

Die Ausräumung unter Entfernung sämtlicher avitaler Knochenfragmente oder -bezirke bis zum Nachweis austretender Blutpunkte an den Resektionsstellen stellt den zweiten wichtigen Schritt dar.

Schließlich soll das Infektgeschehen vor der Übertragung von Knochen möglichst eingedämmt werden, was durch eine sinnvoll angewandte offene Spül-Saug-Drainage [6] oder die Einlage von PMMA-Ketten erreicht werden kann. Als neueste Entwicklung dieses Therapieschrittes betrachten wir die Verwendung von denaturiertem Kollagen mit einem eingelagerten Desinfektionsmittel, wie Taurolin. Dieses neue Behandlungsprinzip besitzt gegenüber den weitverbreiteten PMMA-Ketten 2 wesentliche Vorteile:
1. Taurolin wirkt bakterizid, es erzeugt keinerlei Resistenzen, während eine zunehmende Resistenz gegen Gentamycin feststellbar wird.
2. Die Kollagenmasse mit dem Taurolin füllt die infizierte Höhle vollständig aus, das Taurolin wird entsprechend der langsamen Auflösung des Kollagens freigesetzt, eine Entfernung des Materials, wie dies bei den Ketten üblich ist und dort häufig nicht ohne Anästhesie erfolgen kann, entfällt. Wir haben in den letzten 2 Jahren bereits über 150 Fälle mit diesem Therapeutikum behandelt, die Erfolge sind denen unter Anwendung der PMMA-Ketten gleichzusetzen [4].

In den meisten Fällen gelingt es, durch die erwähnten 3 therapeutischen Vorbereitungsmaßnahmen eine aggressive Form des knöchernen Infektes mit Instabilität und schlechten Durchblutungsverhältnissen in ein Lager umzuwandeln, das eine autologe Spongiosaplastik ein- und umzubauen vermag. Sind unter diesen Maßnahmen gleichzeitig die Bestrebungen, eine anatomiegerechte Wiederherstellung zu erlangen, erreicht worden, findet sich nach dem knöchernen Durchbau eine gebrauchsfähige Extremität, die einer völligen Wiederherstellung nahekommt.

Sind aber nach erfolgreicher Osteitisbehandlung Fehlstellungen zurückgeblieben, die die Belastungsfähigkeit, insbesondere der unteren Extremität, direkt oder indirekt durch Fehlbelastung der distalen Gelenke beeinträchtigen, muß eine Stellungskorrektur durch Osteotomie ernsthaft in Betracht gezogen werden.

Abb. 1 a–d. Osteotomie nach Beruhigung des Infektgeschehens im Kniebereich, a Zustand bei ▶ Übernahme des Patienten, der von einem Bus überrollt worden war. Nekrotische Tibia mit purulentem gramnegativem Infektgeschehen, b Röntgenbild bei Übernahme des Patienten mit Transfixation der Sprunggelenke (offene Luxation). Proximale und distale Wachstumsfugen ins Infektgeschehen miteinbezogen, c nach Beruhigung des Infektes Korrektur der Fehlstellung im Kniebereich durch Valgisation des Femurs und Varisation der Tibia. Beide Osteotomien als Aufklappkorrektur mit Einbringen von autologem Spanmaterial zum Ausgleich der Beinlängendifferenz, d Wiederherstellung der Sportfähigkeit des jungen Patienten

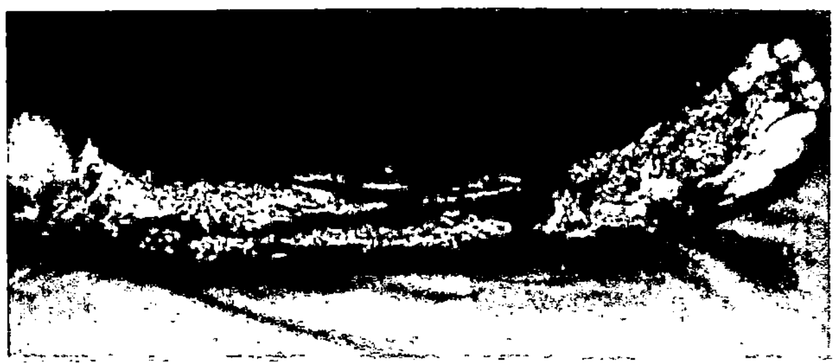

a

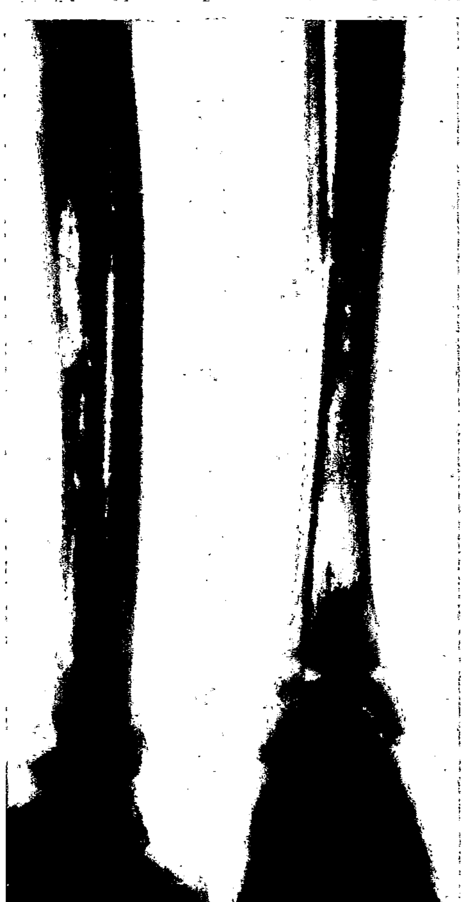

b

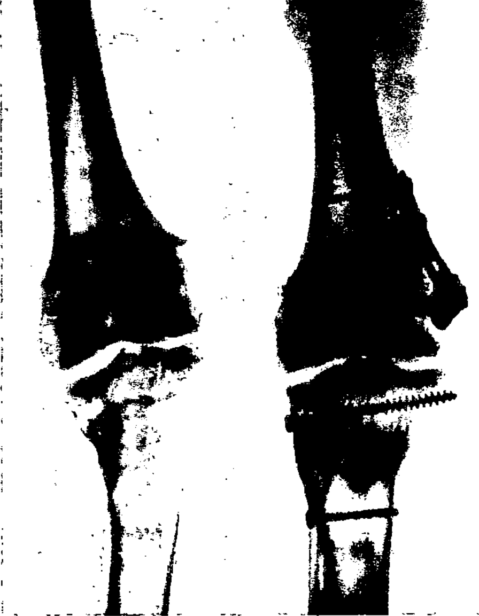

c

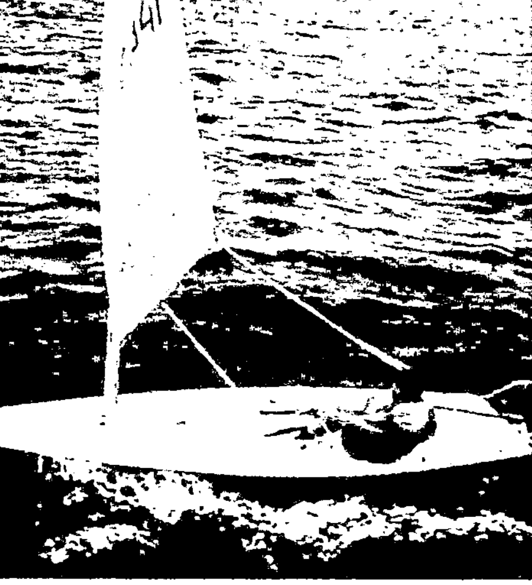

d

In diesen Fällen wird man wohl den Ort des ursprünglichen Infektgeschehens meiden und die Osteotomie am unberührten Knochen vornehmen (Abb. 1).

Bei bestehendem ossären Infekt und Instabilität fällt derEntschluß, die Stellungskorrektur im Bereich des ossären Infektes durchzuführen, nicht schwer, kann sie doch mit der gleichzeitig notwendigen Stabilisierung gemeinsam durchgeführt werden. Diese Forderung trifft u. E. beim jungen Menschen auch bei signifikanten Längendifferenzen zu, indem ein Wagner-Apparat nicht nur die Funktion des äußeren Spanners übernehmen, sondern auch gleichzeitig zur Erzielung des Längenausgleiches verwendet werden kann. Dabei wird verständlicherweise der später aufzufüllende ossäre Defekt vergrößert, was seinerseits höhere Anforderungen an das Transplantatlager und v. a. an die Länge des notwendigen Knochentransplantates stellt.

Besteht ein chronisches Infektgeschehen und ist im Verlaufe der Behandlung eine belastungsunfähige Überbrückung des betroffenen Knochens erfolgt, so stellt sich bei Vorhandensein einer Fehlstellung die Frage der unmittelbaren Korrektur als Alternative zum Bestreben, durch Knochentransplantation eine belastungsfähige Extremität zu schaffen und die Korrektur sekundär vorzunehmen. Hier scheint uns eine individuelle Entscheidung bei jedem einzelnen Fall unter Berücksichtigung des Alters des Patienten, der übrigen Begleitverletzungen, der Lokalisation und des Ausmaßes der dazu erforderlichen therapeutischen Schritte entscheidend. Durch ein aktives Vorgehen kann v. a. Zeit gewonnen werden, es birgt aber mit Sicherheit erhöhte Risiken in sich.

Entsprechend diesen Aussagen sehen wir an der unteren, belasteten Extremität folgende Indikationen zur Stellungskorrektur mit oder ohne notwendige Osteotomie beim ossären Infekt:

1. Fixierte pertrochantäre Fraktur nach Osteosynthese mit Varisationstendenz. Hier wird dann zur Erhöhung der Stabilität eine Valgisationsosteotomie, entsprechend derjenigen bei der frischen Fraktur, die zur Versorgung mit Ender-Simon-Weidner-Nägeln ansteht, durchgeführt. Die Valgisationsosteotomie mit Osteosynthese durch Winkelplatte bringt eine sicherere Stabilität, was sich auch positiv auf das Infektgeschehen auswirkt. Findet sich kein genügender Halt für eine Winkelplatte im Schenkelhals, so kann eine Oberschenkelplatte entsprechend vorgebogen werden, wobei ihr Ende praktisch die Trochanterspitze erreichen soll. Durch die obersten Löcher werden Schrauben eingebracht, die im Calcar sicheren Halt finden. Unter lateraler Kompression erreicht die Platte ihre volle Zuggurtungswirkung, durch die Osteotomie ist eine sichere Kontaktfläche mit medialer Abstützung erreicht, die Beinlänge kann erhalten werden.

2. Am Femurschaft stellt die nicht durchbaute, infizierte Fraktur mit signifikanter Verkürzung über 2 cm eine mögliche Indikation zum Anlegen eines Wagner-Apparates mit der Möglichkeit des Beinlängenausgleiches dar. Nach Erreichen der normalen Beinlänge bringen wir medial einen kortikospongiösen Span an, der den Defekt unter Abstützung überbrückt, der übrige Schaftdefekt wird mit autologer Spongiosa ausgefüllt. Die Stabilisierung erfolgt durch Wellenplatte, oder aber der Wagner-Apparat wird belassen. Besteht im Schaftbereich bei medialem Durchbau, aber fehlender Belastungsstabilität, eine Varusfehlstellung, kann durch laterale Kompression gelegentlich auch ohne Osteotomie eine Achsenkorrektur stattfinden (Abb. 2). Eine weitere Indikation kann eine signifikante Rotationsfehlstellung darstellen, die überbrückende Zone wird in diesem Falle osteotomiert, die normale

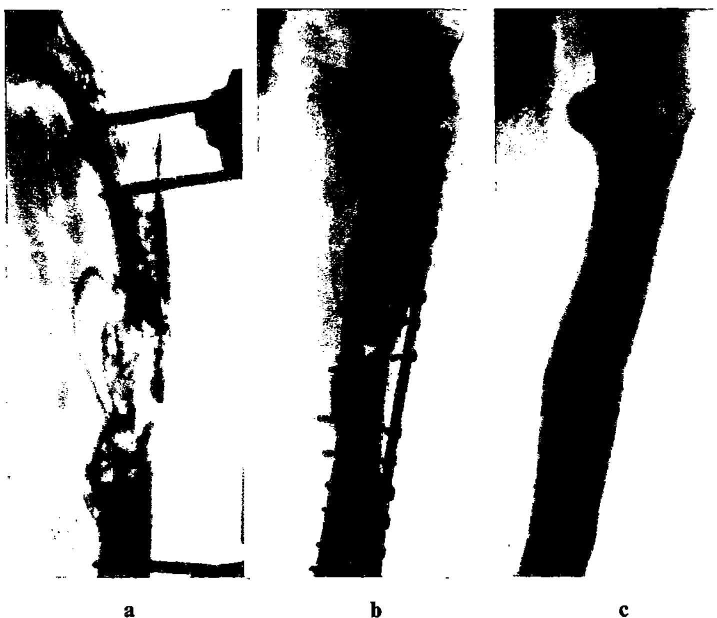

a   b   c

Abb. 2 a–c. Achsenkorrektur bei medialem Durchbau einer Defektosteitis am Oberschenkel, **a** Situation mit Wagner-Apparat, **b** Valgisation durch Zuggurtungsplatte, medial kortikospongiöser Span, **c** Ausheilungsergebnis 18 Monate nach der Operation

Rotation wiederhergestellt. Mit der Stabilisierung erfolgt gleichzeitig die Knochentransplantation. In diesem Skelettbereich wenden wir in jedem Falle eines medialen Defektes die Transplantation eines kortikospongiösen Spanes an, der mit Schrauben an die mediale Femurfläche herangezogen wird und so eine sichere Abstützung bietet.

3. Eine signifikante Fehlstellung im Bereich der distalen Femurmetaphyse oder proximalen Tibiametaphyse mit Infekt kann bei guter Vaskularität früh korrigiert werden. Auch hier kann zur Stabilisierung der äußere Spanner verwendet werden.

4. Bei Knieemphysem nach einer für das Gelenk hoffnungslosen Zertrümmerung kann durch eine Arthrodese durch Setzen der entsprechenden Resektionslinien eine Achsenkorrektur erreicht werden. Auch hier erfolgt die Stabilisierung durch den äußeren Spanner.

5. Bei Fehlstellung der Tibia kann bei Durchbauung der Fibula eine Achsenkorrektur gelegentlich unmöglich werden. In diesem Falle scheuen wir nicht davor zurück, gleichzeitig mit der Stabilisierung des Hauptknochens am Unterschenkel eine Fibulaosteotomie durchzuführen (Abb. 3). Dies geschieht unter Abdecken des Infektgeschehens mit steriler Kompresse und Plastikfolie. Fern von diesem Geschehen kann nun die Fibulaosteotomie ohne große Infektgefahr durchgeführt werden.

Eine weitere Indikation zur Korrektur am Unterschenkel stellt die Verkürzung dar, hier gilt das gleiche wie am Oberschenkel (Abb. 3 u. 4).

Wir haben in den vergangenen Jahren bei 39 Patienten Stellungskorrekturen im Infekt vorgenommen, darunter waren 33 Männer und 6 Frauen im Alter zwischen 17

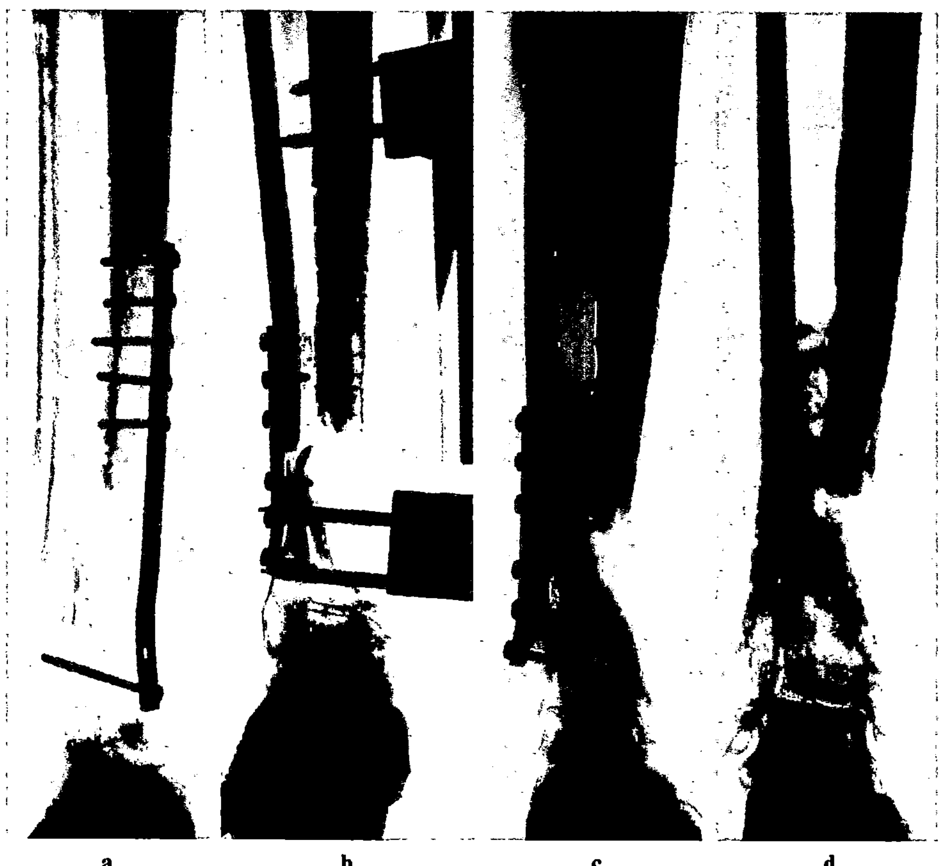

a   b   c   d

Abb. 3 a–d. Längenausgleich und Achsenkorrektur bei Defektosteitis der Tibia nach Plattenosteosynthese bei kallöser Überbrückung der Fibula, a Ausgangssituation mit Verkürzung um 3 cm. Valgusfehlstellung von 25° im OSG, b Fibulaosteotomie (Kallus), Verlängerung um 3 cm und Korrektur der Valgusfehlstellung, interossäre Spongiosaplastik, c 3 Monate nach dem Ersteingriff zeigt die Spongiosa einen weitgehenden Einbau. Beginn der zunehmenden Belastung, d radiologisches Ergebnis 1 Jahr nach Achsenkorrektur

und 56 Jahren. Die Nachkontrolle erfolgte bei 35 Patienten im Abstand von 1–7 Jahren (Tabelle 1).

Insgesamt wiesen 32 Fälle eine Fehlstellung an der unteren Extremität, 10 davon am Oberschenkel, 22 am Unterschenkel und lediglich 7 an der oberen Extremität auf. Unter Berücksichtigung der Kombinationsfehlstellungen fanden wir 32mal eine

---

Abb. 4 a–e. Achsen- und Längenkorrektur am Unterschenkel bei Infekt nach Plattenosteo- ▶ synthese und Fibularisparese, a klinische Situation mit Fistel proximal und Schaftmitte, Fibularisparese, b radiologischer Zustand präoperativ mit Kallusbrücke an Tibia und Fibula, c Anlegen eines Wagner-Apparates nach Durchtrennung der Kallusbrücken. Distraktion mit dem Gerät zur Wiederherstellung normaler Längen- und Achsenverhältnisse, d erreichtes radiologisches Ergebnis 7 Monate nach der Korrektur, e funktionelles Ergebnis 12 Monate nach der Korrektur. Die Fibularisparese hat sich vollständig zurückgebildet

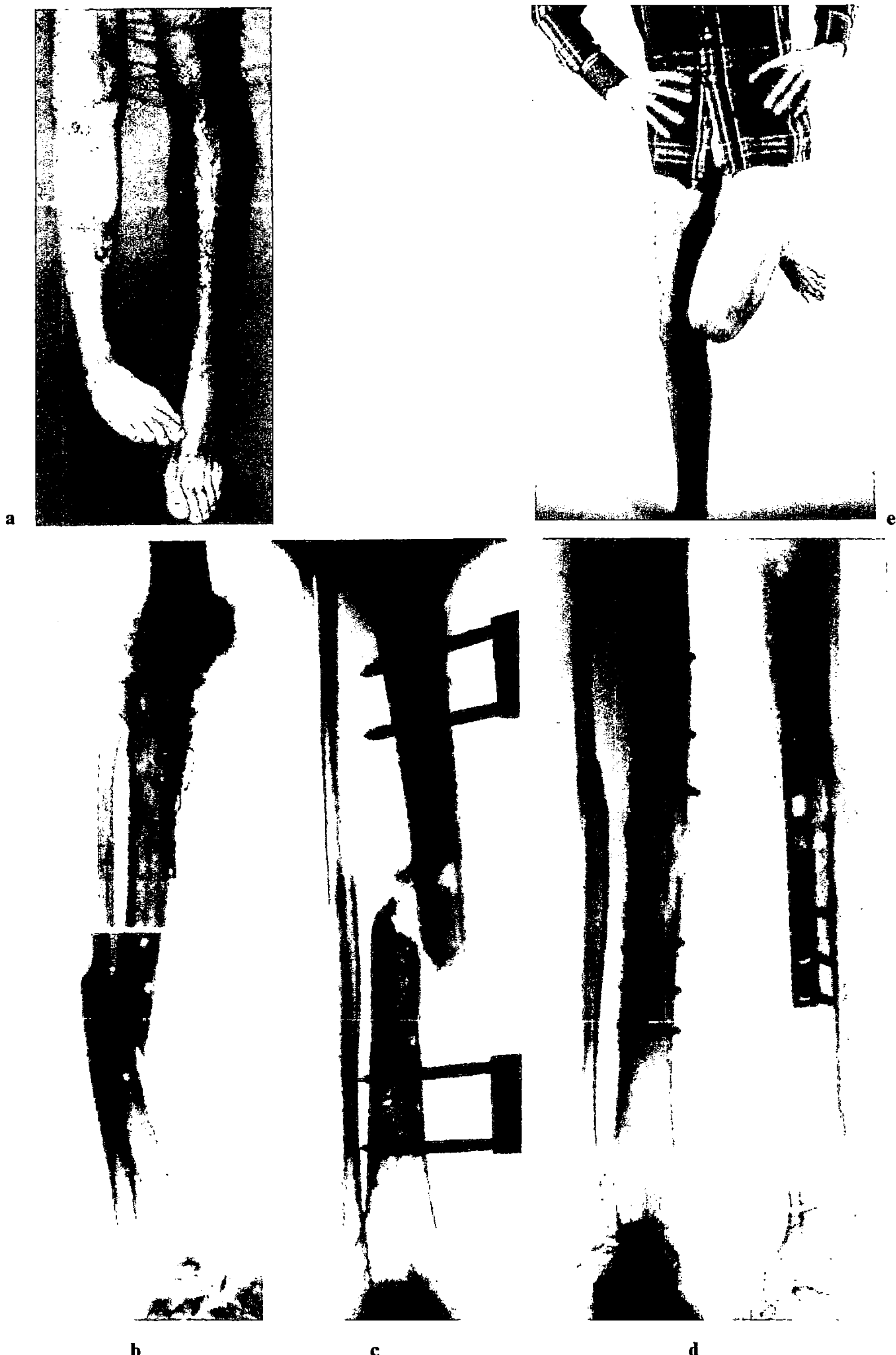
a
b
c
d
e

Tabelle 1. Patientengut

Stellungskorrekturen in Infekt	
Anzahl Patienten	39
Männer	33
Frauen	6
Alter	17 – 56 Jahre
Nachkontrolle	1 – 7 Jahre
Anzahl	35

Tabelle 2. Ausgangssituation (n = 39)

Lokalisation	Oberschenkel	10	
	Unterschenkel	22	32
	Oberarm	3	
	Unterarm	4	7
Fehlstellung	Achsenknickung	32	
	Rotationsfehler	11	
	Verkürzung	8	
Infektgeschehen	Purulent	10	
	Geringe Aktivität	22	
	Keine Fistel	7	

Tabelle 3. Therapeutisches Vorgehen (n = 39)

Osteotomie	Oberschenkel	9
	Unterschenkel	21
	Oberarm	2
	Unterarm	3
	Keine	4
Fixation	Platte	20
	Fixateur externe	18
	Schrauben	1
Knochentransplantation	Spongiosa	35
	Kortikospongioser Span	10
	Keine	4
Lokaler Zusatz	Spüldrainage	14
	PMMA-Ketten	5
	Taurolin [1,4]	10
	Keiner	10

Achsenknickung, 11mal einen Rotationsfehler und 8mal eine Verkürzung. Das Infektgeschehen erwies sich bei 10 Fällen als massiv purulent, 22 Fälle zeigten eine geringe Aktivität, 1 Fistel war in 7 Fällen vorhanden (Tabelle 2).

Tabelle 3 gibt das therapeutische Konzept bei diesem Patientengut wieder. Am Oberschenkel wurde 9mal eine Osteotomie durchgeführt, am Unterschenkel 21mal, am Oberarm 2mal, am Unterarm 3mal und in insgesamt 4 Fällen konnte die Korrektur ohne Durchtrennung eines Knochens erreicht werden. Die Fixation erfolgte in 20 Fällen mit Platte, in 18 Fällen mit Fixateur externe, der in der letzten Zeit gehäuft angewendet wurde, und in einem Fall lediglich mit Schrauben. Ebenfalls unter Berücksichtigung der Kombinationsmöglichkeiten erfolgte 35mal eine Spongiosaplastik, 10mal die Anbringung eines kortikospongiösen Spanes, und in 4 Fällen erübrigte sich eine zusätzliche Transplantationsmaßnahme.

Bei Einführung des Verfahrens war die Anwendung der Spül-Saug-Drainage das Verfahren der Wahl, es fand 14mal Anwendung, PMMA-Ketten wurde bei 5 Patienten eingelegt und bei 10 in neuester Zeit Taurolin 4%ig.

Unter den dargestellten therapeutischen Vorgehen konnte in 31 von 35 nachkontrollierten Fällen volle Belastungsstabilität, in 3 Fällen bis zum Kontrolltermin ledig-

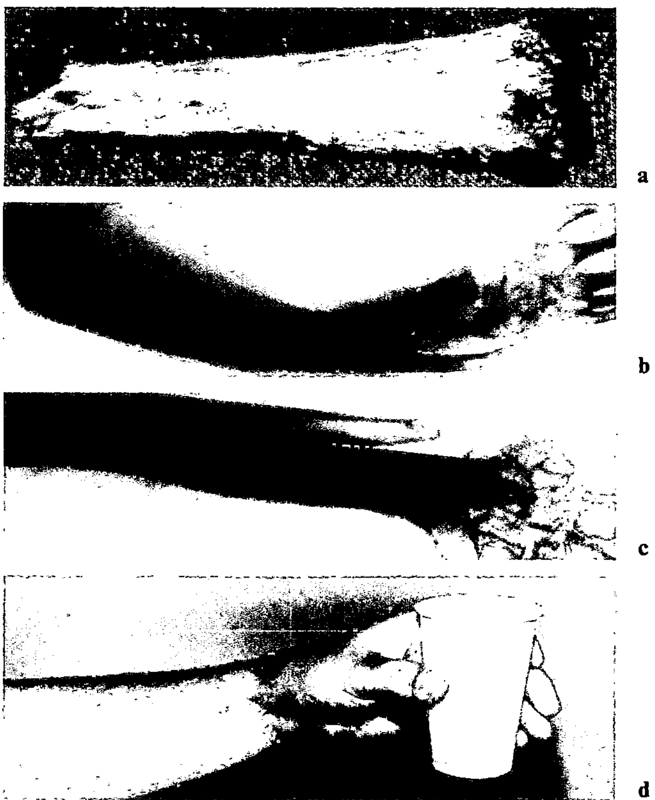

Abb. 5 a–d. Achsen- und Längenkorrektur am Radius bei Verkürzung und Achsenfehlstellung, **a** Resektion des distalen Drittels des Radius im Bereich der ehemaligen Epiphysenfuge, **b** radiologischer Zustand, **c** 3 Monate nach Stellungskorrektur Plattenosteosynthese und Aufbau mit kortikospongiösem Span. Der Span ist vollständig integriert, **d** funktionelles Ergebnis, die Hand ist für den täglichen Gebrauch voll nutzbar

Tabelle 4. Behandlungsergebnisse (n = 35)

Balastungsstabilität	Voll	31
	Teilweise	3
Amputation		1
Infekt	Ruhig	32
	Rezidiv im Verlauf	6
	Bei Kontrolle	3[a]
Stellung	Korrekt	30
	Varus 5°	1
	Varus 8°	1
	Verkürzung < 2 cm	2
	Verkürzung 3 cm	1[b]

[a] 1 Amputation
[b] TEP nach Girdlestone

lich Teilbelastungsstabilität nachgewiesen werden. Im Falle einer 23jährigen Frau mit schwerem Infektgeschehen am Oberschenkel und bestehender Nervenläsion mißlang die geplante Verlängerung, das Bein mußte schließlich amputiert werden.

Bei der Nachkontrolle fanden sich bei 32 Patienten ruhige Verhältnisse, im Verlaufe war es jedoch in 6 Fällen zu Rezidiven gekommen, die in 4 Fällen eine Ausräumung und erneute Spongiosatransplantation notwendig gemacht hatten. Bei der Kontrolle wiesen noch 3 Patienten Infektzeichen auf.

Entscheidend erscheint uns die erreichte Korrektur, die in 30 Fällen als korrekt bezeichnet werden konnte. Bei einem Patienten verblieb am Unterschenkel eine Varusfehlstellung um 5°, bei einem gar um 8°. Eine Verkürzung von weniger als 2 cm wiesen 2 Patienten auf, eine solche um 3 cm einer. Beim letztgenannten Patienten wurde infolge einer Achsenabweichung nach pertrochantärer Fraktur mit Infekt eine Valgisation durchgeführt. Nach diesem Eingriff kam es zu einem septischen Zustandsbild, so daß eine erweiterte Girdlestone-Situation geschaffen werden mußte. 2 Jahre nach diesem Eingriff wurde auf intensiven Wunsch des Patienten eine Totalprothese eingelegt, die resultierende Beinverkürzung betrug um 3 cm (Tabelle 4).

Die Auswertung unserer Ergebnisse läßt den Schluß zu, daß in ausgewählten Fällen, v. a. beim jungen Menschen, mit sorgfältiger Planung und Zielsetzung eine Osteotomie auch bei Infekt durchgeführt werden kann. Dieses Vorgehen ist nicht ohne Risiko und demnach nur unter den genannten Voraussetzungen überhaupt in die therapeutischen Betrachtungen miteinzubeziehen. Eine Osteotomie im Bereich des infizierten Knochens bei erfolgtem Durchbau und erreichter Belastungsstabilität erscheint kontraindiziert. In diesen Fällen soll die Beruhigung des Infektgeschehens abgewartet werden, die korrigierende Osteotomie hat fern vom ehemaligen Infekt zu erfolgen. Fehlt ein genügender Durchbau und entsprechend die Belastungsstabilität der unteren Extremität, kann eine Achsenkorrektur mit sicherer Stabilisierung und gleichzeitiger Spongiosatransplantation sowie ein Längenausgleich unter Anwendung des Wagner-Apparates diskutiert werden. Wir sind uns bewußt, daß Stellungskorrekturen bei Osteitis u. U. ein erhöhtes Risiko darstellen, sie sind deshalb nur in Ausnahmefällen und bei Vorhandensein einer guten Vaskularität gestattet.

Literatur

1. Browne MK, Leslie GB, Pfirrmann RW (1976) Taurolin, a new chemotherapeutic agent. J Appl Bacteriol 41:363
2. Burri C (1979) Posttraumatische Osteitis, 2. Aufl. Huber, Bern Stuttgart Wien
3. Klemm K (1976) Die Behandlung chronischer Knocheninfektionen mit Gentamycin-PMMA-Ketten und -Kugeln. Unfallchirurgie Sonderheft
4. Lob G, Burri C (1983) Lokale Chemotherapie der Osteitis mit Taurolin-Gel 4%. Fortschr Med 101:88
5. Parsch K, Plaue R (Hrsg) (1982) Hämatogene Osteomyelitis und posttraumatische Osteitis. Medizinisch Literarische Verlagsgesellschaft, Uelzen
6. Willenegger H, Roth W (1962) Die antibakterielle Spüldrainage als Behandlungsprinzip bei chirurgischen Infektionen. Dtsch Med Wochenschr 87:1

Ergebnisse nach Korrekturen posttraumatischer Längendifferenzen

W. Baur

Zur Verhinderung von schmerzhaften Folgezuständen am Skelett und an den Weichteilen ist es unbedingt erforderlich, daß Beinlängendifferenzen auf Dauer ausgeglichen werden. Dies kann sowohl konservativ mit dem orthopädischen Schuh oder einer geeigneten Orthese, als auch operativ durch Verkürzungs- bzw. Verlängerungsosteotomie geschehen [1, 3, 4]. Posttraumatische Überlängen einer Gliedmaße sollten nach Möglichkeit operativ verkürzt werden. Im Falle einer posttraumatischen Unterlänge hängt die Wahl der Behandlung im wesentlichen von 4 Faktoren ab:

1. *Dem Ausmaß der Verkürzung:* Bei Beinlängendifferenzen von weniger als 3 cm empfiehlt sich die orthopädisch-technische Versorgung.
2. *Der Lokalisation der Verkürzung:* Eine Unterlänge des Unterschenkels läßt sich relativ günstig orthopädietechnisch versorgen. Liegt die Verkürzung im Oberschenkel, so ist die technische Versorgung wegen der unterschiedlichen Kniehöhe sowie der Veränderung der Schrittgröße erschwert.
3. *Dem Zustand der Weichteile:* Bei ausgedehnten Haut- und Weichteilnarben wird eher von einer operativen Verlängerung abzuraten sein.
4. *Dem Alter und Geschlecht des Patienten:* Bei jugendlichen Patienten und bei Frauen, hier insbesondere auch aus ästhetischen Gesichtspunkten, wird man die Indikation zur Verlängerungsosteotomie großzügiger stellen als bei erwachsenen Patienten. Bei Männern ist aufgrund der Kleidung die Versorgung mit einer Längenausgleichsorthese wesentlich unproblematischer als bei Frauen.

In Kenntnis der genannten Punkte sollte jedoch der Grundsatz gewahrt bleiben, daß rekonstruktive, operative Maßnahmen nach Möglichkeit an der geschädigten Gliedmaße erfolgen sollten. In Sonderfällen erscheint die Kombination der vorhandenen Therapiemöglichkeiten der Schlüssel zur Lösung des Problems zu sein, wobei dann z. B. eine Verkürzung durch operative Verlängerung teilweise korrigiert wird und die noch verbleibende restliche Beinlängendifferenz orthopädietechnisch günstig ausgeglichen wird. Selten ist die Kombination von Verkürzungsosteotomie und Verlängerungsosteotomie an den verschiedenen Gliedmaßen erforderlich.

Ergebnisse nach Verlängerungsosteotomien

An der Orthopädischen Klinik Wichernhaus wird zur Korrektur von Beinlängendifferenzen sowohl am Oberschenkel als auch am Unterschenkel die von Wagner [2, 3, 4] angegebene diaphysäre Verlängerungsosteotomie mit kontinuierlicher Distraktion und abschließender Adaptationsosteosynthese, ggf. mit Spananlagerung, angewendet (Tabelle 1). In geeigneten Fällen nach diaphysärer Fraktur ist die Osteotomie im ehemaligen Frakturbereich möglich. Diaphysäre Achsen- und Rotationsfehlstel-

Korrekturosteotomien nach Traumen
an der unteren Extremität
Herausgegeben von G. Hierholzer, K. H. Müller
© Springer-Verlag Berlin Heidelberg 1984

Tabelle 1. Verlängerungsosteotomien an den unteren Gliedmaßen

	Oberschenkel	Unterschenkel
Gesamtzahl aller Verlängerungsosteotomien	255 (100 %)	169 (100 %)
Verlängerungsosteotomien nach Trauma	49 (19,2 %)	8 (4,3 %)
Durchschnittsalter der Patienten	19,8 Jahre	19,0 Jahre
Zustand nach Epiphysenfraktur	29	2
Zusätzliche Achsenkorrektur	18	0
Verlängerungsstrecke maximal	11,3 cm	5,5 cm
minimal	3,0 cm	3,5 cm
$\bar{x}$	6,55 cm	4,1 cm
Abschlußbefund: Beinlänge seitengleich	42 Patienten	7 Patienten
Restverkürzung	5 Patienten unter 2,5 cm	1 Patient unter 1 cm
Weitere Verlängerung	2 Patienten	0
Probleme: Sekundärheilung	5 Patienten, davon 3 Patienten mit Infektanamnese	0
Plattenermüdungsbruch	3 Patienten	1 Patient
Plattenauswechslung	11 Patienten	2 Patienten
Weichteilrevision	0	1 Patient (Achillessehnenverlängerung)

lungen können sogleich bzw. während der Verlängerung korrigiert werden (Abb. 1).

Im Zeitraum von 1966–1981 wurden bei posttraumatischen Längendifferenzen 49 Verlängerungsosteotomien am Oberschenkel durchgeführt, dies entspricht 19,2 % der Gesamtzahl von 255 Oberschenkelverlängerungsosteotomien. Das Durchschnittsalter der untersuchten Patienten lag bei 19,8 Jahren. Mehr als die Hälfte der Patienten mit posttraumatischen Beinverkürzungen hatten beim Unfall eine Schädigung der Epiphysen erlitten, wobei dann sehr häufig zur Verkürzung der Gliedmaße auch eine Achsenabweichung hinzukam. Insgesamt war in 18 Fällen eine zusätzliche Achsenkorrektur erforderlich. Die Verlängerungsstrecke nach Trauma betrug maximal 11,3 cm und lag im Durchschnitt bei 6,5 cm. Nach Abschluß der Behandlung hatten 42 Patienten seitengleiche Beinlänge. Bei 5 Patienten bestand noch eine Beinverkürzung von weniger als 2,5 cm. Lediglich bei 2 Patienten sind noch weitere Verlängerungsmaßnahmen erforderlich.

Sekundärheilungen waren bei 5 Patienten zu verzeichnen, wobei es jedoch bei 3 Patienten während der Verlängerung zu einer Aktivierung einer vorbestehenden In-

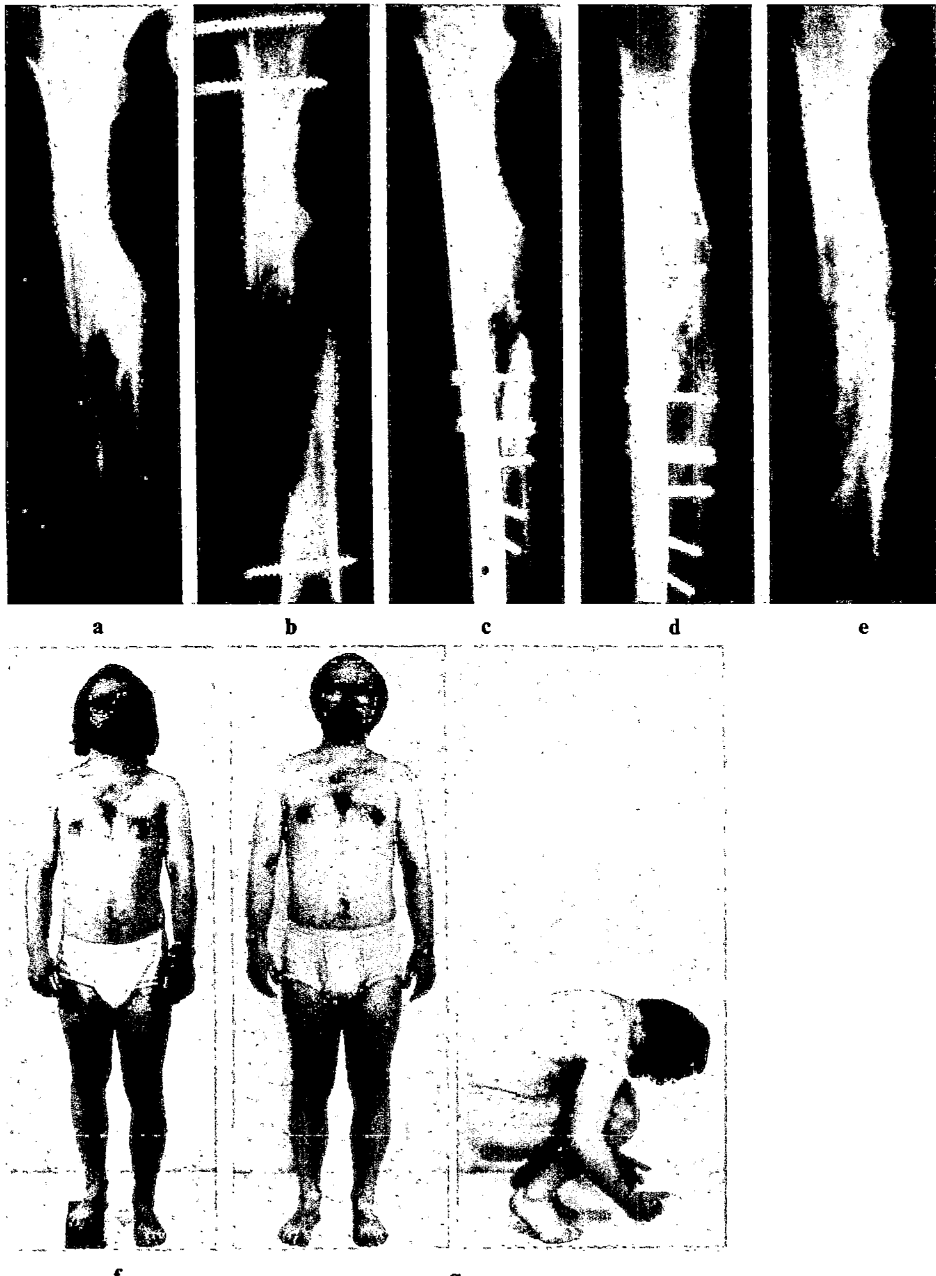

Abb. 1 a–g. Verlängerungsosteotomie bei 22jährigem Patienten wegen fehlverheilter Oberschenkelschaftfraktur mit Verkürzung von 4,5 cm und Außenrotationsstellung von 15°, a präoperativer Röntgenbefund am 25. 2. 75, b Befund nach Erreichen der Verlängerungsstrecke am 20. 5. 75, c nach Durchführung der Adaptionsosteosynthese am 17. 7. 75, d nach Durchbauung der Verlängerungsstrecke am 23. 11. 77, e nach Konsolidierung des Knochens im Verlängerungsbereich am 17. 4. 80, f präoperativer Befund am 2. 3. 75, g Befund nach Verlängerungsosteotomie mit seitengleicher Beinlänge und freier Gelenkbeweglichkeit am 24. 11. 77

fektion kam. Sämtliche Infektionen konnten durch operative Revisionen zum Stillstand gebracht werden. Bei 3 Patienten trat ein Ermüdungsbruch der Spezialosteosyntheseplatte während der knöchernen Heilung der Verlängerungsstrecke auf. Es erfolgte jeweils eine Reosteosynthese mit Spananlagerung. Bei 11 Patienten wurde die breite Oberschenkelspezialplatte gegen eine elastischere, schmälere Platte ausgetauscht, um dadurch die Normalisierung der Knochenstruktur im Verlängerungsbereich zu beschleunigen.

Im Vergleich zu den Operationen am Oberschenkel ist die Zahl der Verlängerungsosteotomien nach Trauma am Unterschenkel wesentlich kleiner. Insgesamt wurden 8 Patienten operiert, dies entspricht 4,3 % von insgesamt 169 Unterschenkelverlängerungsosteotomien. Nur bei 2 Patienten bestand eine Beinverkürzung nach Epiphysenfraktur, Achsenkorrekturen waren nicht erforderlich.

Die durchschnittliche Verlängerungsstrecke am Unterschenkel betrug 4,1 cm, maximal lag sie bei 5,5 cm. Bei Behandlungsende war die Beinlänge bei 7 Patienten voll ausgeglichen, lediglich 1 Patient hatte noch einen Beinlängenunterschied von weniger als 1 cm.

Auch hier war bei 1 Patienten ein Plattenermüdungsbruch zu verzeichnen, eine Reosteosynthese wurde durchgeführt. Bei 2 Patienten wurde eine Plattenauswechslung im Laufe der knöchernen Heilung durchgeführt. Lediglich bei einem Patienten war wegen Spitzfußbildung eine operative Verlängerung der Achillessehne nötig.

Ergebnisse nach Verkürzungsosteotomien

In der Zeit von 1967–1982 wurden 100 Verkürzungsosteotomien an den unteren Gliedmaßen durchgeführt, jedoch nur bei 13 Patienten handelte es sich um einen Zustand nach Trauma (Tabelle 2). Das Durchschnittsalter der Patienten betrug 31,6 Jahre.

Nur in 1 Fall wurde eine Überlänge des Beines nach Trauma festgestellt und operativ verkürzt. Es handelte sich hierbei um ein 14jähriges Mädchen, bei welchem ein

Tabelle 2. Verkürzungsosteotomiem an den unteren Gliedmaßen

Gesamtzahl aller Verkürzungsosteotomien	100 (100 %)
Verkürzungsosteotomien nach Trauma	13 (13 %)
Durchschnittsalter der Patienten	31,6 Jahre
Zustand nach Epiphysenfraktur	5
Verkürzungsstrecke maximal	6,5 cm
minimal	1,5 cm
$\bar{x}$	3,9 cm
Lokalisation der Osteotomie:	
Proximale Femurmetaphyse	9 Patienten
Femurdiaphyse	2 Patienten
Tibiakopf	1 Patient
Tibiadiaphyse	1 Patient

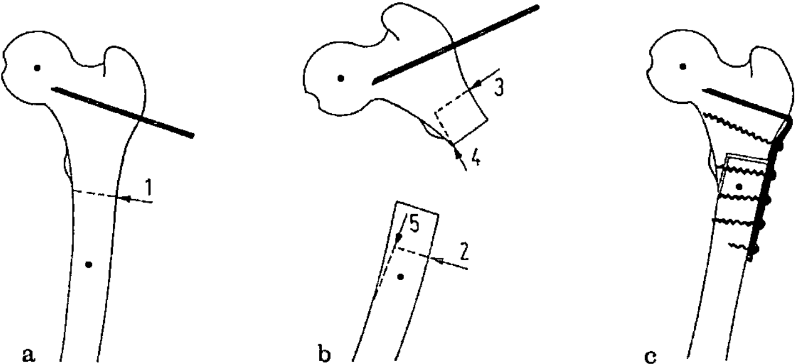

Abb. 2 a–c. Schematische Darstellung der Verkürzungsosteotomie an der proximalen Femurmetaphyse [4]

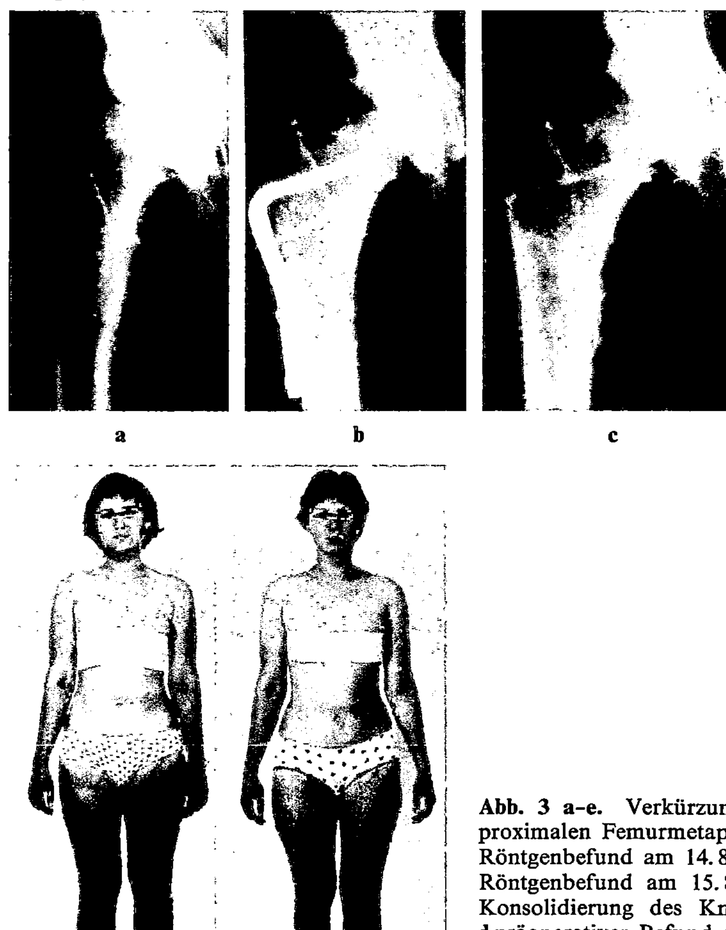

Abb. 3 a–e. Verkürzungsosteotomie an der proximalen Femurmetaphyse, **a** präoperativer Röntgenbefund am 14. 8. 75, **b** postoperativer Röntgenbefund am 15. 8. 75, **c** Befund nach Konsolidierung des Knochens am 13. 1. 77, **d** präoperativer Befund mit linksseitiger posttraumatischer Beinverkürzung von 3 cm am 14. 8. 75, **e** postoperativer Befund mit seitengleicher Beinlänge nach Verkürzungsosteotomie an der proximalen Femurmetaphyse rechts vom 31. 8. 76

Trümmerbruch des Oberschenkels mit Drahtextension und Gips behandelt wurde. Alle übrigen Patienten wiesen eine posttraumatische Verkürzung des verletzten Beines auf, am häufigsten war der Oberschenkel betroffen. Es erfolgte jeweils die operative Verkürzung der gegenseitigen Gliedmaße.

Operationstechnisch wurde im wesentlichen die Verkürzungsosteotomie an der proximalen Femurmetaphyse mit Winkelplattenosteosynthese angewendet (Abb. 2). Der maximale Verkürzungsbetrag lag bei 6,5 cm. Die Lokalisation der Osteotomie im spongiösen Bereich am proximalen Femur gewährleistet eine sehr rasche Heilung, so daß die Patienten in der Regel 8 Wochen nach der Operation wieder in der Lage waren, die Gliedmaße voll zu belasten (Abb. 3).

Zusammenfassung

Im Zeitraum von 1966–1982 wurden an der Orthopädischen Klinik Wichernhaus 49 Verlängerungsosteotomien am Oberschenkel und 8 Verlängerungsosteotomien am Unterschenkel sowie 113 Verkürzungsosteotomien an den unteren Gliedmaßen, jeweils nach vorausgegangenem Trauma, durchgeführt und nachuntersucht.

Es fand sich, daß posttraumatische Beinverkürzungen auch bei jugendlichen Patienten wesentlich häufiger bestanden als Überlängen. Nur in einem Fall wurde eine posttraumatische Überlänge behandelt. Die posttraumatischen Längendifferenzen waren in der Mehrzahl der Fälle am Oberschenkel gelegen, das Verhältnis von Oberschenkel zu Unterschenkel betrug 6:1. Beachtlich ist, daß bei 36 Patienten, das sind mehr als 50% der untersuchten Patienten, beim Unfall eine Verletzung der Wachstumsfugen stattgefunden hat, alle diese Patienten hatten anschließend eine Beinverkürzung. Bei 50% aller Patienten mit traumatischer Epiphysenschädigung waren zusätzlich Achsenkorrekturen erforderlich.

Im Gegensatz zu den Erfahrungen bei Verlängerungsosteotomien der unteren Gliedmaßen wegen angeborener Beinlängendifferenz traten Probleme durch erhöhte Weichteilspannung bei posttraumatischen Verlängerungsosteotomien so gut wie nie auf. Lediglich bei einem Patienten war eine Achillessehnenverlängerung wegen Spitzfußbildung erforderlich.

Ermüdungsbrüche der Spezialosteosyntheseplatten nach Verlängerungsosteotomien kamen bei insgesamt 4 Patienten vor. Bedingt war dies meist durch eine Überbelastung der Gliedmaße in der knöchernen Heilungszeit der Verlängerungsstrecke. Einige Patienten hatten mehrfach Plattenbrüche.

Zur Normalisierung der Knochenstruktur in der Verlängerungsstrecke wurde bei 13 Patienten die eingebrachte Spezialosteosyntheseplatte gegen ein dünneres und elastischeres Implantat ausgetauscht.

Der Vorteil der Verlängerungsosteotomie nach Trauma zur Wiederherstellung der seitengleichen Beinlänge liegt in der Möglichkeit, dies an der geschädigten Gliedmaße bei Erhaltung der Körperproportion, verbunden mit einem normalen Gangbild und adäquater Schrittgröße, zu erreichen. Gerade dies ist jedoch mit einer operativen Korrektur der posttraumatischen Verkürzung durch eine gegenseitige Verkürzungsosteotomie nicht möglich (Abb. 4). Aus diesem Grund wurde, in Kenntnis der eingangs genannten Kriterien, bei posttraumatischen Beinverkürzungen nach Möglichkeit eine operative Behandlung an der geschädigten Gliedmaße angestrebt, was

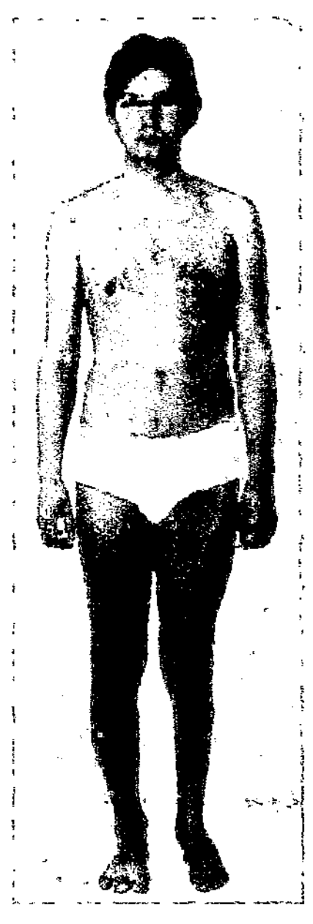

Abb. 4. Zustand nach Unterschenkelverkürzungsosteotomie rechts wegen posttraumatischer Unterschenkelverkürzung links. Störung der Körperproportion wegen relativ zu kurzen Unterschenkeln, daraus resultierend auch Verkürzung der Schrittlänge

dann auch in der geringen Anzahl von 12 durchgeführten Verkürzungsosteotomien an der unverletzten Gliedmaße zum Ausdruck kommt.

Die Verkürzungsosteotomien erfolgten in der überwiegenden Mehrzahl der Fälle an der proximalen Femurmetaphyse. Der Vorteil liegt in der Möglichkeit der zusätzlichen Achsenkorrektur sowie der sehr raschen Konsolidierungszeit der Osteotomie (Abb. 3). Des weiteren erfolgten 2 diaphysäre Verkürzungsosteotomien am Oberschenkel sowie eine Verkürzungsosteotomie am Schienbeinkopf und eine diaphysäre Verkürzungsosteotomie am Schienbein. Geschlossene diaphysäre Verkürzungsosteotomien mit Markraumstabilisierung wurden nicht durchgeführt.

Literatur

1. Müller ME, Allgöwer M, Willenegger H (1977) Manual der Osteosynthese-AO-Technik. Springer, Berlin Heidelberg New York
2. Wagner H (1971) Operative Beinverlängerung. Chirurg 42:260
3. Wagner H (1971) Technik und Indikation der operativen Verkürzung und Verlängerung von Ober- und Unterschenkel. Orthopäde 1:59–74
4. Wagner H (1976) Prinzipien der Korrekturosteotomie am Bein. Orthopäde 6:145

Zusammenfassung: Korrekturosteotomien nach Traumen im Bereich der Diaphysen

J. Müller-Färber

Fehlstellungen am *Femurschaft* kommen vorwiegend nach konservativer Behandlung und nach Marknagelung vor, seltener nach Plattenosteosynthese.

Als Osteotomietechniken werden vorwiegend die quere Osteotomie, die Keilosteotomie sowie die schräge und stufenförmige Verschiebeosteotomie angewandt.

Die schräge Keilosteotomie bietet gegenüber der queren Keilosteotomie wesentliche Vorteile. Zum einen kann damit ein meist notwendiger Längenausgleich problemlos erreicht werden. Zum anderen läßt sich durch Zugschrauben und eine Neutralisationsplatte eine gute Kompression der breiten Osteotomieflächen erreichen.

In Fehlstellung verheilte Frakturen des *Unterschenkelschaftes* sind ab einem gewissen Ausmaß bereits als präarthrotische Deformitäten anzusehen.

Drehfehler des Unterschenkels manifestieren sich röntgenologisch in einer verstärkten Neigung der Talusbasislinie. Ein Außendrehfehler führt zu einer Neigung im Valgussinne, ein Innendrehfehler entsprechend im Varussinne.

Bei in Fehlstellung verheilten Unterschenkelschaftfrakturen besteht aus lokalen Gründen häufig die Notwendigkeit, die Osteotomie metaphysär durchzuführen. Je weiter aber die Osteotomie vom Achsenschnittpunkt entfernt vorgenommen wird, um so schwieriger ist es, eine genaue Zentrierung der Traglinie zu erreichen, ohne gleichzeitig die physiologische Position der Gelenkbasislinien zu verändern.

Da bei der diaphysären Varusfehlstellung die metaphysäre kniegelenknahe Osteotomie eine Verlegung der Tragachse in das laterale Kompartiment zur Folge hat, sollte die Operation kniegelenknah durchgeführt werden. Eine gleichlokalisierte Valgusfehlstellung wird entsprechend sprunggelenknah korrigiert.

Als Osteotomieform wird die *subtraktive* Keilosteotomie bevorzugt und — wegen der oben erwähnten Vorteile —, in Form der *schrägen Osteotomie* durchgeführt.

Als Stabilisierungsverfahren wird die Plattenosteosynthese und – bei ungünstigen Weichteilverhältnissen oder vorausgegangenen Knocheninfekten – der Fixateur externe bevorzugt.

Handelt es sich um langgezogene, großbogige Verbiegungen, bei denen eine ideale Korrektur durch Keilosteotomie eine mehrfache Durchtrennung des Knochens auf verschiedenen Ebenen erfordern würde, so kann die von Wagner angegebene *Verschiebeosteotomie* auch bei diaphysären Achsenkorrekturen durchgeführt werden.

Das klassische Anwendungsgebiet der Verschiebeosteotomie allerdings ist die suprakondyläre Femurosteotomie, insbesondere bei größeren Korrekturwinkeln.

Bei der Keilosteotomie entstehen am proximalen und distalen Fragment Osteotomieflächen von erheblichem Größenunterschied. Bei der Verschiebeosteotomie wird nach einer einfachen queren Osteotomie, unter gleichzeitiger Achsenkorrektur und Orientierung der Fragmente in bezug auf die Traglinie der Gelenke, die Kortikalis der beiden Fragmente übereinandergestülpt, wodurch eine feste Abstützung der Osteotomie mit festem Widerlager für die Osteosynthese gegeben ist.

Korrekturosteotomien nach Traumen
an der unteren Extremität
Herausgegeben von G. Hierholzer, K. H. Müller
© Springer-Verlag Berlin Heidelberg 1984

Eine posttraumatische *Beinlängendifferenz* sollte auf Dauer ausgeglichen werden, da sie nicht nur kosmetische, sondern auch funktionelle Auswirkungen mit schmerzhaften Folgezuständen am Skelett und an den Weichteilen besitzt.

Beträgt die Differenz weniger als 3 cm, so empfiehlt sich die konservative Behandlung mit orthopädischem Schuhwerk. Bei indizierter operativer Behandlung sollten die konstruktiven Maßnahmen nach Möglichkeit an der geschädigten Gliedmaße erfolgen, um die Körperproportionen zu erhalten, was durch eine gegenseitige Verkürzungsosteotomie nicht möglich wäre.

Die Ursachen für eine posttraumatische Beinverkürzung mit Substanzverlust sind in über 50% der Fälle Wachstumsfugenverletzungen.

Eine Beinverlängerung von mehr als 6 cm am Oberschenkel und mehr als 4 cm am Unterschenkel sollte wegen der möglichen Nervenschädigung und Weichteilspannung nicht einseitig vorgenommen werden.

Empfehlenswert ist in diesen Fällen die diaphysäre Verlängerungsosteotomie mit kontinuierlicher Distraktion und abschließender Adaptionsosteosynthese nach Wagner.

Bei der Indikation zur Beinverlängerung müssen die möglichen Komplikationen, wie sekundäre Heilung und Lockerungen bzw. Ermüdungsbrüche der speziellen Osteosyntheseplatten, berücksichtigt werden.

Bei gegebener Indikation zur Verkürzungsosteotomie der gesunden Gegenseite wird die Korrektur meist an der proximalen Femurmetaphyse mit Winkelplattenosteosynthese durchgeführt.

Bei Fehlstellungen und gleichzeitig vorliegendem ossärem *Infekt* mit instabilen Verhältnissen liegt es nahe, die Stellungskorrektur im Bereich des ossären Infektes zugleich mit der notwendigen Stabilisierung, als wesentlicher Voraussetzung für die Infektsanierung, durchzuführen. Bei erfolgtem knöchernem Durchbau und erreichter Belastungsstabilität ist eine Korrekturosteotomie im Bereich des infizierten Knochens kontraindiziert. In diesen Fällen muß die Beruhigung des Infektgeschehens abgewartet und die Korrekturosteotomie infektfern durchgeführt werden.

Die Risiken und möglichen *Komplikationen* der Korrekturosteotomie unterscheiden sich grundsätzlich nicht von denen, die bei der Versorgung frischer Verletzungen des Bewegungsapparates berücksichtigt werden müssen.

Ein wesentlicher Unterschied liegt aber darin, daß die Patienten auch bei gegebener Indikation zur Korrekturosteotomie relativ beschwerdearm sind und von der Notwendigkeit des Korrektureingriffes überzeugt werden müssen. Man wird deshalb weniger Verständnis für mögliche Komplikationen erwarten können als bei frischverletzten Patienten, die eher bereit sind, die Risiken in Kauf zu nehmen.

Deshalb kommt bei diesen Wahleingriffen dem Aufklärungsgespräch eine besondere Bedeutung zu, in dem neben der Risikoaufklärung versucht werden sollte, die Erwartungshaltung und die Kooperationsbereitschaft des Patienten zu lenken.

Abgesehen von den vermeidbaren Komplikationen, die mehrheitlich auf eine mangelhafte Planung bzw. fehlerhafte technische Durchführung der Operation zurückzuführen sind, gelten als weitere Komplikationen im wesentlichen die verzögerte knöcherne Ausheilung, die Pseudarthrose und – als schwerwiegendste Komplikation – die Infektion.

IV Bereich des Kniegelenks

Indikation, Lokalisation und Planung kniegelenknaher Osteotomien nach Traumen

K. H. Müller und J. Müller-Färber

Einleitung

Bei physiologischer Achsenstellung wird am Kniegelenk in gegenseitiger Abstimmung zwischen den Gelenkkörpern und den ligamentären und muskulären Stabilisatoren ein Maximum an Druckkräften und ein Minimum an Schubkräften auf einen möglichst großen Anteil der Gelenkflächen seitengleich und gleichmäßig übertragen (Abb. 1 a) [7, 8, 9, 17]. Die komplexen anatomischen, statischen und dynamischen Gegebenheiten sind die Ursache, daß das den großen Beingelenken zwischengeschaltete und gleichzeitig traumatisch vulnerable Kniegelenk sehr sensibel auf Achsenab-

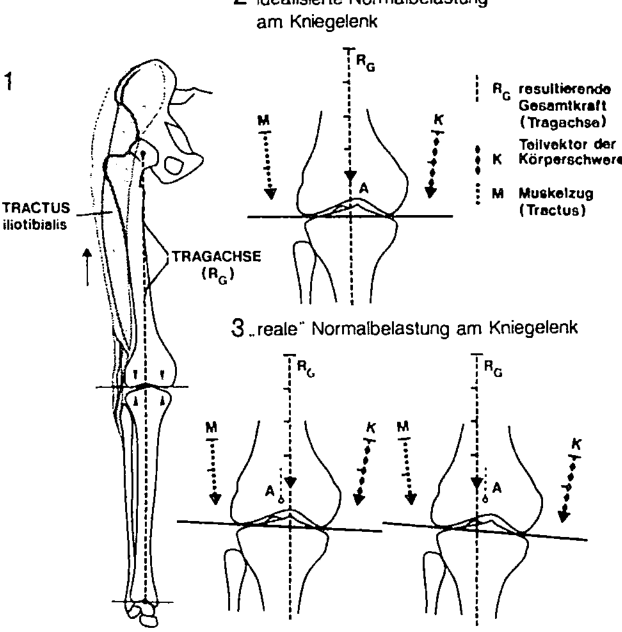

Abb. 1 a–e.   Schematische u. röntgenologische Darstellung der auf das Kniegelenk einwirkenden Kräfte in der Frontalebene bei Normal-, Varus- und Valgusbelastung.
a Bei anatomiegerechter Beinachse verläuft die Tragachse durch den Kniemittelpunkt. Die resultierende Gesamtkraft R_g der Tragachse setzt sich aus dem Teilvektor der Körperschwere K und dem Gegenzug der Muskelkraft M des Tractus iliotibialis zusammen (Teilbild 1 und 2). Obschon die einwirkenden Kräfte funktionell variabel sind, wird unter physiologischen Bedingungen das Kniegelenk eher im Varussinn beansprucht (Teilbild 3). (*A* mechanische Femurachse).
Abb. 1b–e s. S. 214 u. 215

Korrekturosteotomien nach Traumen
an der unteren Extremität
Herausgegeben von G. Hierholzer, K. H. Müller
© Springer-Verlag Berlin Heidelberg 1984

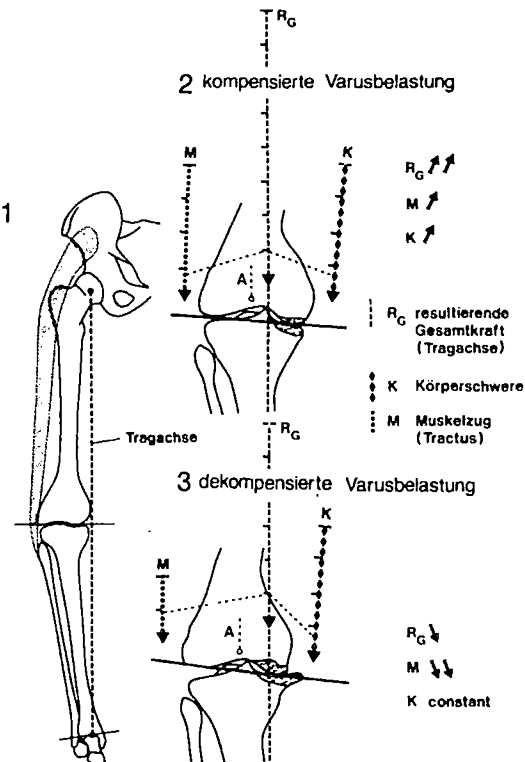

Abb. 1 b. Bei Varusfehlbelastung ist die Tragachse nach medial verschoben (Teilbild 1). Durch Erhöhung der Gegenkraft *M* des Tractus iliotibialis kann unter wesentlicher Erhöhung der resultierenden Gesamtkraft R_g der vergrößerte Hebelarm der Körperschwere *K* kompensiert werden (Teilbild 2). Ist die Zugkraft des Tractus iliotibialis überfordert, führt die zunehmende Medialverschiebung der resultierenden Gesamtkraft R_g zu unilateraler medialer Druckspannung auf reduzierte Knorpelflächen (Teilbild 3). (*A* mechanische Femurachse).

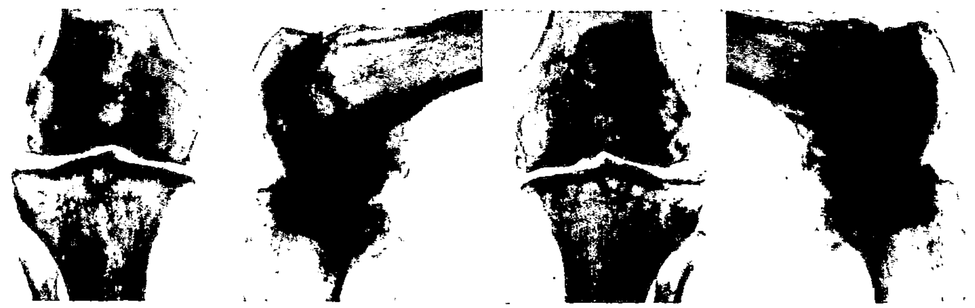

Abb. 1 c. Unter kompensierter Varusbelastung ist die resultierende Gesamtkraft R_g erhöht. Obschon die Wirklinie noch die Kniemitte kreuzt, verursacht die erhöhte intraartikuläre Druckspannung sowohl am medialen als auch am lateralen Kompartiment eine Arthrose

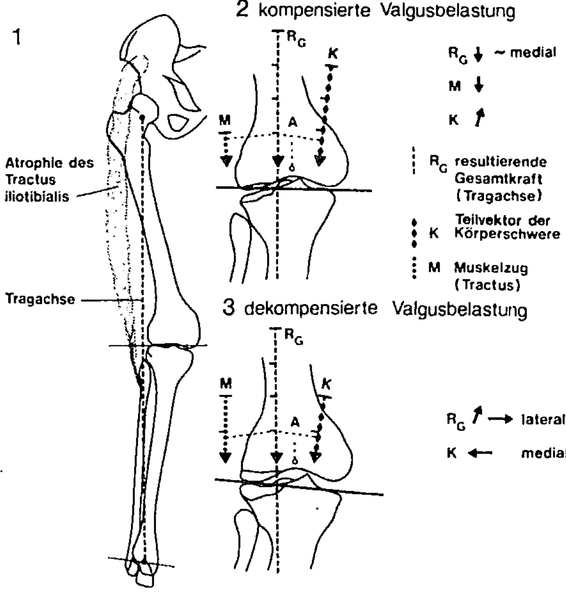

Abb. 1 d. Bei Valgusfehlbelastung verläuft die Tragachse lateral der Kniemitte (Teilbild 1). Unter kompensiertem Valgusstreß läßt die Spannung M der iliotibialen Muskulatur nach. Dies wirkt dem medial verschobenen Teilvektor der Körperschwere K entgegen, so daß die resultierende Gesamtkraft R_g noch annähernd mittelständig verläuft (Teilbild 2). Bei zunehmender X-Fehlstellung rückt die resultierende Gesamtkraft R_g nach lateral, während der Teilvektor der Körperschwere K nahezu den Kniemittelpunkt trifft. Es resultiert eine unilaterale Beanspruchung der äußeren Gelenkanteile mit Außenspaltarthrose und Innenbandüberdehnung (Teilbild 3). (A mechanische Femurachse).

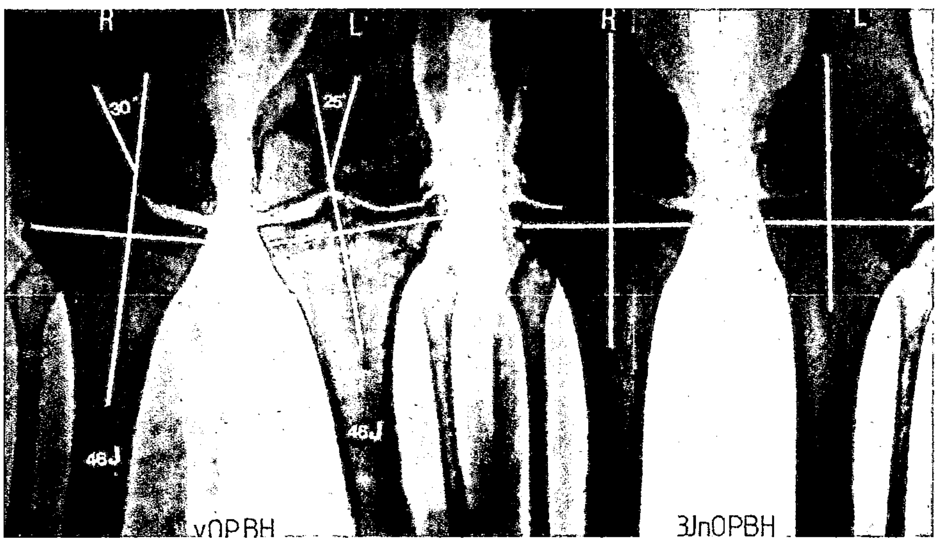

Abb. 1 e. Röntgenologische Darstellung einer dekompensierten Valgusbeanspruchung beider Kniegelenke mit Arthrose des lateralen Kniekompartiments. Nach Korrekturosteotomie Stillstand und teilweise Rückbildung arthrotischer Veränderungen

weichungen reagiert [10, 12, 14]. Damit ist offenbar, daß alle fehlverheilten Frakturen des Beinskelettes, v. a. aber nicht anatomiegerecht verheilte Frakturen, in der engeren Region des Kniegelenks und seiner Gelenkkörper durch Achsenabweichungen die Belastungsverhältnisse stören und später zur Gonarthrose führen müssen (Abb. 1 b–e). Die Skala der ossären traumatischen Ursachen derartiger Fehlstellungen reicht von der im anatomischen wie im morphologischen Sinne inoperablen Trümmerfraktur der Gelenkkörper über fehlerhaft ausgeführte metaphysäre oder diaphysäre Osteosynthesen bis hin zur primär konservativen, funktionellen Behandlung von Kniegelenkfrakturen alter Menschen unter bewußter Kalkulierung ihrer Fehlstellung.

Die Auswertung größerer Patientenkollektive beweist, daß nach Stück- und Trümmerfrakturen der Gelenkanteile des Kniegelenks Achsenfehler trotz sachgerechter Operationstechnik zu akzeptieren sind: Die Sammelstatistik der Deutschen AO [22] beschreibt nach 199 distalen Femurfrakturen (bei 91 Trümmerbrüchen und 16 Mehrfachbrüchen) in 11 % der Fälle korrekturbedürftige Varusfehlstellungen, 7 % korrekturbedürftige Valgusfehler und 6 % korrekturbedürftige Rekurvations- und Antekurvationsstellungen. Jeweils waren die Trümmerbrüche mit den höchsten Fehlbeanspruchungen verbunden. Eine AO-Sammelstatistik [16] über 225 Tibiakopffrakturen gibt anläßlich der radiologischen Nachkontrolle 6,6 % behandlungsbedürftige Varusfehler und 16,6 % Valgusfehler an. Aber nicht nur die aus einer knöchernen Fehlverheilung resultierenden Fehlstellungen des Kniegelenks, sondern auch funktionelle posttraumatische Achsenabweichungen durch Band- und Kapselschäden oder aus beiden Ursachen sich gegenseitig verstärkende Achsenfehler ziehen zusätzliche Knorpelschäden und arthrotische Fehlbelastungen nach sich [1, 2, 10, 12]. Achsenfehler in der Sagittalebene, wie in Ante- und Rekurvationsstellung verheilte gelenknahe Frakturen, werden bis zu einer gewissen Grenze durch die entsprechenden Muskelgruppen kompensiert, obschon die Gelenkflächen dann – wiederum arthrosefördernd – nicht mehr voll ausgenutzt werden und Beschwerden durch Fehlbeanspruchung der Muskulatur resultieren [21]. Auch posttraumatisch verursachte Kontrakturen, Ankylosen und Versteifungen benachbarter Gelenke in Fehlstellung oder durch Arthrolysen nicht beherrschbare Funktionsstörungen der Kniegelenke – v. a. bei einem Streckdefizit – lassen sich gelegentlich nur durch eine korrigierende Osteotomie behandeln. Letztlich gelangen viele Polytraumatisierte gar nicht rechtzeitig in den Zustand, um über die frühzeitige Osteosynthese der Gelenkkörper und der angrenzenden Gelenkabschnitte anatomie- und funktionsgerecht versorgt zu werden.

Biomechanische Grundlagen

Das normale Knie wird bei beidbeiniger Grundstellung axial belastet, sofern die Verbindungsgerade der Mittelpunkte des Hüft- und Sprunggelenks das Zentrum des Kniegelenks trifft (Abb. 1 a u. 2) [7, 8, 9, 10, 13, 14]. Diese mechanische Längsachse wird nach Bragard als Tragachse bezeichnet (Abb. 1) [14]. Sie ist auch für uns gleichsam die Leitlinie für Indikation, Lokalisation und Planung kniegelenknaher Osteotomien (Abb. 2 u. 9). Voraussetzung dafür ist wiederum die Kenntnis der biomechanischen Beanspruchung des normalen und fehlgestellten Kniegelenks.

Zahlreiche Untersuchungen belegen [1, 7, 8, 9, 14], daß sich im Wechselspiel der komplexen Bewegungsabläufe während des Gehens die Kniebelastung ständig ändert. Die Tragachse kreuzt nicht mehr die Gelenkmitte.

Die funktionelle Beanspruchung eines Gelenks ist somit durch die Vektorsumme der einwirkenden Kräfte beschrieben. Die Größe dieser resultierenden Kräfte R_g aller auf das Kniegelenk in der Frontalebene einwirkenden Kräfte ist eine funktionelle Variable [8, 9]. Dabei werden alle am Kniegelenk wirkenden Kräfte zueinander ins Gleichgewicht gesetzt. Im Normalfall bleibt die resultierende Kraft R_g zur Innenseite des Kniegelenks verschoben (Abb. 1 a, Teilbild 3). Deshalb wird das Kniegelenk unter physiologischen Bedingungen eher im Varussinn belastet. Diesen Spannungen ist das Gelenk durch die trajektorielle Bauweise der Gelenkkörper und der natürlichen Beanspruchbarkeit seiner Knorpelzellen gewachsen [18]. Beim Gehen trägt das Kniegelenk des Standbeines exzentrisch das gesamte Körpergewicht, reduziert um das Ge-

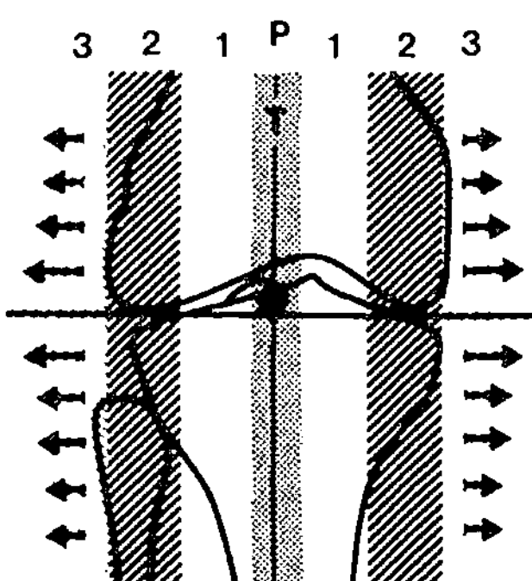

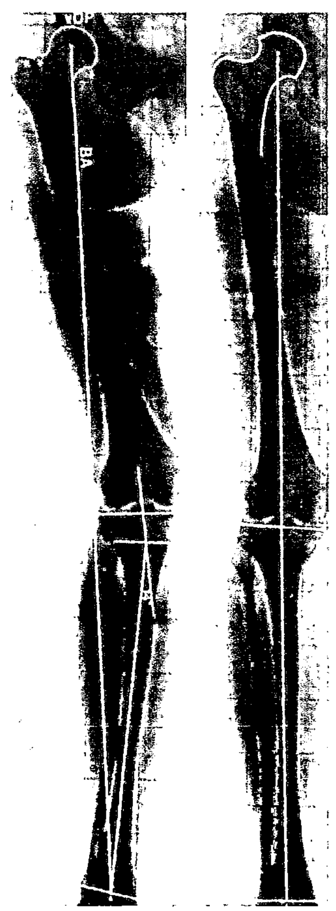

Abb. 2 a–c. Indiaktion zu Korrekturosteotomien nach Traumen und Bestimmung der exakten Korrekturlokalisation.

a Schweregrade der Fehlstellung des X- oder O-Beines im Hinblick auf den Verlauf der Traglinie. Kreuzt die Tragachse die verlängerte Gelenkachse außerhalb der Gelenkkörper — entsprechend dem Grad 3 einer Fehlstellung, besteht eine absolute Indikation zur Korrekturosteotomie

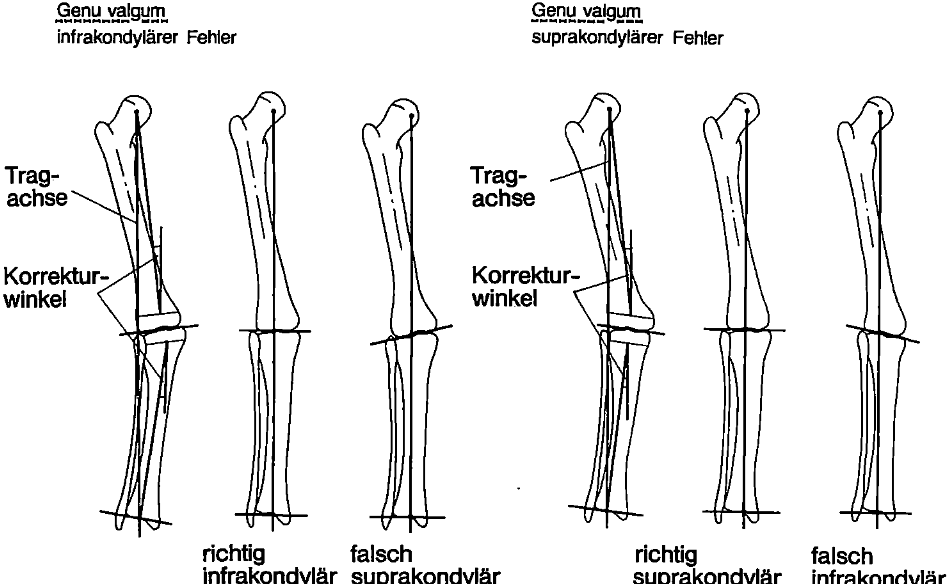

Abb. 2 b. Lokalisation der Osteotomie am Beispiel eines X-Beines im Schema: Im linken Teilbild liegt der Scheitelpunkt der Fehlstellung am Schienbeinkopf; nur die korrigierende Tibiakopfosteotomie kann zur Parallelität der horizontalen Ebenen von Knie- und Sprunggelenk und zum gleichzeitigen exakten Verlauf der Traglinie führen. Die korrespondierenden Verhältnisse im rechten Teilbild erfordern bei suprakondylärer Lage des Scheitelpunktes eine suprakondyläre Osteotomie des Fehlers; eine Tibiakopfosteotomie würde einen schrägen Gelenkspalt verursachen

wicht des Standbeines. Die entlang der Körperschwerpunktlinie verlaufende Kraft K der bewegten Masse verursacht in diesem Moment eine extreme Varusbelastung, die durch die Gegenkraft M der lateralen Zuggurtung des Tractus iliotibialis kompensiert wird [8, 9]. Bei feststehender individueller Größe des Körpergewichtes hängt das Kraftgleichgewicht im Kniegelenk somit von der Muskelkraft, d. h. von der Spannung des Tractus iliotibialis, ab (Abb. 1). Bei Fehlstellungen entfernt sich die Belastungsrichtung aus ihrem optimalen Mittelwert, wobei sich die lokalen Gelenkspannungen erhöhen, während sich gleichzeitig die tragenden Flächen verkleinern (Abb. 1 b u. d). Bei *Varusbelastung* des Beines wird der Hebelarm der Körperschwere vergrößert (Abb. 1 b, Teilbild 2). Durch entsprechende Kraftentwicklung kann der Tractus iliotibialis der Körperkraft das Gleichgewicht halten. In der vektoriellen Addition ist die resultierende Gesamtkraft R_g in ihrem Absolutwert aber wesentlich erhöht, obschon ihre Wirklinie noch durch die Kniemitte verläuft. Die erhöhte intraartikuläre Druckspannung führt indessen zur arthroseauslösenden Knorpelschädigung. Diese Theorie wird durch die klinischen Beobachtungen von Debrunner erhärtet, daß beim Genu varum häufig sowohl die mediale wie auch die laterale Belastungsfläche arthrotische Veränderungen aufweist (Abb. 1 c) [1, 14]. Erst die Insuffizienz des Tractus iliotibialis führt zu einer Medialverschiebung der resultierenden Kraft R_g mit asymmetrischen intraartikulären Spannungen (Abb. 1 b, Teilbild 3). Die dadurch noch weiter nach medial verlagerte resultierende Gelenkbelastung erhöht die lokalen

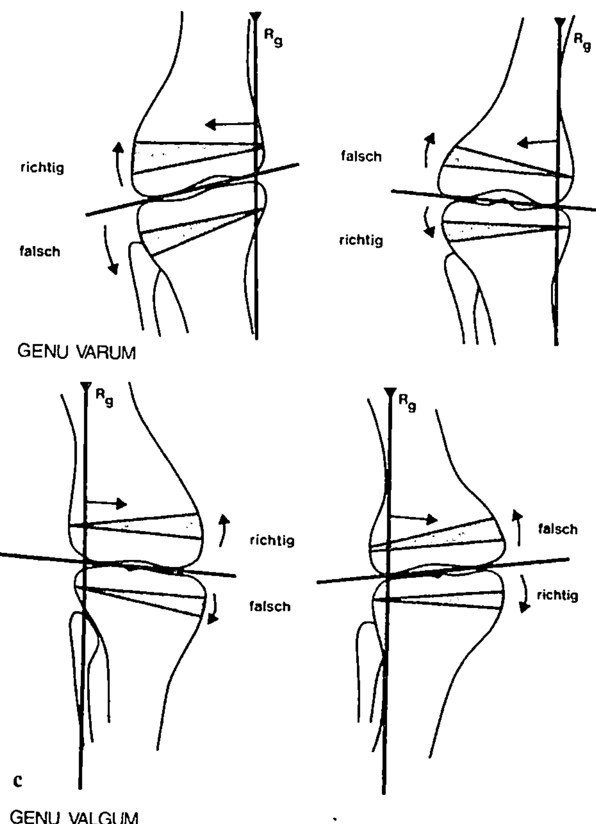

Abb. 2 c. Jede Korrekturosteotomie in Kniegelenknähe mit Entnahme eines Keiles, dessen Basis zur Konvexität zeigt, bewirkt eine Verschiebung der resultierenden Gesamtkraft R_g zur Gelenkmitte. Mit der Zentrierung der resultierenden Geamtkraft R_g muß gleichzeitig der osteotomienahe Gelenkteil so gedreht werden, daß resultierende Gesamtkraft R_g und Gelenkfläche aufeinander senkrecht stehen

Druckspannungen nicht nur absolut, sondern auch über sich laufend verkleinernde Belastungsflächen, so daß ein Circulus vitiosus entsteht.

Bei *Valgusbelastung* nähert sich das Kniegelenk der Wirklinie der Körperschwere (Abb. 1 d). Durch Nachlassen der Muskelspannung des Tractus iliotibialis kann sich das Gelenk der geänderten Beanspruchung bis zu einem gewissen Grad anpassen (Abb. 1 d, Teilbild 2). Dadurch vermindert sich zunächst die Gesamtbeanspruchung des Gelenks. Erst bei weiterer Zunahme des X-Beines kommt es wegen fehlender Zuggurtungseinrichtungen auf der Innenseite des Kniegelenks zur Überbeanspruchung des äußeren Gelenkanteiles mit unilateraler Arthrose (Abb. 1 d, Teilbild 3, u. e) [7, 8]. Zuletzt treten durch traumatische Fehlverheilung und arthrosefördernde Fehlstellung, durch Verkantungen und Subluxationsstellungen der Gelenkkörper Schubkräfte auf, für die der Gelenkkörper strukturell nicht eingerichtet ist [13, 14]. Der konkavseitige Gelenkanteil gerät bei Belastung sogar unter Zugspannung, so daß die Überdehnung des Bandapparates die ligamentäre Stabilisierung schwächt. Etwaige traumatische Bandläsionen werden weiter und vornehmlich unter Beanspruchng der Fehlstellung verschlimmert [2, 21]. Zusätzlich instabil werden die fehlgestellten und fehlbelasteten Gelenke durch die aus dem Mindergebrauch resultierende Muskelatrophie. Bei traumatischen Schäden übertragen und verstärken sich somit alle Veränderungen in einer vielfältigen, nicht mehr überschaubaren Weise.

Die biomechanische Darstellung von posttraumatischen Achsenfehlern des Kniegelenks steht zunächst zwangsläufig unter dem Aspekt gestörter statischer Momente. Gleichzeitig muß eine solche Analyse durch die unangepaßte Knorpelbeanspruchung eine Veränderung im Stoffwechsel und der Struktur des synovialen Systems, d. h. der Funktionseinheit von Gelenkknorpel, Synovialflüssigkeit und Gelenkkapsel, berücksichtigen [3]. Die veränderte Gelenkflächenbelastung verursacht durch Stoffwechselstörungen und Chondrozytenuntergang eine Synovitis. Mit anhaltender Entzündung und Fibrose entwickelt sich das Krankheitsbild eines arthrotischen Reizzustandes. Es entsteht das komplexe Bild, bei dem traumatische Fehlstellungen, pathologische Bandführung sowie die unfallbedingte und pathophysiologische Knorpelzerstörung zu einer sich verselbständigenden arthrotischen Erkrankung des Kniegelenks führen. Unabhängig von den traumatischen Form- und Funktionsstörungen ist dies bereits allein der Grund für die Progredienz der Arthrose, während sich die Fehlstellung weiter erhöht [20]. Das zentrale Scharniergelenk in der Mitte der Beinlängsachse kann dieser posttraumatischen, ebenso wie der pathomechanischen und der pathomorphologischen Eigengesetzlichkeit nichts entgegensetzen.

Indikation

Die Prognose des fehlgestellten Kniegelenks ändert sich eindrucksvoll mit der therapeutischen Normalisierung der biomechanischen Parameter (Abb. 3) [12, 13, 14, 18, 20, 23, 24]. Somit ist die Korrekturosteotomie die wichtigste Voraussetzung für die Erholung des traumatisch wie idiopathisch fehlgestellten und arthrotischen Kniegelenks. In zweiter Linie kommt die Stabilisierung des Bandapparates und die Muskelkräftigung hinzu (Abb. 4). Das korrekturbedürftige Maß einer Achsenabweichung ist nicht absolut zu definieren. Wir können es nur unter gleichzeitiger Berücksichtigung des biologischen Lebensalters, des Schweregrades ossärer und ligamentärer traumatischer Veränderungen, der verbleibenden Stabilität und des Zustandes der benachbarten und der gegenseitigen Gelenke festlegen. Das Ziel aller Korrekturosteotomien ist es, schmerzarme Gelenkfunktion und normale Achsenstellung zu gewinnen, um gleichzeitig das Fortschreiten des Gelenkverschleißes zu bremsen oder seine Entstehung zu verzögern. Nahezu ausnahmslos stimmen die vielfältigen Literaturangaben überein, daß Achsenabweichungen in der Frontalebene von mehr als 10° eine posttraumatische Arthrose hervorrufen und korrigiert werden sollten (Abb. 2) [1, 2, 5, 6, 10, 14, 15, 19, 20, 22, 23, 24]. Voraussetzung für die Indikation ist neben dem Achsenfehler eine weitgehend stabile und wiederherzustellende feste Bandführung und ein Bewegungsumfang des Kniegelenks von mindestens 50–60°. Falls erforderlich, ist dieser Bewegungsradius gleichzeitig mit der Osteotomie in eine biomechanisch günstige Position zu bringen.

Die Zeitdifferenz nach dem Unfall bestimmt bei den posttraumatischen Fehlstellungen der Region des Kniegelenks die Art des operativen Eingriffes. Besteht noch

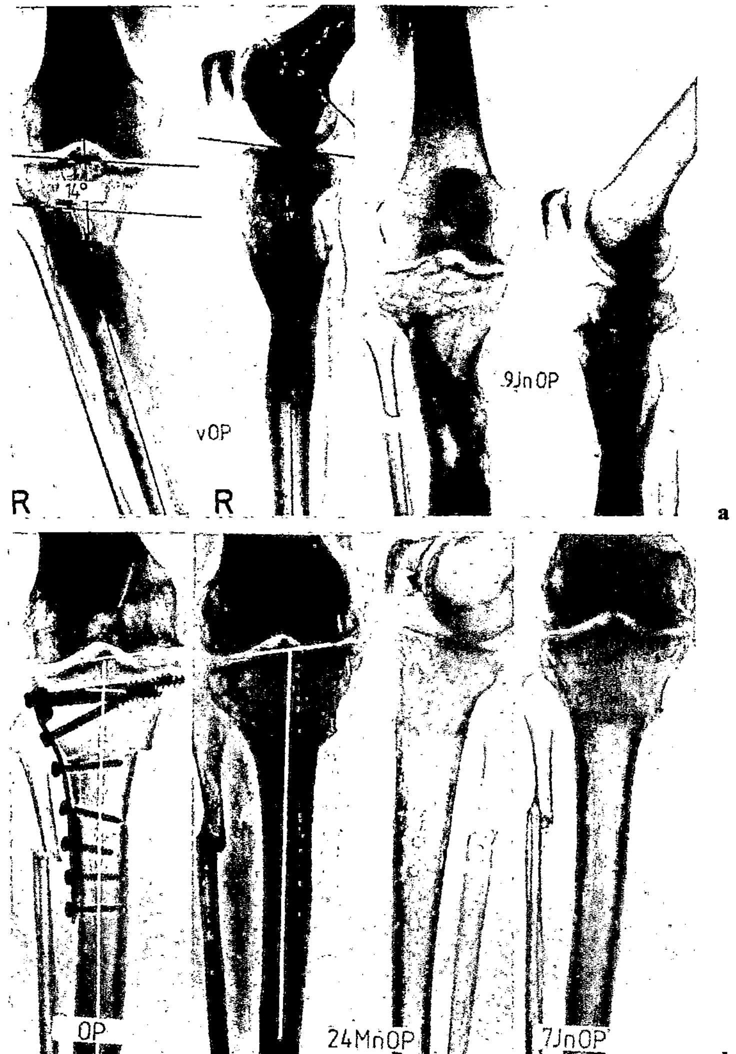

Abb. 3 a, b. Röntgenologische Beispiele für biomechanisch korrekte oder fehlgeplante Korrekturosteotomien des Schienbeinkopfes im Spätergebnis, **a** 42jähriger Mann, 3 Jahre nach kniegelenknahem Schienbeinkopfbruch mit posttraumatischer O-Fehlstellung. Nach der Korrektur kreuzt die zentrierte Tragachse im rechten Winkel den Kniegelenkspalt; kein Fortschreiten der Arthrose, freie Kniegelenkbeweglichkeit 9 Jahre postoperativ, **b** fehlindizierte Schienbeinkopfosteotomie bei Valgusfehler einer 76jährigen Frau. Die postoperativ schräg zum Kniegelenkspalt laufende Tragachse führt zu einer bajonettartigen Verschiebung der Kniegelenkflächen von Oberschenkelrolle und Tibiaplateau. 7 Jahre nach der Operation haben die auftretenden Scherkräfte durch die unphysiologische Stellung der Gelenkachsen trotz mittelständiger Traglinie die Arthrose wesentlich verstärkt

- Einfalzen eines kortikospangiösen Spanes
- keine Osteosynthese
- Spannung des konkavseitigen Seitenbandes
- Reduktion der Überdehnung des konvexseitigen Seitenbandes

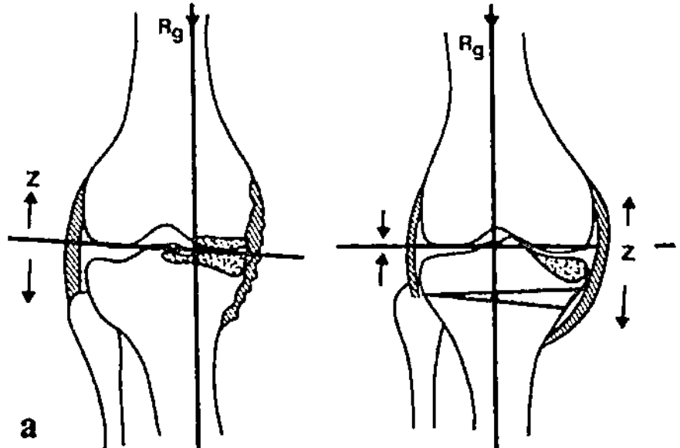

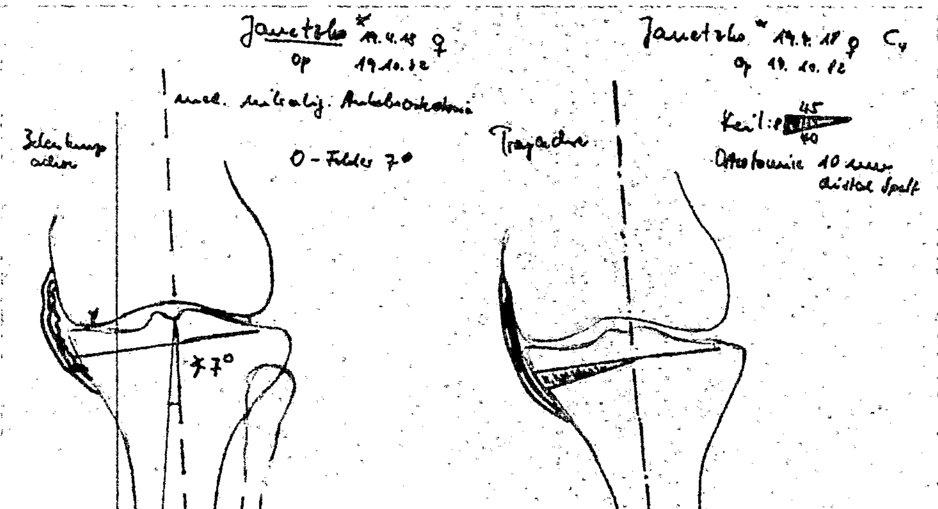

Abb. 4 a–e. Zeichnerische und röntgenologische Planung einer intraligamentären Anhebeosteotomie. I.J.; weiblich, 62 Jahre, häuslicher Unfall, a schematische Darstellung des Prinzips der intraligamentären Anhebung unter konkavseitiger Keilinterposition mit dem Effekt der gleichzeitigen Straffung des instabilen Bandapparates, b präoperative zeichnerische Planung bei obiger Patientin, c Postoperatives Röntgenbild nach Interposition des vorher in seiner Größe und Form genau bestimmten Keiles, d prä- und postoperative Ganzbeinaufnahmen; Wiederherstellung physiologischer Achsenverhältnisse, freie Beweglichkeit, Straffung des inneren Längsbandes, e Operationssitus im Ablauf: Entnahme und Zurichtung des Keiles, intraligamentäre Osteotomie 1 cm distal der medialen Schienbeinkonsole, vorsichtiges Aufklappen des Osteotomiespaltes, Interposition des vorgefertigten kortikospongiösen Keiles und Nachschlagen bis zur endgültigen Impaktierung

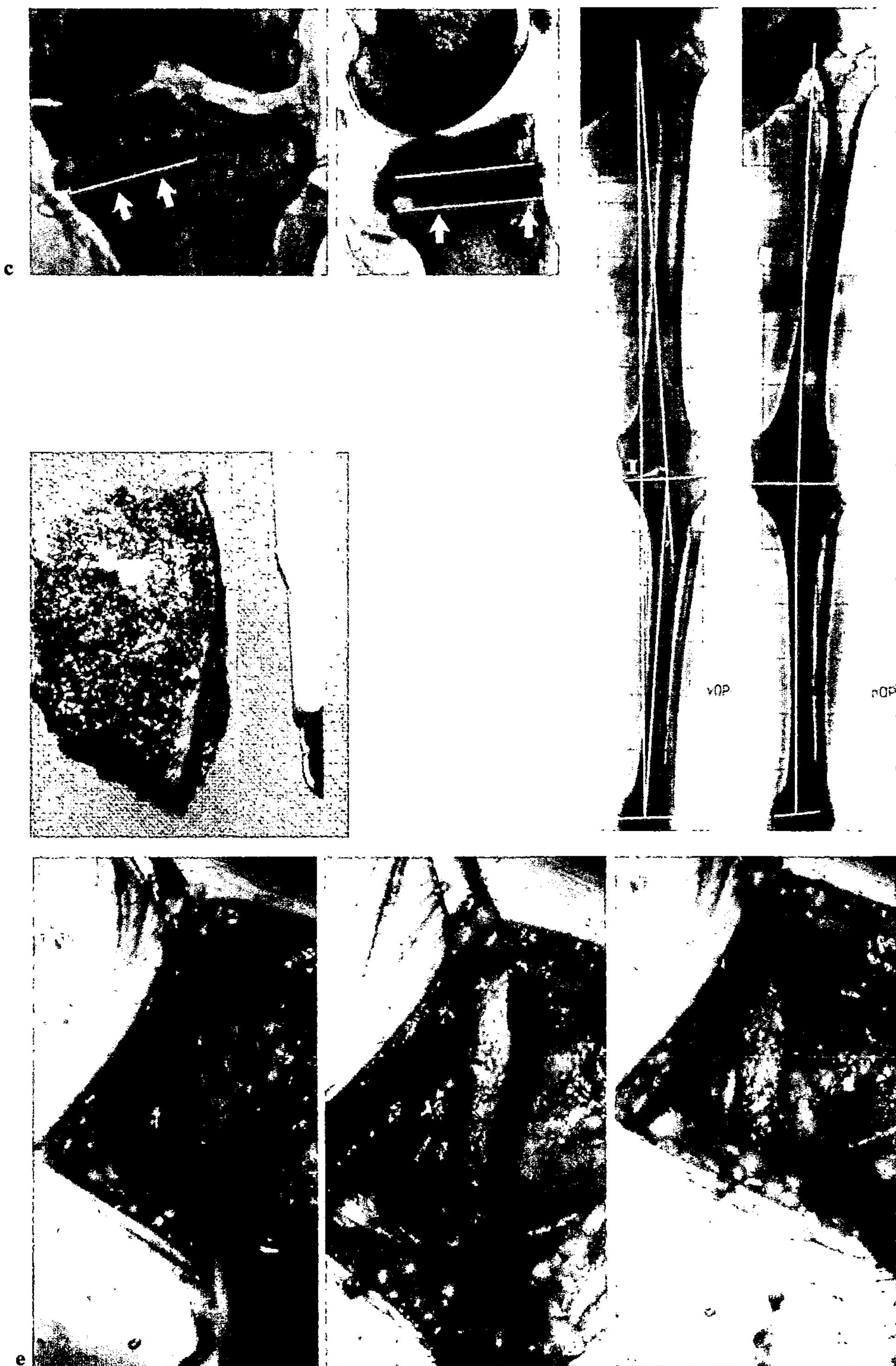

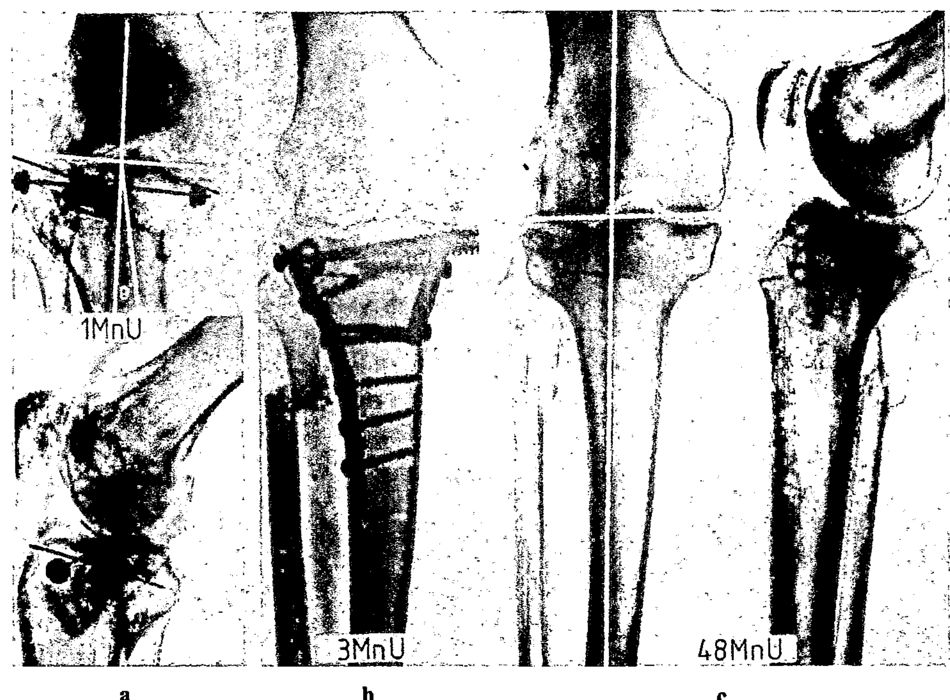

a　　　　　　　　　　　　　b　　　　　　　　　　　　　c

Abb. 5 a–c.　Beispiel für die kausale Therapie einer posttraumatischen Fehlstellung des Schienbeinkopfes durch Korrekturosteosynthese. F.B.; männlich, 37 Jahre, Sportunfall, **a** 1 Monat nach auswärtiger Minimalosteosynthese der intraartikulären Schienbeinkopffraktur mit verbliebener Gelenkstufenbildung und Varusabweichung, **b** stabile Korrekturosteosynthese unter Anheben des inneren Schienbeinkopfplateaus und Spongiosaunterfütterung, **c** 4 Jahre nach Unfall achsengerechte Stellung der Kniegelenkkörper mit nur mäßiger posttraumatischer Arthrose

die Möglichkeit, den ehemaligen Frakturspalt aufzufinden und seine Fragmente zu mobilisieren, so ist eine anatomiegerechte *Korrekturosteosynthese* durchzuführen und zu bevorzugen (Abb. 5). Am ehesten gelingt dies nach monokondylären Frakturen oder Blockbildungen von Trümmerbrüchen. Ganz selten finden sich in solchen Fällen auch Pseudarthrosen, die eine späte, achsengerechte Position und Osteosynthese erlauben. Die Korrekturosteosynthese wird somit als kausale Achsenkorrektur durchgeführt. Ist aber ein vollständiger, knöcherner Durchbau in Fehlstellung eingetreten, so ist eine *Korrekturosteotomie* erforderlich (Tabelle 1 u. 2) [1, 5, 6, 8, 10, 14, 19, 20, 21, 23, 24]. Hierbei gilt die Regel, die Osteotomie nach wiederhergestellter Muskelkraft, nach Bandstabilisierung und nach optimal zu erzielender Funktion so früh wie möglich vorzunehmen (Tabelle 1). Die frühzeitige Korrekturosteotomie soll der Entstehung von Sekundärschäden vorbeugen und die Einleitung reparativer Vorgänge begünstigen (Abb. 6–8). Dies gilt ebenso für isolierte traumatische Gelenkflächenschäden, deren Belastungsreduzierung erwogen werden muß. Vielfach wird allein der Verbesserung der metaphysären Durchblutung eine günstige Beeinflussung zugeschrieben. Die *späte* Korrekturosteotomie erfolgt bei ausgeprägter posttraumatischer (oder idiopathischer) Gonarthrose (Tabelle 2). Ihr Ziel ist demnach nicht die Vermeidung des Gelenkverschleißes, sondern die Hemmung seiner Progredienz. Die arthro-

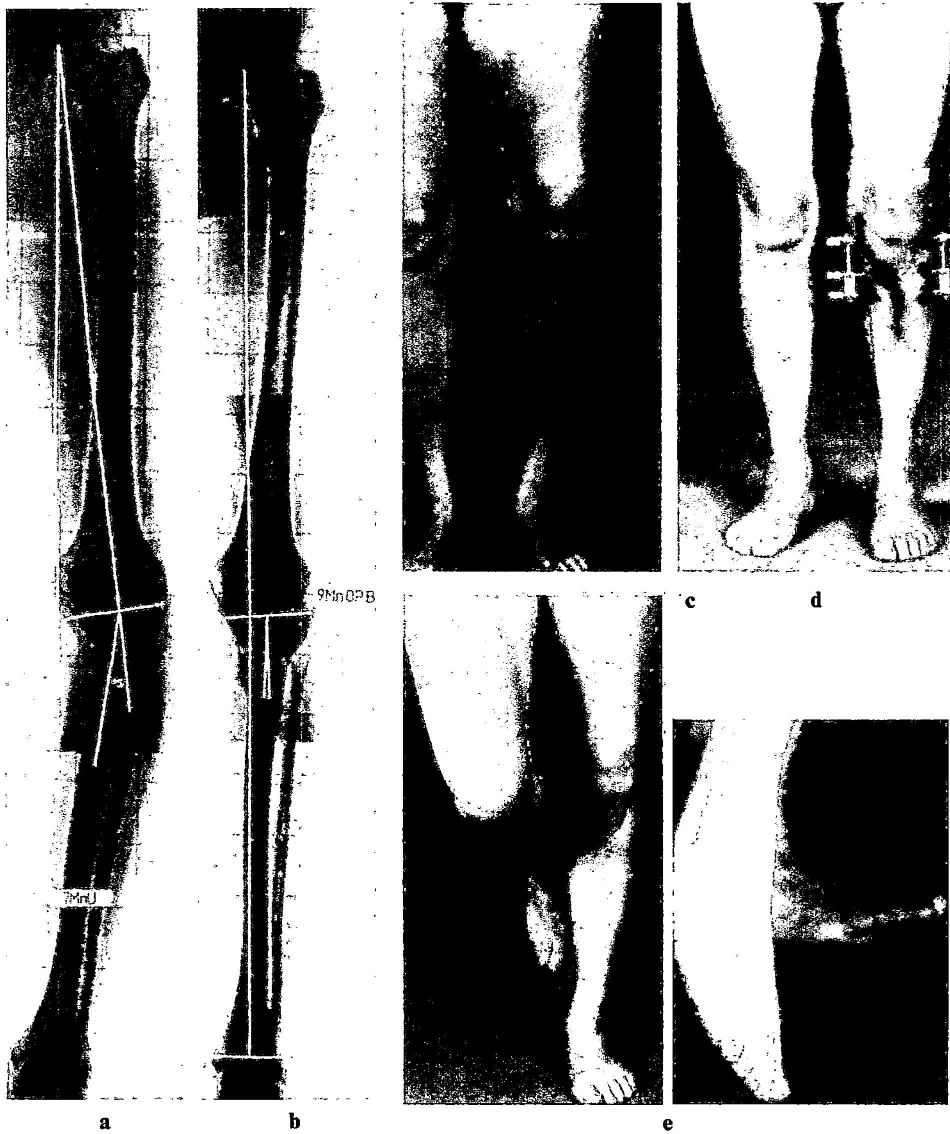

Abb. 6 a–e. Beispiel für eine frühzeitige Korrekturosteotomie. D.H.; weiblich, 44 Jahre, Fahr-radunfall, **a** 7 Monate nach konservativer Behandlung eines Schienbeinkopfbruches ohne Ge-lenkbeteiligung mit Ausbildung einer O-Fehlstellung von 15°, **b** Ganzbeinaufnahme 9 Monate nach knöcherner Ausheilung der Korrekturosteotomie mit achsengerechten Verhältnissen, **c** klinisches Bild bei Aufnahme, **d** postoperatives klinisches Bild nach Osteotomie am Schienbeinkopf unter Stabilisierung mit Gewindefixateur, **e** funktionelles Bild mit freier Knie- und Sprunggelenkbeweglichkeit, standfestem Bein und geringfügigen subjektiven Beschwerden 9 Monate postoperativ

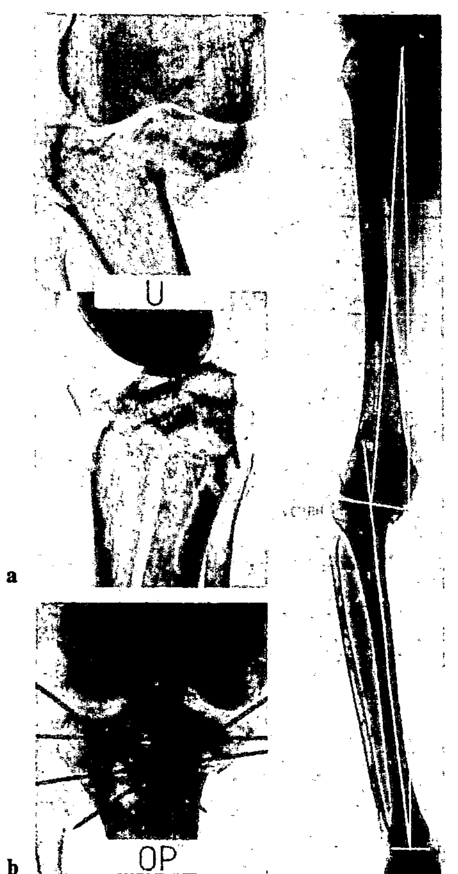
U
OP

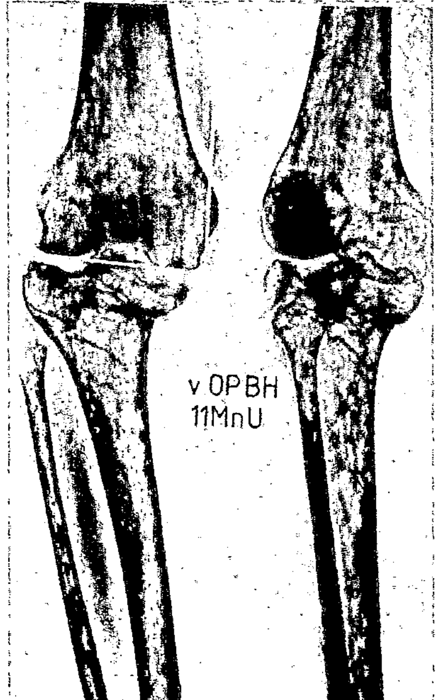
v OP BH
11 Mn U

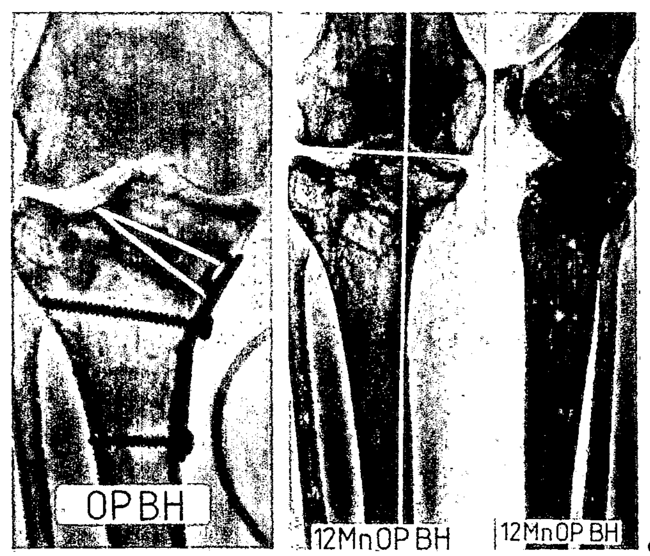
OP BH
12 Mn OP BH
12 Mn OP BH

Tabelle 1. Frühe Korrekturosteotomie nach traumatischen Achsenfehlern des Kniegelenks

Nach knöcherner Heilung und nach physikalischer Therapie	● Muskelkraft ● Bandstabilisierung ● Therapeutischer Bewegungsumfang
Vor Sekundärschaden	● Vermeidung (Reduzierung) der Gonarthrose ● Belastungsreduzierung ● Ersatzgewebe ● Nachbargelenke

Tabelle 2. Späte Korrekturosteotomie nach traumatischen Achsenfehlern des Kniegelenks

Nach jahrelanger Fehlstellung und nach posttraumatischer Gonarthrose	
Korrektur bei Zunahme:	● Subjektiver Beschwerden ● Achsenabweichung ● Funktionsstörung ● Instabilität

tische Verschlimmerung tritt nicht kontinuierlich, sondern periodisch ein. Es ist deshalb nicht sinnvoll, eine operative Korrektur in der beschwerdearmen Phase vorzunehmen, weil dies dem Patienten subjektiv keinen Vorteil bringt, es sei denn, daß die Schwere der Fehlstellung oder der Funktionsstörung zum operativen Handeln zwingt [23]. Der günstigste Zeitpunkt für die Spätkorrektur ist dann gegeben, wenn Beschwerden, Röntgenbefund, Achsenabweichung und Instabilität eine Verschlimmerung zeigen. Es ist eine eindrucksvolle Bestätigung theoretischer Überlegungen, daß nach Umstellungsosteotomien oft eine schlagartige Besserung der Beschwerden zu beobachten ist (Abb. 3, 5 u. 8). Unter der verbesserten Funktion hat das arthrotische Kniegelenk auch Gelegenheit zur strukturellen Erholung. Sie äußert sich in der faserknorpeligen Gelenkflächenregeneration, der Rückbildung umschriebener sklerosierter Belastungsfelder und in einer gleichmäßigeren Struktur der Spongiosa der Gelenkkörper (Abb. 8) [23].

◀ **Abb. 7 a–c.** Beispiel für eine frühe Korrekturosteotomie nach intraartikulärer Schienbeinkopftrümmerfraktur mit Keilinterposition und osteoplastischer Rekonstruktion des fehlgestellten Schienbeinkopfes. F.H.; weiblich, 59 Jahre, häuslicher Sturz von der Leiter. **a** Unfallaufnahmen mit erheblicher Dislokation, **b** auswärtige Minimalosteosynthese, **c** Ganzbeinaufnahmen und Röntgenbild des Kniegelenks mit erheblicher posttraumatischer Deformität des Schienbeinkopfes und seiner Gelenkfläche bei Varusfehlstellung von 18° 11 Monate nach Unfall, **d** Zustand nach Korrekturosteotomie durch Anhebung der medialen Gelenkfläche mit Keilinterposition, Spongiosaunterfütterung und Osteosynthese mit Abstützplatte, **e** befriedigende Rekonstruktion des Schienbeinkopfes bei restlicher traumatischer Verbildung der medialen Tibiaplateaufläche 12 Monate nach Korrektureingriff. Beweglichkeit: Strecken/Beugen 0-0-120, standfestes Bein, mäßige subjektive Beschwerden

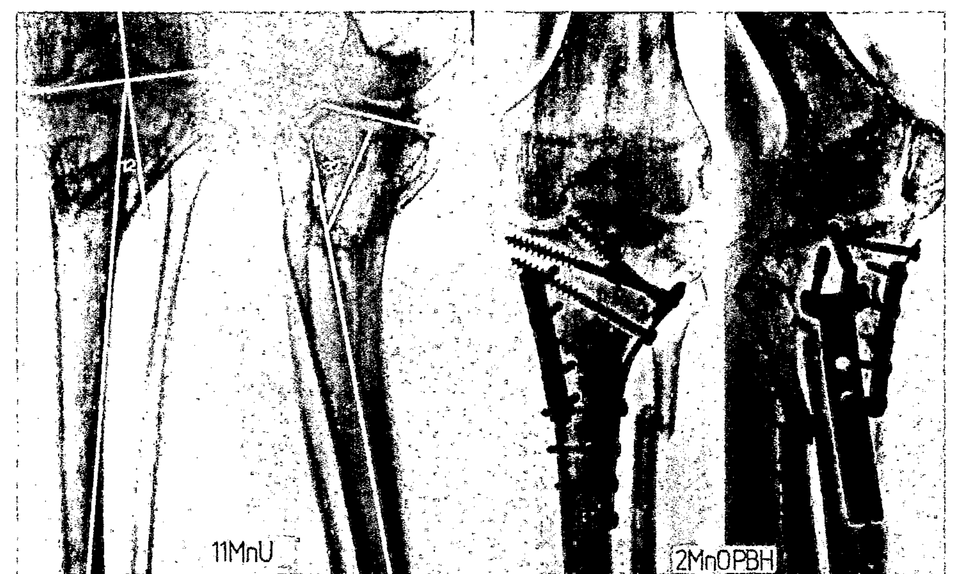

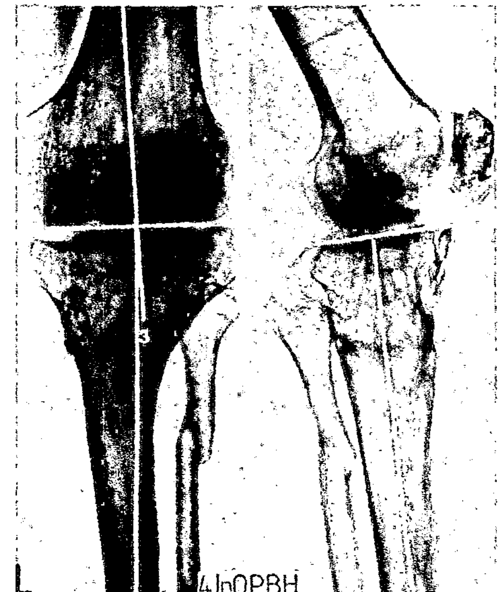

Abb. 8 a–c. Beispiel für eine frühe Korrekturosteotomie des Schienbeinkopfes in 2 Ebenen. D.W.; männlich, 19 Jahre, Motorradunfall, **a** Röntgenbefund bei Aufnahme 11 Monate nach Unfall mit korrekturbedürftiger Fehlstellung des Schienbeinkopfes in beiden Ebenen, **b** 2 Monate nach Tibiakopfosteotomie, **c** 4 Jahre nach Korrektur der posttraumatischen Fehlstellung regelrechte Achsenverhältnisse in beiden Ebenen, geringfügige Arthrose, freie Kniefunktion, subjektive Beschwerdefreiheit

Planung

Zur Planung der operativen Korrektur des fehlgestellten Kniebereiches sind neben
den Standardröntgenaufnahmen lange Achsenaufnahmen beider Beine unter Belastung und eine exakte präoperative Zeichnung unumgänglich (Abb.9) [4, 12, 13, 17].

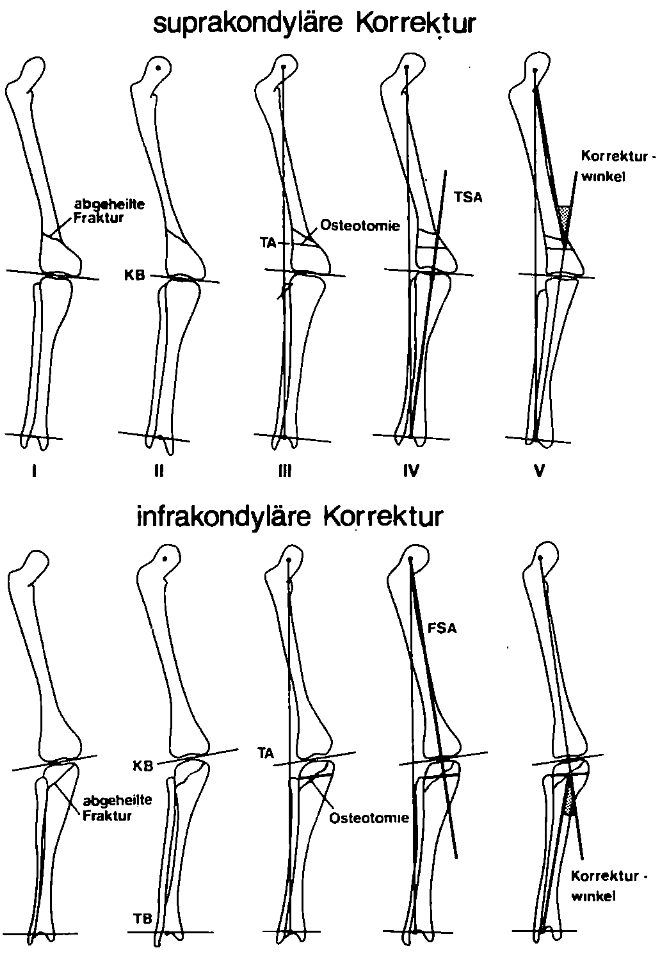

Abb. 9 a–d. Planung zur operativen Korrektur fehlgestellter Kniegelenkkörper in der
Frontalebene.
a Schematische Darstellung einer suprakondylären und infrakondylären Korrekturplanung bei
traumatischem Genu valgum: Mit Hilfe der Ganzbeinaufnahmen wird die Lokalisation der
Osteotomie und der numerische Korrekturwinkel in bezug zur jeweiligen Osteotomiehöhe bestimmt. Nach Einzeichnen der Tragachse und der vorgesehenen suprakondylären Osteotomiefläche ergibt die verlängerte Verbindungsgerade zwischen Sprunggelenk- und Kniemittelpunkt
mit dem Schnittpunkt der Korrekturlinie und der hiervon ausgehenden Mittelpunktsgerade zum
Hüftkopf den Korrekturwinkel. Bei infrakondylärer Korrektur (unteres Teilbild) ist der numerische Korrekturwinkel am Ort der Osteotomie aus dem Schnittpunkt der vom intakten Knochen
eingezeichneten Traglinie mit der Osteotomiefläche und der Verbindungsgerade von diesem
Punkt zum Mittelpunkt des Sprunggelenks bestimmt

Mit Hilfe der Ganzbeinaufnahmen wird der Korrekturwinkel und die Lokalisation der Osteotomie genau bestimmt (Abb. 2 u. 9 a) [4, 17]. Bei diesen Aufnahmen ist darauf zu achten, daß die Kniegelenke streng frontal ausgerichtet sind, um keine Fehlprojektion vorzutäuschen [13, 17, 19]. Diese Gefahr besteht bei einem Streckdefizit. Eine Beinverkürzung muß vor der Röntgenaufnahme ausgeglichen werden. Relevante Rotationsfehler bedürfen ebenfalls einer genauen Ausmessung, wobei der Bestimmung des Drehfehlers durch ein Computertomogramm immer größere Bedeutung zukommt. Die präoperativ angefertigten Ganzaufnahmen der Beine geben Auskunft

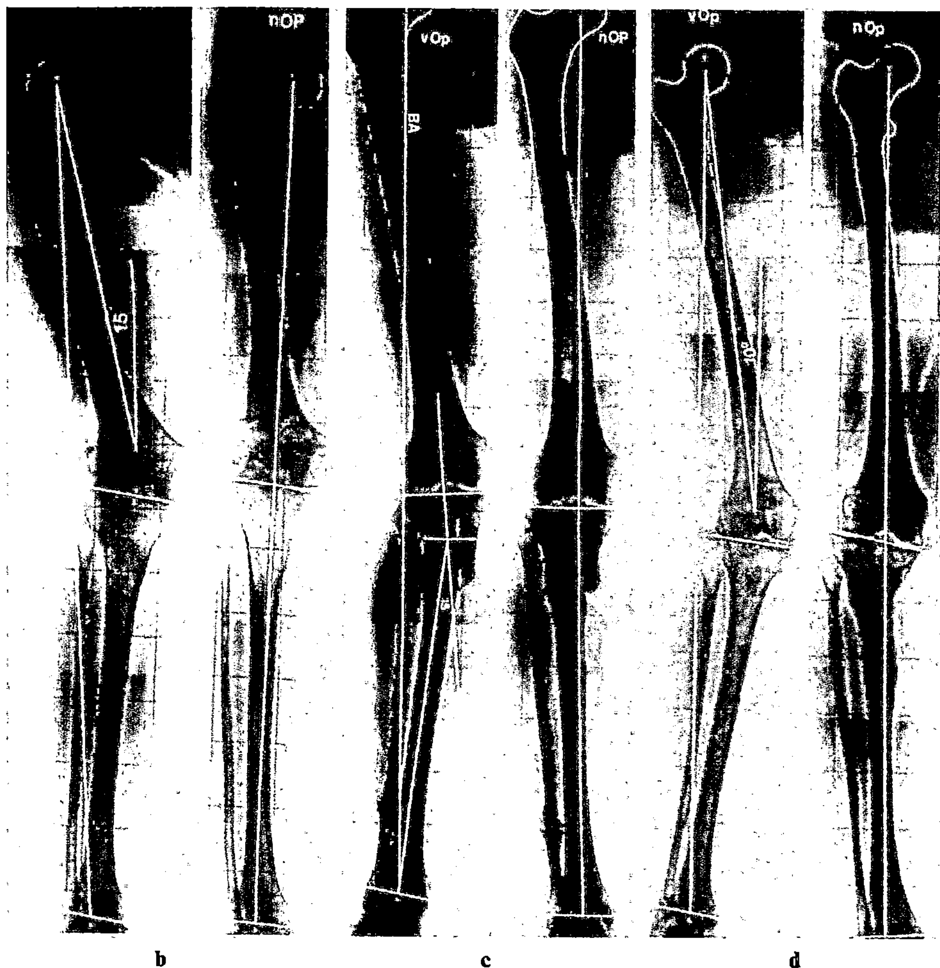

b   c   d

Abb. 9 b–d. **b** Beispiel für eine suprakondyläre Korrekturosteotomie nach posttraumatischer Fehlstellung von 15°, subtraktive Keilentnahme, **c** Beispiel für eine infrakondyläre Korrekturosteotomie einer posttraumatischen kniegelenksnahen Valgusfehlstellung der Tibia von 15°; postoperativ achsengerechte Beinstellung nach subtraktiver Korrektur, **d** Beispiel für die fehlgeplante kniegelenknahe Korrekturosteotomie: Der suprakondyläre Valgusfehler (durch laterale Kondylenfraktur) von 10° wurde am Tibiakopf umgestellt und führte postoperativ zwangsläufig zu schrägen Gelenkflächen von Knie- und Sprunggelenkachsen trotz zentrischer Tragachse; Zunahme der subjektiven Beschwerden

über den numerischen Korrekturwinkel in bezug zur jeweiligen Osteotomiehöhe
(Abb. 2 u. 9). Der Schnittpunkt der vom intakten Knochen aus eingezeichneten
Traglinie mit der vorgesehenen Osteotomielinie (Osteotomiefläche) und die von diesem Punkt gezogene Verbindungslinie mit dem Hüftgelenkmittelpunkt (bei suprakondylärer Fehlstellung) oder dem Sprunggelenkmittelpunkt (bei infrakondylärer
Fehlstellung) bildet den Korrekturwinkel (Abb. 9 a) [4, 13, 17]. Komplexe Verbildun-
gen erfordern Teilzeichnungen, wobei man zunächst den einen Gelenkpartner begradigt und dann in der weiteren zeichnerischen Planung den anderen Partner berück-

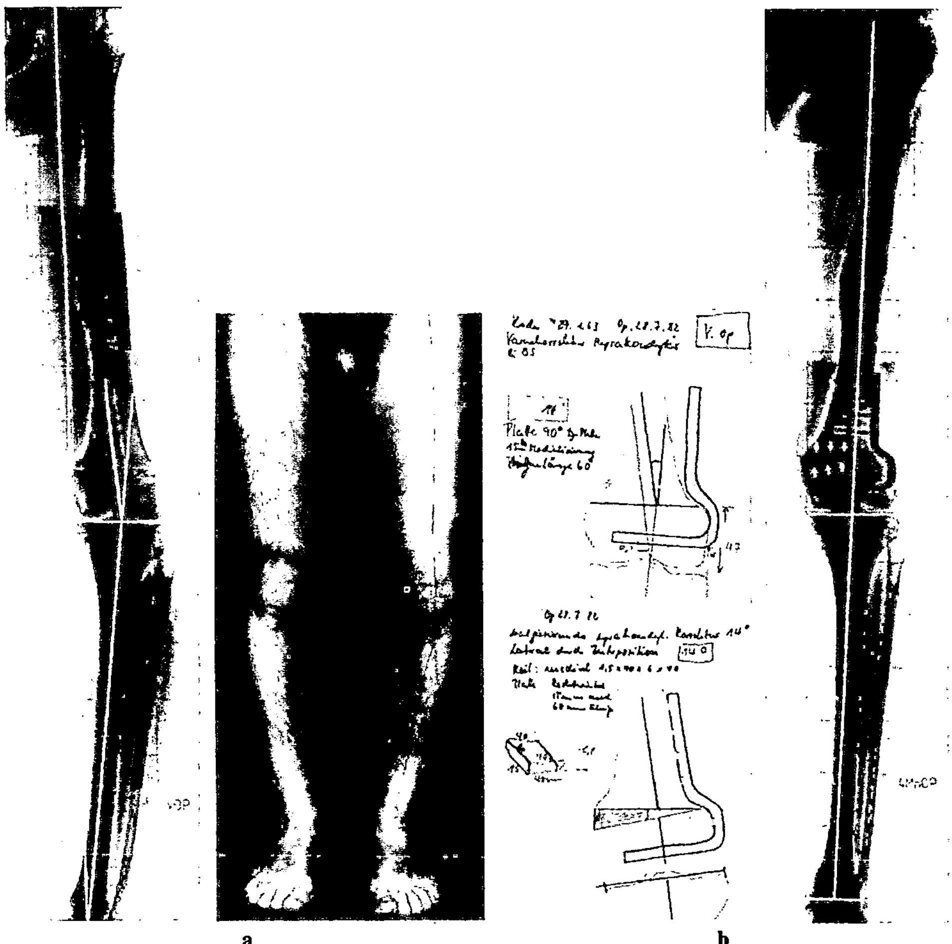

a   b

Abb. 10 a–f. Beispiele für die röntgenologische und zeichnerische Planung suprakondylärer
Korrekturosteotomien nach traumatischen Fehlstellungen.
a 12 Monate nach Motorradunfall mit Oberschenkelschaftbruch und konservativer Behandlung
einer gleichseitigen medialen Kondylenfraktur mit resultierendem O-Fehler von 14°, klinische
und röntgenologische Darstellung, b zeichnerische präoperative Planung der valgisierenden suprakondylären Korrekturosteotomie mit medialer Interposition eines kortikospongiösen Keiles und lateraler Lage der Rechtwinkelplatte. Knöchernes Ausheilungsbild, achsengerechte Verhältnisse und freie Kniebeweglichkeit 4 Monate postoperativ

sichtigt. Mit der maßstabgerechten präoperativen Planskizze sind die Reihenfolge der operativen Abläufe, die individuelle Osteotomie mit Keilentnahme oder Keilinterposition, die Keilgröße, die Fragmentfixation und das Ergebnis der Achsenkorrektur festgelegt (Abb. 4, 10–12). Die Simulation der operativen Schritte werden auch dem Geübten in der Vorbereitung schwieriger Operationsschritte helfen, die Operationszeit zu verkürzen und den Operationserfolg zu sichern (Abb. 12). Die präoperativ festgestellten Schwierigkeiten sollten in angemessener Weise auch in das Aufklärungsgespräch einfließen.

Bei den posttraumatischen Achsenfehlern gibt der frakturierte Gelenkkörper oder der traumatisch verbogene gelenknahe Schaftanteil den Scheitelpunkt der Fehlstellung an (Abb. 9 b). Die Entscheidung nach suprakondylärer oder infrakondylärer Umstellung ist somit vorgegeben. Absolut treffen Osteotomiestelle und ehemalige kniegelenknahe Fraktur aber nur selten zusammen. Grundsätzlich ist die Korrektur der abgewichenen Tragachse des Beines an beiden Gelenkhälften möglich (Abb. 2 b, c u. 9). Jede Achsenkorrektur muß jedoch beachten, daß die Parallelität der horizontalen Ebenen von Knie- und Sprunggelenk unbedingt erhalten bleibt. Führt eine suprakondyläre Osteotomie oder die Umstellung am Schienbeinkopf zu einem schrä-

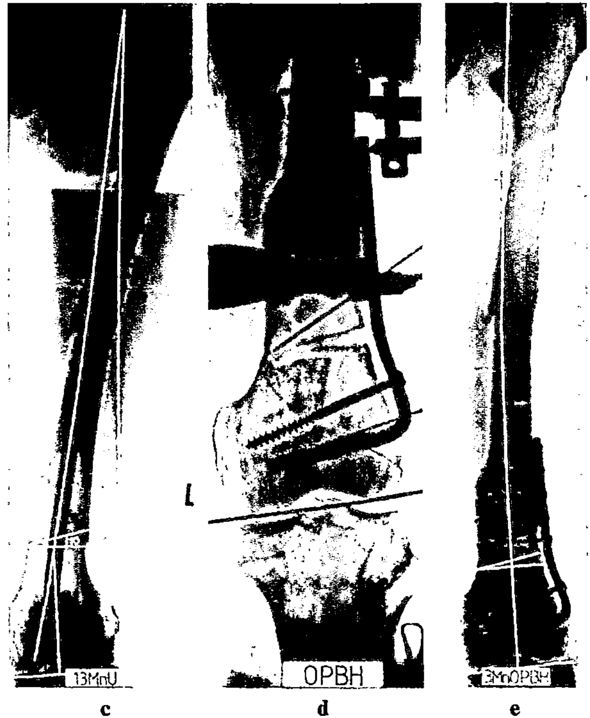

c   d   e

Abb. 10 c–e. c Suprakondylärer Valgusfehler von 10° nach auswärtiger Marknagelung einer 2-Etagen-Femurfraktur, d intraoperatives Röntgenbild zur Kontrolle der Achsenstellung nach lateraler Interposition eines kortikospongiösen Keiles, Stabilisierung der Osteosynthese durch Kondylenplatte und interfragmentäre Kompression, e achsengerechte Korrektur 3 Monate postoperativ

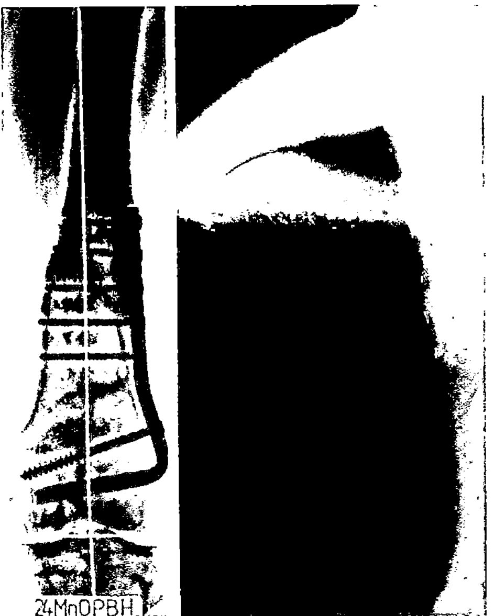

Abb. 10 f. Röntgenologisches und klinisches Resultat mit achsengerechter Beinstellung 2 Jahre nach Operation

gen Kniegelenkspalt gegenüber dem Sprunggelenk mit bajonettartiger Verschiebung der Gelenkflächen von Oberschenkelrolle und Tibiaplateau, so verstärken auftretende Scherkräfte die unilaterale Beanspruchung des Gelenkes, und die überdehnten Seitenbänder führen zum instabilen Kniegelenk. Obwohl die Traglast so korrigierter Beine ebenfalls den Kniemittelpunkt erfaßt, muß das Operationsergebnis bereits theoretisch scheitern, weil sich die pathologische Symptomatik und die Arthrose verstärken (Abb. 2 b u. 9 d). Biomechanisch präziser ausgedrückt: Je nach traumatischer Valgus- oder Varusdeformität verläuft die Wirklinie der resultierenden Gesamtkraft R_g lateral oder medial der Kniemitte. Eine Keilentnahme mit Basis zur Konvexität der Fehlstellung bewirkt eine Verschiebung der resultierenden Kraft R_g in die Gelenkmitte. Die Gelenkflächen ändern ihrerseits ihre Stellung je nachdem, ob supra- oder infrakondylär umgestellt wird. Bei der vorzunehmenden Korrektur muß nicht nur die resultierende Kraft R_g zentriert, sondern gleichzeitig der osteotomienahe Gelenkanteil so gedreht werden, daß er mit seiner Gelenkfläche senkrecht auf der resultierenden Kraft R_g steht (Abb. 2 c) [8, 9]. Es wirken dann nur Druckkräfte, und die Druckspannungen verteilen sich auf gleich große tragende Flächen.

Die Achsenkorrektur der Region des Kniegelenks verlangt durch die Vielzahl der biomechanisch erkennbaren Veränderungen die Beherrschung aller Operationsverfahren [1, 2, 5, 6, 10, 15, 19, 20, 21, 23, 24]. Dennoch wird selbst bei traumatischer Deformität proximal der Knieachse vielfach die operationstechnisch leichtere *Tibiakopfosteotomie* (infrakondyläre Osteotomie) der suprakondylären Osteotomie vorgezogen (Abb. 9 d) [12, 13]. Ist die Tibiakopfosteotomie indiziert, verwenden wir heute mit Vorteil den speziellen Gewindefixateur der AO (Abb. 5, 11 u. 12). Ohne Zweifel gehören die *suprakondylären* Femurosteotomien in ihrer technischen Durchführung

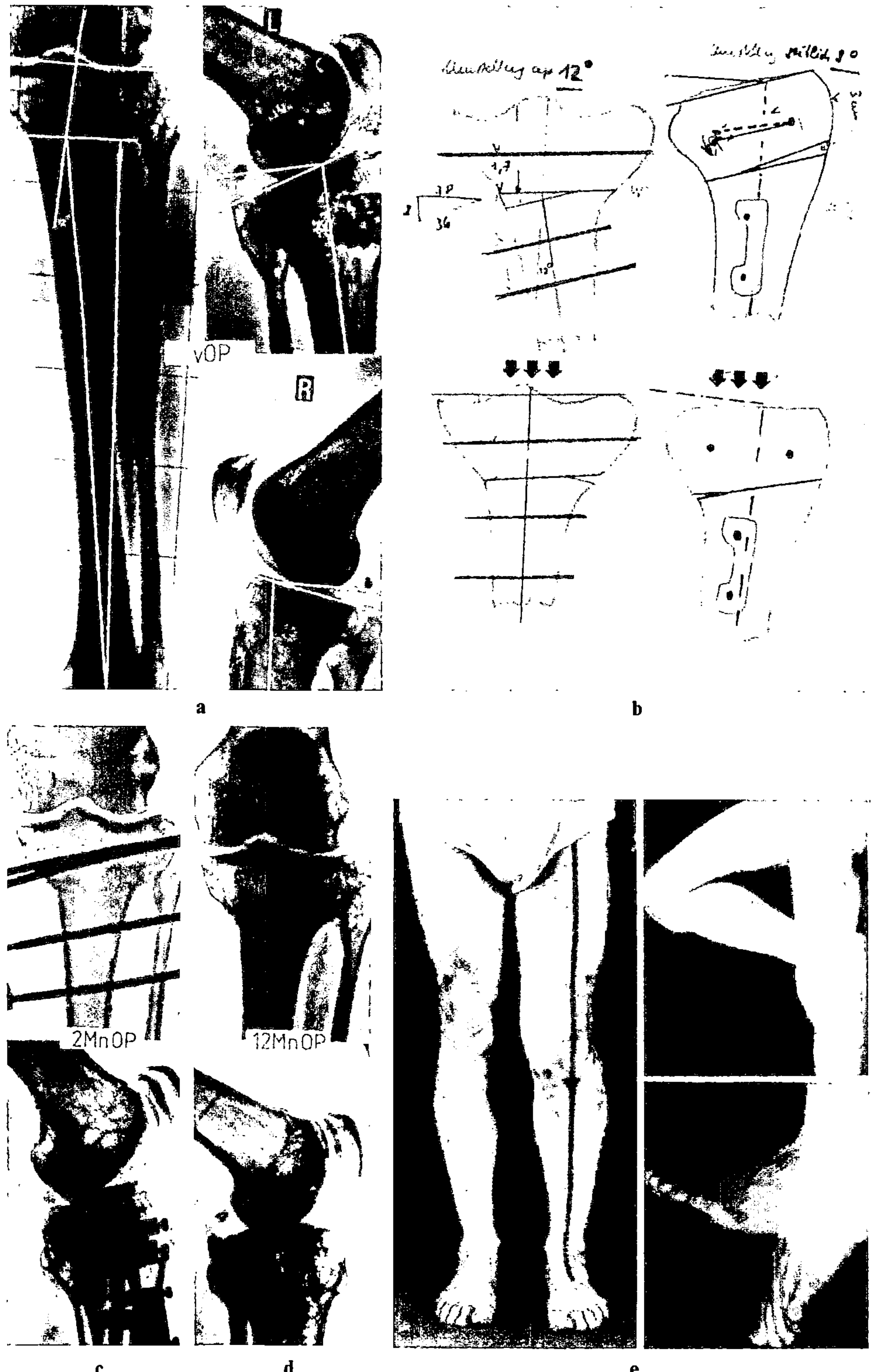

a

b

c

d

e

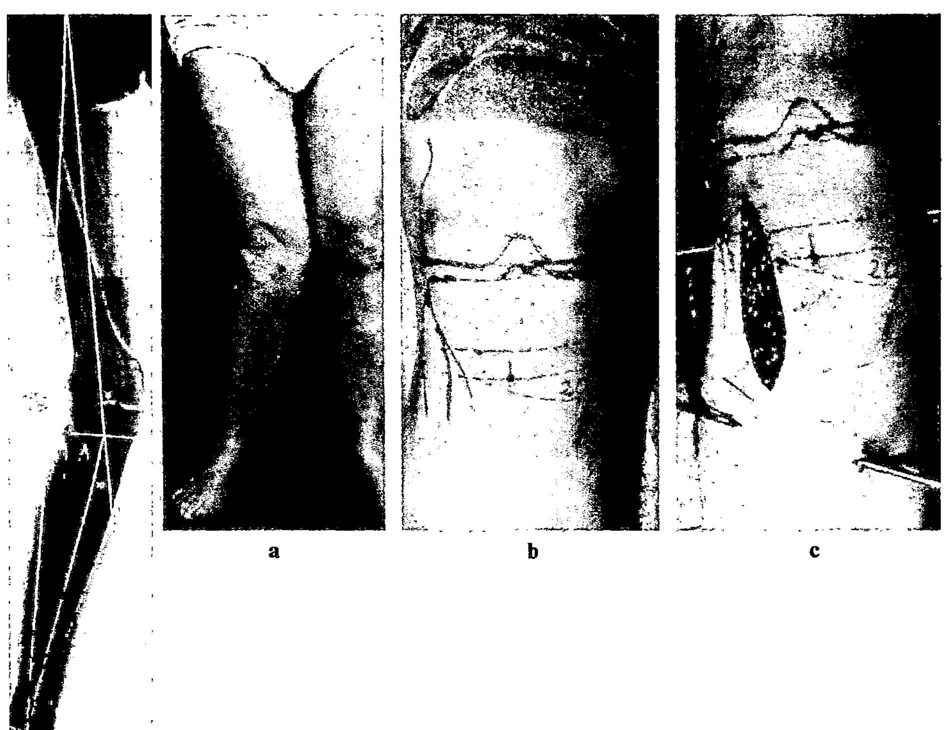

Abb. 12 a–f. **a** Ganzbeinaufnahmen und klinische Darstellung des Valgusfehlers von 20°,
b unter Bildwandlerkontrolle wird mit dem Farbstift der Gelenkspalt und die Lage des parallel
dazu liegenden ersten Steinman-Nagels eingezeichnet, **c** die Steinman-Nägel werden proximal
der Osteotomie parallel zur Gelenkfläche des Tibiakopfes und distal der Osteotomie entsprechend dem bei der präoperativen Planung ausgemessenen Valgusfehler eingebracht

Abb. 12d–f s. S. 236

◄ **Abb. 11 a–e.**   Röntgenologische und zeichnerische Planung einer Schienbeinkopfosteotomie
bei Fehlstellung in 2 Ebenen. K.H., L; männlich, 49 Jahre, geschlossene, intraartikuläre Tibiakopffraktur nach Sturz vom Gerüst, **a** präoperativer Röntgenzustand mit X-Fehlstellung von
12° und pathologische Reklination der Schienbeinkopfgelenkfläche von 8°, 7 Monate nach Unfall, **b** zeichnerische Planung der Umstellung in beiden Ebenen unter Markierung der einzubrin-
genden Steinman-Nägel und Größenbestimmung der lateralen und streckwärtigen Keilentnahme, **c** Röntgenbefund bei liegendem Fixateur externe 2 Monate postoperativ, **d, e** knöcherne
Ausheilung im röntgenologischen, klinischen und funktionellen Bild 1 Jahr nach Korrektur mit
subjektiver Beschwerdefreiheit, ungestörter Beweglichkeit, mäßiger Arthrose durch unfallbedingte Deformierung des medialen Schienbeinkopfplateaus

zu den schwierigen Operationen am Kniegelenk (Abb. 9 a, b u. 10) [23]. Subtile Operationstechnik und krankengymnastische Anleitung verhindern Funktionseinbußen durch Verklebungen der Weichteilverschiebeschichten. Der zur suprakondylären Korrektur eines Valgusfehlers mit medialer Keilentnahme oft gewählte innere Zugang ist wegen des Verlaufs der großen Gefäße, dem Auftreten von Wund- und Narbenschmerzen an der sensibel empfindlichen Oberschenkelinnenseite und wegen heilungsgefährdender adipöser Weichteile ungünstig. Diese Nachteile sind auch bei einem Valgusfehler durch den lateralen Zugang mit lateraler Lage der Rechtwinkel- oder Kondylenplatte zu umgehen, wobei entweder nur der Keil medial entnommen wird oder durch eine suprakondyläre Aufklapposteotomie lateral ein kortikospongiöses Interponat (additive Osteotomie) eingeblockt wird (Abb. 10 c–f). Bei posttraumatischen Zuständen ist diese Entscheidung wegen des vorgegebenen lateralen Zuganges ohnehin sinnvoll.

Die kniegelenknahen Achsenkorrekturen müssen gleichzeitig dem Zustand des Kapsel-Band-Apparates gerecht werden. Die korrigierende Osteotomie mit Keilent-

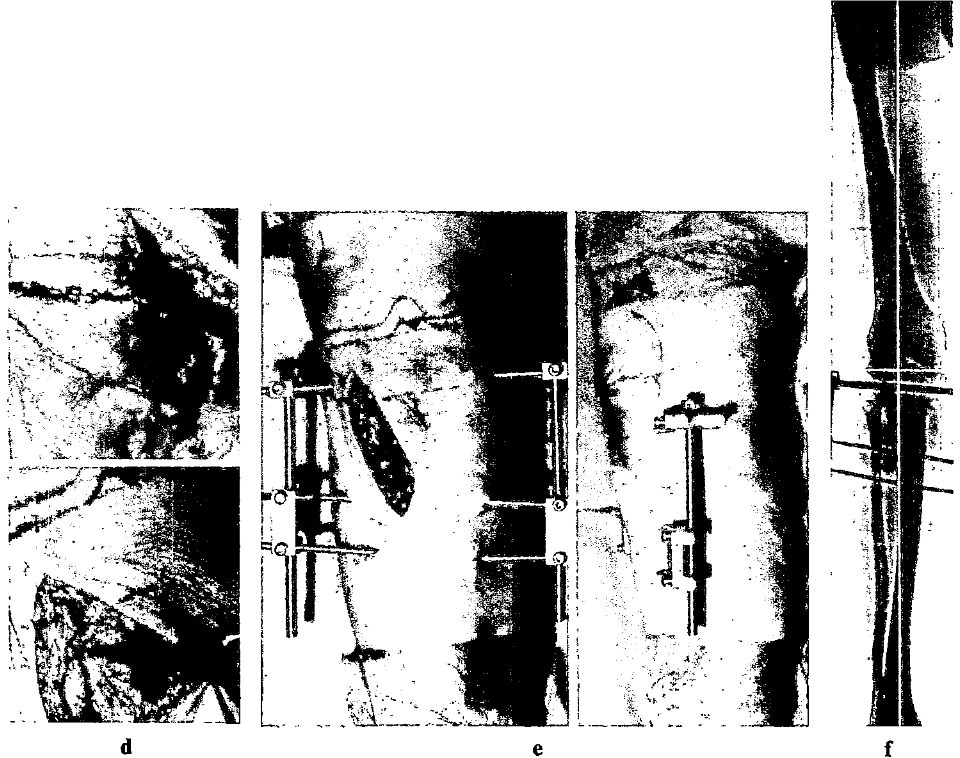

def

Abb. 12 d–f. d nach lateraler Inzision periostale Markierung der präoperativ bestimmten Keilgröße mit dem Meißel und Osteotomie unter Keilentnahme, e Umlagerung des Unterschenkels distal der Osteotomie unter Korrektur des Fehlers und Aufsetzen der Backen des Gewindefixateurs, Besetzen der übrigen Steinman-Nägel und mediales Spannen des Systems, f postoperatives Korrekturbild unter Wahrung der Achsenverhältnisse und regelrechte Lage des Gewindefixateur

nahme behebt die Instabilität oftmals nicht, weil die Bänder konkavseitig schlaff bleiben (Abb. 1 a, b). Unterhalb der 50-Jahres-Grenze empfiehlt sich in solchen Fällen eine intraligamentäre Anhebeosteotomie auf der konkaven Seite unter Einfalzung eines kortikospongiösen Keiles, der gleichzeitig die Seitenbänder strafft (Abb. 4) [3]. Dies ist auch die gegebene Behandlung bei posttraumatischen Fehlern nach epiphysären Kompressionsfrakturen [3]. Nach irreversibler Lockerung der Bandhaft ist das vollständig instabile und achsenfehlgestellte Kniegelenk weder durch eine Interpositionsplastik noch durch eine Umstellung unter Keilentnahme sicher zu fixieren, weil die muskulären dynamischen Stabilisatoren fehlen und auch durch Training nicht mehr reaktivierbar sind [12]. Posttraumatische Fehlstellungen am Ober- und Unterschenkelschaft können ebenfalls kniegelenknahe korrigiert werden [12, 23]. Vorteilhaft ist dabei, daß die Osteotomie in die heilungsgünstigere Metaphyse verlegt wird. Notwendig wird die kniegelenknahe Korrektur des Schaftfehlers bei örtlichen Weich-

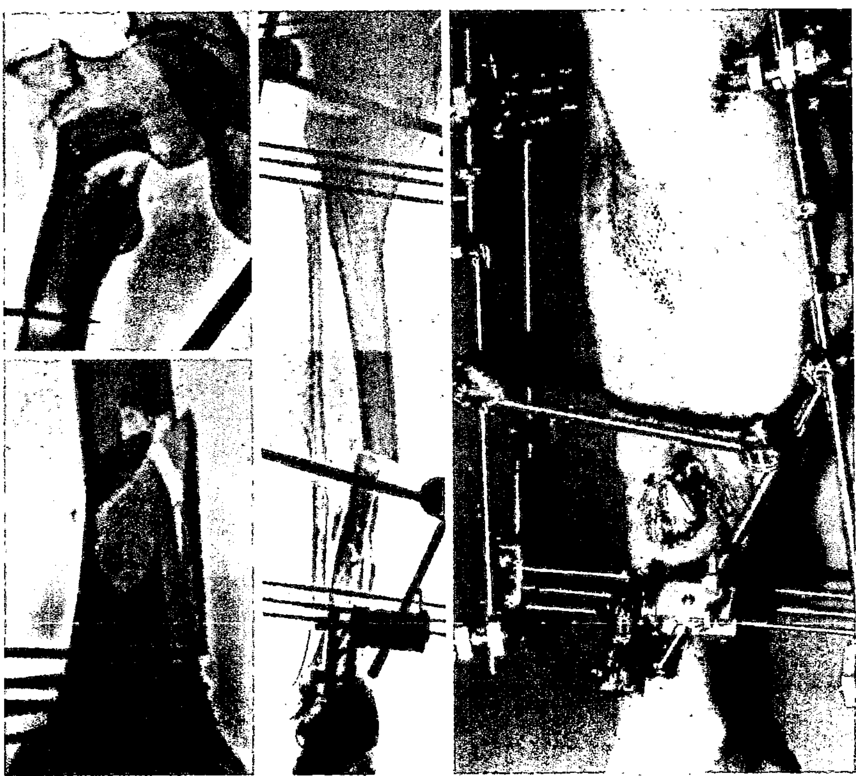

Abb. 13 a–c.   Beispiel für einen notwendigen therapeutischen Kompromiß bei traumatisch bedingten Achsenfehlern nach Polytrauma des Beines. J., L.; männlich, 55 Jahre, Verkehrsunfall als LKW-Fahrer, a Status bei Übernahme aus dem Ausland unter Osteotaxis einer subtrochantären und knienahen Femurfraktur und einer Mehretagenfraktur des Schienbeinschaftes mit posttraumatischer Osteomyelitis der distalen Tibia

teilschäden oder abgelaufenen Infektionen in Schaftmitte, die den direkten diaphysären Ausgleich verbieten. Nachteilig ist, daß bei Valgus- und Varusfehlern nicht nur
der Ausgleich entsprechend der Winkelabweichung aus der Tragachse zu beachten
ist. Eine kniegelenknahe Korrektur, die nur den diaphysären Fehler allein berücksichtigt, verursacht eine seitliche Verschiebung der osteotomiefernen Beinachse und
führt zu einer funktionellen Fehlstellung im Kniegelenk. Deshalb erfordert die Ober-
schenkelschaftfehlstellung bei der kniegelenknahen Korrektur einen geringfügig größeren suprakondylären Umstellungswinkel, als es dem Schaftfehler selbst entspricht.
Umgekehrt hat die Korrektur des fehlgestellten Tibiaschaftes am Schienbeinkopf
einen etwas kleineren Korrekturwinkel zur Folge [4, 11, 12]. Regelrechte lokale Verhältnisse vorausgesetzt, wird wegen dieser Nachteile bei jüngeren Patienten die direkte Umstellung im ehemaligen Frakturbereich des Schaftes angestrebt.

Es ist zu unterstreichen, daß bei idiopathischen Fehlstellungen die Korrekturen
nahezu winkelgetreu ausgeführt werden können. In ähnlicher Weise kann bei traumatisch verbildeten Achsen in Knienähe bei gleichzeitig unzerstörten Gelenkkörpern
der Therapieerfolg fast immer vorausgesagt werden, sofern die biomechanischen und
operationstechnischen Gesetzmäßigkeiten beachtet werden (Abb. 3, 10 u. 13]. Nach
Trümmerbrüchen der Oberschenkelrolle und des Schienbeinkopfes ist bereits die
traumatische Deformierung so gravierend, daß unabhängig von der Knorpelzerstö-

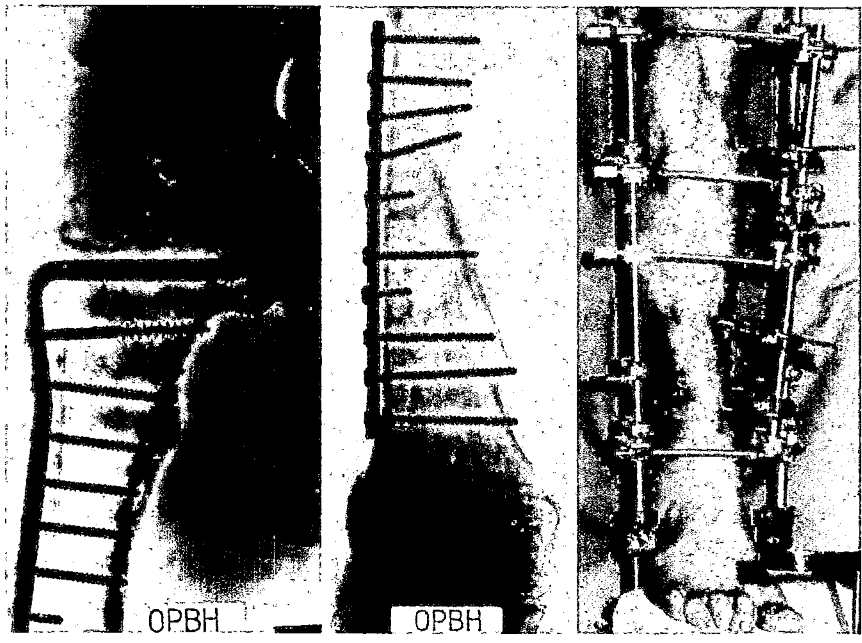

Abb. 13 b.   Interne Osteosynthese der Oberschenkelschaftfrakturen und Sanierung der Unter-
schenkelosteomyelitis nach Stabilisierung mit Fixateur externe, Debridement, autologer Spongiosaplastik und Spalthautdeckung

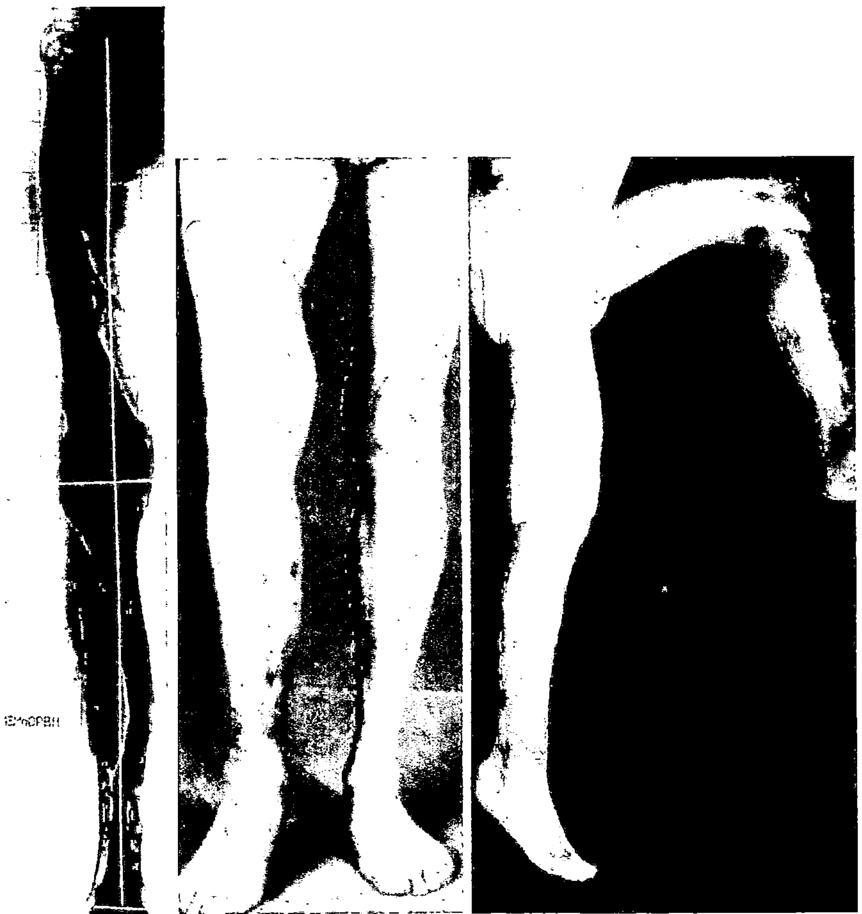

Abb. 13 c. Röntgenologisches, klinisches und funktionelles Zustandsbild 18 Monate postoperativ; s-förmige Verbiegung der Beinachse im Ober- und Unterschenkel, jedoch physiologische Stellung der Gelenkachsen, Beinverkürzung 2 cm, endgradige Bewegungseinschränkung des Hüftgelenks, stärkergradige Funktionsbehinderung im Knie- und Sprunggelenk, volle Belastbarkeit

rung, knöchernen Substanzdefekten und Schäden am Kapsel-Band-Apparat eine annähernd der Belastungsachse entsprechende Achsenkorrektur dem therapeutischen Ziel entspricht (Abb. 7, 8 u. 11). Unter schwierigen Ausgangsverhältnissen müssen gelegentlich auch verbleibende Fehler unter 10° toleriert werden, ehe man den Patienten mit einer erneuten Osteotomie belastet (Abb. 14). Angesichts vielschichtiger intra- und extraartikulärer Schäden kann die Korrekturosteotomie des Kniegelenks nach Traumen im Hinblick auf die Funktion und das subjektive Empfinden nicht immer uneingeschränkt befriedigen. Dies soll aber besonders bei Jugendlichen nicht daran hindern, alle vertretbaren korrigierenden und osteoplastischen Maßnahmen auszuschöpfen (Abb. 14).

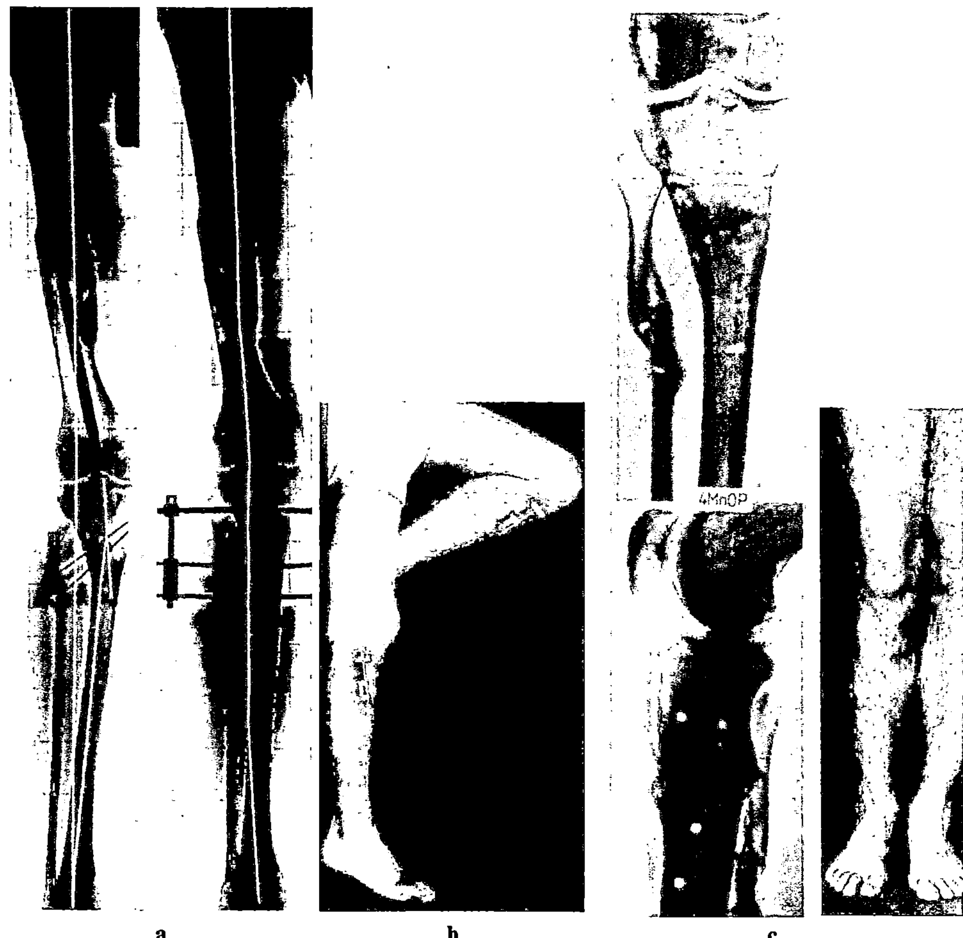

a   b   c

Abb. 14 a–e. Beispiel für die komplexe Versorgung homolateraler posttraumatischer Folgezustände mit Verkürzung des Oberschenkels und Valgusfehlstellung des Unterschenkels. M.F.; männlich, 18 Jahre, Motorradunfall, a Ganzbeinaufnahme nach auswärtiger Versorgung der Femurstückfraktur unter 5 cm Verkürzung mit Marknagel. Knöchern verheilte knienahe Tibiafraktur nach Bohrdrahtfixierung mit nachfolgender Valgusfehlstellung von 14°, b röntgenologisches, klinisches und funktionelles Resultat nach Korrektur des Valgusfehlers durch infrakondyläre Osteotomie unter medialer Keilentnahme und Stabilisierung mit Fixateur externe sowie Entfernung des Femurmarknagels, c 6 cm verkürztes, achsengerechtes Bein 4 Monate nach Schienbeinkopfkorrektur

Abb. 14 d, e s. S. 241

Abb. 14 d, e.   **d** röntgenologisches und klinisches Bild nach Verlängerungsosteotomie des Femurschaftes mit dem Distraktionsapparat nach Wagner, **e** röntgenologisches und funktionelles Resultat 18 Monate nach Erstbehandlung unter Korrektur der Achsenfehlstellung bei Beinverkürzung um 1 cm und weitgehend eingetretenem knöchernem Durchbau der Oberschenkelverlängerung, freie Funktion

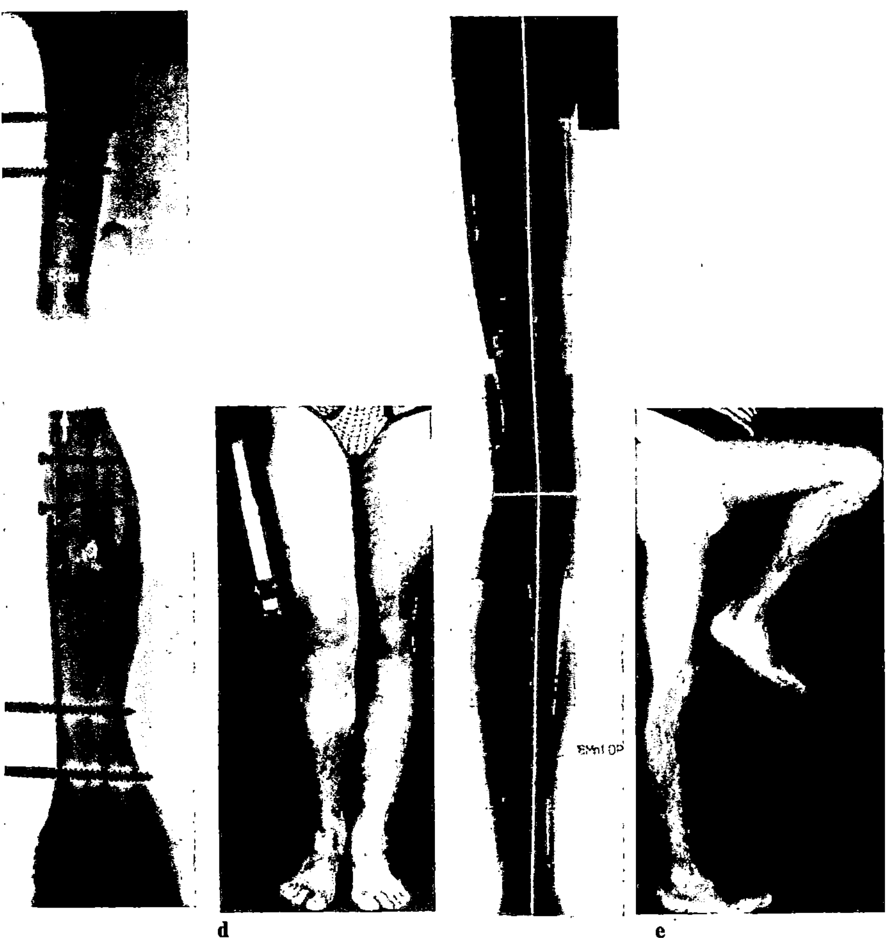

d　　　　　　　　　　　　e

Zusammenfassung

Traumatische Achsenfehler des Beines führen am Kniegelenk durch pathologische Druckbelastung und gleichzeitig verkleinerte Gelenkflächen zu irreversibler Knorpelschädigung und zur traumatisch bedingten Gonarthrose. Therapeutisches Prinzip verschiedener und gezielt anzuwendender Korrektureingriffe ist es, physiologische Achsenverhältnisse wieder herzustellen und damit die Knorpelflächen möglichst angepaßt zu belasten. Ist bei noch nicht verheilten kniegelenknahen Frakturen mit resultierenden Achsendeformitäten eine kausale korrigierende Osteosynthese nicht mehr möglich, so wird die vollkommene knöcherne Konsolidierung und unter den obwaltenden Verhältnissen ein ausreichender funktioneller Zustand bis zur Frühkorrektur abgewartet. Bei der Spätkorrektur aus traumatischer Ursache – im Gegensatz zu idiopathischen Fehlern eher selten – ist der Schmerz das Leitsymptom für die Entscheidung zur Umstellungsosteotomie. Insgesamt sind für die kniegelenknahen Osteotomien nach Traumen folgende Faktoren zu berücksichtigen:

– Subjektive Beschwerden
– Art und Ort der Achsenfehlstellung
– Stabilität des Bandapparates
– Gelenkbeweglichkeit (Streckdefizit und verbliebener Funktionsradius)
– Beschaffenheit der traumatisch geschädigten Gelenkkörper und der gelenknahen Knochenstrukturen
– Lokalisation und Schweregrad der Arthrose
– Biologisches Lebensalter
– Zustand der benachbarten und kontralateralen Gelenke

Die Korrekturverfahren können suprakondylär im Bereich des Femur und infrakondylär am Tibiakopf vorgenommen werden. Am Schienbeinkopf werden intraligamentäre und extraligamentäre Verfahren unterschieden. Die Entscheidung nach supra- und infrakondylärer Umstellung ist durch die Lokalisation der Frakturschädigung vorgegeben. Ist die Indikation zur Korrektur gestellt, bedeutet die sorgfältige Planung des Eingriffes unter Festlegung des exakten Korrekturortes, des genauen Korrekturwinkels und der Wahl des adäquaten Korrekturverfahrens eine wesentliche Voraussetzung für den Erfolg der Operation. Dabei sind additive Verfahren unter Keilinterposition von subtraktiven Verfahren unter Keilentnahme abzugrenzen. Letztere werden häufiger bei älteren Menschen angewendet.

Ganzbeinaufnahmen gehören zur Routinevorbereitung. Die intraligamentären Operationen am Schienbeinkopf bieten bei entsprechender Indikation den Vorteil, gleichzeitig den Achsenfehler und die relative Seitenbandinstabilität zu beseitigen, wobei fast regelmäßig eine metallische Fixation umgangen werden kann. Bei suprakondylären Umstellungen posttraumatischer Achsendeformitäten ergibt sich auch bei Valgusfehlern aufgrund der Voroperationen sehr häufig die Notwendigkeit, die Osteotomie von lateral zu planen und durchzuführen.

Der Erfolg aller operativen Maßnahmen bei Korrekturosteotomie nach Traumen wird nicht allein vom Vorschaden, von dem Alter des Patienten und von einer realistischen Zielsetzung bestimmt. Der Operateur ist verpflichtet, sich mit den biomechanischen Gesetzmäßigkeiten des fehlgestellten Kniegelenks auseinanderzusetzen und den Eingriff durch präoperative Planung zu simulieren.

Literatur

1. Cotta H, Puhl W (1976) Pathophysiologie des Knorpelschadens. Hefte Unfallheilkd 127:1–22
2. Debrunner AM (1970) Die operative Behandlung von Gonarthrosen. In: Nicod L (Hrsg) Die Gonarthrosen. Huber, Bern Stuttgart Wien
3. Dolanc B (1973) Die Behandlung des instabilen Kniegelenkes mit Achsenfehlstellung durch intraligamentäre Anhebe-Tibiaosteotomie. Arch Orthop Unfallchir 76:280–289

4. Frank W, Oest O, Rettig H (1974) Die Röntgenganzaufnahme in der Operationsplanung von Korrekturosteotomien der Beine. Z Orthop 112:344–347
5. Haas N, Behrens S, Jacobitz J (1978) Technik und Ergebnisse der kniegelenknahen Osteotomien. Unfallheilkunde 81:634–641
6. Hagemann H, Schauwecker HH (1979) Möglichkeiten, Technik und Ergebnisse kniegelenknaher Osteotomien. Arch Orthop Trauma Surg 93:117–123
7. Kummer B (1977) Biomechanische Grundlagen „beanspruchungsändernder" Osteotomien im Bereich des Kniegelenkes. Z Orthop 115:923–928
8. Maquet P (1976) Biomechanics of the knee. Springer, Berlin Heidelberg New York
9. Maquet P (1979) Korrekturosteotomien in der Behandlung der Kniearthrose. Orthopäde 8:296–308
10. Müller KH (1979) Prinzipien kniegelenknaher Umstellungsosteotomien gestern und heute. Aktuel Traumatol 9:127–133
11. Müller KH (1981) Exogene Osteomyelitis von Becken und unteren Gliedmaßen. Springer, Berlin Heidelberg New York
12. Müller KH, Biebrach M (1977) Korrekturosteotomien und ihre Ergebnisse bei kniegelenknahen posttraumatischen Fehlstellungen. Unfallheilkunde 80:359–367
13. Müller KH, Biebrach M (1977) Korrekturosteotomien und ihre Ergebnisse bei idiopathischen kniegelenknahen Achsenfehlstellungen. Unfallheilkunde 80:457–464
14. Müller ME (1970) Posttraumatische Achsenfehlstellungen an der unteren Extremität. Huber, Bern
15. Müller W (1976) Die Tibia-Osteotomie in der Therapie posttraumatischer Arthrosen am Kniegelenk. Hefte Unfallheilkd 128:175–181
16. Muggler E, Huber D, Burri C (1975) Ergebnisse nach operativer Versorgung von 225 Tibiakopffrakturen. Chirurg 46:348–352
17. Oest O (1978) Die Achsenfehlstellung als präarthrotische Deformität für das Kniegelenk und die röntgenologische Beinachsenbeurteilung. Unfallheilkunde 81:629–633
18. Pauwels F (1973) Kurzer Überblick über die mechanische Beanspruchung des Knochens und ihre Bedeutung für die funktionelle Anpassung. Z Orthop 111:681–705
19. Rahmanzadeh R, Faensen M (1979) Zur operativen Behandlung der kniegelenknahen Fehlstellungen. Aktuel Traumatol 9:149–157
20. Rettig H (1973) Die Behandlung der Gonarthrose unter biomechanischen Gesichtspunkten. Arch Orthop Unfallchir 74:281–290
21. Skuginna A, Ludolph E, Hierholzer G (1979) Wahl des Operationsverfahrens bei der Umstellungsosteotomie im Tibiakopfbereich. Aktuel Traumatol 9:121–126
22. Trentz O, Tscherne H, Oestern HJ (1977) Operationstechnik und Ergebnisse bei distalen Femurfrakturen. Unfallheilkunde 80:441–448
23. Wagner H (1976) Indikation und Technik der Korrekturosteotomien bei der posttraumatischen Kniegelenkarthrose. Hefte Unfallheilkd 128:155–174
24. Zilch H, Adlkofer M, Groher W, Friedebold G (1978) Umstellungsosteotomien am Schienbeinkopf (Indikation, Technik und Ergebnisse). Unfallheilkunde 81:642–648

Formen und Technik der suprakondylären Femurosteotomie

U. Holz

Die Arthrose ist das Ergebnis einer vielschichtigen biomechanischen und biochemischen Störung. Nachdem wir trotz verbesserter Einblicke in den Stoffwechsel und in die Morphologie des hyalinen Knorpels noch keine Möglichkeit haben, an diesem „Schlüsselorgan" der Arthrose direkt einzugreifen, sind wir um so mehr gehalten, andere ursächliche Störfaktoren in der Pathophysiologie der Arthrose auszuschalten. Gemeint ist die Inkongruenz des Gelenks, welche durch Gelenkflächenzerstörung, Achsenfehler und Kapsel-Band-Lockerungen hervorgerufen wird.

Die extraartikuläre Korrektur von Achsenfehlstellungen, die einmal einen ursächlichen Faktor in der Entstehung der Arthrose darstellen, aber vielmehr noch die Progredienz einer Arthrose stimulieren, sind deshalb besonders aussichtsreiche Verfahren, weil sie zur Normalisierung von Belastungsverhältnissen auch in bereits arthrotisch veränderten Gelenken führen können. Damit kann die weitere Entwicklung der Arthrose nach allgemeinklinischer Erfahrung entscheidend aufgehalten werden. Verbesserungen der subchondralen knöchernen Strukturen beweisen die Richtigkeit dieser Vorstellungen.

Die suprakondyläre Femurosteotomie wird am Übergang der Kondylen zur trompetenförmigen Metaphyse des Femurs ausgeführt und erlaubt an dieser Stelle die Korrektur folgender Fehlstellungen:
- Varusfehlstellung
- Valgusfehlstellung
- Drehfehlstellung
- Streckbehinderung im Kniegelenk
- Rekurvationsfehlstellung

Voraussetzung zur suprakondylären Osteotomie ist eine genaue Bestimmung der Fehlstellung. Über die konventionelle Diagnostik der Beinachsenfehlstellung hinaus durch Bestimmung der Intermalleolardistanz beim Genu valgum und des Interkondylenabstandes beim Genu varum sind Röntgenstandardaufnahmen des Kniegelenks in beiden Ebenen im Stand und unter Belastung erforderlich [1].

Bei allen Korrekturen muß angestrebt werden, daß die Kniebasislinie nach der Korrektur horizontal steht, denn jede Abweichung der Kniebasislinie von der Horizontalen läßt unerwünschte, die Arthrose fördernde Scherkräfte am Kniegelenk wirksam werden. Anzustreben sind physiologische Verhältnisse mit einem Winkel zwischen Femurlängsachse und Kniebasislinie von 82° und ein physiologischer Winkel zwischen Kniebasislinie und Tibiaachse von 93°. Diese Winkelangaben gelten für die Lateralseite [2].

Sprechen die Planungskriterien für eine suprakondyläre Osteotomie, so gilt die weitere Überlegung den Möglichkeiten der *additiven* und *subtraktiven Achsenkorrektur*. Additiv bedeutet die Interposition eines Knochenkeiles zur Ausrichtung der Beinachse und subtraktiv bedeutet die Entnahme eines Ganz- oder Halbkeiles. Beide Ver-

Korrekturosteotomien nach Traumen
an der unteren Extremität
Herausgegeben von G. Hierholzer, K. H. Müller
© Springer-Verlag Berlin Heidelberg 1984

fahren, additiv und subtraktiv, können sowohl für die Varisations- als auch für die
Valgisationsosteotomie angewendet werden. Für die Korrektur von Rekurvationsfehlstellungen ist fast ausnahmslos die subtraktive Korrektur zu empfehlen.

Ligamentäre Straffungen, wie beispielsweise bei der interligamentären Anhebeosteotomie am Schienbeinkopf, sind durch die suprakondyläre Femurosteotomie
nicht zu erreichen. Eine Verbesserung der Kniegelenkstabilität ist aber dennoch über
die Herstellung des muskulären Gleichgewichts durch die Achsenbegradigung zu erwarten. Die suprakondyläre Osteotomie im Erwachsenenalter muß durch eine Osteosynthese so stabilisiert sein, daß postoperativ eine physikalische Therapie ohne Verzögerung begonnen werden kann. Zur Stabilisierung der Osteotomie kommt die externe und interne Fixation in Betracht.

Die externe Fixation über Steinmann-Nägel oder Gewinde tragende Nägel ist in
der Anordnung in einer Dimension weniger stabil als eine interne Fixation. Die Anordnung in 2 Ebenen ermöglicht eine höhere Stabilität. Die gesamte Anordnung des
Fixateur externe in der suprakondylären Region ist aber sperrig und stört in der nöti-
gen postoperativen physikalischen Therapie.

Die äußere Fixation bleibt aus diesen Gründen wenigen Ausnahmen, beispielsweise Korrekturen unter infizierten Bedingungen, vorbehalten.

Die innere Fixation mit Osteotomieplatten und Kondylenplatten ist die Methode
der Wahl. Mit diesen Implantaten läßt sich eine hohe Stabilität erreichen, so daß die
knöcherne Heilung ungestört alsbald unter physikalischer Therapie stattfinden kann.

Wegen der anatomischen Form des distalen Femurendes wird bei Korrekturen von
der Lateralseite her die Kondylenplatte verwendet. Bei Korrekturen von der Medialseite her ist bei dem breit ausladenden Condylus femoris medialis die Osteotomieplatte mit einer Bogentiefe von 1,5–2 cm das geeignete Implantat. Bei beiden Winkelplatten ist darauf zu achten, daß bei ihrer Verankerung in den Femurkondylen die gegenseitige Kortikalis von der Klingenspitze nicht durchbrochen wird. Klingenlängen
von 60 mm sind in der Regel ausreichend. Bei der Kontrolle der Klingenlänge im
a.-p.-Röntgenbild ist immer zu berücksichtigen, daß die Kondylen zur Ventralseite
hin konvergieren, und aus diesem Grund kann mitunter das Durchdringen einer Klin-
genkante im a.-p.-Bild übersehen werden.

Grundsätzliche Gesichtspunkte ergeben sich auch für die Höhe der Osteotomie in
Abhängigkeit von der Knochenstruktur. So sind bei Korrekturen mit Hilfe der Kondylenplatte von lateral her neben der Klinge nach Möglichkeit auch 1 oder 2 Spongiosaschrauben im distalen Fragment einzubringen, um die geforderte Stabilität zu gewährleisten. Bei der Korrektur von medial her unter Verwendung einer Osteotomieplatte kann nur eine zusätzliche Schraube ins distale Fragment eingebracht werden.

Suprakondyläre Osteotomie von lateral

Subtraktive Osteotomie zur Valgisation

Die Korrektur einer Varusfehlstellung, deren Scheitel im distalen Femur liegt, geschieht am einfachsten durch die Entnahme eines Knochenkeiles. Die Basis des Keiles liegt lateral und die gegenseitige Kortikalis bleibt zunächst erhalten und biegt sich
unter der vorgenommenen Achsenkorrektur oft, ohne durchzubrechen. Wird die
quere Osteotomie höher ausgeführt, so kommt es unter der Korrektur fast immer zum

Bruch der Gegenkortikalis. Diese subtraktive Valgisationsosteotomie bringt eine Verkürzung mit sich, die abhängt von der Höhe und Breite des Keiles. Korrekturen am osteoporotischen oder atrophischen Knochen können gut durch Halbkeilentnahme bewerkstelligt werden. Feste Knochenstrukturen, z. B. auch posttraumatische Sklerosierungen, machen die Entnahme eines Keiles durch den ganzen Querschnitt des Femur notwendig.

Technik: Der Zugang zur Außenseite des distalen Femur erfolgt durch einen Längsschnitt, der in der Verbindungslinie zwischen Trochanter major und Condylus lateralis des Femurs gerade verläuft und vom Condylus lateralis des Femur in Richtung Tuberositas tibiae eine flache Krümmung aufweist. Der Musculus vastus lateralis wird nach vorn abgelöst und durch Hohmann-Hebel zurückgehalten. An die nun frei liegende Kondylenfläche und laterale Kortikalis des Femurs wird das Zielgerät für Kondylenplatten angelegt. Der errechnete Korrekturwinkel wird mit einem entsprechenden Winkeldreieck am Unterrand des Zielgerätes markiert, und parallel dazu wird nun ein Kirschner-Draht in die Femurkondylen eingebohrt. Dieser liegt nun normalerweise parallel zur Kniebasislinie. Hilfsweise kann die Kniebasislinie durch einen Kirschner-Draht markiert werden, der im ventralen Anteil durch das Gelenk hindurch geschoben wird. Parallel zu den Markierungsdrähten wird das Plattensetzinstrument eingeschlagen. Das auf dem Setzinstrument fixierte Zielgerät richtet sich an der Schaftachse aus (Abb. 1). Ist mit der Valgisationsosteotomie gleichzeitig eine Korrektur einer Streckbehinderung oder einer Rekurvationsfehlstellung auszugleichen, so divergiert dieses Zielgerät auf dem Klingensetzinstrument um den entsprechenden Korrekturwinkel nach ventral oder nach dorsal (Abb. 2 a). Die Erfahrung zeigt, daß bei der Korrektur von Streckhemmungen im suprakondylären Bereich um 5–10° überkorrigiert werden muß, weil ein Teil des Korrektureffektes oft postoperativ verlorengeht [3].

Vor der nun durchzuführenden queren Osteotomie, die am osteoporotischen Knochen mit dem Meißel und am harten Knochen mit der oszillierenden Säge vorgenommen wird, sollte das eingeschlagene Klingensetzinstrument gelockert werden.

Nach der Entnahme des knöchernen Korrekturkeiles wird das Klingensetzinstrument durch die vorgesehene Kondylenplatte ausgetauscht. Die Kondylenplatte wird

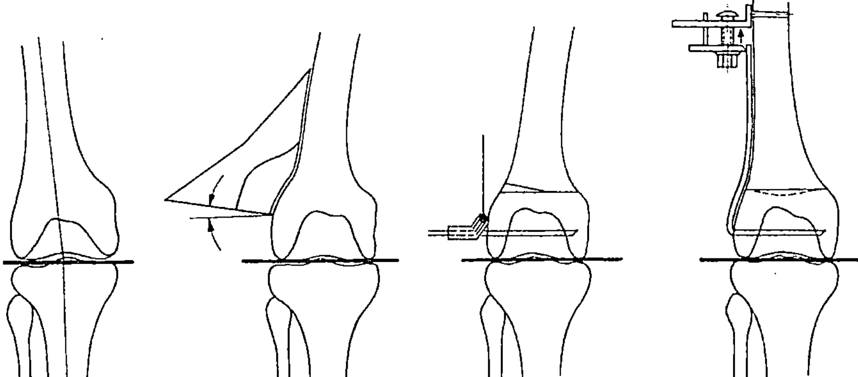

Abb. 1. Suprakondyläre Valgisationsosteotomie

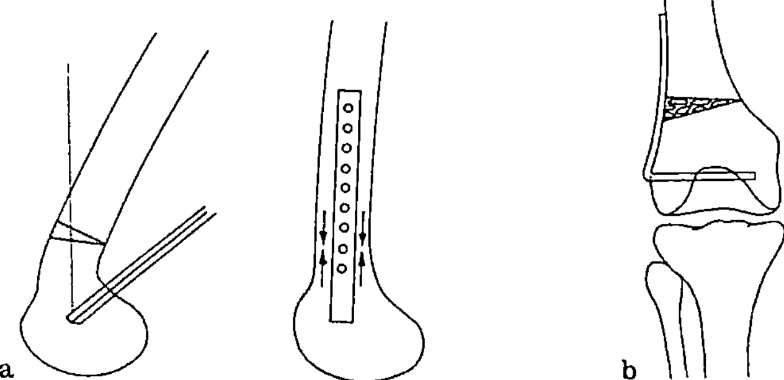

Abb. 2. **a** Streckosteotomie, **b** additive Varisation von lateral

im distalen Fragment durch eine Spongiosaschraube zusätzlich fixiert. Danach erfolgt die Unterdrucksetzung der Osteotomie mit Hilfe des Plattenspanngerätes und schließlich die definitive Fixierung der Kondylenplatte am Schaft mit Kortikalisschrauben. Nach einer Röntgenkontrolle und -dokumentation wird der Eingriff beendet. Die postoperative Lagerung der in dieser Weise operierten Extremität erfolgt auf einer fast rechtwinklig gebeugten Schiene, und bereits am 1. postoperativen Tag wird mit isometrischen und isotonischen Übungen begonnen.

Additive Osteotomie zur Varisation

Im Gegensatz zur Valgisationsosteotomie von lateral her unter Entnahme eines Knochenkeiles kann vom gleichen Zugang her eine Varisation durch Interposition eines Keiles in einen aufgeklappten Osteotomiespalt erfolgen (Abb. 2 b). Durch diese additive Osteotomie lassen sich auch geringe Verkürzungen des Beines ausgleichen. Die Osteotomie verläuft parallel zur Kniebasislinie und zielt auf den Epicondylus medialis. Die Gegenkortikalis bleibt intakt. Die additive Korrektur erfolgt entweder durch manuelle Varisation des Beines oder aber durch Distraktion des Osteotomiespaltes mit Hilfe des Distraktionsspanngerätes. In den entstehenden keilförmigen Osteotomiespalt wird entweder autogene oder allogene Spongiosa als Keil eingefügt. Der Verlängerungseffekt durch diese Art der Osteotomie ist gering und beträgt 1–2,5 cm.

Verkürzungsosteotomie mit und ohne gleichzeitige Achsenkorrektur

Ebenfalls vom lateralen Zugang her läßt sich eine treppenförmige Osteotomie im suprakondylären Bereich ausführen. Zur Verbesserung der Stabilität nach der Osteosynthese einer solchen Verkürzungsosteotomie ist es wichtig, an der Medialseite einen Knochensporn stehenzulassen, der nach der Osteotomie Kontakt zu dem in den Kondylus eingestauchten Femurschaft findet. Bei der Einstellung des Femurschaftes zum Femurkondylus sollen keine Stufen an der ventralen Begrenzungsfläche entstehen, um die Gleitbahn der Patella nicht zu stören. Das zur Verkürzung entnommene trapezoide Knochensegment steigt an der proximalen Osteotomiestelle je nach geplanter Valgisation unterschiedlich steil nach medial an. Durch die entstehende Verkürzung wird der Condylus femoris gegenüber dem Schaft auch an der Lateralseite stärker prominent. Aus diesem Grund eignet sich für die Stabilisierung je nach Ausladung des Kondylus gelegentlich auch eine Osteotomieplatte von der Lateralseite her mit einer Bogentiefe zwischen 1 und 1,5 cm.

Suprakondyläre Osteotomie von medial

Die Osteotomie von medial her dient vorwiegend der subtraktiven Korrektur einer Valgusfehlstellung nach Traumen und bei konstitutionellen Valgusarthrosen. Varisierende Osteotomien von medial her können aber auch schon bei Kindern und Jugendlichen erforderlich werden, wenn stoffwechselbedingte Achsenfehlstellungen, zur behindernden Skelettdeformation führen. Die Einzelheiten der Osteotomietechnik am wachsenden Skelett werden im Kapitel VI besprochen.

Technik: Der Zugang zum distalen Femur von der Medialseite her verlangt wegen der dort verlaufenden Gefäße und Nerven etwas mehr Sorgfalt. Der Hautschnitt verläuft gerade entlang des distalen Femur und über dem Epicondylus femoris flach bogenförmig in Richtung Tuberositas tibiae. Nach Durchtrennung der dort verdickten subkutanen Gewebsschichten und unter Schonung der Äste des N. cutaneus femoris anterior und der Äste des Ramus infrapatellaris des N. saphenus wird die Faszie der Adduktorenmuskulatur dargestellt. Zwischen dem Musculus sartorius, der nach dorsal weggehalten wird, und dem nach vorn abgeschobenen Musculus vastus medialis gelangt man ohne weitere Gewebszerstörung an die Medialseite des Femurs und an die Epikondylenregion. Die dort netzartig verlaufenden Gefäße des Periostes werden koaguliert. Vastus- und Sartoriusmuskulatur werden durch Hohmann-Haken abgehalten. Der Druck auf die dorsal liegenden Hohmann-Hebel muß gering sein, um eine Schädigung der unter dem Sartorius verlaufenden Gefäßnervenbündel einschließlich des N. saphenus zu vermeiden.

An den Femurschaft wird das Zielgerät für die Varisationsosteotomie angelegt, und mit Hilfe eines entsprechenden Winkeldreiecks wird der zuvor geplante Korrekturwinkel markiert und mit einem Kirschner-Draht kenntlich gemacht. Hier ist das Ziel der Korrektur eine Normalisierung der Beinachse bei horizontal gestellter Kniebasislinie (Abb. 3). Parallel zu dem markierenden Kirschner-Draht wird das Klingensetzinstrument samt Zielgerät des Plattensetzinstrumentes eingeschlagen. Das Zielgerät orientiert sich an der Längsachse des Femurschaftes. Dieses Zielgerät weicht von der Femurschaftachse nach ventral ab, wenn mit der Varisation gleichzeitig eine Streckosteotomie geplant ist (Abb. 2a). Für eine vorgesehene Beugung des Femurschaftes bei einer Rekurvationsstellung weicht das Zielgerät um den geplanten Winkelbogen nach dorsal ab.

Das Klingensetzinstrument wird bis zu einer Klingenlänge von durchschnittlich 60 mm ins Kondylenmassiv eingetrieben und danach wieder etwas gelockert. In Höhe des Klingenbogens wird die Osteotomiestelle markiert und mit dem Meißel oder mit der oszillierenden Säge ausgeführt. Im osteoporotischen Knochen genügt die Entnahme eines Halbkeiles, im harten Knochen ist mitunter die Entnahme eines Keiles, der über den gesamten Querschnitt geht, notwendig. Dann wird das Klingensetzinstrument gegen eine 90°-Osteotomieplatte mit einer Bogentiefe von 1,5–2 cm, je nach anatomischen Verhältnissen, ausgetauscht und im distalen Fragment mit einer

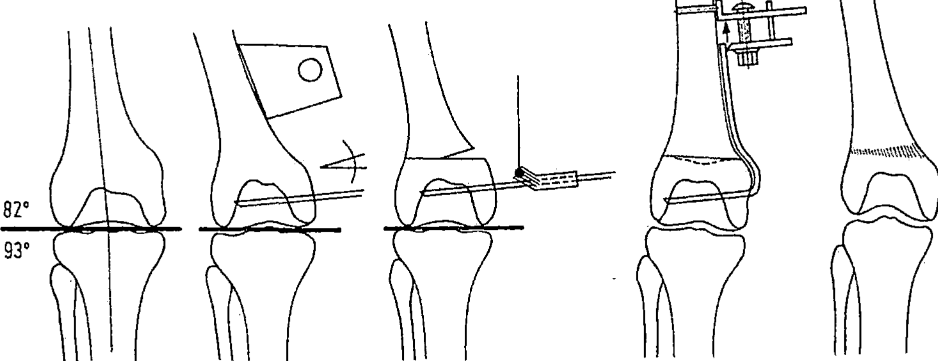

Abb. 3. Suprakondyläre Varisationsosteotomie

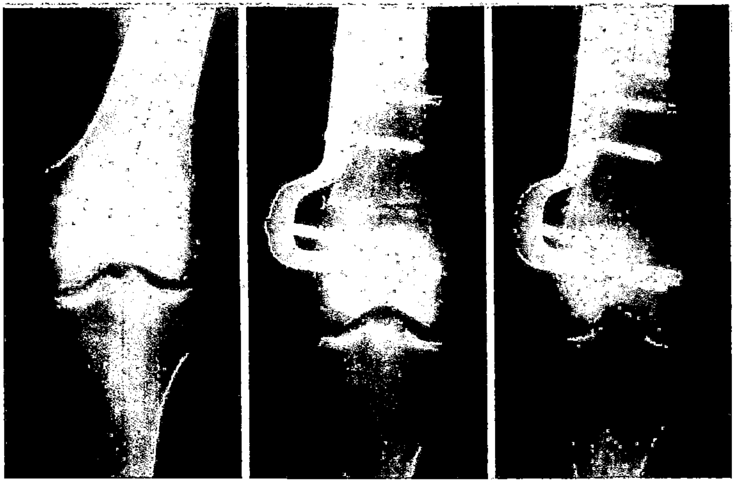

Abb. 4. Varisationsosteotomie mit Entnahme und Transposition eines Halbkeiles nach lateral

Schraube zusätzlich fixiert. Dann erfolgt die Unterdrucksetzung der Osteotomie mit Hilfe des Spanngerätes und schließlich die definitive Fixation mit Kortikalisschrauben (Abb. 4).

Der Wundverschluß beim medialen Zugang gestaltet sich einfach, denn Sartorius und Vastus legen sich nach der Entfernung der Hohmann-Hebel über der Osteotomieplatte aneinander, so daß lediglich eine Hautnaht und gelegentlich auch eine Subkutannaht erforderlich wird.

Auch hier erfolgt die postoperative Lagerung der Extremität auf einer rechtwinklig gebeugten Schiene, und die Übungsbehandlung beginnt am 1. postoperativen Tag.

Suprakondyläre Rotationsosteotomien

Drehfehler lassen sich im Zusammenhang mit den anderen suprakondylären Osteotomien ohne weiteres ausgleichen. Der geplante Korrekturwinkel wird durch Kirschner-Drähte markiert, die diesseits und jenseits der Osteotomieebene eingebohrt werden. Die Rotationskorrektur ist bei kombinierten Korrekturen stets der erste Schritt. Bei der suprakondylären Region sind der Drehkorrektur Grenzen bei etwa 45° gesetzt, denn Korrekturwinkel, die darüber hinaus gehen, führen zu einem Ungleichgewicht der Muskulatur und zu einer Störung im Femoropatellargelenk[3].

Die suprakondyläre Femurosteotomie ermöglicht die Korrektur verschiedener Fehlstellungen. Die geeigneten Implantate einer Kondylenplatte für korrigierende Verfahren von der Lateralseite her und einer Osteotomieplatte mit unterschiedlicher Bogentiefe bei Korrekturen von der Medialseite her gewährleisten eine solche Osteosynthese, die eine alsbaldige Physiotherapie erlaubt. Diese unmittelbar nach der Operation beginnende Übungsbehandlung ist eine wichtige Voraussetzung für die Erhaltung oder Verbesserung der Kniegelenkfunktion. Ohne alsbaldige Übungsbehandlung führen Verklebungen und Vernarbungen zum Funktionsverlust.

Die suprakondyläre Osteotomie muß kritisch indiziert sein und verlangt eine gute Planung mit möglichst exakter Lokalisation des Achsenfehlers. Anzustreben ist stets eine horizontale Kniebasislinie, um Scherkräfte am Kniegelenk zu vermeiden. In manchen Fällen wird zur optimalen Korrektur neben der suprakondylären Osteotomie auch eine Tibiakopfosteotomie erforderlich werden.

Literatur

1. Frank W, Oest O, Rettig H (1974) Die Röntgenaufnahme in der Operationsplanung von Korrekturosteotomien der Beine. Z Orthop 112:344–347
2. Rettig H (1973) Die Behandlung der Gonarthrose unter biomechanischen Gesichtspunkten. Arch Orthop Unfallchir 74:281–290
3. Wagner H (1977) Korrekturosteotomien am Bein. Orthopäde 6:145–177

Korrekturen der Gelenkkörper des Kniegelenks und intraligamentäre Anhebeosteotomien

R. Kleining und P. M. Hax

Wir verfügen heute über detaillierte Kenntnisse vom Gang des Menschen, der Gelenkmechanik sowie der funktionellen Anpassung des Knochen- und Knorpelgewebes. Diese Kenntnisse versetzen uns in die Lage, pathologische Unfallfolgezustände und deren Auswirkungen auf die Gelenkfunktion exakt zu analysieren und Korrekturmaßnahmen vom Ergebnis der Analyse abzuleiten. Der künstliche Ersatz von Gelenkanteilen erscheint erst dann gerechtfertigt, wenn andere operative Korrekturen keine Aussicht auf Erfolg haben. Dies gilt besonders für das Kniegelenk.

Gelenkmechanik

Aktive und passive Stabilisatoren des Kniegelenks sorgen dafür, daß bei statischer und dynamischer Belastung nur Druck von einem Gelenkanteil auf den anderen übertragen wird. Aus den Vektoren Körpergewicht und Muskelkraft setzt sich die resultierende Druckbelastung R zusammen, deren Richtung durch die Mitte des Kniegelenks verläuft (Abb. 1).

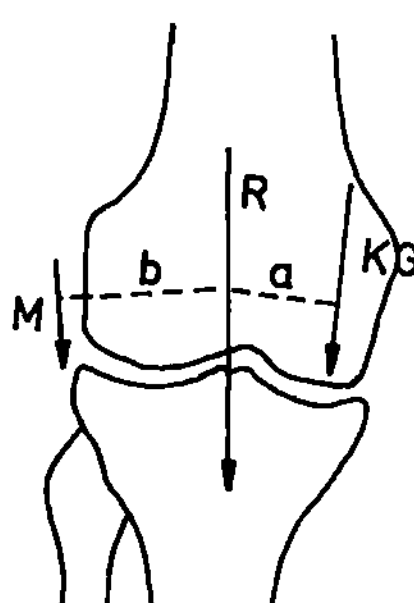

Abb. 1. Darstellung der Belastungsvektoren für das Kniegelenk. **KG** Körpergewicht, **M** Muskelkraft, **R** resultierende Druckbelastung, **a, b** Hebelarme

Der hyaline Knorpelüberzug besteht aus Bauelementen, die auf diese Druckbeanspruchung ausgelegt sind. Die Gelenkflüssigkeit trägt u. a. als Schmierfilm zwischen den korrespondierenden Gelenkoberflächen entsprechend hydrostatischer Gesetzmäßigkeiten, d. h. dem Druckausbreitungsgesetz, wesentlich dazu bei.

Die Menisken, bindegewebig-knorpelige Strukturen, geben der Oberschenkelrolle eine bessere Führung und vergrößern wesentlich die Belastungsfläche des Schienbeinkopfes. Die vergrößerte Kontaktfläche führt zu einer Reduzierung der Druckbelastung des Knorpels.

Korrekturosteotomien nach Traumen
an der unteren Extremität
Herausgegeben von G. Hierholzer, K. H. Müller
© Springer-Verlag Berlin Heidelberg 1984

Pathomechanik

Frakturen mit Gelenkbeteiligung stören empfindlich die gleichmäßige Druckverteilung. Jede Stufenbildung führt zu Druckspannungsspitzen im Knorpel und zur Reduzierung der Kontaktflächen, welche die Kapazität der Druckbeanspruchung des Knorpelgewebes überschreiten können (Abb. 2). Denselben Effekt haben Achsenfehlstellungen. Achsenfehlstellungen führen zu einer Verlagerung der normalerweise zentrisch wirkenden resultierenden Druckbelastung R. Die exzentrisch angreifende Druckbelastung R hat eine Verkleinerung der Druckbelastungsfläche zur Folge und führt ebenfalls zu Druckspannungsspitzen (Abb. 3).

Diese Achsenfehlstellungen, insbesondere Varus- und Valgusfehlstellungen, können ein Ausmaß erreichen, das zu Subluxationsmechanismen führt. Die Subluxationsmechanismen bewirken eine Vergrößerung der Schubkomponente der Vektorsumme R und damit eine Scherbeanspruchung des Knorpels. Die Folgen dieser Scherbeanspruchung sind für das Knorpelgewebe um so verheerender, je stärker der Knorpel traumatisch geschädigt worden ist oder schon vorher degenerativ verändert war (Abb. 4).

Eine wesentliche Bedeutung spielt in diesem Zusammenhang die Instabilität des Kniegelenks. In der Literatur gibt es über die Definition der Instabilität des Kniegelenks unterschiedliche Auffassungen. Den Gesetzen der Mechanik entsprechend ist ein Kniegelenk nur dann instabil, wenn der Vektor R medial vom Zentrum der me-

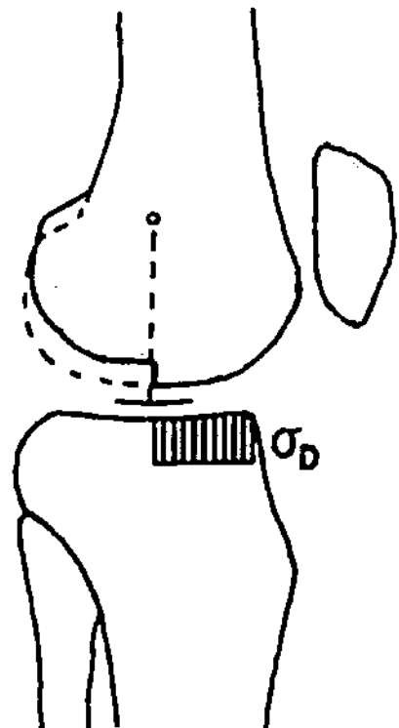

Abb. 2. Reduzierung der knorpeligen Kontaktfläche durch Stufenbildung, σ_D Druckspannung

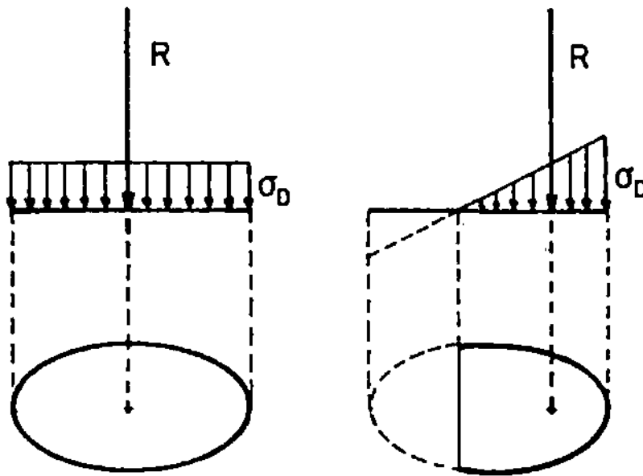

Abb. 3. Reduzierung der Druckbelastungsfläche durch exzentrische Verlagerung der Druckbelastung R. σ_D Druckspannung

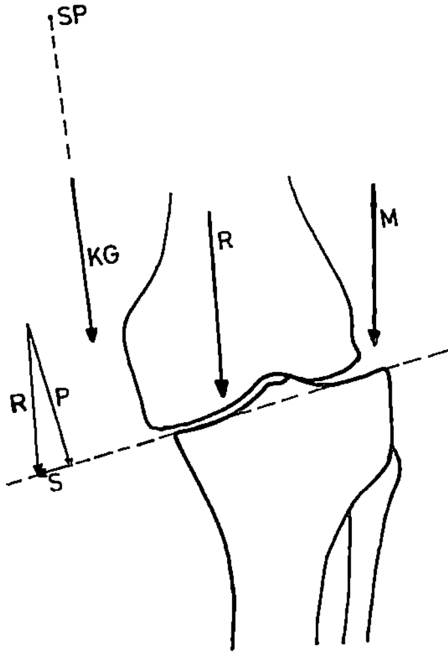

Abb. 4. Vektordiagramm bei exzentrisch wirkender Vektorsumme **R. P** Druckbelastung senkrecht zur Knorpeloberfläche, **S** Scherkraft senkrecht zur Druckbelastung **P**, **KG** Körpergewicht, **SP** Schwerpunkt des Körpers, **M** Muskelkraft

dialen Oberschenkelrolle oder lateral vom Zentrum der lateralen Oberschenkelrolle liegt (Abb. 5). Die Zuggurtungskapazität des medialen Knieseitenbandes oder des Tractus iliotibialis dekompensiert. Das Seitenband wird überdehnt, die Muskulatur ermüdet. Grundsätzlich muß die Überdehnung eines Bandes von der relativen Bandinsuffizienz unterschieden werden. Die relative Bandinsuffizienz entsteht durch Dislokation des Schienbeinkopfplateaus nach kaudal und führt nicht zwangsläufig zu einer Instabilität des Kniegelenks (Abb. 6). Relative Bandinsuffizienzen werden ebenso beobachtet bei Abscherfrakturen von der medialen oder lateralen Oberschenkelrolle. Diese typischen dorsal gelegenen Abscherfrakturen lassen bei bestimmten Beugestellungen klinisch eine deutliche Aufklappbarkeit des Kniegelenkspaltes er-

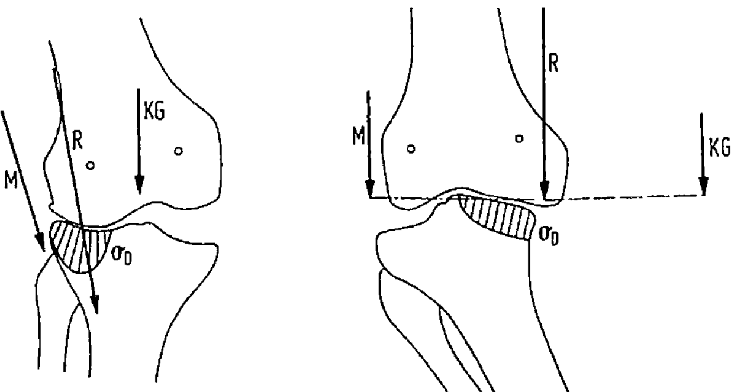

Abb. 5. Kniegelenkinstabilität bei Valgusfehlstellung (**linke Seite**) und Varusfehlstellung (**rechte Seite**). Vektorsumme **R** bei Valgusfehlstellung lateral vom Zentrum der lateralen Oberschenkelrolle, Druckbeanspruchung des Knorpels σ_D nur im Bereich des lateralen Schienbeinkopfplateaus. Vektorsumme **R** bei Varusfehlstellung medial vom Zentrum der medialen Oberschenkelrolle, Druckbeanspruchung des Knorpels σ_D nur im Bereich des medialen Schienbeinkopfplateaus (Abkürzungen wie in Abb. 4)

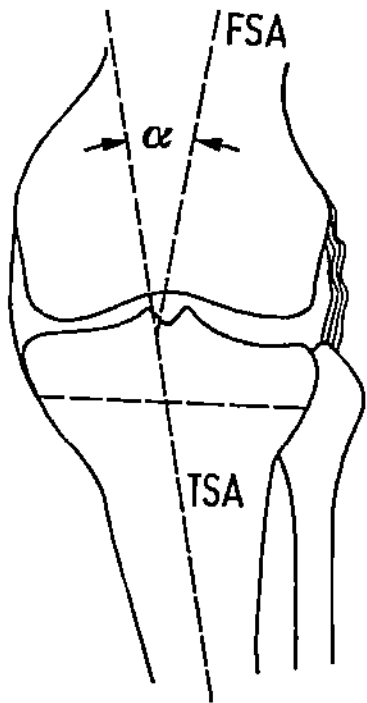

Abb. 6. Relative Bandinsuffizienz bei X-Fehlstellung infolge Dislokation des lateralen Schienbeinkopfplateaus nach kaudal. FSA Femurschaftachse, TSA Tibiaschaftachse, α Winkel zwischen FSA und TSA

kennen. Die unter Dislokation nach proximal verheilte Abscherfraktur führt dazu, daß ab einem bestimmten Beugegrad des Kniegelenks der dislozierte Oberschenkelrollenanteil mit dem Schienbeinkopf artikuliert. In dieser Situation ist dann das intakte Seitenband relativ zu lang. Es besteht eine relative Bandinsuffizienz.

Mechanisches Behandlungsprinzip

Aus der Pathomechanik ergeben sich logischerweise die erforderlichen Behandlungsprinzipien (Tabelle 1). Der Korrektureingriff muß 2 pathomechanische Faktoren ausschalten. Der Angriffspunkt von der Vektorsumme R muß optimiert und die Belastung auf möglichst große Flächen verteilt werden. Die Verkleinerung des Vektors R ist durch Reduzierung des Körpergewichts möglich. Die Planung einer Korrektur setzt unbedingt eine gründliche klinische Untersuchung und eine exakte mechanische Analyse voraus.

Die geringsten Planungsschwierigkeiten bereiten Stufenbildungen in der Gelenkfläche. Das mechanische Behandlungsprinzip ist die Vergrößerung der Belastungsfläche und die Reduzierung des Drucks pro Flächeneinheit durch Beseitigung der Stufe. Die exakte Berechnung der Achsenfehlstellung ist mit Hilfe der Beinganzaufnahme im Stehen möglich. Die Form subchondraler Verdichtungszonen läßt bereits eine Orientierung über den Angriffspunkt der resultierenden Kraft R zu. Der gewünschte Korrekturwinkel ist rechnerisch leicht zu ermitteln.

Auf die Bedeutung der Menisken für die Gelenkmechanik soll nochmals hingewiesen werden. Hinter sog. Meniskusbeschwerden verbirgt sich nicht selten eine beginnende Arthrose, im Regelfall eine Varusgonarthrose. Die Konzentrierung auf den ggf. auch arthrographisch nachgewiesenen degenerativen Meniskusschaden kann zur Folge haben, daß klinisch nicht auffällige Achsenfehlstellungen der Aufmerksamkeit des Untersuchers entgehen. Durch die Szintigraphie kann die eigentliche Ur-

Tabelle 1. Mechanisches Behandlungsprinzip

1. Reduzierung des Körpergewichts
2. Verteilung der Belastung auf möglichst große Flächen

sache der Beschwerden festgestellt werden. Sie zeigt vor dem Auftreten röntgenologisch sichtbarer Veränderungen eine verstärkte Aktivität im betroffenen Kompartiment. Eine Achsenkorrektur als mechanisches Behandlungsprinzip kann die klinische Symptomatik bessern unter Belassung des degenerativ veränderten Meniskus.

Indikationen

Aus den Kenntnissen der Biomechanik lassen sich im wesentlichen 2 Indikationen für
Korrekturosteotomien nach Traumen ableiten:
1. Gelenkstufen und
2. Achsenfehlstellungen.

Arten der Korrektureingriffe

Die Art des Korrektureingriffs hängt u. a. von der Stabilität des Kniegelenks und vom
Zustand des Gelenkknorpels ab (Tabelle 2). Instabile Gelenke bedürfen zusätzlich
einer bandplastischen Operation. Die relative Bandinsuffizienz kann gleichzeitig mit
der Achsenkorrektur durch die intraligamentäre Anhebeosteotomie beseitigt werden
(Abb. 6 u. 7). Durch die exakte präoperative Höhenbestimmung der Basis des kortikospongiösen Knochenspanes, in die der Korrekturwinkel miteingeht, wird die gewünschte Achseneinstellung garantiert (Abb. 8).

Tabelle 2. Präoperative Befunde

I. Achsenfehlstellung ohne Kompartimentschaden
 a) bei stabilem Kniegelenk
 b) bei instabilem Kniegelenk

II. Achsenfehlstellung mit Kompartimentschaden
 a) bei stabilem Kniegelenk
 b) bei instabilem Kniegelenk

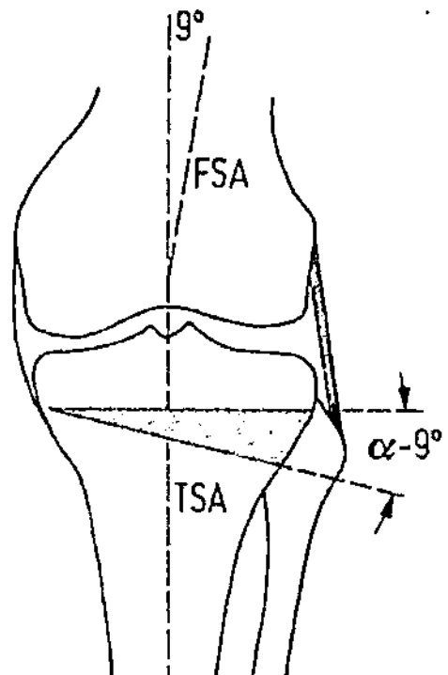

Abb. 7. Anhebeosteotomie mit gleichzeitiger Beseitigung der relativen Insuffizienz des lateralen Knieseitenbandes. FSA Femurschaftachse, **TSA** Tibiaschaftachse, Korrekturwinkel = α−9°
(physiologischer Winkel zwischen FSA und TSA 9°)

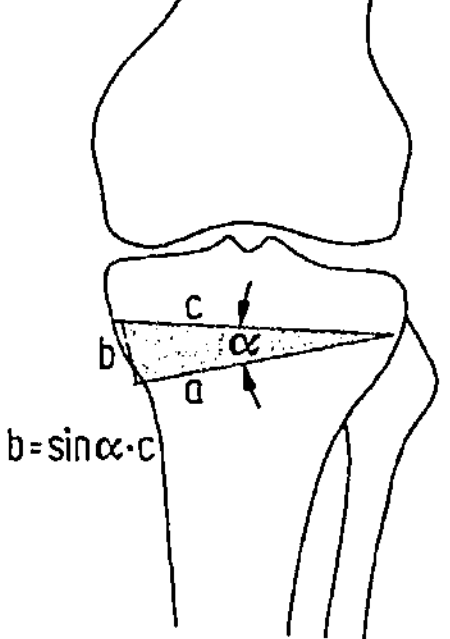

Abb. 8. Anhebeosteotomie. Höhenbestimmung der Basis (b) des kortiko-spongiösen Knochenspanes, (a) untere und (c) obere Länge der Schenkel des Keils

Die intraligamentäre Anhebeosteotomie mit Hilfe eines kortikospongiösen Knochenspanes verbinden wir mit einer T-Plattenosteosynthese, um die Komplikation einer sekundären Achsenabweichung auszuschalten und in jedem Fall mit der Bewegungsübungsbehandlung unmittelbar postoperativ beginnen zu können. Die Ergebnisse sind im Beitrag Skuginna beschrieben (vgl. S. 281).

Zusammenfassend muß festgestellt werden, daß die Art des Korrektureingriffs in Abhängigkeit vom pathologischen Befund bestimmt werden muß. Die verschiedenen Korrekturmöglichkeiten gehen aus den Tabellen 3 und 4 hervor. Die intraligamentäre Anhebeosteotomie im Bereich des Schienbeinkopfes ist nur bei Vorliegen einer relativen Bandinsuffizienz ein biomechanisch logisches Behandlungsprinzip. Jede Korrektur soll mechanisch induzierbare Schäden des Kniegelenks verhindern. Sie muß daher logischerweise mechanisch sein.

Tabelle 3. Korrekturmöglichkeiten bei Achsenfehler

Pathologischer Befund Achsenfehler (Varus, Valgus)	Mechanisches Behandlungsprinzip Art der operativen Korrektur
Bei Bandstabilität	Anatomiegerechte Korrekturosteotomie
Bei Bandinstabilität a) Dekompensation	Anatomiegerechte Korrekturosteotomie *und* Bandraffung
b) Relative Band- insuffizienz	Anatomiegerechte intraligamentäre Anhebeosteotomie

Tabelle 4. Korrekturmöglichkeiten bei Achsenfehler und Kompartimentschaden

Pathologischer Befund Achsenfehler (Varus, Valgus) Kompartimentschaden	Mechanisches Behandlungsprinzip Art der operativen Korrektur
Bei Bandstabilität	Überkorrigierende Osteotomie
Bei Bandinstabilität a) Dekompensation	Überkorrigierende Osteotomie *und* Bandraffung
b) Relative Band- insuffizienz	Überkorrigierende intraligamentäre Anhebeosteotomie

Formen und Technik der Tibiakopfosteotomien

G. Friedebold und R. Wolff

Erkrankungen des Hüft- und Kniegelenks spielen in der klinischen Orthopädie eine bedeutende Rolle: Einerseits sind sie recht häufig, zum anderen können sie Lebensraum und damit Lebensqualität des Menschen erheblich einengen. Fehlbelastungen als Folge primärer oder sekundärer Veränderungen der Beinachse begünstigen die frühzeitige Arthrosis deformans erheblich. Die Korrektur derartiger posttraumatischer präarthrotischer Deformitäten durch eine geeignete Osteotomie stellt unter Berücksichtigung der heutigen biomechanischen Erkenntnisse nahezu den einzigen, sicher aber den erfolgreichsten Weg dar, die drohende Arthrose zu verhindern, ihre Entwicklung zu verzögern oder aber bei bereits ausgeprägtem Krankheitsbild durch Eliminierung des mechanischen Faktors Stillstand und subjektive Besserung zu erzielen.

Insbesondere am Kniegelenk sind derartige Eingriffe von erheblicher Bedeutung, sind doch die Langzeitergebnisse einer Alloarthroplastik hier weitaus fragwürdiger als am Hüftgelenk [31]. Ziel der chirurgischen Intervention ist es, den Binnendruck des Gelenks durch Achsenverlagerung so weit zu reduzieren, daß er für das geschädigte Gewebe erträglich wird.

Biomechanische Grundlagen

Eine Zusammenstellung wesentlicher Arbeiten über die Biomechanik des Kniegelenks [14, 15, 28, 29, 32] mit teilweiser kritischer Würdigung findet sich bei Maquet [19]. Er analysierte – ausgehend von den Arbeiten Pauwels [30] über das Hüftgelenk – die Krafteinwirkungen auf das Knie. Zum Verständnis der Pathomechanik der Arthrose am Kniegelenk seien die Überlegungen von Maquet [19] nachvollzogen:

Beim normalen Knie verläuft die Angriffslinie der Kraft P – verursacht durch das Körpergewicht minus Gewicht des belasteten Unterschenkels – medial zum Gelenk (Abb. 1). Sie steht im Gleichgewicht mit der lateral angreifenden Muskelkraft L. Die resultierende Kraft R (errechnet aus dem Kräfteparallelogramm) verläuft normalerweise durch den Schwerpunkt der gewichtstragenden Oberfläche des Knies. Der Angriffswinkel von L ist vorgegeben, P läßt sich in jeder Standphase näherungsweise abschätzen (Angriff erfolgt am Körperschwerpunkt, der von Braune u. Fischer [3] bereits 1889 in verschiedenen Standphasen ermittelt wurde), so daß die resultierende Kraft R errechnet werden kann.

Eine Verminderung der Kraft L (Abnahme der Muskelkraft) oder eine Zunahme des Körpergewichts P/KG, die nicht durch eine entsprechende Zunahme von L ausgeglichen wird, führen zu einer Verlagerung der Resultierenden nach medial, zu einer Annäherung an die Vertikale. So kann z. B. nach der Menopause die Muskelkraft L herabgesetzt und die Körpermasse erhöht sein.

Korrekturosteotomien nach Traumen
an der unteren Extremität
Herausgegeben von G. Hierholzer, K. H. Müller
© Springer-Verlag Berlin Heidelberg 1984

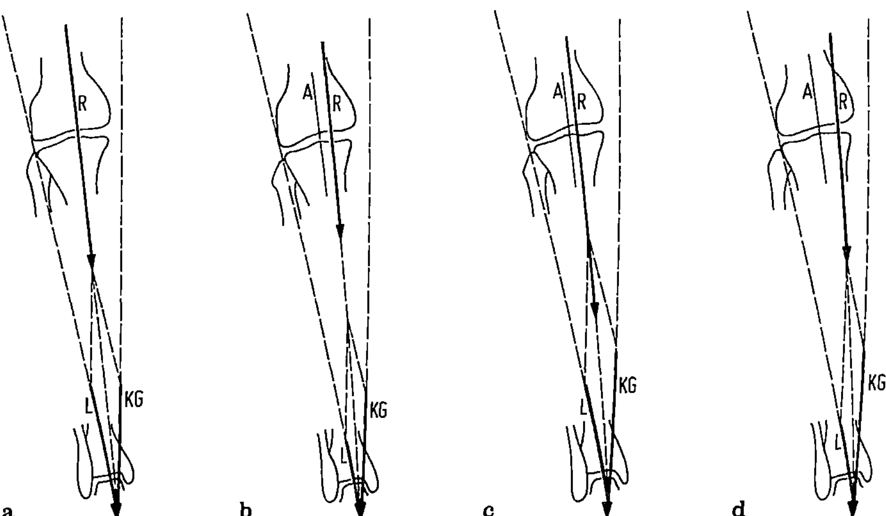

Abb. 1 a–d. Kraftwirkung auf das Kniegelenk. **a** normal, **b** Abnahme der lateralen Muskelkraft (**L**), **c** Zunahme des Körpergewichtes (**KG**), **d** Zunahme des Körpergewichts (**P**) und Abnahme der Muskelkraft (**L**), **R** resultierende Kraft, **A** mechanische Beinachse. (Nach Maquet [19])

Durch Varusfehlstellung ändert sich die Zugrichtung des Vektors L, der Abstand zwischen Angriffsrichtung von P und Kniegelenk nimmt zu. Die resultierende Kraft R wandert nach medial, was zu einer vermehrten Belastung des medialen Kompartimentes des Kniegelenks führt.

Umgekehrte Auswirkung hat die Valgusfehlstellung. Hier ist die resultierende Kraft R, wenn sie durch den Schwerpunkt der gewichtstragenden Oberfläche geht, kleiner als bei einem normalen Knie und damit die Kraftwirkung auf das Kniegelenk geringer. Das Valgusknie führt daher nicht zwangsläufig zur Arthrose. Dennoch sind auch hier degenerative Veränderungen im lateralen Kompartiment möglich. Aus diesen, hier nur angedeuteten biomechanischen Überlegungen ergeben sich die Prinzipien für die Umstellungsosteotomien am Tibiakopf und die zu wählenden Korrekturwinkel. Eine Valgusfehlstellung sollte eher ausgeglichen, die Varusfehlstellung leicht überkorrigiert werden [19].

Durch eine Beugekontraktur im Kniegelenk wird die Hauptbelastungszone nach dorsal verlagert und die Kraft von einer kleineren Fläche übertragen, was zu einer erhöhten Druckbeanspruchung führt (der Krümmungsradius der Femurkondylen ist dorsal geringer).

Die mechanische Arthrose wird also entweder durch eine abnormale Verteilung der einwirkenden Kraft oder durch ihre pathologische Zunahme in einem Teilbereich des Kniegelenks verursacht.

Historischer Überblick

Korrekturosteotomien im Tibiakopfbereich sind seit über 100 Jahren bekannt. Der Orthopäde Mayer aus Würzburg führte bereits 1854 Korrekturen beim X-Bein durch

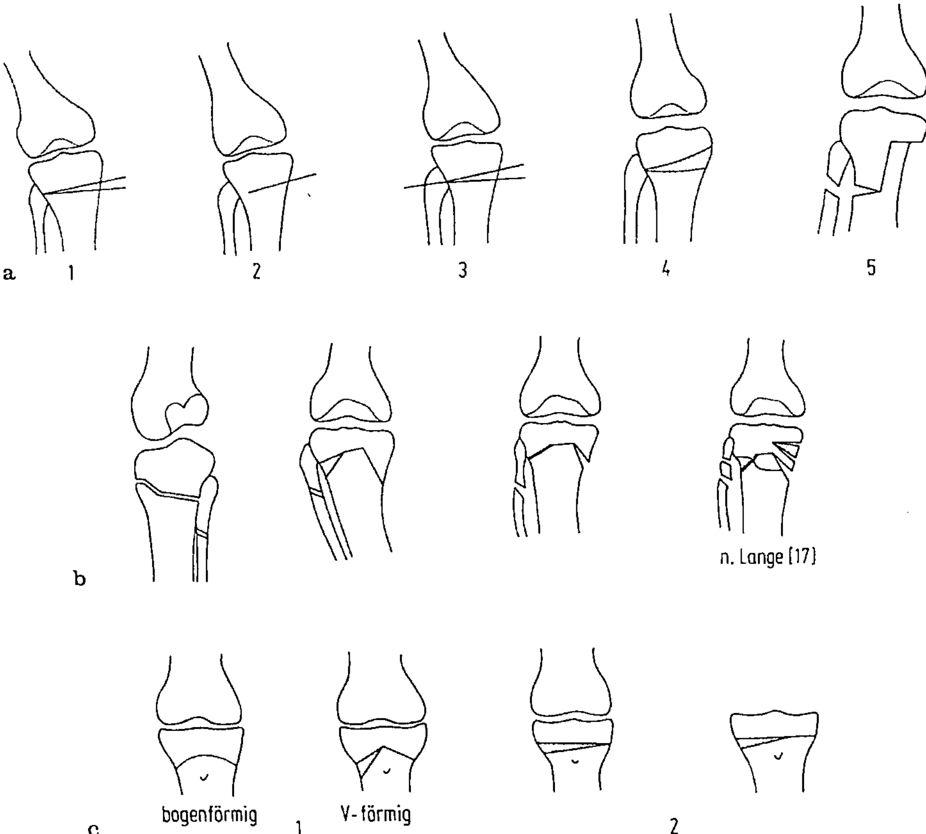

Abb. 2 a–c.   Formen der Tibiakopfosteotomien (vgl. Text). a Tibiakopfosteotomie nach Mayer 1854 (1), Billroth 1874 (2), Schede 1877 (3), Perthes (4) [zit. n. 17, 37] und Schanz (5), b Umstellungsosteotomien am Tibiakopf nach Lange [17], c Pendelosteotomie (1) und Keilosteotomie (2)

Keilentnahme mit einer Säge durch. Billroth beschrieb 1874 die Tibiakopfosteotomie mit dem Meißel. Schede (1877) führte zusätzlich die Fibulaosteotomie durch (unterhalb des Köpfchens, daher die Gefahr der Peronaeusschädigung). Auch die Form der Osteotomie wurde häufig variiert. Mayer und Schede entnahmen einen Keil mit medialer Basis (die äußere Kortikalis wurde nicht durchmeißelt!), Perthes resezierte einen bogenförmigen konkav-konvexen Knochenkeil, um eine größere Kontaktfläche zu erhalten (zitiert nach [17, 37]). Lexer richtet den Schienbeinkopf bei Genu recurvatum durch einen Keil auf. Zur Korrektur des O-Beines gab Lange [17] die V-förmige Osteotomie des Schienbeines an, evtl. mit zusätzlicher Hebung des inneren Schienbeinkopfanteiles durch Einfügen eines Knochenkeils (Abb. 2 a, b). Die postoperative Ruhigstellung erfolgte im Gips, zur Fixierung wurden zusätzlich Blount-Klammern oder Kirschner-Drähte verwendet.

Heute werden im Tibiakopfbereich im wesentlichen Keilosteotomien bzw. bogenförmige Pendelosteotomien durchgeführt (Abb. 2 c). Die Osteotomie wird übungsstabil durch Plattenosteosynthese bzw. mit dem Fixateur externe gesichert. Kirschner-Drähte und Gipsverband gelangen nur in Ausnahmefällen zur Anwendung.

Indikation zur Tibiakopfosteotomie

Die Hauptindikation für eine Umstellungsosteotomie ist die unilaterale Arthrose des Kniegelenks bei Genu varum und Genu valgum [1, 5, 38, 39]. Eine eindeutige Indikation besteht auch bei posttraumatischen Fehlstellungen in diesem Bereich zur Verhinderung einer präarthrotischen Deformität [11, 16, 38]. Umstritten ist die Osteotomie bei unilateralen Arthrosen und exakter Traglinie [39]. Hier ist die Lage der Kniebasis entscheidend; verläuft sie schräg, ist eine gegensinnige Korrektur supra- und infrakondylär erforderlich.

Zur exakten Planung der Osteotomie sind Röntgenganzaufnahmen des Beines im Stehen bei Frontalstellung des Kniegelenks notwendig. (Nach Oest [27] ändert eine alleinige Beugestellung bis zu 20° bzw. eine leichte Rotationsfehlstellung bis ebenfalls 20° bei gestrecktem Kniegelenk den Traglinienverlauf nicht, dagegen jedoch eine Beugestellung von 20° mit gleichzeitiger Außen- bzw. Innendrehung um denselben Betrag. Daher ist auf die Frontalisierung des Kniegelenks bei der Röntgenaufnahme zu achten.) Ausmaß des X- oder O-Beines sowie die Lokalisation des Achsenfehlers und damit der Ort der Achsenkorrektur lassen sich exakt bestimmen.

Maquet [19] fordert zusätzliche Röntgenaufnahmen im Einbeinstand sowie die Darstellung des femoropatellaren Gleitlagers. Aus diesen Aufnahmen lassen sich Osteotomiehöhe und Korrekturgrad bestimmen [8, 27]. Liegt der Krümmungsscheitel der Fehlstellung im Schienbeinkopf oder im Gelenkspalt, ist somit der Winkel der Kniebasis zur mechanischen Tibiaachse bei normalem Winkel zwischen mechanischer Femurachse und Kniebasis verändert, so ist eine Osteotomie im Bereich des Schienbeinkopfes indiziert [39]. Andernfalls ist eine suprakondyläre Umstellungsosteotomie des Femurs notwendig. Sobald die Traglinie um mehr als 1 cm von der Kniegelenksmitte abweicht, sehen wir hierin eine Indikation zur operativen Korrektur [39]. (Dieses Maß entspricht einem Korrekturwinkel von weniger als 10°.) Das Kniegelenk sollte ferner ein aktives Bewegungsausmaß von mindestens Flexion/Extension 80–10–0° haben [1, 16, 24].

Als Kontraindikationen für eine Tibiakopfumstellungsosteotomie gelten weitgehende Knorpelzerstörung eines oder beider Gelenkanteile, ein Schlottergelenk (falls sich eine Bandstabilität durch weitere Maßnahmen nicht erreichen läßt), eine hochgradige Osteoporose, Achsenabweichungen von über 25° und eine Beugekontraktur von über 30° [20].

Bei Normalstellung des Beines geht die Traglinie genau durch die Mitte von Hüftkopf, Knie und oberes Sprunggelenk [34]. Durch die Umstellungsosteotomie sollen möglichst physiologische Verhältnisse erreicht werden. Bei jeder Umstellung sollte immer die Parallelität der horizontalen Ebene von Knie- und Sprunggelenk beachtet werden.

Ohne genügende Beachtung des Scheitelpunktes der Deformität wird ferner vielfach die technisch einfacher zu bewältigende Tibiakopfosteotomie der suprakondylären Osteotomie vorgezogen. Bei suprakondylär lokalisierter Fehlstellung erfordert jedoch die biomechanische Situation die Osteotomie am Femur [21, 22].

Die X- oder O-Fehlstellung ohne Arthrose und ohne Beschwerden sollte nur bei Überschreiten einer Toleranzgrenze von etwa 10–15° korrigiert werden, da nicht jede Varus- oder Valgusfehlstellung zwangsläufig auch zu einer Arthrose führen muß [39]. Eine Indikation allein aus ästhetischen Gründen erfordert eine exakte präoperative Aufklärung mit Hinweis auf die Risiken.

Indikationen und Technik der intraligamentären Tibiaosteotomie

Die wesentlichen Indikationen sind [7, 35]:
1. Die posttraumatische Instabilität mit Achsenfehlstellung durch Einbruch des Tibiaplateaus,
2. die O- oder X-Beinachsenabweichung mit Seitenbandinsuffizienz auch nach vorzeitigem einseitigen Epiphysenschluß und
3. mit Einschränkung die arthrotische Instabilität mit Achsenfehlstellung bei wenigstens teilweise erhaltenem Gelenkknorpel.

Operationstechnisch bestehen keine größeren Probleme. Das Kniegelenk selbst muß nicht eröffnet werden, die Lage des Gelenkspaltes sollte jedoch durch Kirschner-Drähte markiert werden. Die Osteotomie sollte so weit wie möglich vom Gelenk entfernt erfolgen, um beim Einbolzen des glattpräparierten spongiösen autologen Beckenkammspanes eine Plateaufraktur zu vermeiden (bei stärkerer Osteoporose läßt sich das nicht immer verhindern). Die Gegenkortikalis bleibt jeweils intakt. Die dorsale Kortikalis sollte zur Sicherung der Gefäße (A. tibialis) in Kniebeugung durchgemeißelt werden, eine Fibulaosteotomie ist i. allg. nicht erforderlich. Wegen des Zuggurtungseffektes vom Lig. patellae sowie des jeweiligen Seitenbandes ist eine Gipsruhigstellung postoperativ nicht erforderlich (Abb. 3 a–c).

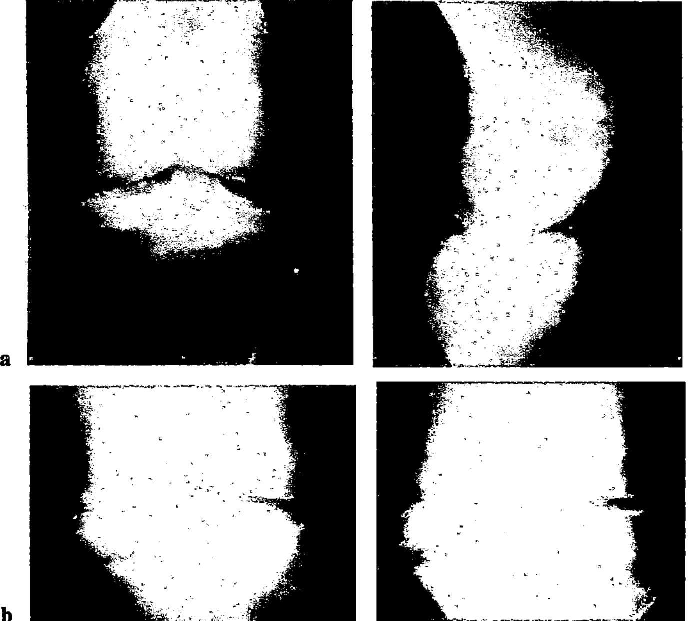

Abb. 3.   a W. R., intraligamentäre Keilosteotomie mit Fremdspan, b Resorption des Fremdspans nach 4 Monaten, c erneute intraligamentäre Keilosteotomie mit Beckenkammspan

Keil- und Pendelosteotomie

Bei fehlender oder nur mäßiger Seitenbandinsuffizienz erfolgt die Tibiakopfosteotomie dicht oberhalb des Ansatzes der Tuberositas tibiae [21, 22]. Die Osteotomie kann grundsätzlich keilförmig oder als Pendelosteotomie bogen- bzw. winkelförmig verlaufen. Bei bestehender Beinverkürzung kann nach planer Osteotomie ein Aufklappen der konkaven Seite unter Einschlagen eines vorher berechneten Keiles eine weitere Verkürzung verhindern [39]. Die Gegenkortikalis bleibt hier intakt.

Bei der eigentlichen Pendelosteotomie verläuft die Durchtrennungslinie bogen- oder V-förmig, bei der letzteren unter Herausnahme eines Keiles. Der Scheitelpunkt der Pendel- oder Keilosteotomie liegt beim X-Bein tibia- und beim O-Bein fibulaseitig [39]. Über das Ausmaß der Korrektur sind die Meinungen nicht einheitlich. Huggler [12] und Mohing [20] empfehlen eine leichte Überkorrektur, Müller [24] und Thiel [36] empfehlen die Korrektur bis zur Normalstellung, evtl. bis zur leichten Überkorrektur. Breitenfelder [5] fordert ebenfalls eine Normalstellung der Achsen und die korrekte Stellung des oberen Sprunggelenks. Maquet [19] fordert bei einer Varusdeformität ebenfalls eine leichte Überkorrektur von etwa 2–4°. Seiner Ansicht nach reicht eine Korrektur zum Normalwert nicht aus, um die resultierende Kraft zu rezentrieren. Ist insbesondere die Varusdeformität sekundäre Folge einer Arthrose, würde eine Normalisierung der Stellung nur die gleiche Ausgangssituation schaffen, die letztlich zu der Abweichung geführt hat. Oft ist es jedoch schwer zu entscheiden, ob die Varusdeformität primär oder sekundär entstand. Daher sei eine leichte Überkorrektur zu empfehlen, da sich ein verminderter Muskelzug lateral am ehesten ausgleichen läßt. Kettelkamp u. Chao [14] sowie Blaimont et al. [2] versuchten, den günstigsten Korrekturwinkel zu bestimmen. Aus prinzipiellen Gründen (die potentielle Kraft der lateralen Oberschenkelmuskulatur ist nicht bekannt) lassen sich jedoch nur Näherungswerte angeben.

Bei einer primären Valgusdeformität sollte eine Varusstellung nach der Korrektur aus biomechanischen Gründen vermieden werden. Nur wenn die Valgusstellung Folge eines erhöhten Muskelzuges L ist, was für einen Gleichgewichtszustand im Hüftgelenk erforderlich sein kann, ist eine geringe Überkorrektur u. U. nötig [19]. Die Korrektur einer schweren Valgusdeformität kann zu einer erheblichen Neigung des Tibiaplateaus und damit zum Auftreten von Schwerkräften führen. Eine Verlagerung des resultierenden Kraftvektors hin zur Kniegelenkmitte wird dann nicht erreicht. Daher ist die suprakondyläre Umstellungsosteotomie in den meisten Fällen mit Valgusfehlstellung vorzuziehen [19]. Die proximale Tibiaosteotomie ist nur für geringe Valgusfehlstellungen (kleiner als 15°) geeignet und für Valgusfehler, die durch Fehlstellung im Tibiakopfbereich verursacht werden. Insgesamt ist die Korrektur hier jedoch problematischer, die mechanischen Beanspruchungen des Knies können durch eine fehlerhafte Osteotomie hier leicht vergrößert werden.

Eine Osteotomie unterhalb des Ansatzes des Lig. patellae erfolgt beim Erwachsenen überwiegend bei posttraumatischen Schäden mit Scheitelpunkt der Verbiegung unterhalb des Lig. patellae im Bereich des Schienbeinkopfes. Sie kann jedoch auch beim Crus varum in Frage kommen. Bei Kindern wurde wegen der Nähe der Wachstumsfuge ausnahmslos im metaphysären Bereich osteotomiert [39].

Operationstechnik der Keilosteotomie

Damit die Fibula in der Achsenkorrektur nicht behindert, wird sie zunächst osteotomiert. Das geschieht im Übergang vom proximalen zum mittleren Drittel, um den N. peronaeus nicht zu gefährden. Bei einer Varisierung reicht eine einfache Osteotomie aus, bei der Valgisierung wird etwa 1 cm der Fibula reseziert oder eine schräge Osteotomie durchgeführt, so daß die Fragmente aneinander vorbeigleiten können. Nach Maquet [19] ist für die Korrektur einer Valgusdeformität von unter 15° eine Fibulaosteotomie nicht erforderlich. Für die Tibiaosteotomie wird im eigenen Krankengut ein ventraler S-förmiger Hautschnitt über Kniegelenk und proximaler Tibia bevorzugt. Die Tibiametaphyse wird freigelegt und das Lig. patellae untertunnelt. Die Tibiametaphyse wird auf der Innenseite mit einem Hohmann-Hebel subperiostal umfahren. Um den N. peronaeus sowie das Gefäßnervenbündel zu schützen, darf auf der lateralen Seite keine größere Hebelwirkung erzielt werden. Hier genügt ein einfacher Gatterhaken. Die Kniegelenkachse wird durch einen Kirschner-Draht markiert und je nach Art und Ausmaß der gewünschten Korrektur ein Keil mit Meißel oder oszillierender Säge entnommen (für die Valgisation Keil mit lateraler, für die Varisation mit medialer Basis). Zur Erzielung eines Zuggurtungseffektes bei Anlage einer Platte sollte die Gegenkortikalis nicht durchtrennt werden. Erfolgt die Kompression über Steinmann-Nägel mit äußeren Spannern, wird der Korrekturwinkel vor der Osteotomie durch Einsetzen des unteren Steinmann-Nagels senkrecht zur Tibiaachse festgelegt. Der obere Steinmann-Nagel wird etwa 1 cm unterhalb des Kniegelenks parallel zum Gelenkspalt eingeführt. Eine intraoperative röntgenologische Kontrolle zeigt die exakte Lage. Nach erfolgter Korrektur liegen beide Nägel parallel. Soll gleichzeitig eine Ventralisation erfolgen, wird der distale Steinmann-Nagel leicht nach dorsal versetzt (bis zu 1 cm). Die Gegenkortikalis wäre in diesem Falle natürlich vollständig zu durchtrennen. Die Anwendung des Fixateur externe erlaubt spätere Nachkorrekturen sowie das postoperative Nachspannen. Auch eine Korrektur der Rotation ist möglich. Die Distanz der Steinmann-Nägel zur geplanten Osteotomie sollte mindestens 1–2 cm betragen, bei osteoporotischem Knochen mehr [9]. Bei Anwendung von Steinmann-Nägeln werden diese zur Vermeidung einer Peronäusparese von außen nach innen gebohrt (Vorbohren mit dem Bohrer, Einführung der Steinmann-Nägel mit Handfutter zur Vermeidung von Hitzenekrosen).

Bei Keilosteotomien wird bevorzugt die T- oder Abstützplatte verwendet. (Nur bei Kindern und Jugendlichen erfolgt die Osteosynthese gelegentlich mit Kirschner-Drähten und anschließender Ruhigstellung im Gips.) Die Platte wird in der Regel la-

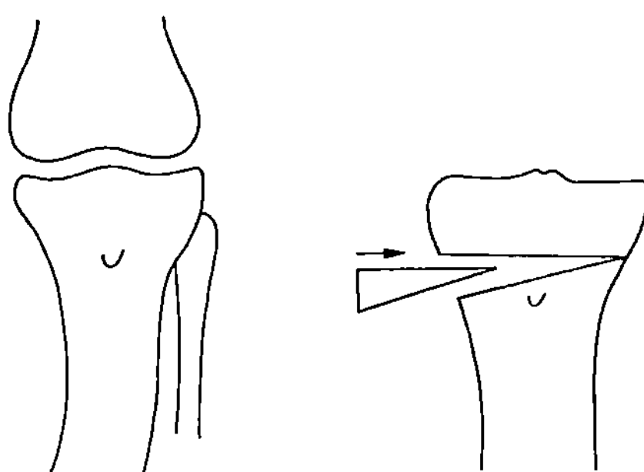

Abb. 4. Schema der Keilosteotomie. Bei Beinverkürzung Anhebung auf der konkaven Seite und Unterfütterung mit autologem Span

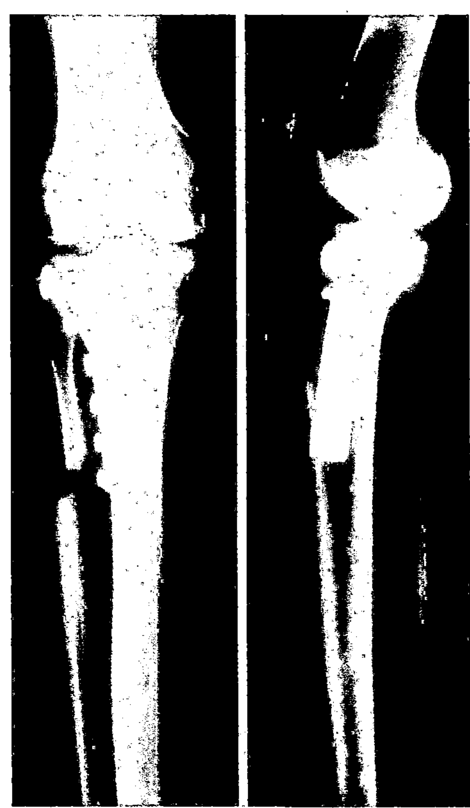

Abb. 5. Keilosteotomie mit lateraler T-Platte versorgt (Valgisierung)

teral angelegt (Abb. 4 u. 5), insbesondere nach einer Valgisierungsoperation [39]. (Lateral sind weniger Muskeln und Bänder zu präparieren, ferner ergeben sich biomechanische Vorteile.) Wird dagegen nach einer Varisierung die Platte ebenfalls lateral angebracht, ist medial eine kleine Zuggurtungsplatte erforderlich.

Operationstechnik der Pendelosteotomie

Die i. allg. bevorzugt durchgeführte bogenförmige Osteotomie mit anschließender Fixation mit dem Fixateur externe erlaubt ohne Schwierigkeiten auch größere Winkelkorrekturen (Abb. 6). Das operative Vorgehen (Hautschnitt, Markieren des Kor-

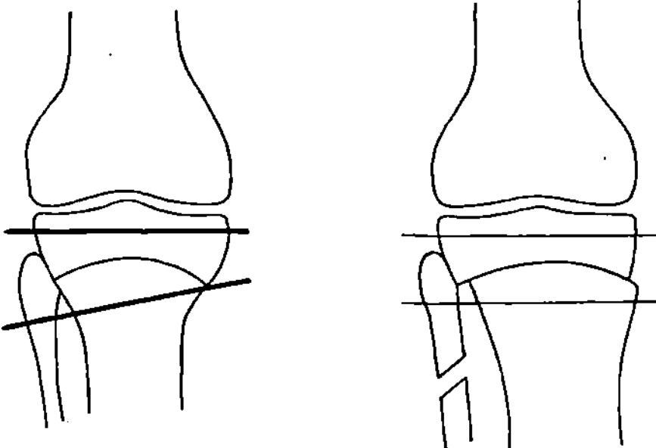

Abb. 6. Schema der Pendelosteotomie. Der distale Steinmann-Nagel zeigt den Korrekturwinkel an

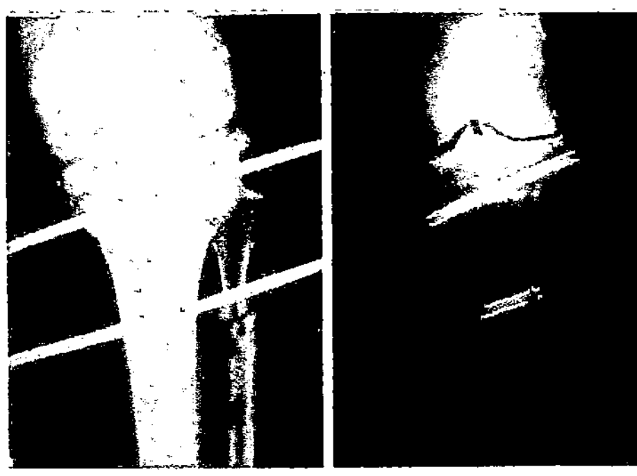

Abb. 7. Pendelosteotomie. Ausbrechen des proximalen Steinmann-Nagels nach 2 Wochen bei zu geringem Abstand zur Osteotomie, sehr proximale Fibulaosteotomie (N. peronaeus!)

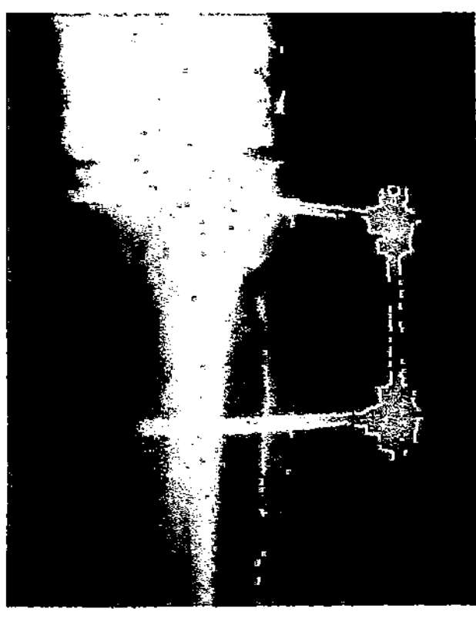

Abb. 8. V-förmige Pendelosteotomie, korrekte Lage der Steinmann-Nägel

rekturwinkels) gleicht dem der Keilosteotomie. Auf die exakte Lage der Steinmann-Nägel ist zu achten (Abb. 7 u. 8). Ist die Distanz zur Osteotomie zu gering, können die Nägel ausbrechen (Abb. 7). Der proximale Nagel sollte etwa 1 cm distal der Gelenkfläche – parallel zum Gelenkspalt – liegen. Die Osteotomie erfolgt mit einem schmalen Meißel, der beim Einschlagen nicht verkippt werden darf (orthogonale Stellung des Meißels bzw. der Säge). Bei retropatellaren Knorpelerweichungen als Zeichen einer beginnenden Arthrose im Femoropatellargelenk wird der distale Tibiaanteil zur Reduzierung des Drucks im femoropatellaren Gleitlager (Bandi-Effekt) nach ventral versetzt.

Zusammenfassung

Korrekturosteotomien im Tibiakopfbereich werden seit über 100 Jahren durchgeführt. Die unilateralen Arthrosen bei Genu valgum und Genu varum bzw. die posttraumatische Deformität des Kniegelenks bieten die wesentliche Indikation. Ziel der operativen Intervention ist es, den Gelenkdruck so weit zu reduzieren, daß er für das bereits geschädigte Gelenk erträglich wird bzw. daß er das noch gesunde Gelenk nicht schädigt. Insbesondere 3 operative Verfahren haben sich durchgesetzt: die Pendelosteotomie, die Keilosteotomie und die intraligamentäre Anhebeosteotomie im Tibiakopfbereich. Auf die biomechanischen Grundlagen und die technischen Einzelheiten der Operation wurde eingegangen.

Literatur

1. Baacke M, Seidel K (1975) Wege zur Indikation operativer Gonarthrosebehandlung im Alter. Orthopäde 4:165
2. Blaimont P, Burnotte J, Baillon JM, Duby P (1971) Contribution bioméchanique à l'étude des conditions d'équilibre dans le genou normal et pathologique. Acta Orthop Belg 37:573
3. Braune W, Fischer O (1889) Über den Schwerpunkt des menschlichen Körpers. Abhandl Math Phys Sächs Ges Wissensch 15:561
4. Braune W, Fischer O (1891) Bewegungen des Kniegelenks nach einer neuen Methode an lebenden Menschen gemessen. Abhandl Math Phys Sächs Ges Wissensch 17:75
5. Breitenfelder J (1973) Rundtischgespräch: Die Osteotomie am Tibiakopf. Z Orthop 111:543
6. Coventry MB (1965) Osteotomy of the upper portion of the tibia for degenerative arthritis of the knee: A preliminary report. J Bone Joint Surg [Am] 47:984
7. Dolanc B (1973) Die Behandlung des instabilen Kniegelenks mit Achsenfehlstellung durch intraligamentäre Anhebe-Tibiaosteotomie. Arch Orthop Unfallchir 76:280
8. Frank W, Oest O, Rettig H (1974) Die Röntgenganzaufnahme in der Operationsplanung von Korrekturosteotomien der Beine. Z Orthop 112:344
9. Goerttler TP, Debrunner AM (1969) Die Tibiakopfosteotomien bei der Behandlung der Gonarthrose. Z Orthop 106:551
10. Hanslik L, Saydo M (1971) Der gegenwärtige Stand der chirurgischen Behandlung schwerer Kniegelenkschäden. Monatsschr Unfallheilkd 74:397
11. Hierholzer G, Voorhoeve A, Kleining R, Kehr H (1975) Reinterventionen nach Schienbeinkopfbrüchen. Chirurg 46:352
12. Huggler AH (1973) Rundtischgespräch: Die Osteotomien am Tibiakopf. Z Orthop 111:543
13. Jonasch E (1959) Zur Klassifizierung der Arthrose im Röntgenbild (Kongreßbericht). Z Orthop 91:579
14. Kettelkamp DB, Chao EY (1972) A method for quantitative analysis of medial and lateral compression forces at the knee during standing. Clin Orthop 83:202
15. Kettelkamp DB, Jacobs AW (1972) Tibiofemoral contact area: Determination and implications. J Bone Joint Surg [Am] 54:349
16. Klems H (1976) Infrakondyläre Tibiaosteotomie-Stabilisierung mit äußerem Spanner – Indikation, Technik, Komplikationen. Z Orthop 114:26
17. Lange M (1951) Orthopädisch-chirurgische Operationslehre. Bergmann, München, S 660
18. MacIntosh PL (1970) The surgical treatment of osteoarthritis of the knee. S. I. C. O. T., XIè Congrès, Mexico, 1969. Imprimerie des Sciences, Bruxelles, p 400
19. Maquet PGJ (1976) Biomechanics of the knee. Springer, Berlin Heidelberg New York
20. Mohing W (1973) Osteotomien. Orthopäde 2:94
21. Müller KH, Bierbach M (1977) Korrekturosteotomien und ihre Ergebnisse bei kniegelenknahen posttraumatischen Fehlstellungen. Unfallheilkunde 80:359
22. Müller KH, Bierbach M (1977) Korrekturosteotomien und ihre Ergebnisse bei idiopathischen kniegelenknahen Achsenfehlstellungen. Unfallheilkunde 80:457
23. Müller ME, Allgöwer M, Schneider R, Willenegger H (1977) Manual der Osteosynthese. Springer, Berlin Heidelberg New York
24. Müller W (1973) Rundtischgespräch: Die Osteotomie am Tibiakopf. Z Orthop 111:543
25. Müller W (1976) Die Tibia-Osteotomie in der Therapie posttraumatischer Arthrosen am Kniegelenk. Hefte Unfallheilkd 128:175
26. Neurath F (1973) Rundtischgespräch: Die Osteotomie am Tibiakopf. Z Orthop 111:543
27. Oest O (1973) Röntgenologische Beinachsenbestimmung. Z Orthop 111:497
28. Paul JP (1965) Bioengineering studies of the forces transmitted by joints. In: Kenedi RP (ed) Biomechanics and related bioengineering topics. Pergamon Press, Oxford p 369
29. Paul JP (1966–67) Forces transmitted by joints in the human body. Proc Inst Mech Eng 181:8
30. Pauwels F (1973) Atlas zur Biomechanik der gesunden und kranken Hüfte. Prinzipien, Technik und Resultate einer kausalen Therapie. Springer, Berlin Heidelberg New York

31. Pauwels F (1976) Im Vorwort zu: In: Maquet PGJ (ed) Biomechanics of the knee. Springer, Berlin Heidelberg New York
32. Rabischong P, Courvoisier E, Bonnel F, Peruchon E, Devaud G (1970) Etude bioméchanique de la répartition des forces au niveau des condyles fémoraux en charge statique. In: Nicod L (Hrsg) Die Gonarthrose. Huber, Bern Stuttgart Wien, S 36
33. Rettig H (1973) Rundtischgespräch: Die Osteotomie am Tibiakopf (Kongreßbericht). Z Orthop 111:543
34. Rettig H (1973) Die Behandlung der Gonarthrose unter biomechanischen Gesichtspunkten. Arch Orthop Unfallchir 74:281
35. Talke M, Friedebold G (1977) Indikation und Technik der intraligamentären Tibiaosteotomie bei Kniegelenkinstabilität. Hefte Unfallheilkd 129:182
36. Thiel A (1973) Rundtischgespräch: Die Osteotomie am Tibiakopf. Z Orthop 111:543
37. Vulpius O, Stoffel A (1920) Orthopädische Operationslehre. Enke, Stuttgart
38. Wagner H (1976) Indikation und Technik der Korrekturosteotomien bei der posttraumatischen Kniegelenkarthrose. Hefte Unfallheilkd 128:155
39. Zilch H, Adlkofer M, Groher W, Friedebold G (1978) Umstellungsosteotomien am Schienbeinkopf. Unfallheilkunde 81:642

Ergebnisse nach Tibiakopfumstellungsosteotomien

H. Zilch und D. Rogmans

Krankengut

Vom 1. September 1969 bis zum 31. Dezember 1981 wurden an der Orthopädischen Klinik (Oskar-Helene-Heim) der Freien Universität Berlin im Bereich des Tibiakopfes 196 Umstellungsosteotomien bei 155 Patienten durchgeführt. Nachuntersucht wurden 109 Patienten mit 136 Umstellungsosteotomien (70%). Die Nachuntersuchung erfolgte in 2 Serien: Serie 1 erfaßte das Patientengut vom 1. September 1969 bis zum 30. September 1977 mit einer durchschnittlichen Zeit zwischen Operationstag und Nachuntersuchung von 3,5 Jahren (8 Monate–5,5 Jahre), Serie 2 das vom 1. Oktober 1977 bis zum 31. Dezember 1981 mit einer durchschnittlichen Nachuntersuchungszeit von 2,9 Jahren (13 Monate–5,3 Jahre). Das Alter der Patienten lag zwischen 3 und 76 Jahren. Operiert wurden 10 Kinder; 71% der Erwachsenen waren zum Zeitpunkt der Operation zwischen 55 und 70 Jahre alt. Nachuntersucht wurden nur Erwachsene.

Die präoperative Fehlstellung betraf 119mal eine Varus- und 73mal eine Valgusdeformität. Bei der Varusfehlstellung betrug das Verhältnis vom männlichen zum weiblichen Geschlecht 56 zu 63, während bei der Valgusfehlstellung das weibliche Geschlecht überwog (55 zu 14).

Komplikationen

Bei 196 Tibiakopfumstellungsosteotomien traten 14mal (7,1%) Wundheilstörungen auf, wobei in diesen Fällen 11mal eine T-Platte und 3mal ein Fixateur externe zur Anwendung kamen. Die 14 Wundheilungsstörungen teilen sich auf in 4 Serome (2%), 5 Wundrandnekrosen (2,5%), 4 Weichteilinfekte (2%) und 1 Knocheninfekt (0,5%). 13mal war postoperativ eine Peronäusirritation festzustellen, die 10mal vorübergehend und 3mal bleibend mit einer Zehenheberschwäche (1,5%) war. Der Peronäusschaden trat 9mal bei der Korrektur einer Valgusfehlstellung und 4mal bei einer Varusfehlstellung auf.

Ergebnisse

Da die bestehende Arthrose objektiv nicht beeinflußbar ist, steht bei der Beurteilung des Operationserfolges die Selbstbeurteilung durch den Patienten im Vordergrund. Hierbei wurde die Abnahme des Schmerzes und die Zunahme der Gehleistung berücksichtigt. Viele Patienten gaben an, daß sich die Schmerzen erst nach 6–8 Monaten wesentlich gebessert hätten bzw. nicht mehr auftraten.

Korrekturosteotomien nach Traumen
an der unteren Extremität
Herausgegeben von G. Hierholzer, K. H. Müller
© Springer-Verlag Berlin Heidelberg 1984

Tabelle 1. Ergebnisse: Selbstbeurteilung durch Patienten (Schmerz, Gehleistung)

110 Patienten (81 %)	Verbesserung	(Gruppe 1)
12 Patienten (9 %)	unverändert	(Gruppe 2)
14 Patienten (10 %)	verschlechtert	(Gruppe 3)

Tabelle 2. Ergebnisse: Aufschlüsselung nach Varus- und Valgusdeformität

	Varus n (%)	Valgus n (%)
Gruppe 1	75 (89)	33 (63)
Gruppe 2	3 (4)	8 (16)
Gruppe 3	6 (7)	11 (21)
Gesamtzahl	84 Patienten	52 Patienten

Tabelle 3. Ergebnisse: Aufschlüsselung nach dem Grad der Arthrose zum Zeitpunkt der Operation

Arthrosegrad	0 n (%)	1 n (%)	2 n (%)	3 n (%)	4 n (%)
Gruppe 1	8 (7)	15 (14)	41 (37)	33 (30)	13 (12)
Gruppe 2			2 (15)	7 (60)	3 (25)
Gruppe 3			2 (14)	5 (36)	7 (50)

Nach diesen beiden Kriterien beurteilt, standen 81 % (110 Patienten) positiv zum Operationsergebnis, während 12 Patienten (9 %) unveränderte Schmerzen bzw. unveränderte Gehleistung aufwiesen (Gruppe 2), und 14 Patienten (10 %) dem Ergebnis negativ gegenüberstanden (Gruppe 3) (Tabelle 1).

Diese 3 Patientenkollektive wurden nach verschiedenen Kriterien aufgeschlüsselt.

Es wurde zunächst die Art der Deformität, ob Varus- oder Valgusfehlstellung, untersucht (Tabelle 2). Hierbei zeigt sich, daß zur Gruppe 1 89 % der Varusdeformitäten gehören, zur Gruppe 3 jedoch nur 7 % und bei den Valgusdeformitäten 21 %. Es ist daher abzuleiten, daß die Aussichten auf eine subjektive Besserung bei der Valgusdeformität geringer sind.

Bei der Aufschlüsselung nach dem Grad der Arthrose zum Zeitpunkt der Operation (Arthrosegrad nach Jonasch) ist auffallend, daß alle Patienten ohne Arthrose ausnahmslos der Gruppe 1 zuzuordnen sind, während in Gruppe 3 50 % der Patienten zum Zeitpunkt der Operation bereits den Arthrosegrad 4 hatten (Tabelle 3). Weiterhin wurde der Verlauf der Arthrose im Röntgenbild beurteilt. Es fand sich zum Zeitpunkt der Nachuntersuchung in 60 % eine fortschreitende Arthrose, in 34 % war der Befund unverändert, und in 6 % zeigt sich eine Verbesserung. Diese Verbesserung bezog sich jedoch nur auf den Sklerosesaum, der in seiner Dichte abnahm. Die fortschreitende Arthrose zeigt deutliche Zusammenhänge und Abhängigkeiten von der Seitenbandführung, denn bei der fortschreitenden Arthrose zeigte sich fast ausnahmslos eine mittelstarke bis geringe Lockerung eines Seitenbandes (Tabelle 4).

Postoperativ ließ sich das Bewegungsausmaß in 40 % der nachuntersuchten Patienten verbessern, wobei sich die Verbesserung durchschnittlich zwischen 10 und 15° be-

Tabelle 4. <u>Ergebnisse:</u> Beurteilung der *Arthrose* im Röntgenbild in Abhängigkeit von der Seitenbandstabilität

Arthrose	Seitenbandführung		
	Mittelstarke Lockerung	Geringe Lockerung	Gut
60 % fortschreitend	46 Patienten	32 Patienten	4 Patienten
34 % unverändert	10 Patienten	30 Patienten	6 Patienten
6 % verbessert (nur Sklerosesaum)	–	–	8 Patienten

wegte und maximal 25° erreichte. Bei 42 Patienten war der Befund unverändert, und bei 39 Patienten verschlechterte sich das Bewegungsausmaß. Bei den 55 Patienten mit Verbesserung des Bewegungsausmaßes fand sich 47mal eine Korrektur einer Varusfehlstellung, bei den 39 Patienten mit Verschlechterung 30mal eine Valgusdeformität.

Die Tibiakopfumstellungsosteotomie zeigt in etwa 80 % der Fälle ein gutes postoperatives Ergebnis, vorausgesetzt, die Operationstechnik wird exakt eingehalten,

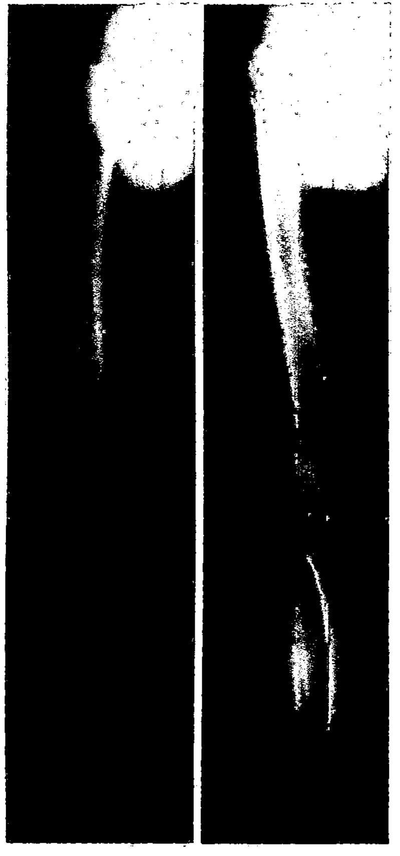

Abb. 1. Hauptsächlich mediale Gonarthrose bei starker Varusdeformität, die Tragachse verläuft medial am Kniegelenk vorbei. Postoperativ verläuft die Tragachse durch die Kniemitte

und die präoperativ verlagerte Tragachse des Beines verläuft nach der Korrektur-osteotomie exakt durch die Mitte des Kniegelenks (Abb. 1). Die Korrektur einer Varusdeformität schneidet jedoch insgesamt besser ab als die einer Valgusdeformität.

Literatur

1. Zilch H, Adlkofer M, Groher W, Friedebold G (1978) Umstellungsosteotomien am Schienbeinkopf (Indikation, Technik und Ergebnisse). Unfallheilkunde 81:642

Ergebnisse der intraligamentär additiven Korrekturosteotomie am Tibiakopf (Anhebeosteotomie)

E. Walter und U. Holz

Bei posttraumatischen Varus- und Valgusfehlstellungen im Kniegelenk mit Bandinstabilitäten bevorzugen wir die intraligamentär-additive Tibiakopfosteotomie, wie sie bei Debyere [2] und Dolanc [3] beschrieben wurde, da sie neben der Achsenkorrektur gleichzeitig eine Bänderstraffung erzielt, wogegen bei der subtraktiven Methode nach Coventry [1] eine zusätzliche operative Bandstraffung erforderlich ist. Im Vergleich zur lateralen Kniegelenkseite, wo das kollaterale Ligament nicht mehr als 2 cm distal vom Gelenkspalt am Fibulaköpfchen ansetzt, ergibt sich am medialen Tibiakondylus ein „Spielraum" von 4–6 cm für die geplante Osteotomie [4].

Wir berichten über Ergebnisse, die auf Nachuntersuchungen an der Berufsgenossenschaftlichen Unfallklinik Tübingen beruhen. Im Zeitraum von 1975–1980 wurden 83 Patienten operiert. 11 bisher in Stuttgart operierte Patienten bleiben unberücksichtigt, da der postoperative Beobachtungszeitraum noch zu kurz ist. Operiert wurden 42 Frauen (50,7 %) und 41 Männer (49,3 %).

Der Anteil der posttraumatischen Fehlstellungen lag bei den Männern doppelt so hoch wie bei den Frauen, andererseits war die idiopathische Gonarthrose bei den Frauen 3mal so hoch wie bei den Männern (Tabelle 1).

Tabelle 1. Grunderkrankungen

	Männer	Frauen	Anteil [%]
Idiopathische Gonarthrose	9	26	42
Posttraumatische Fehlstellung	20	10	36
Zustand nach Meniskektomie	11	6	20
Andere Ursachen z. B. Tuberkulose	1		2

Tabelle 2. Verteilung der Fälle nach der Form der Fehlstellung sowie dem Alter und Geschlecht der Patienten.

Form der Fehlstellung	Varus			Valgus			Insges.
Geschlecht	gesamt	m.	w.	gesamt	m.	w.	
Zahl	73	34	39	10	7	3	83
Alter (durchschnittlich)							53,6
Jüngster Patient	27	27	33	19	19	45	19
Ältester Patient	76	76	75	71	53	71	76
Präventiv	4	3	1	5	3	2	9
Gelenkerhaltend	69	31	38	5	4	1	74

Korrekturosteotomien nach Traumen
an der unteren Extremität
Herausgegeben von G. Hierholzer, K. H. Müller
© Springer-Verlag Berlin Heidelberg 1984

Überwiegend findet sich die Varusfehlstellung (73 Varusfehlstellungen gegenüber
10 Valgusfehlstellungen). Die präventiven Osteotomien waren sämtlich bei posttraumatischen Achsenfehlstellungen ohne Arthrosezeichen indiziert (Tabelle 2). Bei den
69 Varusfehlstellungen mit Arthrose zeigten 55 Patienten eine Deformität unter 10°
Abweichung, bei der geringen Zahl von 10 Valgusfehlstellungen war die Anzahl eher
verteilt (Tabelle 3 u. 4).

Die Beschwerden, nach Schmerzen, Gehstrecke und Gehhilfen gegliedert, wurden
anhand eines Fragebogens erfaßt und nach einem Punktesystem bewertet (Tabelle 5).

Bei 96 % der Operierten stand präoperativ der Schmerz im Vordergrund. 70 % der
Patienten klagten präoperativ über starke und mittlere Schmerzen, postoperativ fast
80 % nur noch über geringfügige oder keine Schmerzen (Tabelle 6).

Tabelle 3. Verteilung der Fälle nach dem Ausmaß der Varusabweichung

Varusabweichung	Bis 5°	Bis 10°	Bis 15°	< 15°	Gesamt
Ohne Arthrose	2	1	1	0	4
Mit Arthrose	17	38	8	6	69
Insgesamt	19	39	9	6	73

Tabelle 4. Verteilung der Fälle nach dem Ausmaß der Valgusabweichung

Valgusabweichung	Bis 5°	Bis 10°	Bis 15°	< 15°	Gesamt
Ohne Arthrose	0	2	0	3	5
Mit Arthrose	1	2	1	1	5
Insgesamt	1	4	1	4	10

Tabelle 5. Punktsystem der Beschwerdesymptomatik

Die Beschwerden, nach Schmerzen, Gehstrecke und Gehhilfen gegliedert, wurden anhand
eines Fragebogens erfaßt und folgendermaßen nach einem Punktsystem bewertet:

1. Schmerzen:

Keine Schmerzen	0 Punkte
Leichte Schmerzen ständig bzw. Schmerzen nur bei Belastung	1 Punkt
Schmerzen schon bei Bewegung	2 Punkte
Starke Schmerzen auch in Ruhe bzw. mit dadurch gestörtem Schlaf	3 Punkte

2. Gehstrecke:

Mehr als 1 km	0 Punkte
Bis 1 km	1 Punkt
Bis ca. 100 m	2 Punkte
Nur in der Wohnung	3 Punkte

3. Gehhilfen:

Keine	0 Punkte
1 Stock außerhalb der Wohnung	1 Punkt
1 Stock immer	2 Punkte
2 Gehstützen immer	3 Punkte

Das Ziel der Korrektur war der Normwinkel von 87° zwischen Femurkondylenebene und Tibiaschaftachse mit einem Fehlertoleranzbereich von ±2°. 59 % der Valgus- und Varusfehlstellungen waren normo-, 31 % hyper- und 10% hypokorrigiert.

Die postoperativ bessere Beweglichkeit zeigt sich in einer Zunahme der Beugung bis zu 15° bei 37 % der Fälle sowie in der Zunahme der Streckung bei einem vorherigen Streckdefizit bis 5° bei 28 % der Fälle (Tabelle 7).

Der Einfluß der durch den Eingriff erreichten Korrektur auf das Fortschreiten der Arthrose ist der Tabelle 8 zu entnehmen. Sie zeigt, daß sich bei Normokorrektur die Arthrose in 80% der Fälle stabilisiert, bei Unterkorrektur dagegen in 50% der Fälle verschlechtert. Unter einer „idealen Korrektur" versteht Richter [6] z. B. bei Varusarthrosen eine geringe Überkorrektur im Sinne einer physiologischen Valgität, einer Aussage, der Maquet [5] und Zilch [8] zustimmen. Wagner [7] betont v. a. die Überkorrektur bei präoperativer Beugekontraktur, um ein zufriedenstellendes postoperatives Ergebnis zu erreichen. Eine Korrektur von mehr als 20° läßt sich bei der intraligamentär additiven Tibiakopfosteotomie technisch schwer erreichen [8].

Tabelle 6. Nachuntersuchungsergebnisse betreffend der prä- und postoperativen Beschwerdesymptomatik

Präoperativ / Postoperativ	3 Punkte [%]	2 Punkte [%]	1 Punkt [%]	0 Punkte [%]
Schmerzen	56 / 12	14 / 9	26 / 61	4 / 18
Gehstrecke	12 / 3	21 / 4	30 / 35	37 / 58
Gehilfen	5 / 9	9 / 4	25 / 18	61 / 69

Tabelle 7. Einfluß der Osteotomie auf die Beweglichkeit

	Beugung	Streckung	
Gewinn ≧ 15°	37 %	28 %	Gewinn ≧ 5°
Gleich	60 %	65 %	Gleich
Verlust	3 %	7 %	Verlust

Tabelle 8. Korrektur und Arthrose

		Arthrose
Korrektur	stabilisiert [%]	verschlechtert [%]
Normo	80	20
Hyper	75	25
Hypo	50	50

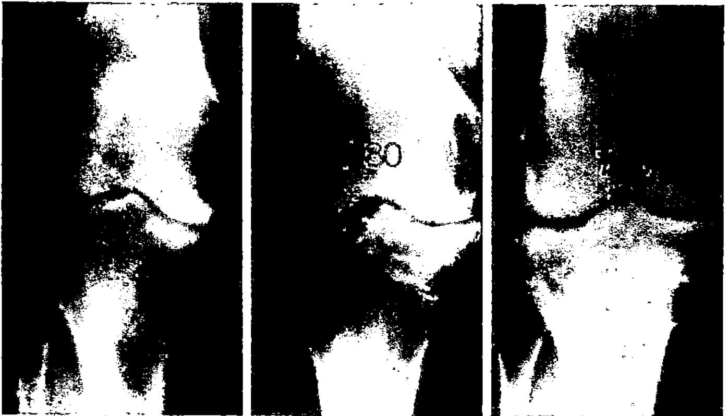

Abb. 1.   Infraktion der Tibiagelenkfläche anläßlich der Osteotomie

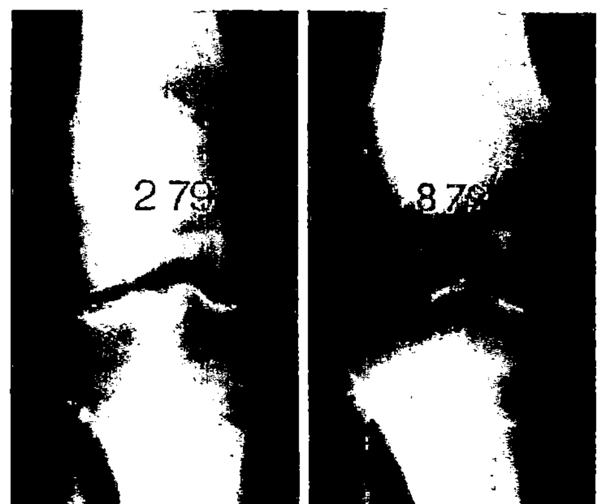

Abb. 2.   Korrekturverlust durch homologen Knochenkeil

Bei den Komplikationen erwähnenswert ist lediglich 9mal der Einbruch der Tibiagelenkfläche anläßlich der Osteotomie, es kam jedoch in keinem Fall zu Konsolidierungsproblemen (Abb. 1).

Benutzt man einen homologen Knochenkeil (verwendet wurden 70 homologe und 13 autologe Keile), so kann es zum Nachsintern kommen, die Korrektur wird unzureichend und eine etwaige Nachoperation erforderlich (Abb. 2). Beim Durchschlagen der kontralateralen Kortikalis wird eine zusätzliche Osteosynthese erforderlich. Dies war in 12 Fällen notwendig (Abb. 3). Bei keinem der nachuntersuchten Patienten, die mit einem autologen Knochenkeil operiert wurden, kam es zum Korrekturverlust durch Nachsintern des Spanes.

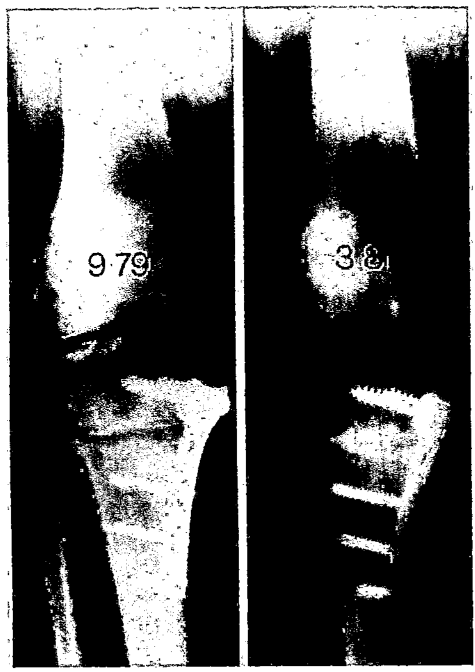

Abb. 3. Durchschlagen der kontralateralen Kortikalis und Stabilisierung durch T-Platte

Literatur

1. Coventry MB (1973) Osteotomy about the knee for degenerative and rheumatoid arthritis. J Bono Joint Surg [Am] 55/1:23
2. Debeyre J, Artigou JM (1972) Résultat à distance de 260 ostéotomies tibiales pour deviation frontale du genou. Rev Chir Orthop 58:355
3. Dolanc B (1973) Die Behandlung des instabilen Kniegelenks mit Achsenfehlstellung durch die intraligamentäre Anhebe-Tibiaosteomie. Arch Orthop Unfallchir 76:280
4. Hattab A, Lauttamus L (1976) Die proximale Tibiaosteotomie bei Behandlung der Arthrosis deformans des Kniegelenks. Z Orthop 114:773
5. Maquet P (1979) Korrekturosteotomien in der Behandlung der Kniegelenksarthrose. Orthopäde 8:296
6. Richter R (1974) Erfahrungen mit der Tibiakopfosteotomie bei Gonarthrosen. Arch Orthop Unfallchir 80:107
7. Wagner H (1976) Indikation und Technik der Korrekturosteotomien bei der posttraumatischen Kniegelenksarthrose. Hefte Unfallheilkd 128:155
8. Zilch H, Adlkofer M, Groher W, Friedebold G (1978) Umstellungsosteotomien am Schienbeinkopf (Indikation, Technik und Ergebnisse). Unfallheilkunde 81:642

Ergebnisse nach Korrekturosteotomien am Tibiakopf mit der T-Platte bei posttraumatischen Fehlstellungen

A. Skuginna, P. M. Hax und G. Schneppendahl

Die knöcherne Konsolidierung nach der Korrekturosteotomie am Schienbeinkopf tritt auch nach alleiniger Gipsbehandlung in gehöriger Zeit ein [1,5]. Gleichwohl bevorzugen wir an unserer Klinik eine sichere Fixation, um zur Nachbehandlung Übungsstabilität vorliegen zu haben [4]. Bei der Anhebeosteotomie ohne metallische Fixation wird dabei die Stabilität durch die Zugspannung des Seitenbandapparates bewirkt [2]. Aus noch zu erörternden Gründen wird inzwischen von uns auch bei der Anhebeosteotomie eine gleichzeitige Stabilisierung mit der T-Platte bevorzugt. Die Fixation nach der Osteotomie mit der T-Platte ergibt am Schienbeinkopf eine gute Übungsstabilität. Die Nachuntersuchungen der nach dieser Methode operierten Patienten zielt auf die Aufdeckung möglicher Nachteile, die sich aus dieser Methode ergeben und das klinische Ergebnis beeinträchtigen könnten, ab.

Bei der Korrekturosteotomie im Zusammenhang mit der T-Plattenfixation wurde selbstverständlich nach den bekannten Prinzipien zur Festlegung der Korrekturlokalisation und des Korrekturausmaßes vorgegangen. Präoperativ wurden ausnahmslos Ganzaufnahmen der Beine zur Bestimmung des Korrekturwinkels angefertigt. Die Osteotomie legen wir in Verbindung mit der T-Platten-Osteosynthese und unter Berücksichtigung einer evtl. vorliegenden Bandinstabilität entweder intraligamentär oder unterhalb der Seitenbandansätze an, die Osteotomie steigt dabei in der Regel langsam zur Gegenseite an, die Gegenkortikalis bleibt erhalten, um den Zuggurtungseffekt auszunutzen. Dieses Vorgehen haben wir selbstverständlich bei zusätzlicher

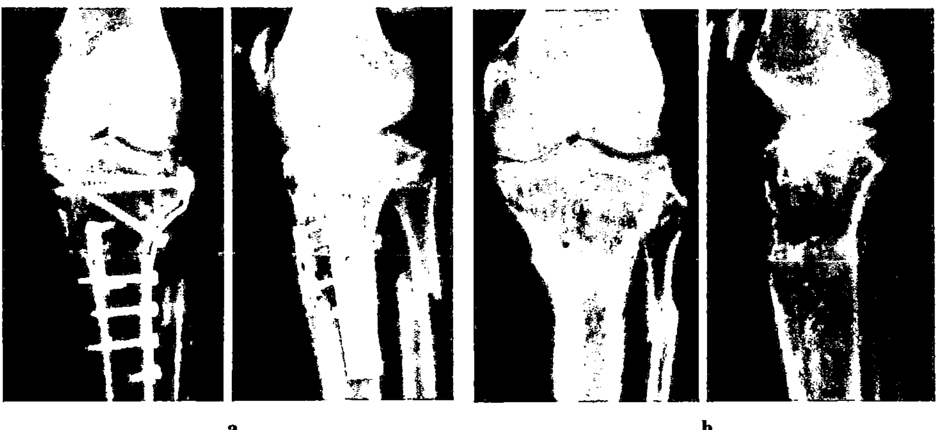

<table>
<tr><td align="center">a</td><td align="center">b</td></tr>
</table>

Abb. 1 a, b. a Fr.-Wi. B., Beispiel für das Anbringen einer gegenseitigen kleinen Platte im Sinne der Zuggurtung, um ein Aufklappen des Osteotomiespaltes zu verhindern, b Zustand nach knöcherner Konsolidierung und bereits erfolgter Metallentfernung

Korrekturosteotomien nach Traumen
an der unteren Extremität
Herausgegeben von G. Hierholzer, K. H. Müller
© Springer-Verlag Berlin Heidelberg 1984

Korrektur eines Rotationsfehlers oder einer Ventralisation nicht beibehalten können, der Osteotomiespalt wird bei entsprechend gelagerten Fällen entweder durch
eine Spongiosazugschraube schräg gekreuzt oder die laterale Osteotomie wird durch
eine Zuggurtungsplatte gegen ein Aufklappen gesichert (Abb. 1). Anläßlich der Umstellungsosteotomie wird die Behandlung zusätzlicher Schädigungen, wie die einer relativen Seitenbandinstabilität oder einer Femoropatellararthrose, mitberücksichtigt.
Zur Behandlung der Femoropateallararthrose kommt entsprechend eine Retinakulumspaltung oder Ventralisation der Tuberositas tibiae in Frage, eine relative Seitenbandinstabilität wird meist durch eine Anhebeosteotomie ausgeglichen. Die Behebung zusätzlicher Fehlstellungen, wie einer Ante- oder Rekurvation oder eines Rotationsfehlers, wurde bei der Korrektur mit ausgeglichen.

Zur Objektivierung des postoperativen Korrekturergebnisses ist unserer Auffassung nach der Vergleich von präoperativen und postoperativen Beinganzaufnahmen
unerläßlich. Es war uns bisher aus verschiedenen Gründen nicht in allen Fällen möglich, anläßlich der Nachuntersuchung Beinganzaufnahmen zu erhalten. Es stehen
Beinganzaufnahmen von 17 Patienten zur Verfügung, die anläßlich der Nachuntersuchung angefertigt worden waren und bei denen die Korrekturosteotomie in Verbindung mit einer Anhebeosteotomie vorgenommen worden war. Hiervon wurden 8 Patienten in Verbindung mit der Anhebeosteotomie mit einer T-Platte stabilisiert. Es bietet sich hierbei die Gelegenheit, den möglichen Nutzen der T-Plattenosteosynthese
auch im Zusammenhang mit dieser Osteotomietechnik im Hinblick auf die Frage des
Korrekturverlustes einzuschätzen.

Als Korrekturmaß legten wir den sog. Tiltwinkel des Schienbeinkopfes zugrunde
(Abb. 2). Als weitere Beurteilungskriterien zogen wir die in Tabelle 1 aufgeführten
Beurteilungskriterien heran.

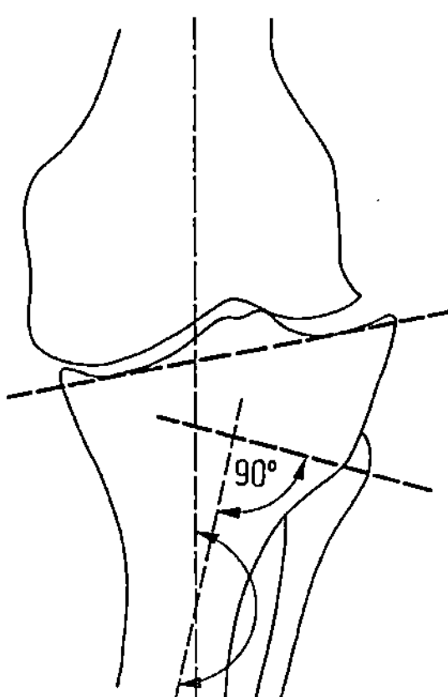

Abb. 2. Tiltwinkel des Schienbeinkopfes

Tabelle 1. Beurteilungkriterien für den Korrekturerfolg durch Anhebeosteotomien mit und
ohne T-Platte

1. Neigungswinkel FSA – KB	3. Winkel FSA – TSA
2. Neigungswinkel TSA – KB (Tilt)	4. Korrekturwinkel

Ergebnisse

Die Lokalisation kniegelenknaher Korrekturosteotomien, die wegen einer posttraumatischen oder degenerativen Fehlstellung an unserer Klinik durchgeführt worden waren, ist der Tabelle 2 zu entnehmen. Bei den posttraumatischen Korrekturoperationen am Schienbeinkopf kam zur Fixation in 38 Fällen die T-Platte, in 15 Fällen der Fixateur externe und in 2 Fällen eine andere metallische Fixation zur Anwendung. Bei 15 posttraumatischen Korrekturen wurde auf eine matallische Fixation verzichtet (Tabelle 3).

Bei den 38 Patienten, die eine Umstellungsosteotomie am Schienbeinkopf in Verbindung mit einer T-Plattenosteosynthese erhielten, handelte es sich bei 28 Patienten um Männer, bei 10 um Frauen (Tabelle 4). An zusätzlichen Schädigungen bzw. Fehlstellungen traten auf:
- Zusätzliche Schädigungen: 8 Bandlockerungen, 3 Femoropatellararthrosen.
- Zusätzliche Fehlstellungen: 6 Rotationsfehler, Ante- oder Rekurvationen.

Wir haben an Komplikationen in Verbindung mit der T-Plattenosteosynthese nach Korrekturoperationen in 5 Fällen Wundheilungsstörungen beobachtet. Bei diesen Patienten lagen bereits präoperativ ungünstige Narbenverhältnisse nach vorangegangener Osteosynthese von Schienbeinkopffrakturen vor. Diese Wundheilungsstörungen kamen in 2 Fällen erst zur Abheilung, nachdem das Metallimplantat entfernt worden war. In 3 Fällen beobachteten wir postoperativ eine Peronaeusparese, die in 2 Fällen reversibel war.

Tabelle 2. Kniegelenknahe Korrekturosteotomie
(BG-Unfallklinik Duisburg-Buchholz 1973–1981, n = 208, 196 Patienten)

	Tibiakopf n = 146	Femur suprakondylär n = 62
Posttraumatisch	48	19
	23	11
Degenerativ	31	14
	44	18

Tabelle 3. Korrekturoperation am Schienbeinkopf, Fixationsverfahren 1973–1981 (n = 146)

	T-Platte	Fixateur externe	Andere Metallfixation	Ohne Metallfixation
Posttraumatisch	38	15	2	15
Degenerativ	14	58	–	4

Tabelle 4. Korrekturoperation am Schienbeinkopf, Fixation mit T-Platte 1973–1981 (n = 38)

	Varus	Valgus
Ohne zusätzliche Schädigung	12	8
Mit zusätzlicher Schädigung	5	8
Mit zusätzlicher Fehlstellung	3	2

Unter Zugrundelegung der in Tabelle 5 aufgeführten Beurteilungskriterien schätzten wir in 14 Fällen ein gutes, in 10 Fällen ein befriedigendes Ergebnis nach der Korrekturoperation ein, in 5 Fällen war das Ergebnis unbefriedigend. Bei der Auswertung der Korrekturergebnisse legten wir die in Tabelle 1 aufgeführten Beurteilungskriterien zugrunde. Die Ergebnisse sind der Tabelle 6 zu entnehmen. Die präoperative Achsenfehlstellung, der angestrebte Korrekturwinkel sowie der Neigungswinkel des Schienbeinkopfes (präoperativ und bei der Nachuntersuchung) sind in den Tabellen 7–9 niedergelegt. Es handelt sich hierbei um 17 Patienten, die mit einer Anhebeosteotomie anläßlich der Korrekturoperation einer posttraumatischen Fehlstellung am Schienbeinkopf behandelt worden waren. Dabei war bei 8 Patienten in Verbindung mit der Anhebeosteotomie eine T-Plattenosteosynthese vorgenommen worden. Bei 9 Patienten war eine metallische Fixation nicht erfolgt.

Tabelle 5. Tibiakopfosteotomie:
Bewertung bei Nachuntersuchung

+++	Gangbild frei Wegstrecke unbegrenzt Streckung frei Beugung bis 120°
++	Gangbild leicht hinkend Wegstrecke bis 1 km Streckdefizit bis 10° Beugung bis 100°
+	Stockhilfe erforderlich Streckdefizit bis 20° Beugung bis 90°

Tabelle 6. Tibiakopfosteotomie-Fixation mit T-Platte:
Ergebnisse bei Nachuntersuchung (n = 29)

+++	14
++	10
+	5

Tabelle 7. Anhebeosteotomien Tibiakopf:
Achsenfehlstellung präoperativ

∢	n
< 5°	2
> 5°	6
> 10°	9

Tabelle 8. Anhebeosteotomien Tibiakopf:
Korrekturwinkel

∢	n
< 5°	1
> 5°	4
> 10°	12

Tabelle 9. Anhebeosteotomien Tibiakopf:
Neigungswinkel vom Tibiakopf

∢	Präoperativ n	Bei Nachuntersuchung n
< 5°	2	14
> 5°	6	3
> 10°	9	0

Tabelle 10. Anhebeosteotomien Tibiakopf:
Korrekturverlust bei Nachuntersuchung

∢	Ohne T-Platte n	Mit T-Platte n
> 5°	3	0
> 10°	0	0

Unsere Meßergebnisse stellen dabei einmal heraus, daß in nicht seltenen Fällen eine Überkorrektur erzielt wurde. Diese war auch bei der Planung der Korrekturoperation beabsichtigt, um eine Entlastung des geschädigten Kniegelenkkompartiments durch die Umstellung zu bewirken. Weiterhin hat sich gezeigt, daß bei 3 Patienten Korrekturverluste bei der Anhebeosteotomie zu verzeichnen waren (Tabelle 10). Bei diesen 3 Fällen handelte es sich um den Zustand nach Anhebeosteotomie ohne eine Osteosynthese.

Diskussion

Die Ergebnisse der Umstellungsosteotomie am Schienbeinkopf in Verbindung mit der T-Plattenosteosynthese lassen erkennen, daß wir bei diesem Verfahren eine sofortige Übungsstabilität und ausreichend sichere Fixation vorliegen haben. Das Fixationsverfahren mit der T-Platte gestattet Korrekturen verschiedener Achsenfehler. In diesen Fällen ist dann eine komplette durchgehende Osteotomie notwendig, d. h. die Gegenkortikalis wird in die Osteotomie mit einbezogen. Dabei hat sich uns zur Stabilisierung eine Zuggurtungsplatte bewährt, um ein Aufklappen des Osteotomiespaltes auf der kontralateralen Seite zu verhindern. Einen Bewegungsverlust im Zusammenhang mit dem geschilderten Operationsverfahren gegenüber anderen Operationstechniken konnten wir nicht beobachten oder feststellen. Gegenüber der Osteosynthese mit dem Fixateur externe kann es bei der T-Plattenfixation eher zu Wundheilungsstörungen kommen, wenn bereits präoperativ ungünstige Haut- oder Narbenverhältnisse vorliegen. Nur in diesen Fällen empfehlen wir daher eher Zurückhaltung gegenüber der T-Plattenosteosynthese (Abb. 1).
Sicherlich ein Nachteil gegenüber der Fixateur-externe-Osteosynthese ist bei der T-Plattenfixation der Umstand, daß nachträglich eine Korrektur nicht mehr möglich ist. Die äußerst korrekte Festlegung des Korrekturwinkels ist daher bei dieser Operationstechnik unabdingbar. Berücksichtigt werden muß eine mögliche Kompression und Einstauchung der Osteotomie, die zu einer Überkorrektur führen kann.

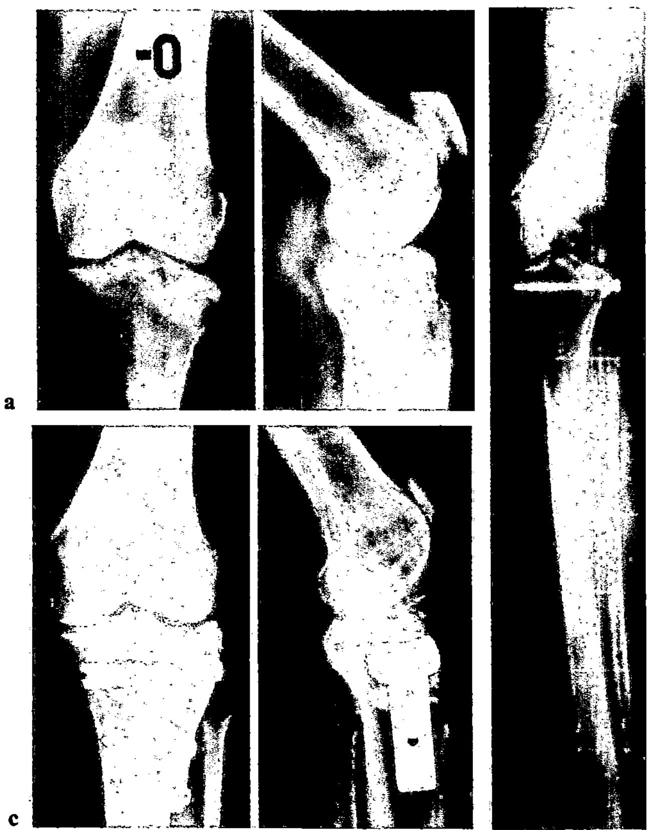

Abb. 3. a M. D., Zustand nach lateraler Schienbeinkopfbruchschädigung mit Impression, b Beispiel für nichtadäquate Osteosynthese, c Korrekturoperation mit Anhebeosteotomie und Stabilisierung mit einer T-Platte

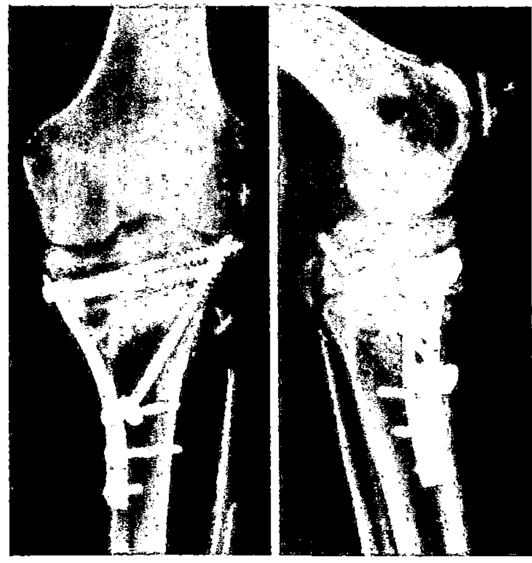

Abb. 4. J. H., valgisierende Umstellungsosteotomie mit Keilunterfütterung sowie Ausgleich einer Streckhemmung. Stabilisierung mit einer T-Platte und Zugschraube

Die Überprüfung der tatsächlich erhaltenen Korrektur mittels der oben aufgeführten Beurteilungskriterien unter Hinzuziehung der Beinganzaufnahmen zeigt bei der Korrekturosteotomie am Schienbeinkopf mittels einer Anhebeosteotomie, daß hierbei die T-Platte einen Schutz gegenüber einem möglichen Korrekturverlust bietet. In Verbindung mit der Spananhebung kommt der T-Plattenosteosynthese somit ein günstiger Abstützungseffekt zu (Abb. 3).

Bezüglich der klinischen Ergebnisse der Umstellungsosteotomie mit der T-Platte am Schienbeinkopf sei abschließend noch darauf hingewiesen, daß die Beurteilung sicherlich problematisch ist. Die Ausgangssituation bei der Korrekturoperation ist in der Regel unterschiedlich. Einerseits wurde die Korrektur bei keinen oder nur geringen arthrotischen Veränderungen bei vorliegender Achsenfehlstellung vorgenommen, andererseits lagen posttraumatisch bereits erhebliche sekundärarthrotische Veränderungen der Schienbeinkopfgelenkfläche vor. Eine Rückbildung röntgenologisch bereits deutlicher sekundärarthrotischer Veränderungen haben wir in Übereinstimmung mit anderen Autoren anläßlich unserer Nachuntersuchungen nicht beobachtet [3]. Eine eindeutige Korrelation der röntgenologischen Veränderungen mit dem subjektiven Beschwerdebild war dabei allerdings nicht immer zu erkennen.

Zusammenfassend sehen wir in der T-Plattenosteosynthese in Verbindung mit der Korrekturoperation am Schienbeinkopf folgende Vorteile:

Mit der T-Platte kann eine biomechanisch korrekte Achsenkorrektur durchgeführt werden.

Die Nachbehandlung wird begünstigt durch die übungsstabile Osteosynthese, auf das Kriterium der postoperativen geringen Schmerzintensität sei verwiesen.

Die knöcherne Konsolidierung erfolgt in angemessener Zeit.

Zusätzliche therapeutische Maßnahmen wie die Beseitigung eines Streckdefizites, die Beeinflussung einer Femoropatellararthrose oder die Beseitigung eines zusätzlichen Rotationsfehlers können unschwer mit in die Korrektur einbezogen werden.

In Verbindung mit der Anhebeosteotomie bietet der Einsatz der T-Platte einen günstigen Schutz vor einem möglichen Korrekturverlust (Abb. 4).

Literatur

1. Aldinger G (1981) Mittelfristige Ergebnisse der kniegelenknahen Osteotomie in der Behandlung der Gonarthrose. Z Orthop 119:516–520
2. Dolanc B (1973) Die Behandlung des instabilen Kniegelenks mit Achsenfehlstellung durch die intraligamentäre Anhebetibiaosteotomie. Arch Orthop Unfallchir 76:280–289
3. Müller KH, Thelen E (1976) Ergebnisse und posttraumatische Arthrose nach operativ versorgten Tibiakopffrakturen. Aktuel Traumatol 6:55–60
4. Skuginna A, Ludolph E, Hierholzer G (1975) Wahl des Operationsverfahrens bei der Umstellungsosteotomie im Tibiakopfbereich. Aktuel Traumatol 9/3:121–126
5. Wagner H (1977) Prinzipien der Korrekturosteotomien am Bein. Orthopäde 6:145–177

Ergebnisse nach Tibiakopfumstellungsosteotomien mit Fixateur externe

J. D. Wolf und K. H. Müller

Nach gestellter Indikation zur korrigierenden Osteotomie im Schienbeinkopfbereich bleibt noch die Wahl des anzuwendenden Osteosynthesematerials. Für die problematische Weichteilsituation im Kniegelenkbereich an sich, besonders aber bei postoperativen Zuständen und nach bereits abgelaufenen oder zu erwartenden Komplikationen, bietet sich der Fixateur externe für diese Osteosyntheseaufgabe an.

Von 1973–1982 wurden in der Klinik „Bergmannsheil Bochum" insgesamt 51 Umstellungsosteotomien im Schienbeinkopfbereich bei posttraumatischen Fehlstellungen vorgenommen. In 18 Fällen (35,2 %) kam als Osteosynthesematerial der Fixateur externe zur Anwendung. Die Umstellungsosteotomie wurde in 11 Fällen bei Verletzungsfolgen nach Betriebs- bzw. Arbeitswegunfällen, in 5 Fällen nach Privatunfällen und bei 2 Patienten nach Kriegsverletzung erforderlich.

Von den 18 Patienten konnten 17 nach einem durchschnittlichen Zeitraum von 31,4 Monaten nach Umstellungsoperation kontrolliert werden, wobei der kürzeste Zeitraum 6 Monate, das längste Zeitintervall 10 Jahre betrug.

Die Vorbehandlung war in 10 Fällen operativ und 8mal konservativ, wobei nur 1 operativer Fall aus unserem Krankengut stammt.

Die männlichen Patienten überwiegen in einem Verhältnis von 15 : 3. Der Seitenvergleich ist mit 9 : 9 ausgeglichen, in 2 Fällen lagen Verletzungen beider Schienbeinköpfe vor, wobei jeweils nur eine Seite korrekturbedürftig war.

Der früheste Zeitpunkt der Umstellungsosteotomie lag 5 Monate nach dem Unfall – sicherlich der günstigste Zeitraum im Hinblick auf ein gutes Langzeitergebnis – die späteste Umstellung wurde nach einer Kriegsverletzung durch Schußbruch 36 Jahre danach korrigiert (Abb. 1). Im Durchschnitt erfolgte 12,8 Jahre nach dem Unfall der Korrektureingriff (unter Wegfall der Extremsituationen von 30 und 36 Jahren). Der älteste Patient war 63 Jahre, der jüngste 17 Jahre alt.

Zur Korrektur standen in 8 Fällen Varus-, in 9 Fällen Valgusfehlstellungen und in einem Fall eine Innenrotationsfehlstellung von 25° zur Operation an. Bei 2 Patienten mußte gleichzeitig eine Antekurvationsfehlstellung von 10–15° ausgeglichen werden (vgl. auch Abb. 11 S. 234).

Als Unfalldiagnose lagen 10mal Tibiakopfbrüche und 8mal proximale Tibiafrakturen zugrunde. Nur in 7 Fällen lag die Tibiaverletzung als Einzelverletzung vor, allein in 5 Fällen war sie Begleitverletzung im Rahmen eines Polytraumas.

Zur Anwendung kam der Rohrfixateur der AO, mit 2, 3 und 4 Steinmann-Nägeln als Rahmen, wie auch der AO-Gewindefixateur (vgl. auch Abb. 12 S. 235 u. 236).

Als durchschnittliche Liegezeit des Fixateurmaterials ergaben sich 3,7 Monate, als kürzeste Zeit konnten 7 Wochen, als längste 8 Monate ermittelt werden.

Bereits präoperativ bestanden Komplikationen, wie Peronäusschaden in 5 Fällen, Thrombose in 2 Fällen, Osteomyelitis in 2 Fällen und eine Pseudarthrose. Trotz Früh-

Korrekturosteotomien nach Traumen
an der unteren Extremität
Herausgegeben von G. Hierholzer, K. H. Müller
© Springer-Verlag Berlin Heidelberg 1984

mobilisierung und Belastungsmöglichkeit kam es bei der Fixateurbehandlung zu einer beherrschbaren Lungenembolie. Als vorübergehende Komplikation ist in 3 Fällen eine Fistel im Bereich der Steinmann-Nägel-Kanäle nach Fixateurentfernung für 2–6 Wochen aufgetreten.

Bei der Nachuntersuchung ergab sich an objektiven Befunden eine mittlere Beinverkürzung von ca. 1,7 cm sowie eine Verschmächtigung der betroffenen Beinmuskulatur von durchschnittlich 1,0 cm an der korrigierten Seite. Die Kniegelenkbeweglichkeit muß durchweg als gut bezeichnet werden. Bei einer durchschnittlichen Streck-

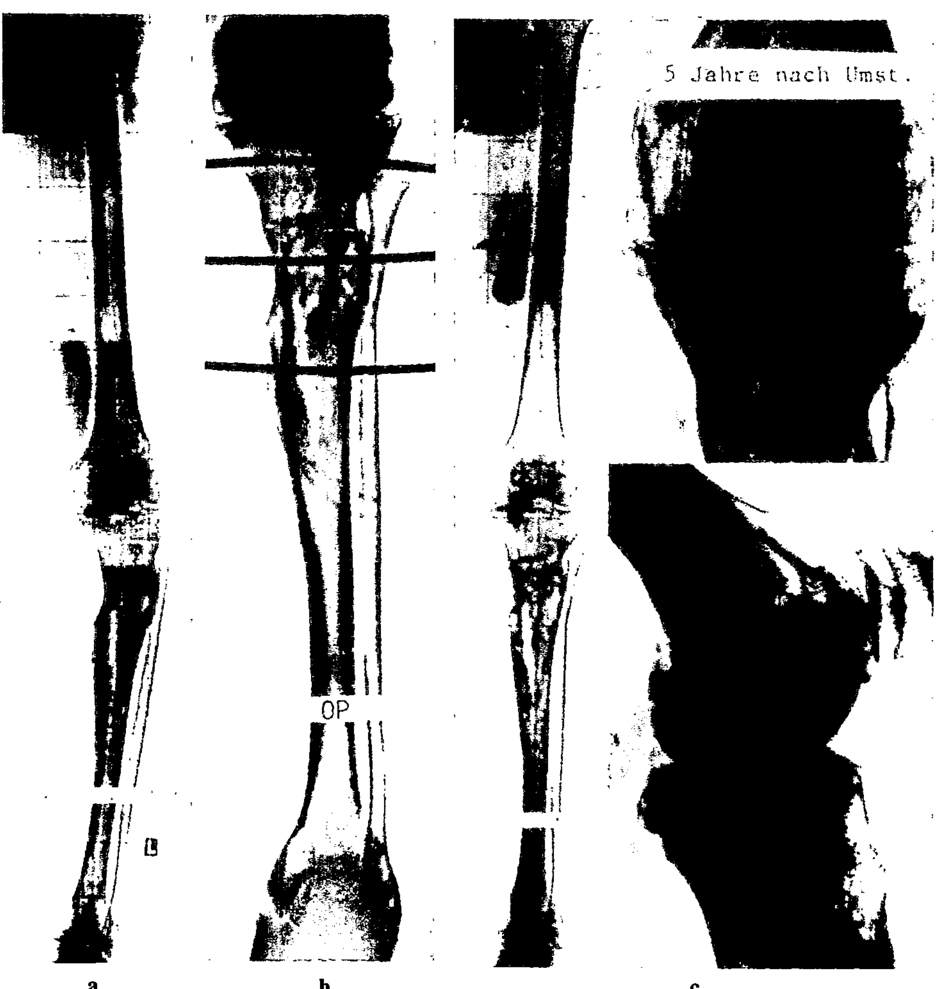

a   b   c

Abb. 1 a–c. R. H., männlich, selbständiger Diplomingenieur (Valgisation von 15°, Rekurvation von 10°). 1944 Schienbeinschußbruch links, Olekranonfraktur und Augenlidverletzung. Peronäusschaden. Nachfolgend Osteomyelitis, **a** Ausheilung in Fehlstellung. Antekurvation und Varusfehlstellung. Schmerzhafte Kniegelenkbeweglichkeit vor der Umstellung 0–0–100° (Diskussion: Arthrodese), **b** 36 Jahre nach Verletzung Umstellungsosteotomie in 2 Ebenen, **c** Komplikationsloser Verlauf, röntgenologischer Zustand. 5 Jahre postopertativ.

Abb. 1 d s. S. 291

und Beugefähigkeit von 0–0–110° war das schlechteste Ergebnis 0–5–90°. Auffällige Reizzustände der Kniegelenke ergaben sich nicht, allerdings in 15 Fällen deutliche klinische und röntgenologische Arthrosezeichen.

2mal zeigte sich eine Kreuzbandlockerung, die nicht vollständig muskulär kompensiert wurde, und in 3 Fällen eine Seitenbandschwäche. Eine Dokumentation über die präoperativen Zustände lag in diesen Fällen nicht vor.

8 Patienten waren auf Hilfsmittel angewiesen, wie Absatz- oder Sohlenerhöhung, Peronäusschiene, orthopädisches Schuhwerk, Thrombosestrumpf, Gehstock oder Gehstütze (2 ältere Patienten).

Die Röntgenkontrolluntersuchung ergab für die Beinachsen nur in 3 Fällen Abweichungen vom Kniegelenkzentrum um mehr als 2 cm. Die röntgenologisch sichtbare Progredienz der Arthrose steht im Widerspruch zu der klinisch relativ guten Leistungsfähigkeit des Kniegelenks nach der Korrektur. Dieser Befund entspricht allgemeinen Angaben in der Literatur [1–10].

Bei der subjektiven Beurteilung durch die Patienten haben 16 den Zustand nach der Korrekturosteotomie als gut und verbessert und nur 1 Patient als schlecht bezeichnet. Als einheitliche Klagen wurden Wetterfühligkeit, Reiz- und Schwellzustände im Kniegelenkbereich nach längeren Belastungen vorgebracht.

Behinderungen oder andere nachteilige Auswirkungen durch und während der Fixateurbehandlung sind von keinem Patienten nach ausdrücklichem Befragen geäußert worden. Für die Bilddokumentation (Abb. 1 bis 3) wurden 3 Extrembeispiele ausgesucht, die die Korrekturosteosynthese mit Hilfe des Fixateur externe aufgrund der Weichteilsituation, der ossären Voraussetzungen und der Anamnese besonders empfehlenswert erscheinen läßt.

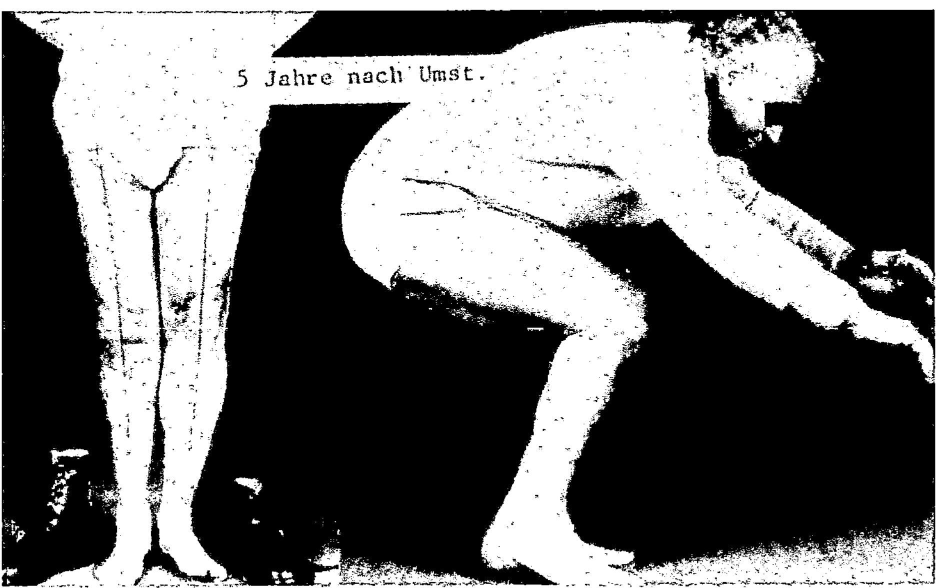

Abb. 1 d. Kniegelenkbeweglichkeit 0–0–130°. Beschwerdefreie Wegstrecke 4–5 km. Sport: Golf. Zeitweise orthopädisches Schuhwerk (präoperativer Schaden des N. peronaeus)

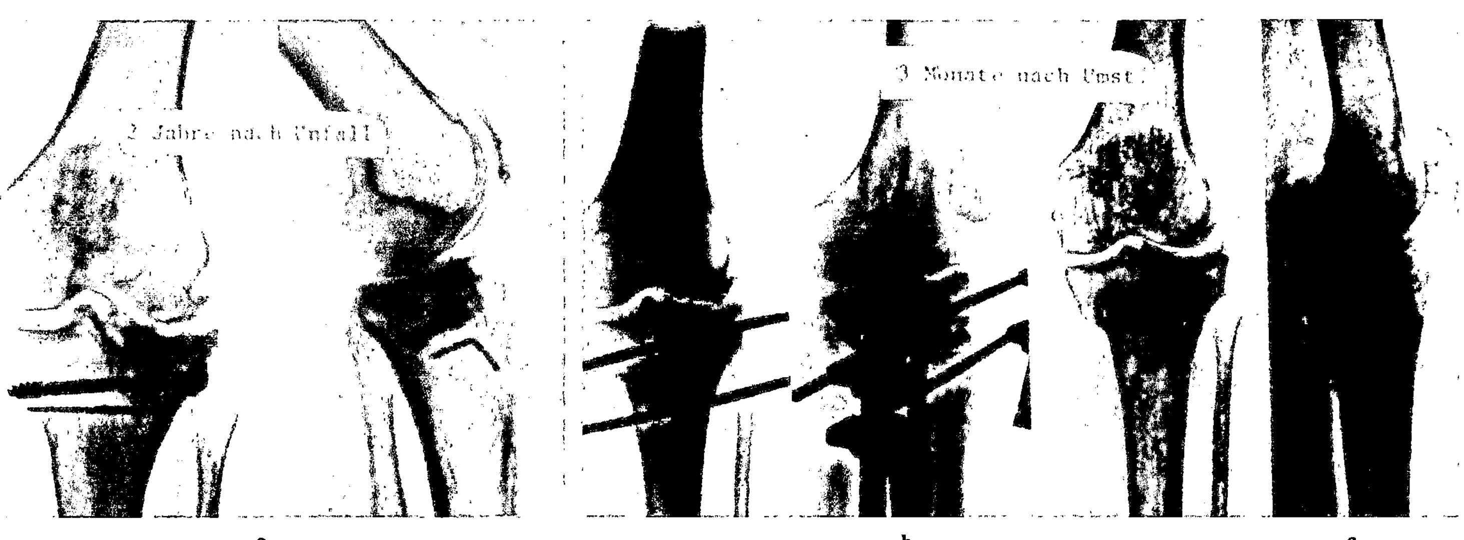

Abb. 2 a–d. A. W., weiblich, 68 Jahre, selbständige Gastwirtin. 27. Oktober 1975 Arbeitsunfall, Schienbeinkopfbruch links.

a Operative Behandlung andernorts, Aufnahme 2 Jahre nach Unfall, präoperative Beweglichkeit Strecken – Beugen 0°/10°/40°.
b varisierende Umstellungsosteotomie bei posttraumatischem Valgusfehler von 12° bei bestehendem Symtomkomplex (III–IV), Übergewichtigkeit
c 3 Monate nach Korrektureingriff; achsengerechte Stellung

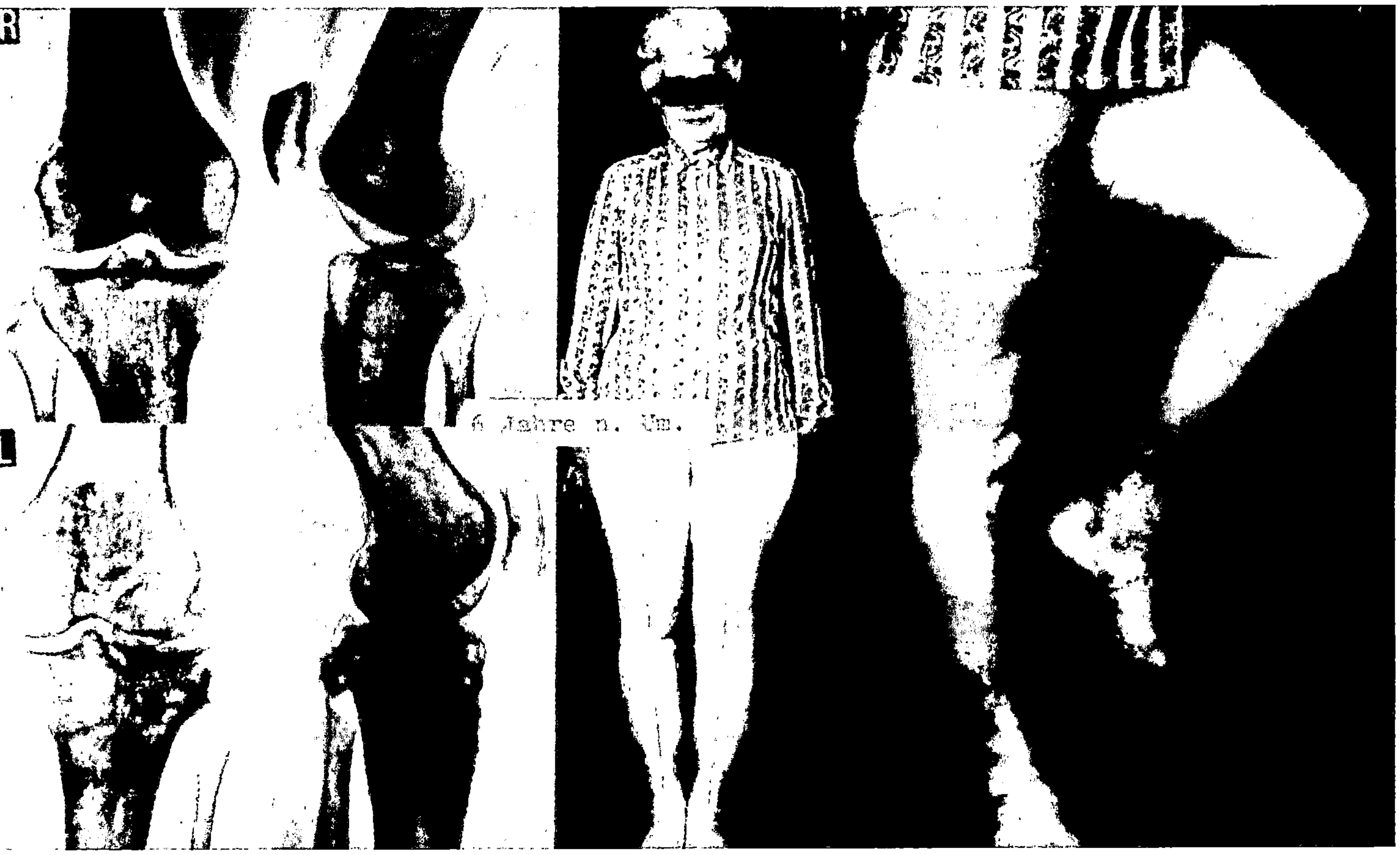

Abb. 2 d. 6 Jahre nach Umstellung Kniegelenkbeweglichkeit Strecken/Beugen 0–0–100°. Voller Arbeitstag 12 h Thekendienst. Röntgenologisch nur geringe Zunahme der Verschleißzeichen („gesunde" rechte Gegenseite zum Vergleich)

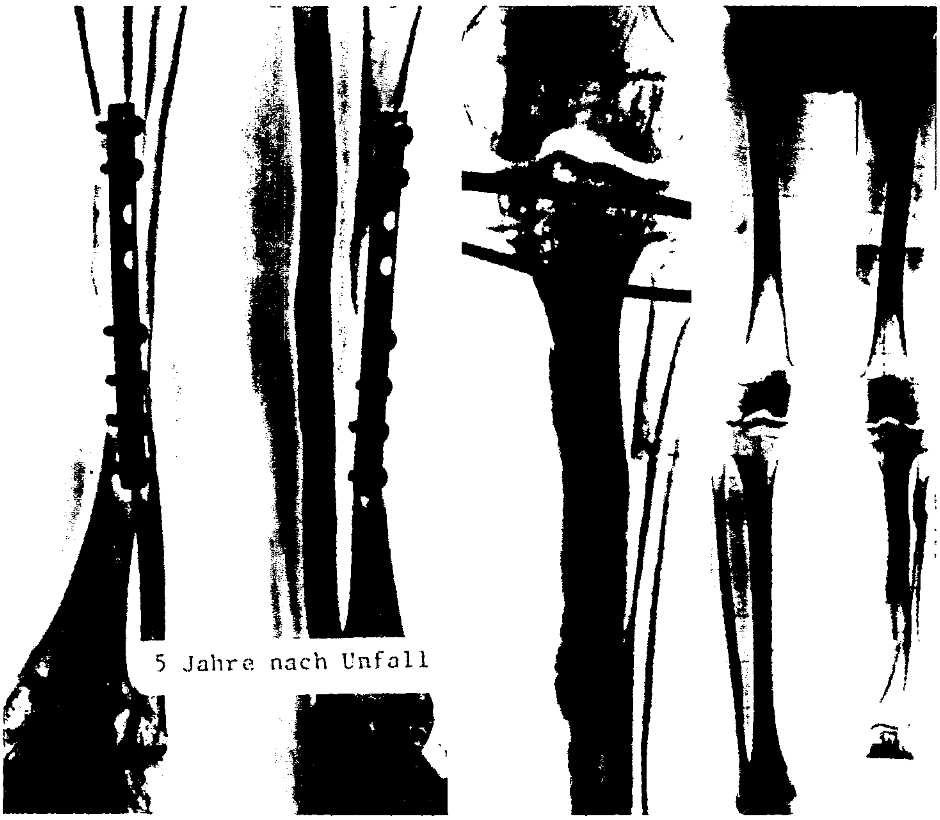

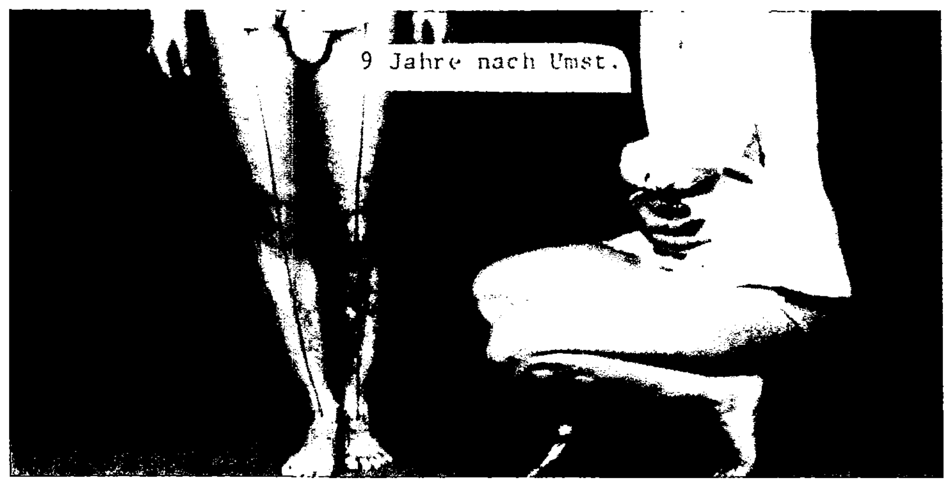

a

b

c

d

Literatur

1. Debrunner AM (1970) Die operative Behandlung von Gonarthrosen. In: L Nicod (Hrsg) Die Gonarthrose. Huber, Bern Stuttgart Wien
2. Dolanc B (1973) Die Behandlung des instabilen Kniegelenks mit Achsenfehlstellung durch intraligamentäre Anhebe-Tibiaosteotomie. Arch Orthop Unfallchir 76:280
3. Hierholzer G, Voorhoeve A, Kleining R, Kehr H (1975) Reintervention nach Schienbeinkopfbrüchen. Chirurg 46:352
4. Hohmann D, Legal H, Seidel K (1975) Hohe Tibiakopfosteotomien in der Behandlung der Gonarthrose des alten Menschen. Orthopäde 4:172
5. Müller KH, Biebrach M (1977) Korrekturosteotomien und ihre Ergebnisse bei kniegelenknahen posttraumatischen Fehlstellungen. Unfallheilkunde 80:359
6. Müller KH, Biebrach M (1977) Korrekturosteotomien und ihre Ergebnisse bei idiopathischen kniegelenknahen Achsenfehlstellungen. Unfallheilkunde 80:464
7. Müller KH, Thelen E (1976) Ergebnisse und posttraumatische Arthrose nach operativ versorgten Tibiakopffrakturen. Aktuel Traumatol 6:55
8. Müller ME (1967) Posttraumatische Achsenfehlstellungen an den unteren Extremitäten. Huber, Bern Stuttgart Wien
9. Nicod L (1970) Die Gonarthrose. Huber, Bern Stuttgart Wien
10. Wagner H (1976) Indikation und Technik der Korrekturosteotomien bei der posttraumatischen Kniegelenkarthrose. Hefte Unfallheilkd 128:155

◀ **Abb. 3 a–d.** H. F., männlich, Medizinstudent. Als 7jähriger Junge Verkehrsunfall, Defektbruch linker Unterschenkel. Mehrfache operative Versorgung. Ausbildung einer Osteomyelitis (amputationsgefährdet), später Pseudarthrose, a Refraktur unter Beinverkürzung von 10 cm und erheblicher Varusverbiegung. Ausheilung nach 7jähriger Therapie, b Valgisierende Umstellungsosteotomie (15°) 10 Jahre nach Unfall, komplikationslose Ausheilung, c Röntgenologischer und d klinischer Befund 9 Jahre nach Korrektur: freie Kniegelenkbeweglichkeit, Behinderung der Dorsalflexion im oberen Sprunggelenk. Muskelminderung, Beinverkürzung links 10 cm, ausgeglichen durch orthopädischen Schuh, treibt wieder Sport: Segeln, Tanzen

Zusammenfassung: Korrekturosteotomien nach Traumen im Bereich des Kniegelenks

L. Gotzen

Fehlverheilte Frakturen des Kniegelenks und der gelenknahen Femur- und Tibiaabschnitte haben Gelenkinkongruenzen und Instabilitäten sowie Achsenabweichungen zur Folge. Sie stellen präarthrotische Deformitäten dar.

Schmerzen und Funktioneinschränkungen ergeben sich oft schon primär aus der gestörten Gelenkmechanik, gravierender aber sekundär durch den progredienten Gelenkverschleiß. Der zur Arthrose führende Pathomechanismus ist die lokale Überlastung von Knorpel, Menisken und Knochen durch zu hohen Druck.

Deformationen der Gelenkkörper stellen eine besonders ungünstige biomechanische Situation dar und führen meist rasch zur Arthrose. Der Bewegungsablauf ist durch inkongruenten Gelenkkontakt und Subluxationsvorgänge nachhaltig beeinträchtigt. Die drucküberlastenden Gelenkflächen unterliegen zusätzlich einer schädlichen Scherbeanspruchung.

Bei alleinigen Achsenabweichungen zieht sich die Arthroseentwicklung über längere Zeiträume hin, weil die Fehlbelastung des Gelenks geringer ausgeprägt ist und durch muskuläre Kompensationsvorgänge zusätzlich vermindert werden kann. Im Gefolge der biomechanisch bedingten, meist umschriebenen Gelenkdestruktionen kommt es durch den mechanischen Knorpelabrieb und den enzymatischen Knorpelabbau zur reaktiven Synovitis mit ihren Symptomen Kapselschwellung, Kapselschmerz und Ergußbildung.

Das Endergebnis ist das Vollbild der aktivierten Gonarthrose mit schmerzhafter Funktioneinschränkung durch Gelenkflächenzerstörung in einem Teilbereich des Kniegelenks, Synovitis, Insertionstendopathien sowie atropher und kontrakter Muskulatur. Die Beseitigung der Fehlstellungen durch Korrektureingriffe ist die wichtigste biomechanische Voraussetzung, diesen Circulus vitiosus gar nicht erst entstehen zu lassen oder ihn zu durchbrechen. Auch fortgeschrittene Arthrosen und höheres Alter stellen keine zwingende Kontraindikationen für Korrekturosteotomien dar, wenn Aussicht besteht, eine den normalen Verhältnissen weitgehend entsprechende Gelenkstellung herbeizuführen. Es zeigen sich oftmals erstaunliche Gelenkreparationen nach Beseitigung der pathologischen Belastungssituation mit Rückgang der Beschwerden und Verbesserung der Funktion, wie die Nachuntersuchungsergebnisse eindrucksvoll belegen.

Die eingehende Analyse der aus posttraumatischen Deformitäten resultierenden Pathomechanik des Kniegelenks und ihrer funktionellen und morphologischen Folgen bildet die Grundlage für die therapeutischen Überlegungen. Nachdrücklich ist zu fordern, daß vor jeder Korrekturoperation eine umfassende klinische und radiologische Diagnostik vorgenommen wird, um Art und Ausmaß der Fehlstellungen exakt zu ermitteln. Nach den Röntgenvorlagen sind maßstäbliche Planzeichnungen anzufertigen, in die Ort und Betrag der Korrektur, die operativ-technische Vorgehens-

Korrekturosteotomien nach Traumen
an der unteren Extremität
Herausgegeben von G. Hierholzer, K. H. Müller
© Springer-Verlag Berlin Heidelberg 1984

weise, das Korrekturergebnis und die Stabilisierungstechnik detailliert einzutragen sind.

Bei Achsenabweichungen bieten sich hinsichtlich Diagnostik, Indikationsstellung, Planung und operativem Vorgehen in der Regel keine besonderen Schwierigkeiten. Die Korrektur muß so angelegt sein, daß die Tragachse wieder durch die Mitte des Kniegelenks verläuft und eine horizontale Kniebasislinie resultiert, damit eine symmetrische, rein axiale Druckbelastung der Gelenkflächen erfolgt.

Lediglich bei fortgeschrittener Varusarthrose sollte insbesondere beim älteren Menschen mit verminderter muskulärer Kompensationsleistung eine Überkorrektur in einen Valgus von ca. 2–4° vorgenommen werden, um das mediale Gelenkkompartiment wirksam zu entlasten. Additive („open wedge") Osteotomien haben den Vorteil, daß kein Verlust an Beinlänge in Kauf genommen werden muß. Sie bieten sich insbesondere beim jüngeren Menschen an, um eine vollständige anatomische und funktionelle Wiederherstellung zu erlangen.

Gelenkinstabilitäten als Folge von Kapselbandüberdehnungen durch die Fehlstellungen bedürfen keiner speziellen Behandlung, da sie nach Achsennormalisierung und Muskelkräftigung meist vollständig dynamisch kompensiert werden. Die Kombination von Korrekturosteotomien und Kapselbandrekonstruktion ist erforderlich, wenn unfallbedingt eine dekompensierte Instabilität besteht.

Wesentlich problematischer sind fehlverheilte Gelenkfrakturen, insbesondere wenn die Femurkondylen betroffen sind. Meist ist nur im Frühstadium eine intraartikuläre Korrektur möglich, indem im ehemaligen Frakturbereich osteotomiert und die Deformation direkt beseitigt wird. Vielfach muß man sich darauf beschränken, mit einer extraartikulären Korrektur Achsenabweichungen zu beseitigen, um wenigstens die Gelenkbelastung zu verbessern.

Häufiger sind fehlverheilte Tibiakopffrakturen mit Depression der Gelenkflächen. Neben Gelenkinkongruenz und Achsenfehlstellung kommt die Gelenkinstabilität als erschwerender Faktor hinzu. Hierbei erbringt die intraligamentäre Anhebeosteotomie neben der Achsenkorrektur gleichzeitig eine Bandstraffung. Sie muß insbesondere lateral dicht unterhalb der Gelenkfläche durchgeführt werden, um einen bandstraffenden Effekt zu erzielen.

Die ventrale, intraligamentäre Anhebeosteotomie hat sich auch bei der Beseitigung des posttraumatischen Genu recurvatum bewährt. Bei festem Sitz der zur Abstützung eingebrachten kortikospongiösen Knochenspäne erübrigt sich eine zusätzliche Osteosynthese.

Kniegelenknahe Korrekturosteotomien bei posttraumatischen Fehlstellungen zählen zu den dankbarsten Aufgaben in der Wiederherstellungschirurgie. Die korrekte Indikationsstellung erfordert eingehende Kenntnis der funktionellen Anatomie und Biomechanik nicht nur des Kniegelenks, sondern der gesamten unteren Extremität, der Materialeigenschaften der einzelnen Bauelemente in ihren mechanischen und biologischen Verhaltensweisen bei physiologischer Skelettgestaltung und Normabweichungen. Der operative Erfolg setzt die Beherrschung der Knochen- und Gelenkchirurgie in ihrer ganzen Breite voraus. Vom Wissen, Können und von der Erfahrung des Arztes hängt es maßgeblich ab, welche Entwicklung das betroffene Kniegelenk nimmt und inwieweit die anatomische und funktionelle Integrität der gesamten Gliedmaße wiederhergestellt werden kann.

V Bereich des Sprunggelenks und des Fußes

Indikation und Technik der Korrekturosteotomie an der distalen Tibia und der Knöchelgabel

S. Weller

Verletzungen im körperfernen Unterschenkelabschnitt und im Bereich des oberen Sprunggelenks verlangen im Hinblick auf ein gutes Behandlungsergebnis – wie alle Gelenk- und gelenknahen Frakturen – eine anatomiegerechte Wiederherstellung aller geschädigten Strukturen [4]. Im einzelnen handelt es sich dabei um Läsionen am Knochen-, Knorpel- und Bandapparat, die in ihrer Gesamtheit und ihrem Zusammenhang den exakten Schluß der Knöchelgabel und damit eine regelrechte Funktion, Stabilität und Belastung der Extremität gewährleisten.

Vielfältige experimentelle und klinische Untersuchungen haben gezeigt, daß bei der komplizierten Biomechanik des oberen Sprunggelenks der Fibula und der tibiofibularen Syndesmose eine hervorragende Bedeutung zukommt [8, 9, 10, 12].

Bei der Häufigkeit von Verletzungen im Sprunggelenkbereich wird man trotz klarer Indikation und leistungsfähiger Behandlungsverfahren frischer Verletzungen auch weiterhin mit schlechten Ergebnissen nach konservativer oder operativer Behandlung konfrontiert werden und dann vor der Entscheidung stehen, ob durch geeignete Korrekturmaßnahmen Spät- und Dauerschäden zu verhindern sind oder bereits eingetretene Sekundärreaktionen und Beeinträchtigungen verbessert werden können [5, 6, 11, 14].

Wenn man sich mit dieser Fragestellung befaßt, dann lassen sich die Früh- und Spätfolgen, d. h. Ursachen der Fehlstellungen nach vorausgehender konservativer und operativer Therapie von Sprunggelenk- und sprunggelenknahen Frakturen, in 5 Gruppen unterteilen (Abb. 1–3).

1. Zu lange Fibula mit Varuskippung des Talus.
2. Zu kurze Fibula mit Valguskippung des Talus.
3. Supramalleolare distale Tibiafrakturen mit Achsenfehlstellungen (auch Stauchungsfrakturen der distalen Tibia).
4. Gelenkstufenbildungen und ungenügende Reposition von Kantenfragmenten ventral und dorsal.
5. Verknöcherungen der tibiofibularen Syndesmose und paraartikuläre Ossifikationen im Kapsel-Band-Apparat.

Korrekturosteotomien nach Traumen
an der unteren Extremität
Herausgegeben von G. Hierholzer, K. H. Müller
© Springer-Verlag Berlin Heidelberg 1984

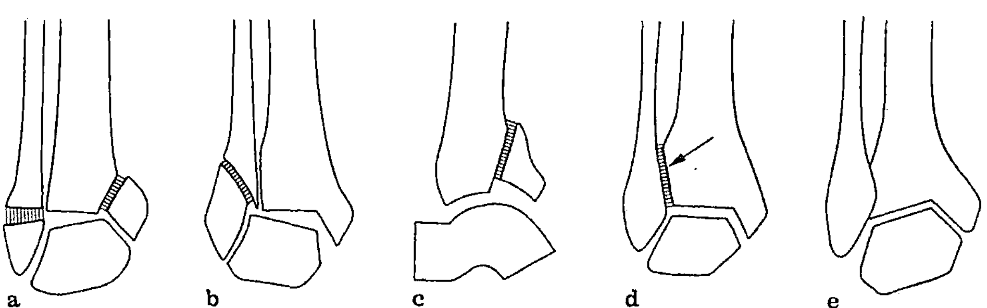

Abb. 1 a–e. Einteilung der verschiedenen Fehlstellungen und posttraumatischen Schäden. Charakteristische Fehlstellungen nach Sprunggelenkfrakturen: **a** Zu lange Fibula mit Varuskippung des Talus, **b** zu kurze Fibula mit Valguskippung des Talus, **c** Gelenkstufenbildung, **d** Verknöcherung der tibiofibularen Syndesmose, **e** supramalleoläre Fehlstellung des oberen Sprunggelenks

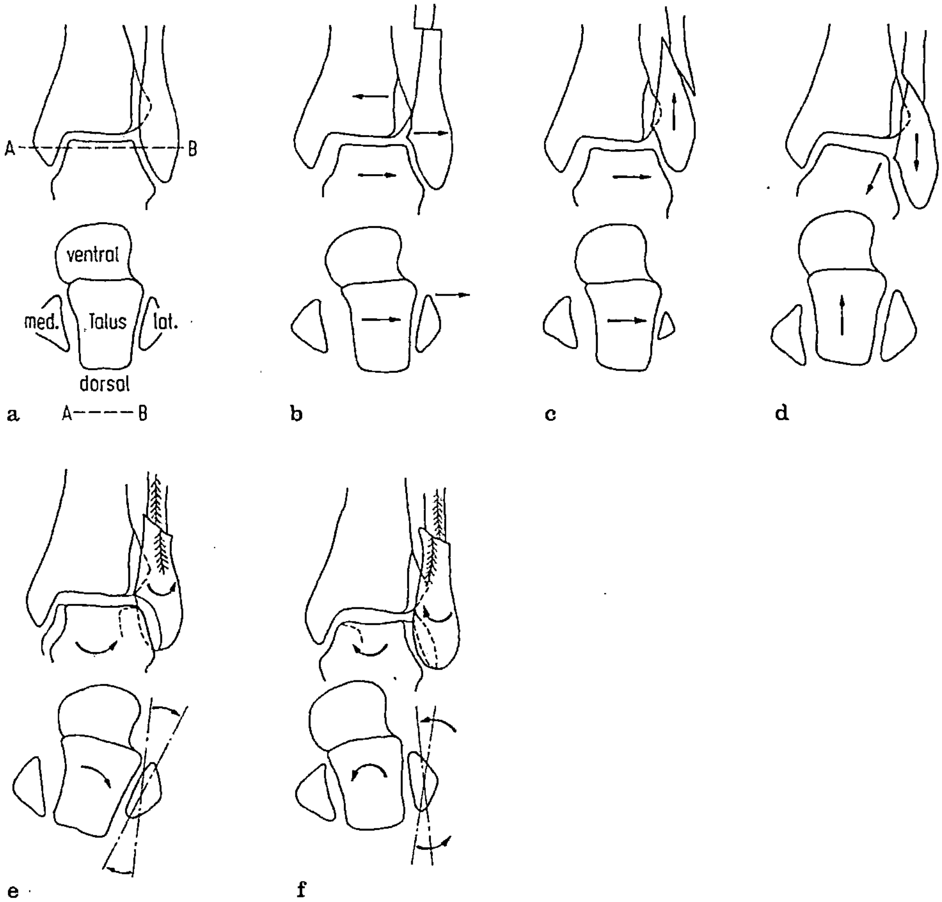

Abb. 2 a–f.   Verschiedene Ursachen für Subluxationen des Talus

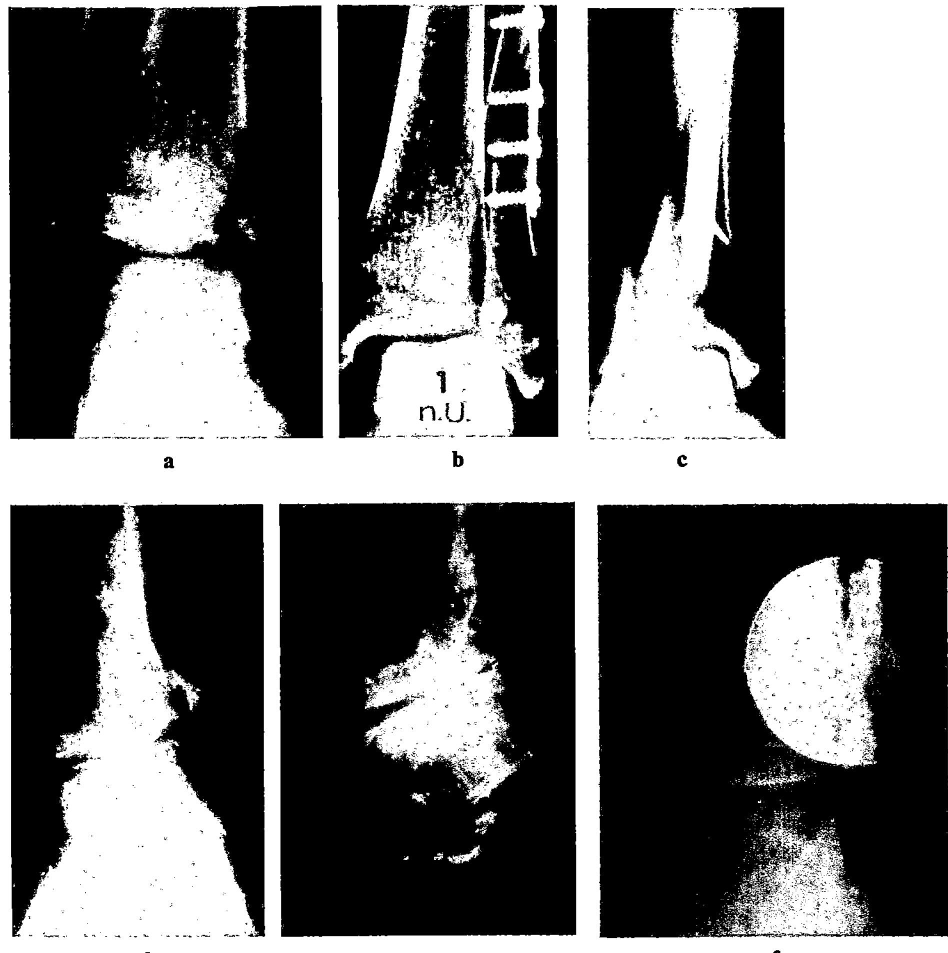

Abb. 3 a–f. Klinisch-röntgenologische Beispiele typischer Unfallfolgen am oberen Sprunggelenk, a Fibulapseudarthrose unter Fibulaverlängerung (und Pseudarthrose des Malleolus medialis) mit Varuskippung des Talus, b Frische Osteosynthese der Fibulafraktur unter Verkürzung
mit konsekutiver Valguskippung des Talus, c Fehlverheilung einer distalen Unterschenkelfraktur mit Sekundärarthrose durch kompensatorische Varusfehlstellung des Talus im oberen
Sprunggelenk, d Unter Verkürzung abgeheilte Fibulafraktur mit mangelhaftem Gelenkschluß
und Valgusfehlstellung des Rückfußes bei Sekundärarthrose, e Stufenbildung eines disloziert
verheilten großen hinteren tibialen Kantenfragmentes (Volkmann-Dreieck) mit Sekundärarthrose, f Verknöcherung der fibulotibialen Syndesmose

Technik der Korrektureingriffe

Zur Technik der notwendigen und erfolgversprechenden Korrektureingriffe ist zu sagen:

Im Frühstadium, wenn Fehlstellungen nach malleolaren und distalen Tibiafrakturen einschließlich sog. Pilontibialfrakturen noch nicht knöchern konsolidiert sind, können Frakturflächen operativ von bindegewebigem Kallus oder Narbengewebe befreit und in anatomisch exakter Stellung durch entsprechende Osteosynthese fixiert werden [13]. Die Operationstechnik ist wohl etwas anspruchsvoller, entspricht jedoch im wesentlichen dem Vorgehen bei frischen Verletzungen. Ist jedoch eine Fraktur bereits in Fehlstellung konsolidiert, dann ist die Normalisierung der Sprunggelenkanatomie nur noch durch Osteotomie zu erreichen. Solche Spätkorrekturen sind technisch sehr schwierig und im Hinblick auf das Ergebnis fragwürdig. Eine Indikation hierzu ist prinzipiell sinnvoll, solange keine wesentliche Sekundärarthrose des oberen Sprunggelenks besteht [2, 5, 6, 8, 14].

Fibulafrakturen haben entsprechend dem Frakturtyp erfahrungsgemäß die Tendenz, in Verkürzung und Außendrehung des distalen Fragments abzuheilen [3]. Hiermit verbunden ist dann zwangsläufig eine Insuffizienz der Gelenkgabel – meist mit mehr oder weniger starker Subluxationsstellung des Talus. Auf der Medialseite findet sich nicht selten ein rupturiertes und interponiertes Lig. deltoideum oder eine Pseudarthrose des Innenknöchels (Abb. 4 u. 5).

Als erster Schritt muß hier – im Gegensatz zur üblichen Technik – der innere Gelenkspalt ausgeräumt oder die Fehlstellung des Innenknöchels korrigiert werden [2, 14]. Erst dann läßt sich die Subluxationsfehlstellung – häufig handelt es sich um eine sog. Drehsubluxation des Talus – beseitigen. Der nächste Schritt ist die Wiederherstellung der anatomischen Länge und der korrekten Rotation der Fibula durch eine suprasyndesmale Osteotomie. Letztere läßt sich technisch elegant und exakt mit dem Distraktionsspanngerät erreichen. Beeindruckend ist bei dieser Korrektur immer wieder, wie sich unter Verlängerung und Innendrehung der Fibula der Talus wieder korrekt in die Gabel einstellt und so die Subluxationsfehlstellung beseitigt wird. Der Defekt, d. h. die Diastase an der Fibula, wird durch einen autologen kortikospongiösen Block ausgefüllt. Die Osteosynthese am Außenknöchel erfolgt mittels einer Halb- oder Drittelrohrplatte.

Handelt es sich ursprünglich um eine supramalleoläre Valgus- oder Varusachsenfehlstellung (von über 10°!), dann kann diese durch eine einfache Korrekturosteotomie nach der üblichen Technik mit entsprechender Plattenosteosynthese versorgt werden (Abb. 6). Hierbei ist die sog. additive Korrektur zu empfehlen. Sie läßt sich oft ohne zusätzliche Abstützungsosteosynthese erreichen.

Jeder Korrektur- oder Sekundäreingriff am Skelettsystem – und hier darf man sich nicht täuschen lassen – ist schwieriger als die Erstversorgung einer Verletzung, da hierbei zahlreiche wichtige Orientierungsmöglichkeiten im Bereich der Frakturflächen und an zerrissenen Bandstümpfen fehlen. Solche Korrekturmaßnahmen gehören daher in die Hand des jeweils Erfahrensten, sie sind kein Lernobjekt für Anfänger unter dem Motto, daß bereits Schädigungen vorliegen und der Korrektureingriff ohnedies nur die Güte „eines geflickten Schuhs", d. h. eines Flickwerkes, haben kann.

Wenn man sich unter strenger Abwägung zwischen operationstechnischem Aufwand und Gewebstraumatisierung einerseits und dem bestenfalls erreichbaren Kor-

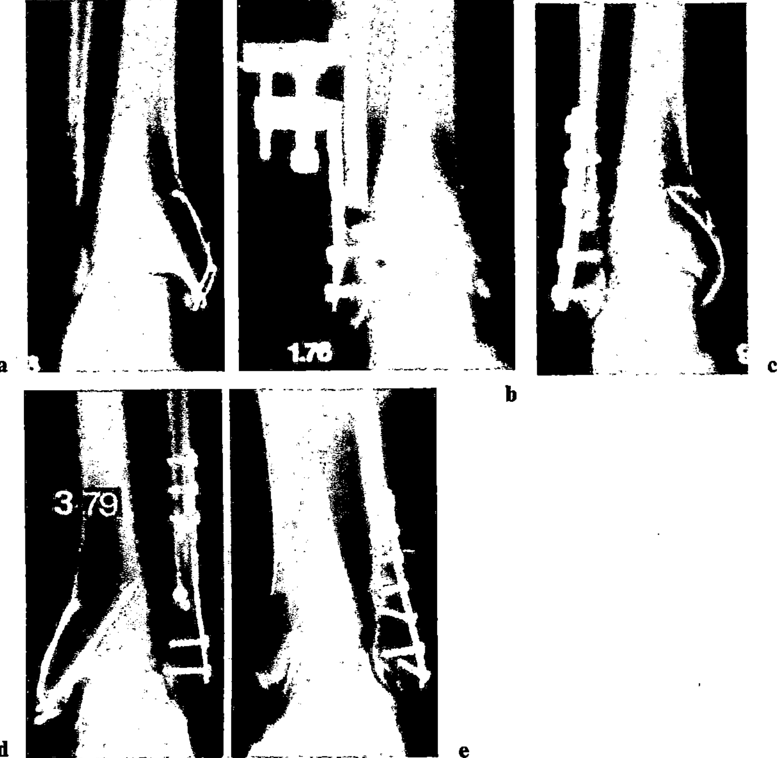

Abb. 4 a–e. Korrektur einer Fehlstellung durch Verlängerungsosteotomie der Fibula. **a** Röntgenologische Ausgangssituation bei Fibulapseudarthrose mit Verkürzung, **b** Distraktion der Fibula bis zur Wiederherstellung der ursprünglichen Länge mit dem Distraktionsspanngerät, **c** Interposition eines kortikospongiösen Spans, **d, e** Ausheilung 26 Monate und 6,5 Jahre postoperativ ohne Arthrose

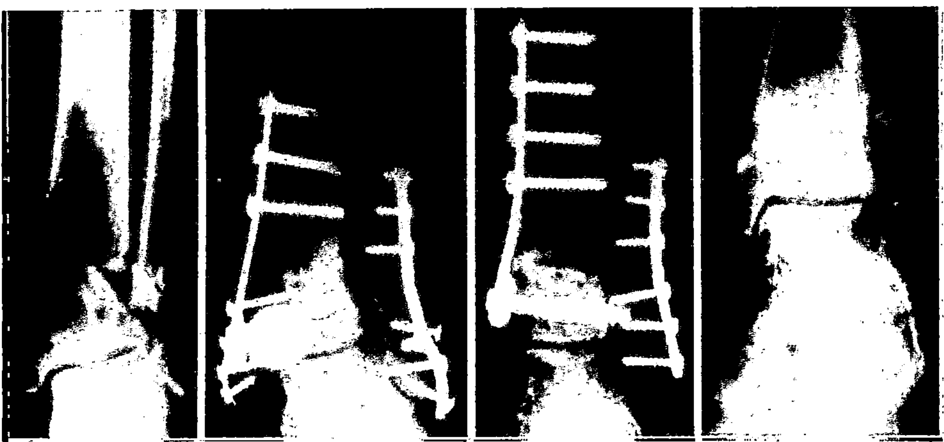

Abb. 5. Korrekturosteotomie einer Fehlstellung an der distalen Tibia mit Spätkontrolle nach 3 Jahren

rekturergebnis andererseits zur Operation entschließt, dann sollte unter Berücksichtigung der von vornherein schmalen Erfolgstoleranz sichergestellt sein, daß das bestmögliche und technisch Machbare erreicht wird.

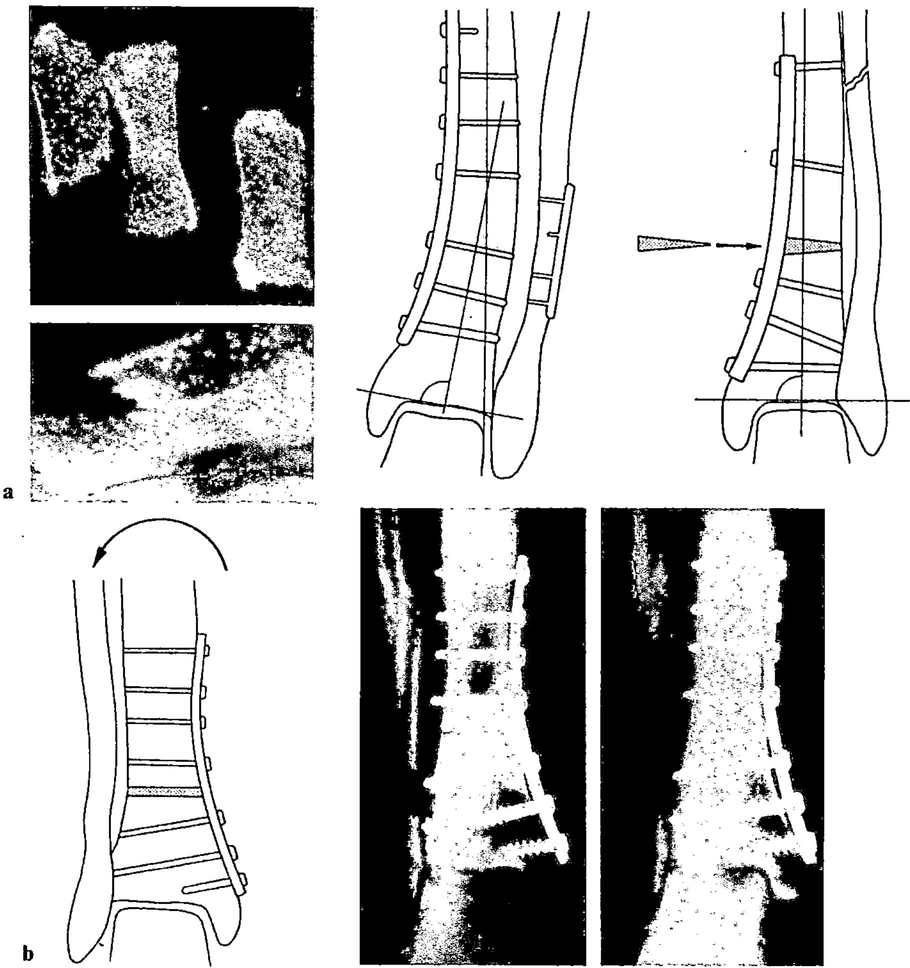

Abb. 6 a, b. Korrekturosteotomie nach Ausheilung einer distalen Tibiafraktur in Achsen- und Rotationsfehlstellung, a Präoperative Planung durch additive Korrektur unter Einfalzung eines kortikospongiösen Spans, b Korrektur einer in Rotationsfehlstellung verheilten distalen Unterschenkelfraktur; zeichnerische Planung, postoperatives und Ausheilungsbild

Krankengut

Zur Demonstration, Beurteilung und Abgrenzung des durch entsprechende Korrektureingriffe Erreichbaren stehen uns 2 eigene Patientenkollektive mit Nachkontrollen zur Verfügung. Dabei handelt es sich zunächst um eine gemeinsame retrospektive Studie der Deutschen Sektion der AO-International aus dem Jahre 1977 mit einer Auswertung von insgesamt 135 Korrektureingriffen am oberen Sprunggelenk, die in den Jahren 1962–1974 jeweils durchgeführt worden sind [10, 11] (Tabelle 1 und 2). Voraussetzung für die Einbeziehung der einzelnen Fälle war, daß die rekonstruktiven Eingriffe 2 Monate oder später nach dem Unfall erfolgten und der Zeitpunkt der Nachkontrolle mindestens 12 Monate nach der Operation lag. Die Ergebnisse nach der Auswertung dieses Krankengutes und ihre Zuordnung zu den jeweiligen Verletzungstypen sind tabellarisch zusammengestellt (Tabelle 3).

Ein weiteres ebenfalls retrospektiv kontrolliertes Kollektiv von 44 Patienten unserer Tübinger Unfallklinik aus den Jahren 1974–1980 mit ausschließlich supramalleolären Korrekturosteotomien posttraumatischer Achsenfehlstellungen nach Unterschenkelfrakturen im mittleren und körperfernen, d. h. supramalleolären Drittel erfolgte zwischen 4 Monaten und 29 Jahren nach dem Unfallereignis [11].

Tabelle 1. Ergebnisse einer Sammelarbeit der Deutschen Sektion der AO-International bei 135 Korrektureingriffen am oberen Sprunggelenk (BGU, Tübingen)

Sehr gut	15 %
Gut	30 %
Unbefriedigend	55 %

Tabelle 2. Komplikationen bei 135 Korrektureingriffen am oberen Sprunggelenk (Deutsche Sektion der AO-International)

Verzögerte Wundheilung	5,2 %
Infektion	4,4 %
Ausbleiben der knöchernen Heilung	3 %
Peronäusparese	0,7 %

Tabelle 3: Lokalisation und Art der Korrektureingriffe am oberen Sprunggelenk mit ihren Ergebnissen (n = 135, Sammelarbeit der Deutschen Sektion der AO-Internationel, BGU Tübingen)

Lokalisation	Korrektureingriff		Ergebnis	
Luxationsfrakturen vom Typ A (n = 15)	Osteosynthese Innenknöchel-PS	14	sehr gut gut	6 5
	Osteosynthese Außenknöchel-PS	1	unbefriedigend	4
Luxationsfrakturen vom Typ B (n = 44)	Osteosynthese Außenknöchel	29	sehr gut	11
	Osteosynthese Innenknöchel-PS	20	gut	12
	Verlängerungsosteotomie der Fibula	5		
	Verkürzung der Fibula	1		
	Bandplastik oder Naht	9	unbefriedigend	21
Luxationsfrakturen vom Typ C (n = 56)	Verlängerungsosteotomie der Fibula	35	sehr gut	3
	Osteosynthese Innenknöchel-PS	31	gut	21
	Osteosynthese Wadenbein-PS	13		
	Bandplastik oder Naht	23	unbefriedigend	32
Stauchungsfrakturen distale Tibia („Pilon tibiale") (n = 20)	Supramalleoläre Korrekturen	15	sehr gut	1
	Osteosynthese Schienbein-PS	3	gut	3
	Osteosynthese Wadenbein-PS	2	unbefriedigend	16

Diskussion

Zu beiden nachkontrollierten Kollektiven ist zu bemerken, daß im Hinblick auf die Beurteilung der Spätergebnisse jeweils ein sehr strenger Maßstab angelegt wurde. Präarthrotische Veränderungen und beginnende Arthrosezeichen wurden als unbefriedigende Ergebnisse angesehen, auch dann, wenn zum Zeitpunkt der Nachuntersuchung eine Besserung der vor der Korrektur bestandenen subjektiven Beschwerden, des Gangbildes und der Sprunggelenkbeweglichkeit festgestellt werden konnten. Grund für diese kritische Auswertung war der Nachweis von Riede et al. [7], der im Rahmen experimenteller Untersuchungen schon bei kleinsten Inkongruenzen der Gelenkflächen entsprechende Sekundärarthrosen feststellen konnte.

Gerade bei der Beurteilung von Spätergebnissen nach Korrektureingriffen am Sprunggelenk kommt der Arthrosegefährdung durch präarthrotische Veränderungen größte Bedeutung zu, auch wenn diese den Verletzten zunächst noch wenig in seiner beruflichen oder persönlichen Aktivität beeinträchtigen. Lediglich bei der Beurteilung geringer anatomischer Unstimmigkeiten am medialen Knöchel sind wir toleranter, da die Stoß- und Belastungsrichtung beim Gehen und Laufen immer auf den Außenknöchel zielt und eine intakte Syndesmose Stoßbelastungen abzudämpfen und abzufedern in der Lage ist [12, 13]. Bei der Versorgung von bimalleolären Frakturen kann daher, falls dies notwendig wird, einmal auf eine exakte Osteosynthese des Innenknöchels, nicht aber auf die des Außenknöchels verzichtet werden [6]. Selbst bei Verlust des Innenknöchels gewährleistet eine intakte distale Fibula und Syndesmose noch eine ausreichende Stabilität und Funktion des oberen Sprunggelenks. Diese Erfahrung geht natürlich nicht soweit, daß der Versorgung des Innenknöchels jede Bedeutung abzuerkennen ist. Eine Fehlstellung oder Pseudarthrose des Innenknöchels kann durchaus Anlaß zur Ausbildung einer lokalen schmerzhaften Inkongruenzarthrose sein. Aus gelenkmechanischen Gründen ist außerdem eine normale Spannung und Bandführung durch das Ligamentum deltoideum anzustreben, da dieses in der ersten Hälfte der Standphase unter Zug versetzt wird und so der Valgustendenz des oberen Sprunggelenks in dieser Phase entgegenwirkt.

Die gelenkmechanische Sonderstellung des Malleolus fibularis unterstreicht die Notwendigkeit zur Korrektur von Außenknöchelfehlstellungen und zur operativen Stabilisierung einer Pseudarthrose des Malleolus fibularis [2, 5, 6, 11, 14]. Die guten Spätergebnisse (52%!) nach operativer Stabilisierung einer Außenknöchelpseudarthrose, die nicht selten mit einer Innenknöchelpseudarthrose kombiniert auftritt, rechtfertigen durchaus einen wiederherstellenden Korrektureingriff [11].

Erwartungsgemäß sind Ergebnisse nach Spätkorrekturen fehlgeheilter Fibulafrakturen schlechter. Besonders häufig steht dabei die Fibula unter Verkürzung mit nachfolgender Valguskippung des Talus v. a. bei zusätzlich bestehender Innenknöchelpseudarthrose. In Anbetracht der Schwere der präarthrotischen Deformität am oberen Sprunggelenk sind in solchen Fällen nach Distalisierung des Außenknöchels die in 43 % unserer Fälle erreichten guten Spätergebnisse beachtenswert.

Größere Zurückhaltung ist geboten mit rekonstruktiven Eingriffen im Bereich der Syndesmose. Bei erhaltener hinterer Syndesmose ist die alleinige Distalisierung, d. h. Verlängerung des Außenknöchels zur Beseitigung der Gabellockerung, ausreichend. Nur ausnahmsweise muß bei vollständiger Insuffizienz der Syndesmose und der Membrana interossea ein plastischer Ersatz der Syndesmose mit Hilfe eines Fragments aus der Fibularissehne, durch Kutis u. a. mit Sicherung der Syndesmosenheilung durch eine temporäre suprasyndesmale Stellschraube angewandt werden. Die Gefahr der Ausbildung von Verknöcherungen im Bereich der rekonstruierten Syndesmose mit späterer Verstarrungsarthrose ist bei solchen Maßnahmen besonders groß, obgleich die Beschwerden dadurch relativ gering sind und relativ spät auftreten.

Es ist nicht verwunderlich, daß Korrektureingriffe nach „Pilon-tibiale"-Frakturen weitaus die schlechtesten Spätergebnisse aufweisen, stellen doch hier die ursprünglichen Gelenkzertrümmerungen mit entsprechender Knorpelschädigung eine von vornherein ungünstige Ausgangssituation dar. In der Mehrzahl der Fälle dürfte hier auch im wohlverstandenen Interesse des Patienten die frühzeitige Arthrodese des irreversibel geschädigten Gelenks die bessere Behandlung darstellen.

Liegen bei posttraumatischen Achsenfehlstellungen (Valgus-, Varus-, Torsionsfehlstellungen) im distalen supramalleolären Bereich keine wesentlichen oder nur geringe Begleitschäden des oberen Sprunggelenks, d. h. der distalen Tibiagelenkfläche unter dem Bild einer Arthrose vor, dann wird man mit einer frühzeitigen Korrekturosteotomie in der Regel gute Spät- und Dauerergebnisse erzielen können.

Zusammenfassung

Bei kritischer Bewertung der Untersuchungsergebnisse nach Korrekturoperationen im Bereich der distalen Tibia und des oberen Sprunggelenks lassen sich im Hinblick auf die Indikationsstellung folgende Aussagen machen:

1. Der Erfolg einer Korrekturoperation wird ganz allgemein um so fragwürdiger, je später der Korrektureingriff durchgeführt wird, je höher das Lebensalter des Patienten ist und je komplexer die zu korrigierende Fehlstellung ist. Grundsätzlich muß daher jede Indikation zum wiederherstellenden und korrigierenden Eingriff gerade am oberen Sprunggelenk sehr streng gestellt werden.
2. Die Korrektureingriffe müssen so früh wie möglich durchgeführt werden, d. h. bei Frühkorrekturen noch vor Auftreten einer Knochendystrophie und bei Spätkorrekturen vor Manifestwerden einer Sekundärarthrose. Der Aufwand einer Korrekturoperation sollte den Patienten wenigstens mit einem beschwerdefreien oder beschwerdearmen Jahrzehnt belohnen!
   Beim Fehlen sekundärarthrotischer Veränderungen im Röntgenbild sollte man besonders bei jüngeren Patienten, wenn irgendmöglich, eine Korrekturoperation versuchen.
3. Korrektureingriffe sind häufig technisch schwierig und sollten daher Zentren mit entsprechender Erfahrung und Ausrüstung vorbehalten bleiben. Der Korrektureingriff ist nicht nur eine operative Aufgabe, sondern verlangt auch gezielte Begleitmaßnahmen im Sinne der krankengymnastisch-physikalischen Therapie und entsprechender vorübergehender oder definitiver orthopädischer Schuhzurichtung und Versorgung.
4. Die Korrekturoperation bedarf einer verständnisvollen, kooperativen Einstellung und Mitarbeit des Patienten. Ohne diese sind die Bemühungen im bezug auf einen erfolgreichen Ausgang von vornherein in Frage gestellt. Ein ausführliches Gespräch mit dem Patienten vor der Behandlung ist gerade hier besonders wichtig und bedeutsam.

5. Inwieweit der alloplastische Gelenkersatz am oberen Sprunggelenk in Zukunft ein brauchbarer und empfehlenswerter Ausweg bei schweren irreversiblen Veränderungen und entsprechenden Beschwerden darstellt, muß angesichts der Tatsache, daß diese Behandlung sich bisher generell nicht durchsetzen konnte, offenbleiben [1]. Wir verfügen leider über keine eigenen Erfahrungen, und auch in der neueren Literatur sind Langzeitkontrollen nach Sprunggelenkendoprothesen nicht vorhanden.

Die gute und erfolgreiche Arthrodese des oberen Sprunggelenks ermöglicht v. a. bei funktionsfähigen und kompensatorisch wirksamen unteren Sprunggelenken ein beschwerdefreies und weitgehend unauffälliges Gangbild. Diese Tatsache ist einerseits beruhigend, andererseits erschwert sie nicht selten die Entscheidung zum Korrekturversuch v. a. bei fraglicher Erfolgsaussicht!

Literatur

1. Buchholz HW, Engelbrecht E, Siegel A (1973) Totale Sprunggelenksendoprothese, Modell „St. Georg". Chirurg 44:241
2. Lauge Hansen N (1948) Fractures of the ankle. Analytic-historic survey as the basis of new experimental, roentgenologic and clinical investigations. Arch Surg 56:259
3. Lauge Hansen N (1963) Knöchelbrüche und Bandverletzungen des Fußgelenks und des Fußes. Zentralbl Chir 15:545
4. Leitz G (1967) Korrekturoperationen bei in Fehlstellung verheilten Knöchelfrakturen. Hefte Unfallheilkd 92:137
5. Leitz G (1971) Die operative Korrektur veralteter Knöchelgabelsprengungen. Arch Orthop Unfallchir 70:36
6. Meeder PJ, Keller E, Weller S (im Druck) Die supramalleoläre Korrekturosteotomie – Indikation, Technik und Ergebnisse. Springer, Berlin Heidelberg New York Tokyo
7. Riede U, Willenegger H, Schenk R (1969) Experimenteller Beitrag zur Erklärung der sekundären Arthrose bei Frakturen des oberen Sprunggelenks. Helv Chir Acta 36:343
8. Weber BG (1966) Die operative Behandlung der Knöchelbrüche. Hefte Unfallheilkd 92:25
9. Weber BG (1966) Die Verletzungen des oberen Sprunggelenks. Huber, Bern Stuttgart Wien
10. Weller S, Lenapp U, Eck T (1977) Ergebnisse nach Korrektureingriffen am oberen Sprunggelenk (Sammelstudie der Deutschen Sektion der AO-International). Unfallheilkunde 80:213–219
11. Weller S, Knapp U (1981) Korrigierende Eingriffe am OSG. In: Arthrose und Instabilität am oberen Sprunggelenk. Hefte Unfallheilkd 133:57–63. Springer, Berlin Heidelberg New York
12. Willenegger H (1961) Die Behandlung der Luxationsfrakturen des oberen Sprunggelenks nach biomechanischen Gesichtspunkten. Helv Chir Acta 28:225
13. Willenegger H, Weber BG (1963) Malleolarfrakturen. Technik der operativen Frakturenbehandlung. Springer, Berlin Göttingen Heidelberg
14. Ziller R, Seyfarth H (1970) Erfahrungen bei der operativen Behandlung veralteter Verletzungen im Bereich des oberen Sprunggelenks. Zentralbl Chir 95:772

Statik und Dynamik des Fußes

E. H. Kuner und W. Schlickewei

Statik und Dynamik des Fußes sind seit jeher wesentliche Bestandteile der Orthopädie und hier v. a. in der Erkennung und Behandlung angeborener oder erworbener Fußdeformitäten. In der Unfallchirurgie muß dann darüber nachgedacht werden, wenn Verletzungsfolgen direkt am Fuß eingetreten sind. Das gleiche gilt für die Verletzungsfolgen an der gesamten unteren Extremität, so beispielsweise bei Veränderung der mechanischen Längsachse, wobei die Kraftübertragung nicht mehr biomechanischen Gesetzmäßigkeiten folgt. Es ist dann von Pathomechanik zu sprechen, die in einer genauso komplizierten Eigengesetzlichkeit den physiologischen Ablauf beim Stehen und Gehen außer Kraft setzt. Die Pathomechanik führt zu Fehlbelastungen einzelner oder mehrerer Abschnitte des Fußes, die subjektiv mit z. T. erheblichen Beschwerden, Veränderungen des Gangbildes und Abnahme der körperlichen Leistungsfähigkeit verbunden sind. Objektiv wird eine Verminderung oder Aufhebung der Beweglichkeit einzelner Gelenkabschnitte festgestellt sowie Veränderungen der äußeren Form und des Fußsohlenabdrucks. Eine Änderung in der Verteilung der Belastung führt zur Hyperkeratose. Bei der Beurteilung ist nicht so sehr die Stärke der Schwiele, die auch von vegetativer Innervation, Durchblutung, Stoffwechsel und Lebensalter abhängig ist, sondern v. a. das Verteilungsmuster von Bedeutung. Längerdauernde oder gar chronische Fehlbelastungen finden im Röntgenbild ebenfalls ihren Niederschlag und sind eindeutig zu lokalisieren.

Für das Verständnis verletzungsbedingter Störungen der Fußstatik und -dynamik seien einige wesentliche Gesichtspunkte der Biomechanik des Fußes dargestellt. Das Fußskelett, bestehend aus einer Vielzahl einzelner Bausteine, stellt eine funktionelle Einheit dar. Seine Architektur wird noch vielfach mit einem Gewölbe verglichen, obwohl dieser anatomischen Konstruktion alle wesentlichen Eigenschaften der echten Gewölbekonstruktion fehlen [6]. Tatsächlich besitzen einzelne Knochen des Fußskeletts z. T. keilartige Gestalt, jedoch fehlt jede Möglichkeit, daß sich die einzelnen Bauelemente unter dem Einfluß ihres Eigengewichts oder gar des Körpergewichts ineinander verkeilen und zusätzlich verfestigen könnten [5]. Für die Festigkeit des Fußgewölbes sind allein die einzelnen zugfesten Verbindungen verantwortlich, die das Fußskelett zusammenhalten. Diese Verbindungen, bestehend aus verschiedenen Geweben mit unterschiedlichen Eigenschaften, bilden die Grundlage für die statische und dynamische Beanspruchung des Fußes. Sie gewährleisten ferner den reibungslosen Ablauf beim Gehen und sind in der Lage, auch Spitzenbeanspruchungen, z. B. bei sportlicher Betätigung, aufzunehmen.

Der Fußsohlenabdruck zeigt normalerweise 3 Hauptbelastungsbezirke [2]. Diese sind:
- die Ferse,
- das Köpfchen von Metatarsale I,
- das Köpfchen von Metatarsale V.

Korrekturosteotomien nach Traumen
an der unteren Extremität
Herausgegeben von G. Hierholzer, K. H. Müller
© Springer-Verlag Berlin Heidelberg 1984

Diese Bezirke sind durch 3 Wölbungen miteinander verbunden. Es ist dies die äußere Fußwölbung von der Basis der Ferse bis zum Köpfchen des Metatarsale V, die innere Fußwölbung, ausgehend von der Basis der Ferse bis zum Köpfchen von Metatarsale I, sowie die vordere oder quere Wölbung vom Köpfchen des Metatarsale I bis
Metatarsale V. Bei der Belastung jedoch flacht diese quere Wölbung völlig ab, so daß
auch die zwischen Metatarsale I und V liegenden Mittelfußköpfchen der Unterlage
aufliegen. Auch die äußere Fußwölbung flacht sich bei Belastung vollständig ab.
Trotzdem haben diese beiden Wölbungen eine funktionelle Bedeutung. Dies ergibt
sich auch aus quantitativen Messungen des Sohlendrucks, die zeigen, daß die 3 Bezirke deutlich stärker belastet werden als alle übrigen Punkte des Fußes [9].

Unter dem Gesichtspunkt der funktionellen Anatomie setzt sich der Fuß zusammen
aus:
– der subtalaren Fußplatte (Lamina pedis),
– den Zehen,
– dem Talus.

Die subtalare Fußplatte enthält demnach alle Knochen außer dem Talus und den
Zehen [2]. Es wird ein lateraler und ein medialer Teil der subtalaren Fußplatte unterschieden. Der äußere wird vorn durch die Metatarsalia V und IV gebildet, hinten
durch den Kalkaneus. Zwischen beiden ist das Kuboid als Schlußstein eingelagert.
Dieser laterale Längsbogen wird durch die Plantaraponeurose und den M. abductor
digiti quinti vorgespannt. Der mediale Teil der subtalaren Fußplatte wird durch die
Metatarsalia I–III, die Cuneiformia I–III und das Os naviculare gebildet. Gegen den
Kalkaneus wird diese Knochenbrücke vom sehr kräftigen Pfannenband (Lig. calca-
neonaviculare plantare) gehalten.

Die Höhe der medialen Längswölbung ist weitgehend durch die Stellung des Fer-
senbeines bedingt. Bei valgisiertem Kalkaneus senkt sich das Sustentaculum tali und
damit auch der hintere Ansatzpunkt der medialen Fußwölbung. Im Extremfall be-
rührt die Fußsohle unter dem Navikulare den Boden. Umgekehrt hebt sich das Sustentaculum tali und das Navikulare weiter vom Boden ab, wenn der Kalkaneus in
Varusstellung verdreht wird. Dabei wird die mediale Längswölbung höher. Die Ske-
letteile des Fußes sind durch straffe Bänder so miteinander verknüpft, daß sie starke
Biegemomente bei geringem Materialbedarf und Energieverbrauch abfangen können
[6]. Diese zugfesten Verbindungen stellen ein umfassendes System der plantaren Verspannung dar, so daß ein stärkeres Auseinanderweichen der Auflagerungspunkte verhindert wird. So verknüpfen kurze Verspannungsfasern unmittelbar benachbarte
Knochenelemente, oberflächlichere verspannen eine längere Strecke und die sohlen-
nächsten verbinden die weiter voneinander entfernten Stützflächen des Skeletts.

Innerhalb dieser osteofibrösen Gliederkette besitzen einzelne Elemente unterschiedliche Bewegungsfreiheit. So hat beispielsweise das Metatarsale I eine ziemlich
ausgedehnte Beweglichkeit gegenüber dem Cuneiforme I. Die Plantarflexion/Dor-
salextension erreicht immerhin 22°, während die Flexions-Extensions-Bewegungen
der übrigen Metatarsalia nur ungefähr 10° erreichen [3]. Die quere Verbindung der
Metatarsalia untereinander erlaubt die Verwringung der vorderen Fußplatte um eine
Längsachse. Diese wird als Supination/Pronation des Vorfußes bezeichnet. Diese
Bewegung erfolgt vorwiegend im Bereich der Chopart-Gelenklinie. Bei Pronation
wird das Metatarsale V angehoben und das Metatarsale I gleichzeitig plantarflektiert.
Die Gegenbewegung bewirkt eine dorsale Extension von Metatarsale I und die Plan-

tarflexion von Metatarsale V. Sie wird als Supination bezeichnet. Bei der passiven klinischen Prüfung wird eine durchschnittliche Supinationsfähigkeit des Vorfußes von 35° und eine Pronationsfähigkeit von 15° gefunden. Die aktive Beweglichkeit liegt in der Regel deutlich darunter.

Erst die Verschränkungsmöglichkeit der subtalaren Fußplatte gestaltet den dosierten und sparsamen Einsatz der Muskeltätigkeit. Die Ligamente sind so angeordnet, daß sie bei supiniertem Vorfuß angespannt sind und damit das ganze knöcherne System zusammenhalten. Bei proniertem Fuß dagegen ist die Spannung der Bänder vermindert, so daß sich einzelne Elemente in der subtalaren Fußplatte gegeneinander geringfügig bewegen können. Dies bedeutet, daß nur in supinierter Stellung die subtalare Fußplatte in der Lage ist, für das Körpergewicht eine starre Stütze zu bilden, ohne daß kräftige Muskelaktionen notwendig werden. Beim pronierten und belasteten Fuß dagegen ist für die Stabilisierung Muskeltätigkeit erforderlich [6].

Darüber hinaus ist eine ausgesprochene trajektorielle Ausrichtung der Knochenbälkchen, die sich über die einzelnen Skelettanteile hinwegsetzen, nachgewiesen [6].

Das Stehen auf beiden Füßen ist als aktiver Vorgang aufzufassen. Die senkrechte Körperhaltung wird vom Gleichgewichtsorgan gesteuert und durch fortwährendes Hin- und Herpendeln aufrechterhalten. Die Haltungs- und Standmuskeln werden dabei unterschiedlich und alternierend innerviert [2]. Die Stellung von Fuß und Bein reguliert sich dabei so ein, daß das Schwerelot etwa durch das Os naviculare pedis verläuft [5], also etwas vor der Drehachse des oberen Sprunggelenks liegt. In dieser Stellung übernimmt der M. triceps surae, der über das Knie hinweg mit der Achillessehne auf das Tuber calcanei wirkt, die Gleichgewichtsstabilisierung, während die tiefe Muskelschicht der Wade die Feinabstimmung besorgt. Wichtig ist dabei das Zusammenspiel mit den Dorsalextensoren. Die reflektorische Kontrolle der Muskeltätigkeit erfolgt über Propriozeptoren, die auf mechanischen Reiz reagieren und sich im Bereich der Muskulatur, Sehne, Gelenkkapseln und Faszien befinden. Sie orientieren z. B. auch über die Stellung des Fußes bzw. des gesamten Beines und den Bewegungsablauf [2].

Beim normalen Gehen wird nach Debrunner [2] die Belastungsphase aufgeteilt in Aufsetzen der Ferse, Kontakt der ganzen Fußsohle, Abheben der Ferse und Abheben der Zehenballen. Während dieser Phasen erfolgen Bewegungen im oberen Sprunggelenk, im subtalaren Gelenk und innerhalb der subtalaren Fußplatte. Dabei ergibt sich aus der Koppelung von In-/Eversion und Pro-/Supination, daß die Fußplatte beim Aufsetzen der Ferse locker und nachgiebig ist, während beim Abstoßen infolge der Kombination von Dorsalextension und Inversion eine Blockierung der subtalaren Fußplatte und des Talus erfolgt. Dieser Mechanismus ist für die Übertragung der Abstoßkräfte am Schluß der Standphase günstig, während beim Auftreten die Anpassung der Fußstellung an die Unebenheiten des Bodens erleichtert wird.

Debrunner [2] hat die dynamischen Kräfte bei starker körperlicher Belastung an der Achillessehne z. B. beim Springen und Skifahren gemessen. Bei beidfüßigem Abspringen wurden Kräfte für jeden Fuß gefunden, die ungefähr dem 1,3fachen des Körpergewichts entsprechen. Im Laufen wird beim Abstoßen vom Fuß eine Kraft von rund 170 kp auf den Boden ausgeübt. Diese entspricht einer Zugkraft an der Achillessehne von 230 kp. Messungen der Ballenbelastungen beim Skifahren durch Wittmann [10] ergaben, daß die Kraft auf die Fußballen beim Fahren auf buckeliger Piste 130 kp selten überschreitet. Einem Ballendruck von 130 kp entspricht eine Spannung der Achillessehne von 176 kp und eine Belastung des oberen Sprunggelenks von 360 kp. Bei gewöhnlicher sportlicher Betätigung wird infolge zentralnervöser Steuerung die Zerreißspannung der Achillessehne nicht erreicht. Beim Wettkampf dagegen können die Werte nahe der Belastungsgrenze liegen. Sobald zusätzliche Kräfte auftreten, wie bei einem Sturz nach vorn bei blockierter Ferse, kann die Sehne infolge Überschreiten der Zugfestigkeit zerreißen [10].

Die Statik und Dynamik des Fußes können durch direkte und indirekte Traumen im Bereich des Fußes, des vorgeschalteten Unterschenkels und Oberschenkels gestört werden. So kann beispielsweise eine in Außen- oder Innenrotationsfehlstellung verheilte Unterschenkelfraktur die fein aufeinander abgestimmte Druck- und Zugbelastung im Fuß derart stören, daß nach einer gewissen Zeit irreversible Veränderungen auftreten. In der Regel führen Innenrotation des Unterschenkels bzw. vermehrte Antetorsion des Schenkelhalses zu einer Abflachung des medialen Längsgewölbes, d. h. zum Pes planus. Diesen zu behandeln wäre sicherlich falsch, da die ursächliche Fehlstellung nicht beseitigt ist [8].

Bei Verletzungen am Fuß selbst sind v. a. Frakturen des Talus, des Kalkaneus sowie die von Metatarsale I und V von Bedeutung, da über diese Elemente die Kraft eingeleitet, übernommen und verlagert wird. Beim Talus ist es einmal seine mehrgelenkige Verbindung sowie die vulnerable Gefäßversorgung, die ihn im Verletzungsfalle zum zentralen Problem werden lassen. Am Kalkaneus sind es die Frakturtypen nach Vidal II und III, welche die subtalare Beweglichkeit der Fußplatte ganz erheblich einschränken können, wobei ein zentrales Element der Statik und Dynamik des Fußes verändert wird. Die traumatische Verkürzung des ersten Strahles, z. B. durch eine Schaftfraktur von Metatarsale I in Fehlstellung, bedeutet eine Rückverlagerung des medialen Tragpfeilers und Abrollpunktes, so daß eine übermäßige Belastung des Köpfchens von Metatarsale II und III erfolgt. Ferner führen plantare Verschiebungen und Achsenabweichungen der Metatarsaleköpfchen zum Verlust des Quergewölbes, die regelmäßig mit starken Beschwerden und Schwielenbildung an unphysiologischer Stelle einhergehen. Gerade dies zeigt, in welchem Maße der normale anatomische Aufbau für eine ungestörte Funktion notwendig ist und daß schon die Veränderung einer Komponente zur Störung des gesamten Gefüges führen kann. Neben den knöchernen Verletzungen kommen für die Störung der Funktion des Fußes auch Weichteilverletzungen in Frage (z. B. Bandläsionen mit Instabilitäten, Sehnenverletzungen) sowie die Sudeck-Dystrophie.

Amputationen am Fuß verändern ebenfalls die Statik [7]. Im Vorfuß z. B. bei Zehenamputation ist sie nicht so stark ausgeprägt wie bei der Amputation im Mittelfuß. Wird sie beispielsweise in der Lisfranc-Linie vorgenommen, dann wird das mediale Längsgewölbe in seinem höchsten Punkt unterbrochen. Die Trizepsmuskulatur überwiegt, die Folge ist ein Spitzfuß in Varusstellung im oberen Sprunggelenk [1]. Noch ausgeprägter ist diese Veränderung bei einer Amputation in der Chopart-Linie. In Kenntnis dieser pathophysiologischen Vorgänge und der Pathomechanik sollte deswegen in gleicher Sitzung eine Arthrodese im oberen Sprunggelenk durchgeführt werden.

Bei der Erstversorgung gilt in Kenntnis der biomechanischen Besonderheiten des Fußes, daß nach Möglichkeit bei Frakturen die anatomische Form wiederherzustellen ist, v. a. am Talus und Metatarsale I und V, damit die Lastaufnahme und -verteilung den physiologischen Druckpunkten zugeleitet werden kann. Bei der Kalkaneusfrak-

tur zeichnet sich noch kein sicherer Weg für die Wiederherstellung der anatomischen
Form ab, so daß hier als wesentliches Ziel die Erhaltung des hinteren Druckpunkts
und die zentrale Krafteinleitung angesehen wird.

Alle Maßnahmen, die zur Behebung posttraumatischer Zustände eingesetzt werden, haben sich an den biomechanischen Gesetzmäßigkeiten und an der Pathomechanik zu orientieren. Dabei wird es im wesentlichen darauf ankommen, den verletzten Abschnitt durch orthopädisch-technische oder operative Maßnahmen aus der
Überlastung herauszunehmen (Umstellungen, Aufrichtungen, Arthrodesen usw.)
und Kompensationsmöglichkeiten für einen angenäherten physiologischen Bewegungsablauf zu schaffen.

Literatur

1. Baumgartner R (1972) Die orthopädietechnische Versorgung des Fußes. Thieme, Stuttgart
2. Debrunner HU (1974) Biomechanik und Orthopädie. Orthopäde 3:102
3. Fick R (1904) Handbuch der Anatomie und Mechanik der Gelenke, Bd 3, Fischer, Jena
4. Helfet A, Lee D (1980) Disorders of the foot. Lippincott, Philadelphia
5. Kummer G (1961) Torsionsprobleme der unteren Extremität. 49. Kongreß. Verh Dtsch Orthop Ges S. 115
6. Lanz T v, Wachsmuth W (1972) Praktische Anatomie, Bd I/4. Springer, Berlin Heidelberg New York
7. Matthiaß HH, Berndt S (1965) Fußbefunde bei Beinamputierten. Arch Orthop Unfallchir 58:341
8. Nicod L (1972) Zur Ätiologie des Knickplattfußes. In: Baumgartner R (Hrsg) Die orthopädietechnische Versorgung des Fußes. Thieme, Stuttgart
9. Scholder P (1972) Funktionelle Anatomie und Biomechanik des Fußes. In: Baumgartner R (Hrsg) Die orthopädietechnische Versorgung des Fußes. Thieme, Stuttgart
10. Wittmann G (1973) Biomechanische Untersuchungen zum Verletzungsschutz im alpinen
    Skisport. Inaugural-Diss., Techn. Universität München

Korrekturosteotomien des Fußes

J. Probst

Unter den 50 322 im Jahresmittel erstmals entschädigten Unfällen der gewerblichen Berufsgenossenschaften der Jahre 1976–1979 (ohne tödliche Unfälle) befanden sich 6 168 Fußverletzungen, von denen 1 405 das obere Sprunggelenk betrafen. Das Fersenbein war allein mit 2 012 Fällen beteiligt. Es verbleiben für Fußwurzel, Mittelfuß und Zehen 2 750 Verletzungsfälle (5,46 %, unter Einschluß der Fersenbeinverletzungen 9,46 %). In einer Reihe von Verletzungsfällen des Unterschenkelschaftes (2 135 = 4,24 %) und des körperfernen Unterschenkelendes einschließlich des Knöchelbereiches (3 514 = 6,98 %), insgesamt 5 649 Fälle (11,22 %), wird eine Rückwirkung auf den Fuß nicht ausgeblieben sein; Verkürzungen, Achsenknickungen oder -verdrehungen, Atrophie, Dystrophie, Dysfunktion, Infektion bleiben nicht ohne Folgen für den Fuß; sie lassen sich statistisch jedoch nicht erfassen. Bemerkenswert ist, daß unmittelbare (6 168) und mögliche mittelbare (5 649) Folgen von Verletzungen des Fußes zusammen (11 817 = 23,48 %) noch hinter den unmittelbaren Handverletzungen zurückbleiben. Die Hand einschließlich der handgelenkbildenden Teile von Speiche und Elle war mit 12 975 Verletzungsfällen (25,78 %) beteiligt. Der kaum übersehbaren Zahl korrigierender Eingriffe an der Hand stehen nur sehr wenige am Fuß gegenüber; im Krankengut der BG-Unfallklinik Murnau betrafen Korrekturosteotomien am Fuß nach Traumen in der 5-Jahres-Statistik 1978–1982 nur 9 Fälle. Im 5-Jahres-Zeitraum 1977–1981 (1982 noch nicht ausgewertet) wurden – selbstverständlich unter sehr verschiedenen Indikationen (ohne Prothesenschuhe) – 1 571 Versorgungen mit orthopädischen Maßschuhen vorgenommen.

Die Zahl der Osteotomiemöglichkeiten am Fuß zwischen Fußwurzel und Zehenreihe ist sehr groß; ihre Entwicklung verdanken wir der klassischen Orthopädie [3, 5]. Erdacht und erprobt wurden die meisten Korrekturosteotomien des Fußes für angeborene oder im Wachstumsalter erworbene Fußdeformitäten. Grundlagen waren so gut wie immer Störungen der Gangfunktionen aufgrund von Formfehlern des Fußes

Erstmals entschädigte Unfälle
Gewerbl. Berufsgenossenschaften
Jahresmittel 1976–1979

N = 50,322	N	%		
Sprungbein	138	0,27	⎫	
Fersenbein	2.012	4,00	⎬	5,04
Fußwurzel	386	0,77	⎭	
Mittelfuß	1.417	2,81	⎫	
Zehen	385	0,77	⎬	4,42
Sonstiges	425	0,84	⎭	
	4.763	9,46		

Abb. 1. Statistik der erstmals entschädigten Arbeitsunfälle, die Fuß- und Sprunggelenksbereich betrafen

Korrekturosteotomien nach Traumen
an der unteren Extremität
Herausgegeben von G. Hierholzer, K. H. Müller
© Springer-Verlag Berlin Heidelberg 1984

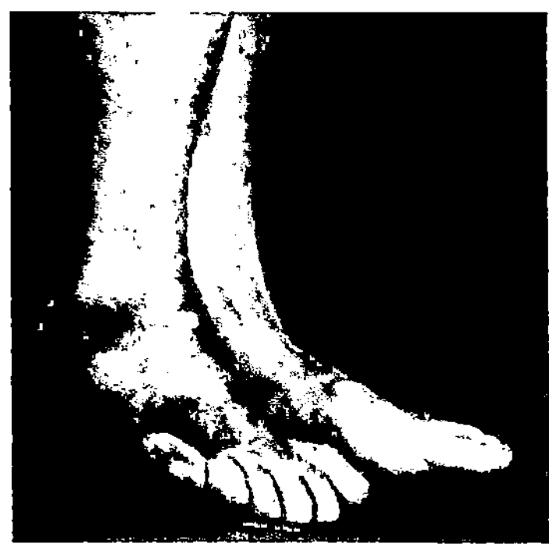

Abb. 2. Kontrakter Spitzfuß rechts mit zusätzlicher Narbenkontraktur im Mittel- und Vorfußbereich. Typisches Ergebnis von Fußwurzel- und Mittelfußverletzung, Sekundärheilung, Dystrophie, Dysfunktion. Trotzdem brauchbares Gangbild bei Verwendung orthopädischen Schuhwerks

selbst oder Auswirkungen weiter proximal gelegener Deformitäten sowie Dysfunktionen; letztere insbesondere aufgrund von Lähmungen [7].

Dem Grundmodell der orthopädischen Deformität entspricht als Eigentümlichkeit die chirurgische Unberührtheit des Fußes, die Normbeschaffenheit der äußeren Haut und der epi- und subfaszialen Räume und Schichten, der strukturellen Verbindungen zwischen Weichteilen, Gelenken und Knochensystem, die meistenteils ungestörte Funktion des vaskulären und des neurotrophen Systems, der – allerdings behinderte – Gebrauch der Gliedmaße.

Demgegenüber sind die Gegebenheiten der traumatischen Deformität, die Gegenstand der Korrekturosteotomie sein soll, grundsätzlich anders beschaffen:

Es sind nicht nur die formativen, sondern auch die funktionellen Grundlagen gestört oder gar zerstört, darüber hinaus die Bedingungen der Gewebebeschaffenheit des Skeletts in der Regel durch Dystrophie oder Atrophie wesentlich verschlechtert, die für eine vollständige Wiederherstellung der Gebrauchsfähigkeit notwendigen Gelenkfunktionen durch Knorpelschwund und Kapselbandschrumpfungen unwiederbringlich verlorengegangen, die Gleitwege und -lager von Muskeln und Sehnen, Ringbändern und Hypomochlien verödet, durch Narben und Schrumpfungsprozesse im Weichteilmantel dessen Verschieblichkeit beeinträchtigt, Durchblutungsquantität und damit -qualität herabgesetzt, funktionelle Anpassungsfähigkeit gemindert oder aufgehoben. Im Gegensatz zur angeborenen oder im Wachstum erworbe-

Orthopädische Deformität	Posttraumatischer Zustand
Unberührt, funktionsgewöhnt	Versehrt, zerstört, funktionsentwöhnt
Haut, Unterhaut	Haut, Unterhaut = Narben
Faszien, Strukturen	Faszien, Strukturen = Narben
Sehnenlager, -scheiden	Sehnenlager = verödet
Muskeln	Muskeln = dystrophisch
Gelenke, Bänder	Gelenke, Bänder = verödet
Knochen	Knochen = dys-, atrophisch
Gefäße, Nerven	Gefäße = verödet
heilungsstark	Nerven = ?
	heilungsschwach

Abb. 3. Gegensätzliche Ausgangsbedingungen bei orthopädischer Deformität und posttraumatischem Zustand

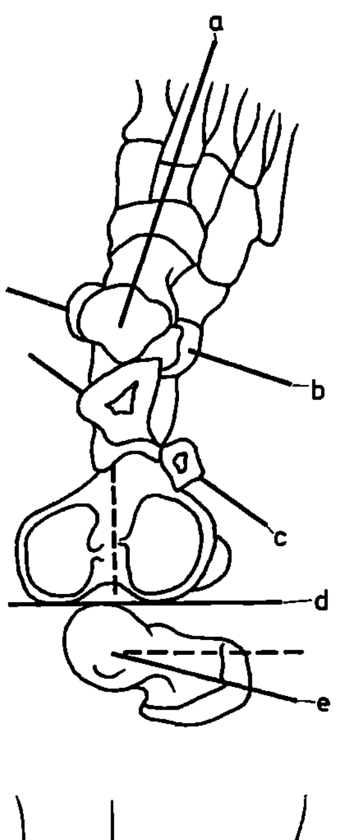

Abb. 4. Torsionsschema des Beines und Fußes: Mittelfuß und Fußwurzel (a), Sprunggelenksebene (b), Unterschenkel (c), Oberschenkel (d), Schenkelhals (e)

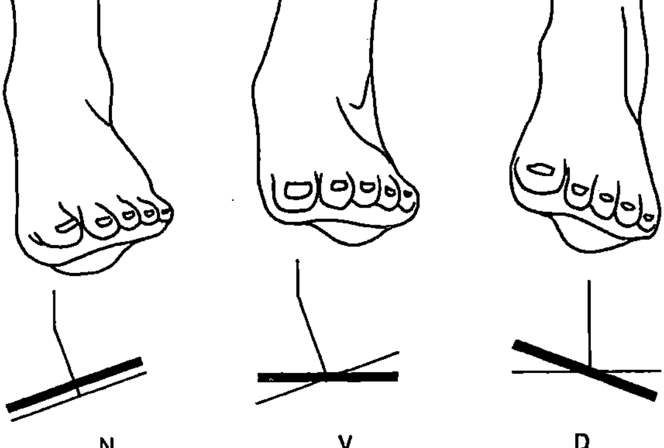

Abb. 5. Ausbalancierung der Lastaufnahme des Fußes durch Wechselspiel von Mittel- und Vorfuß mit dem Rückfuß: N = normaler Fuß in Pronationsstellung. V = Ausbalancierung bei Valgität durch Pronation des Rückfußes. D = Detorquierung des Mittel- und Vorfußes bei ausgeglichener Valgität. (Nach G. Brandt)

nen Deformität mit dennoch fortgesetzter Gebrauchsinanspruchnahme des Fußes ist dieser im posttraumatischen Zustand wochen- oder monatelang nicht mehr gebraucht und bewegt worden; die Voraussetzungen seiner Belastung sind infolge Verlust der lastaufnehmenden Strukturen an Haut, verbindenden Schichten, Gelenkknorpel – sofern noch vorhanden – und Knochen nicht mehr gegeben [4].

Unter diesen grundlegend andersartigen Bedingungen kommen viele der orthopädischen Osteotomiemöglichkeiten für eine Verbesserung der Gebrauchsfähigkeit des Fußes daher nicht mehr in Betracht, wenn das Ziel der Osteotomie wegen der mangelhaften Gewebebeschaffenheit nicht mehr zu erreichen oder aber der Eingriff in hohem Maße mit dem Risiko einer Heilungsstörung belastet ist. Orthopädisch durchaus geläufige, weil bewährte Verfahren können nicht ohne weiteres in der Traumatologie angewandt werden. Sie können u. U. ein zweifelhaftes Unterfangen sein oder sich überhaupt als aussichtslos darstellen und daher von Anfang an verbieten. Die in

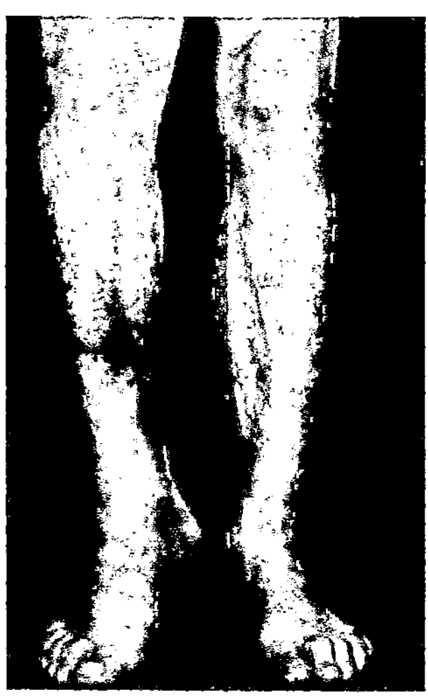

Abb. 6. Funktionell nicht ausgeglichener Spitzfuß rechts: Hochstand des rechten Kniegelenkes, Krallenzehenbildung. Operation oder Schuhausgleich erforderlich

der klassischen Orthopädie viel stärker ausgeprägte Vorherrschaft der Form als Grundlage der Funktion ist so in der Traumatologie nicht gegeben, da die angestrebte Funktionswiederherstellung sich vielfach auf „unnormale" und nur begrenzt veränderbare Formen stützen muß.

Die Indikationsstellung zur Korrekturosteotomie zwischen Fußwurzel und Zehenreihe muß infolgedessen stets davon ausgehen, ob neben der beabsichtigten Formänderung die übrigen Voraussetzungen formativer und funktioneller Art erfüllt sind, die zur Wiederherstellung der Gebrauchsfähigkeit des Fußes oder deren wesentlichen Verbesserung nötig sind, oder ob ggf. unmittelbar oder auf Umwegen Formvoraussetzungen geschaffen werden können, die für eine Funktionsverbesserung brauchbar sind [1].

Hierzu ist die gegebene und die zu erwartende Leistungsfähigkeit der betroffenen Gliedmaße zu überprüfen, d. h. die Indikation ist nicht nur örtlich zwischen Talus und Zehen zu suchen, sondern auf das ganze Bein oder sogar das Beinpaar einschließlich Becken zu beziehen. Neben der Wertung der fußeigenen Bedingungen bedarf die Korrekturosteotomie also der funktionellen Analyse der ganzen Gließmaße [2]. Hierzu ist ein kurzer Rückblick auf die statistisch-mechanisch-funktionellen Zusammenhänge notwendig:

Das Prinzip der Lastaufnahme des ganzen Körpergewichts durch den Fuß beruht auf der muskulären Verspannung der Gliedmaße einerseits, und der Torsion der Gliedmaßenabschnitte andererseits. Die Ausbalancierung der Gliedmaße zur Standfestigkeit des pronatorischen Fußes geschieht durch die supinatorische Einstellung des Rückfußes, ergänzt durch die innenseitige Abstützung auf dem starken Großzehenballen als Ausläufer des medialen Strahls. So wie die im Laufe des Lebens sich entwickelnden Fußdeformitäten zurückwirken auf die Gliedmaße und dort Schäden an Gelenken und Muskulatur bewirken, geben traumatische Veränderungen an der Ober- und Unterschenkelsäule, aber auch an Hüfte und Knie, Anlaß zu statischen Änderungen am Fuß in Form der Knickung und Torsion. Am Fuß selbst vorhandene Fehler führen bei Änderungen des Verhältnisses von Vorfuß- und Rückfußeinstellung zu Fehlstellungen bzw. Fehlbewegungen:

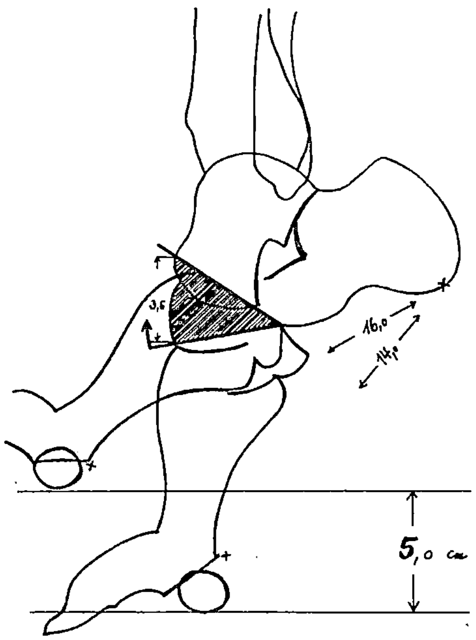

Abb. 7. Ausgleich der durch Spitzfußkontraktur bewirkten Beinverlängerung durch Osteotomie im Fußwurzelbereich, z. B. im Talo-Calcaneo-Naviculo-Cuboidgelenk. Die Ausschaltung dieses Gelenkbereiches durch Keilresektion ist längenmäßig sehr effektiv, funktionell ist sie günstig wegen Erhaltung des oberen Sprunggelenkes und der Vorfußgelenke. Originalskizze

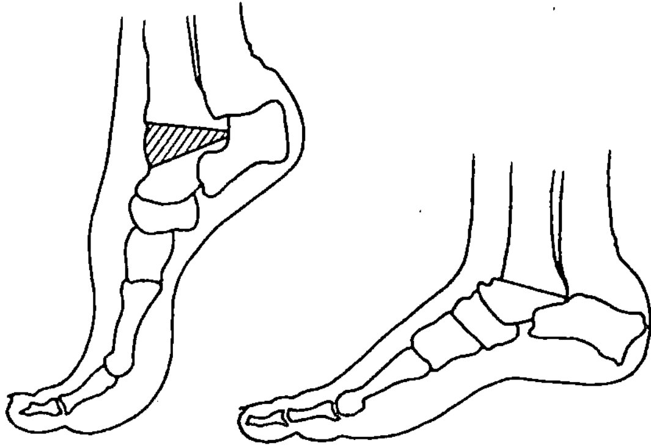

Abb. 8. Beseitigung der Spitzfußstellung durch Resektionsarthrodese im oberen Sprunggelenk. Aufgrund der Kürze des Hebelarmes ist der Bewegungsausschlag an der hinteren Gelenkseite sparsam, deswegen meist ohne Achillessehnen-Tenotomie möglich

Die fehlerhafte Supinationshaltung bewirkt die Auswärtsdrehung des Talus bzw. des oberen Sprunggelenks, die fehlerhafte Pronationshaltung den gegenläufigen Bewegungsvorgang, also die Innendrehung [1].

Diese in der klassischen Orthopädie verhältnismäßig einfach darstellbaren Bedingungen sind in der Traumatologie aufgrund der vorherrschenden eigentlichen Verletzung nur schwer einschätzbar, auch wenn die Unterschenkelverletzungen die durch sie bedingten Fußdeformitäten recht deutlich hervortreten lassen [2]. Es wäre jedenfalls zu kurz geschlossen, die mittelbaren Fußdeformitäten nur als örtliches Geschehen zu betrachten. Umgekehrt sind die primären traumatischen Fußverbildungen nicht losgelöst von Unterschenkel und Knie zu beurteilen.

Dieses Beziehungssystem macht verständlich, aus welchen Gründen der Fuß so

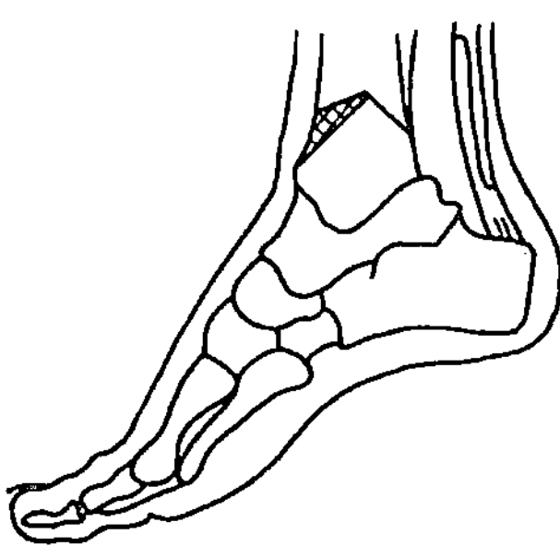 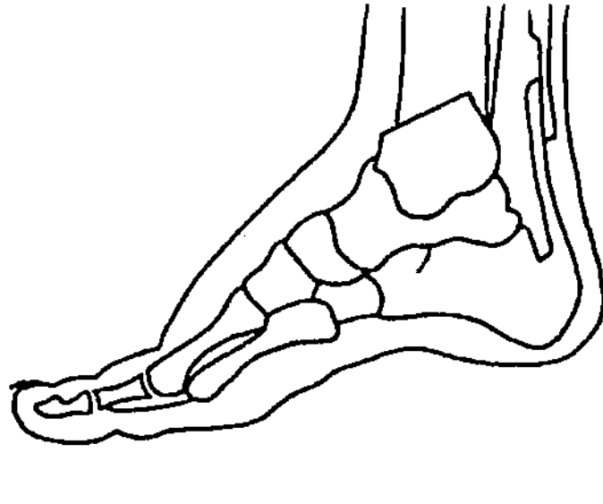

Abb. 9. Umstellungsosteotomie nach Max Lange. Vorteil: Die Osteotomie wird supramalleolär und damit unter Schonung des oberen Sprunggelenkes vorgenommen. Nachteil: Der lange
Hebelarm wirkt sich auf die Achillessehne aus. In geeigneten Fällen zusätzliche Tenotomie

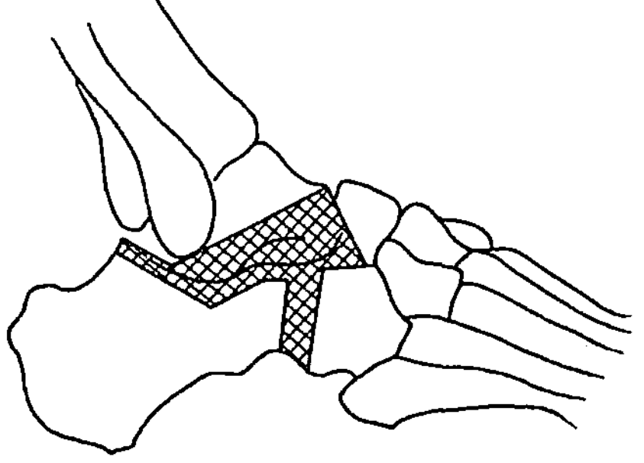

Abb. 10. Arthrodetische Resektion nach Lambrinudi. Durch nach vorn offene keilförmige Resektion gegenüber der sparsamen Resektion bei
Arthrodese wird die Umstellung des Spitzfußes
ermöglicht

häufig sekundär Mitbeteiligter eines weiter proximal lokalisierten traumatischen
Schadens ist.

Wenn dennoch die Zahl der korrigierenden Eingriffe am Fuß – abgesehen von den
Arthrodesen, die jedoch meist auf unmittelbare Verletzungen zurückzuführen sind –
verhältnismäßig bescheiden ist, so liegt das hauptsächlich wohl daran, daß die sekun-
där-posttraumatischen Fußdeformitäten mit schweren primären Verletzungen des
Unter- und Oberschenkels verbunden sind und die oben genannten Voraussetzungen
zur Korrektur nicht bzw. nur unter Inkaufnahme eines erhöhten Risikos erfüllen,
während sie andererseits jedoch durch äußere orthopädische Hilfsmittel gut ausgeglichen werden können.

Typisches Beispiel eines rein funktionellen Sekundärschadens am Fuß ist der
Spitzfuß. Langanhaltende Ruhigstellung, nicht ausreichende krankengymnastische
Behandlung, eigene Fehler des Patienten können im Gefolge einer Unter- oder gar
einer Oberschenkelverletzung (ohne Nervenverletzung) mehr oder weniger unbemerkt, auf jeden Fall unbeachtet, zur Ausbildung eines kontrakten Spitzfußes (im
Gegensatz zum beweglich bleibenden Lähmungsfuß) führen. Die Entstehungsge-
schichte des Spitzfußes dürfte es in der Regel mit sich bringen, daß Fußwurzelgelenke
und Mittelfußgelenke zum Zeitpunkt der Indikationsstellung der Korrekturosteotomie bereits verödet sind, so daß der Fuß ein mehr oder weniger starres Gebilde darstellt; wenn eine Restbeweglichkeit im oberen Sprunggelenk besteht, ist sie regelmäßig schmerzhaft und erfordert an dieser Stelle die Arthrodese, die zur Korrektur des
Spitzfußes ausgenutzt werden kann.

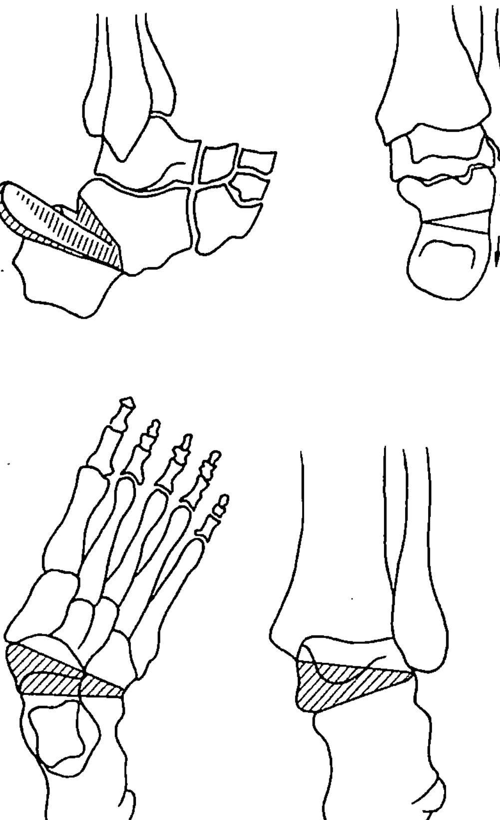

Abb. 11. Valgisierende Calcaneus-Osteotomie nach Dwyer (nach Morscher)

Abb. 12. Devalgisierende Osteotomie. Zu beachten ist stets die sphärische Resektion zur Beseitigung der Abduktion und Valgität

Die wichtigste Maßnahme bei der Indikation der Beseitigung des Spitzfußes ist die Feststellung, ob eine Beinverkürzung besteht; denn der Spitzfuß kann ein ausgezeichneter biologischer Verkürzungsausgleich sein. Dazu muß auch das Verhalten der Achillessehne geprüft werden; handelt es sich um eine Schrumpfung oder sonstige Verkürzung derselben, muß sie verlängert und die Fußstellung durch ausdauernde geduldige krankengymnastische und ggf. unterstützende schuhtechnische Maßnahmen in die Normstellung zurückgebracht werden.

Liegt eine Beinverlängerung vor, was auch beim Lähmungsspitzfuß der Fall ist, dann ist die Keilresektion angezeigt. An welcher Stelle sie vorgenommen wird, hängt davon ab, wie dies von Seiten des Weichteilmantels am günstigsten, d. h. mit dem geringsten Risiko geschehen kann. In jedem Fall muß darauf geachtet werden, daß auch nur geringe seitliche Verkippungen des Fußes vermieden werden; denn sie erzwingen unweigerlich eine risikobehaftete Nachkorrektur. Des weiteren ist besonders auf die Vermeidung einer überschüssigen positiven oder negativen Torsion zu achten, da auch diese eine Nachkorrektur nötig machen könnte, zumal der schuhtechnische Ausgleich schwierig ist.

In geeigneten Fällen wird die Osteotomie gar nicht am Fuß, sondern nach dem Vorschlag von Lange [5] im supramalleolaren Bereich des Unterschenkels vorgenom-

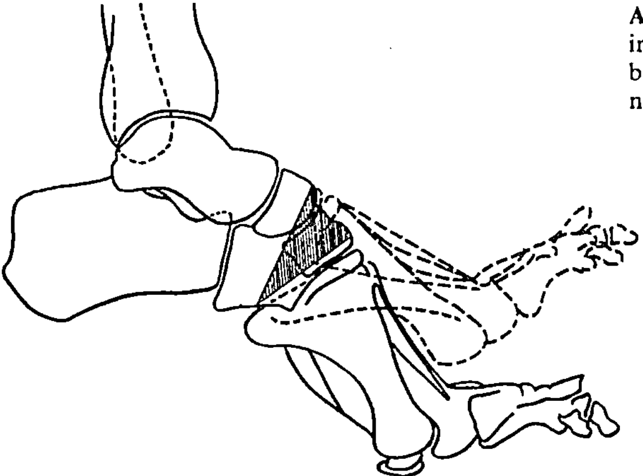

Abb. 13. Resektion — Osteotomie in der häufig von Trümmerfrakturen betroffenen Lisfrancschen Gelenklinie. Original-OP-Skizze

men; diese Methode verdient immer den Vorzug, wenn die Fußwurzelgelenke noch beweglich und funktionstüchtig sind.

Ein besonders für die Fälle mit stark abgebogenem Mittel- und Vorfuß geeignetes Verfahren stellt das von Lambrinudi angegebene dar, das eigentlich jedoch in einer Resektionsarthrodese des Kalkaneokuboidgelenks besteht. Die Resektionsarthrodesen unterscheiden sich von den Korrekturosteotomien u. a. dadurch, daß sie mit Hilfe der Wegnahme von Knochensubstanz häufig günstigere Platzverhältnisse schaffen können. Insofern sind die Resektionsarthrodesen meist vorteilhafter und gestatten eine weitergehende Indikationsstellung.

Die Frakturen in der proximalen Fußwurzel erfordern entweder alsbald wegen der Zertrümmerung der Gelenkanteile oder später wegen der Fehlstatik mit entsprechenden Veränderungen an den Gelenkanteilen des Sprunggelenks die Stellungskorrektur, die meist in Form der Arthrodese durchgeführt wird.

Als korrigierender Eingriff im Gefolge einer durch Varusfehlstellung bedingten außenseitigen Bandlaxität bietet sich die valgisierende Kalkaneusosteotomie nach Dwyer an; die Beseitigung der Bandlaxität allein reicht wegen der bei jedem Schritt sich wiederholenden Bandüberlastung nicht aus. Die Erhaltung des Bandes setzt die Beseitigung der Fehlbelastung voraus. Die Kalkaneusumstellung bewirkt außerdem eine bessere Gangsicherheit, das „Kippeln" wird beseitigt. Diese folgerichtig durchdachte, ursprünglich aus der Hohlfußbehandlung übernommene Maßnahme ist aber nur sinnvoll, wenn zu erwarten ist, daß das hintere Sprunggelenk dauerhaft leistungsfähig bleibt; andererseits kann davon ausgegangen werden, daß neben der Herstellung der Gangsicherheit der sonst drohende Frühverschleiß des hinteren Sprunggelenks vermieden wird.

Eingriffe im Bereich der distalen Fußwurzel beschränken sich auf Resektionen, meist aber sind Arthrodesen erforderlich, v. a. im Zusammenhang mit dem Kahnbein. Im Einzelfall kann ein traumatisch entstandener Adduktions- oder Abduktionsfuß einen von lateral bzw. medial keilförmig resezierend umstellenden Eingriff erfordern. Da in der Regel das Gewölbe bereits zerstört ist, braucht darauf dann keine Rücksicht mehr genommen zu werden. Ein solcher Eingriff dient dann auch mehr der Verbesserung der Fußabrollung im ohnehin erforderlichen orthopädischen Schuh.

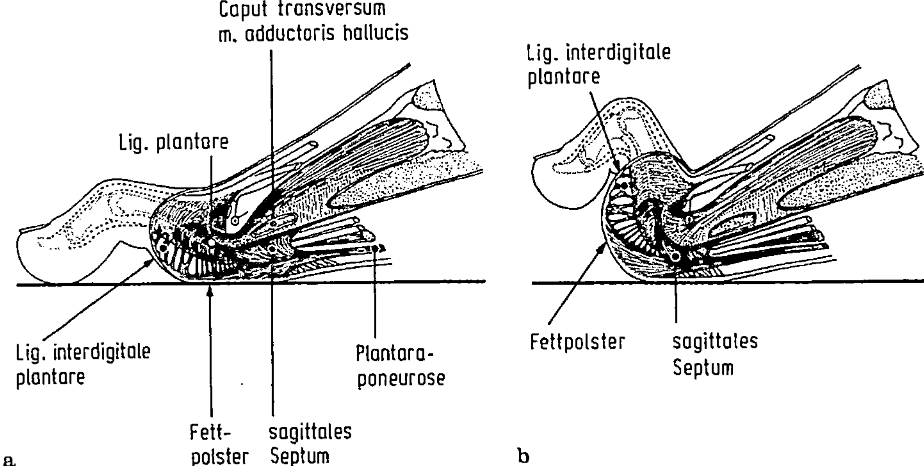

Abb. 14 a, b. Submetatarsales Polsterkissen und sein Verhalten bei Hammerzehendeformität: a Quer, längs und vertikal verlaufende Fasern des Bandapparates bilden unter dem Metatarsalköpfchen und proximal davon ein Polster. Die Sehnen der Interossei setzen vor der Achse des MTP-Gelenkes an der Plantarseite an (schwarze Punkte im Kreis), b Bei Hammerzehendeformität disloziert sich das Polster über dem Kopf des MT-köpfchens, während die sagittalen Septen unmittelbar darunter zu liegen kommen. Die Sehnen der Interossei sind nach dorsal verzogen und überqueren die Achse der MTP-Gelenke (O). Dabei verlieren sie ihre Funktion als Plantarbeuger. (Aus: F., Bojsen-Møller, Normale und pathologische Anatomie des Vorfußes, Orthopäde (1982) 11. 148–153)

Größere zahlenmäßige Bedeutung erlangen die schweren Fußdeformitäten, die bei Trümmerverrenkungsbrüchen in der Lisfranc-Gelenklinie entstehen [9]. Eine wirkliche Rekonstruktion ist immer nur – wenn überhaupt – bei der frischen Verletzung möglich; auch sie hinterläßt aber meist Schäden. Die Osteotomie vermag meist keine durchgreifende Funktionsverbesserung herbeizuführen; sie wird daher allenfalls dazu dienen, die notwendige Schuhversorgung zu erleichtern.

Belastungsstörungen infolge Fehlstellungen der mittleren Fußwurzelknochenköpfchen können durch den Eingriff des Enclavement beseitigt werden [8].

Große, vielfach unterschätzte Bedeutung kommt den Zehen und ihren Fehlstellungen bzw. Fehlhaltungen zu. Form- und Funktionserhaltung während der Behandlung anderer Verletzungen am Bein und Fuß sind daher sehr bedeutungsvoll. Kommt es dennoch zu Veränderunen, v. a. zur Hammer- oder Klauenstellung, muß man sich darüber im klaren sein, daß nicht nur der Abroll- und Abstoßvorgang beeinträchtigt sind, sondern v. a. die sichere Fußauflage an den Grundgelenken und Mittelfußknochenköpfchen verlorengegangen ist.

Bei der Hammerzehendeformität wird das unter dem Mittelfußknochenköpfchen befindliche, aus einer funktionell angeordneten Faserstruktur bestehende Gewebekissen dadurch verzogen, daß das Zehengrundglied über das Mittelfußknochenköpfchen versetzt worden ist. Deshalb werden die sagittalen, nicht lastaufnahmefähigen Faserzüge unter das Köpfchen gebracht, so daß das Köpfchen unmittelbar der Haut aufliegt. Durch diesen Mechanismus wird der Vorfuß unbelastbar.

Schon hieraus ergibt sich die Notwendigkeit der Zehenosteotomie; zum anderen

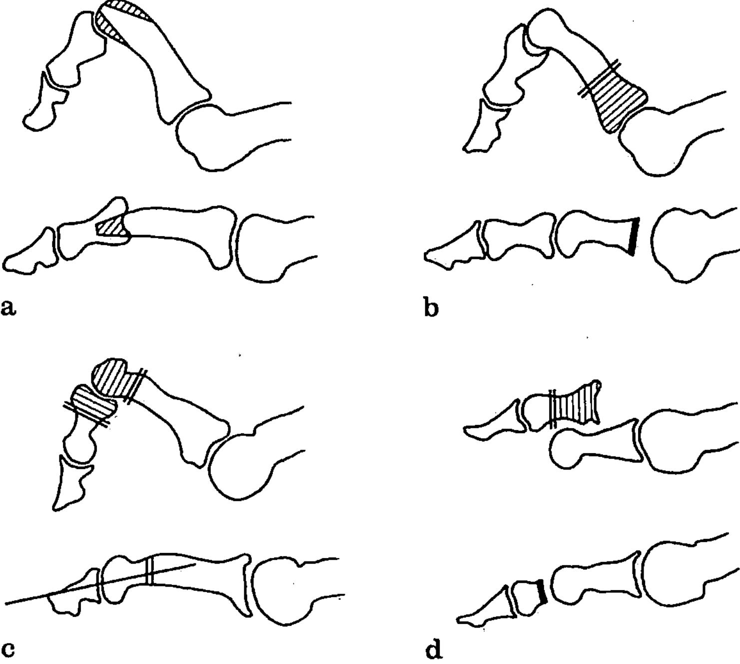

Abb. 15 a–d. Resektions-Osteotomie im Zehenbereich: a Mittelgelenkarthrodese nach Young,
b Grundgliedresektion nach Gocht, c Mittelgelenkresektion nach Campbell, d Mittelgliedbasis-
resektion nach Hohmann bei Mittelgelenksluxationen

sind es die rasch eintretende Verödung und Versteifung der beteiligten Gelenke, sobald die seitlichen Streckzüge irreversibel auf der Beugeseite funktionswirksam werden. Die daraus folgende Vor- und Mittelfußkontraktur, die Gang- und Belastungs-
störung und die Veränderung des Weichteilmantels komplettieren das Übel.

Für die Behandlung stehen die bekannten Resektionsosteotomien nach Gocht,
Hohmann, Campbell oder Young zur Verfügung [3, 5]. Die Beseitigung der Luxa-
tionshammerzehe erfolgt nach dem Verfahren von Imhäuser [3, 5]. Die Wahl des Verfahrens hängt im Einzelfall vom Zustand und der etwaigen Fehlfunktion der Beuge-
und Strecksehnen ab.

Die dem Fuß zugewiesene Aufgabe, im Stand und in der Bewegung den Körper bei
den unterschiedlichsten Bodenverhältnissen sicher und ausdauernd zu tragen, wird
durch die funktionellen Eigentümlichkeiten des Fußes als Endorgan des darauf zuge-
richteten Beines ermöglicht.

Anders als die Hand kann der Fuß praktisch keinem Teil seiner Aufgabe auswei-
chen. Das erschwert die aus den gegebenen Verhältnissen heraus zu entwickelnde
Wiederherstellung des verletzten Fußes und zieht die Grenzen des Erreichbaren enger
als bei der Hand.

Die Korrekturosteotomien können die Gesamtfunktion des Fußes erleichtern oder
überhaupt erst ermöglichen. In vielen Fällen muß dennoch zusätzlich auf äußere, d. h.
orthopädische Hilfsmittel zurückgegriffen werden. Mit ihrer Verwendung kann oft-

mals eine wesentliche Funktionsverbesserung erreicht werden, wenn die posttraumatischen Beschaffenheitsbedingungen chirurgische Maßnahmen überhaupt oder weitergehend nicht mehr gestatten.

Literatur

1. Bojsen-Møller F (1982) Normale und pathologische Anatomie des Vorfußes. Orthopäde 11:148–153
2. Brandt G (1959) Eingriffe an den Extremitäten. In: Breitner B, Zukschwerdt L, Kraus H (Hrsg) Chirurgische Operationslehre. Bd IV/2. Urban & Schwarzenberg, München
3. Hackenbroch M, Witt AN (1973) Orthopädisch-chirurgischer Operationsatlas Bd V. Thieme, Stuttgart
4. Hüsing U (1978) Der posttraumatische Knicksenkfuß. Orthop Prax 14:926–929
5. Lange M (1962) Orthopädisch-Chirurgische Operationslehre 2. Aufl. Bergmann, München
6. Morscher E, Baumann JU, Hefti F (1981) Die Kalkaneus-Osteotomie nach Dwyer, kombiniert mit lateraler Bandplastik bei rezidivierender Distorsio pedis. Z Unfallmed Berufskr 74:85–90
7. Rabl CRH, Nyga W (1982) Orthopädie des Fußes, 6. Aufl. Enke, Stuttgart
8. Regnauld B (1982) Das diaphyso-epiphysäre Enclavement der Metatarsalia. Orthopäde 11:191–199
9. Steinhäuser J (1975) Luxationsfrakturen im Lisfranc-Gelenk und ihre Behandlung. Z Orthop 113:720–722

Ergebnisse nach Korrekturosteotomien posttraumatischer Fehlstellungen der Region des oberen Sprunggelenks

H. Conradi und U. Gras

Einleitung

Die posttraumatische Deformierung des Sprunggelenks ist das Resultat fehlgeschlagener konservativer, aber auch operativer Wiederherstellungsbemühungen um anatomische Achsen- und Gelenkverhältnisse nach knöchernen und ligamentären Verletzungen im Bereich des oberen Sprunggelenks [2, 3].

Die Folge ist eine pathologische Biomechanik, die je nach Schweregrad über arthrotische Gelenkveränderungen zu einer schmerzhaften Funktion führt.

Ziel des korrigierenden Eingriffs ist die Wiederherstellung der Funktion und Belastbarkeit durch exakte Rekonstruktion von Achsen- und Gelenkverhältnissen vor dem Manifestwerden der posttraumatischen Arthrose [2, 3, 7, 8, 11].

Vergleichsweise zur Versorgung frischer Verletzungen sind Korrektureingriffe in der Planung und Durchführung anspruchsvoller und die Erfolgschancen zweifelhafter [4, 5]. Wesentlich für den Erfolg der Bemühungen sind das Alter, das Ausmaß der ursprünglichen Gelenkzerstörung, die Dauer der verbliebenen präarthrotischen Deformität sowie die Genauigkeit der Rekonstruktion [6, 13, 14, 15].

In der folgenden Nachuntersuchung von 65 Korrekturen in der Region des oberen Sprunggelenks wurde der Frage nachgegangen: Gibt es enge Beziehungen zwischen diesen Kriterien und dem Umstellungsergebnis, oder spielen zusätzlich unkontrollierbare subjektive und biologische Faktoren eine nicht unwesentliche Rolle [2, 14]

Die Ergebnisse wurden nach 3 Gesichtspunkten ausgewertet:

1. Nach dem „Objektiven" – von Weber aufgestellten Wertungssystem – in dem nach Punkten die Beschwerden, die Gehleistung, die Funktion, die berufliche und außerberufliche Aktivität unter besonderer Berücksichtigung des Röntgenbefundes beurteilt werden [12].
2. Nach der rein klinischen Funktion und dem Beschwerdebild [2, 3].
3. Nach der subjektiven Einschätzung des Korrekturergebnisses.

Die Resultate wurden entsprechend einem Punktesystem in sehr gute, gute und unbefriedigende gegliedert. In der subjektiven Bewertungsskala mußte, um einen größeren Differenzierungsspielraum zu haben, noch zwischen befriedigend unterschieden werden [2, 3].

Nur bei Beschwerdefreiheit, regelrechtem Gangbild, gewohnter beruflicher und außerberuflicher Aktivität, freier Funktion im oberen und unteren Sprunggelenk sowie anatomischer Wiederherstellung des Sprunggelenks ohne röntgenologische Arthrosezeichen konnte das Spätergebnis mit sehr gut benotet werden (0 Punkte).

Als gut bezeichneten wir das Ergebnis, wenn bei der Nachkontrolle im Hinblick auf die Ausgangssituation eine Besserung der Beschwerden und der Funktion vorlag und röntgenologisch arthrotische Zeichen fehlten. Nach dem kritischen Bewertungs-

Korrekturosteotomien nach Traumen
an der unteren Extremität
Herausgegeben von G. Hierholzer, K. H. Müller
© Springer-Verlag Berlin Heidelberg 1984

maßstab bedeuteten dies 1–5 Punkte. Bei mehr als 5 Punkten klassifizierten wir das Resultat als unbefriedigend. Hier lagen erhebliche Beschwerden mit Gangbildstörung und wesentlicher Funktionseinbuße des Fußgelenks vor. Das Röntgenbild war durch arthrotische Veränderungen gekennzeichnet.

Technik und Taktik der Korrektureingriffe

Operativ kamen bei der Beseitigung der Fehlstellung des Außen- und Innenknöchels bewährte standardisierte Verfahren zur Anwendung. Die Indikation für die supramalleoläre Korrektur wurde in jenen Fällen gestellt, bei denen eine Achsenfehlstellung von mehr als 10° der Gesamtbeinachse zur oberen Sprunggelenkebene vorlag. Die Achsenfehlstellung, die aus der unzureichenden Behandlung der Pilonfraktur und der distalen Unterschenkelfraktur verblieben war, wurde entweder durch einfache Keilentnahme oder als Aufrichtungsosteotomie mit Interposition eines kortikospongiösen Spanes realisiert. Die Fixation erfolgte entweder mittels einer Plattenosteosynthese oder dem äußeren Spanner, wenn die Weichteilverhältnisse oder ein vorausgegangener Infekt die interne Osteosynthese nicht zuließen. Die erforderliche Osteotomie der Tibia lag im Regelfall in Höhe des Scheitelpunktes des Umstellungswinkels. Waren Fehlstellungen in mehr als 2 Ebenen vorhanden, wurde gleichzeitig in diesen Richtungen umgestellt. Das Vorgehen bei der Wiederherstellung der distalen tibialen Gelenkfläche richtete sich nach der aktuellen Situation, angestrebt wurde eine stufenlose Gelenkflächenrekonstruktion mit anatomischen Achsenverhältnissen [11].

Krankengut

Das Gesamtkollektiv umfaßt 65 nachuntersuchte Korrekturen der Region des oberen Sprunggelenks. 66 wurden in den Jahren 1974–1981 in den Krankenanstalten „Bergmannsheil Bochum" durchgeführt. Aus der Serie dieser Verletzten konnten 51 nachkontrolliert werden, 14 stammen aus der Berufsgenossenschaftlichen Klinik Duisburg-Buchholz aus den Jahren 1977–1981. 60 dieser Patienten wurden von auswärts zugewiesen, 30 davon hatten eine konservative, 35 eine operative Vorbehandlung erfahren. Betroffen waren 42 Männer und 23 Frauen. Es wurden nur rekonstruktive Eingriffe berücksichtigt, die 2 Monate oder später nach dem Unfall erfolgten (im Extrem 24 Jahre). Die Zeit zwischen Korrektur und Nachuntersuchung betrug mindestens 1 Jahr (im Extrem 9 Jahre).

Aufgeschlüsselt nach dem ursprünglichen Verletzungstyp ergab sich folgende Verteilung:
32 Luxationsfrakturen (11 Typ B, 21 Typ C),
11 Stauchungsfrakturen,
22 distale Unterschenkelfrakturen.

Luxationsfrakturen Typ B und C: Der häufigste Eingriff stellte hier die Verlängerungsosteotomie der Fibula in 4 Fällen kombiniert mit der Beseitigung einer Innenknöchelpseudarthrose dar (Tabelle 1 u. 2).

Tabelle 1. Ergebnis der Erstbehandlung bei 32 Luxationsfrakturen

Außenknöchelpseudarthrose	5	Innenknöchelpseudarthrose	9
Außenknöchel verkürzt	18	Knöchelgabelsprengung	11
Außenknöchel valgisiert	3	Kantenfragment der Tibia mit Stufe	5
Außenknöchel varisiert	4		

Tabelle 2. Durchgeführte Korrektureingriffe am oberen Sprunggelenk bei 32 Patienten

Osteosynthese einer Innenknöchelpseudarthrose	9
Osteosynthese einer Außenknöchelpseudarthrose	5
Verlängerungsosteotomie der Fibula	26
Verkürzungsosteotomie der Fibula	–
Supramalleoläre Korrekturosteotomie	2
Bandplastik der Naht	11

Tabelle 3. Ort des Korrektureingriffes bei 32 Luxationsfrakturen vom Typ B und C

Beseitigung einer Pseudarthrose	5
Osteotomie im Bruchbereich	19
Osteotomie oberhalb des Bruchbereiches	2
Osteotomie unterhalb des Bruchbereiches	1
Supramalleoläre Korrekturosteotomie	2
Keine Osteotomie erforderlich	3

Beinahe zu allen Eingriffen mußte hier vor der Wiederherstellung der Fibulalänge der Innenknöchelbereich revidiert und das im Gelenk befindliche Narbengewebe entfernt werden, bevor sich die Talusluxation beseitigen ließ. Anschließend wurde die Fibula in Höhe der fehlverheilten Fraktur osteotomiert und distrahiert, bis die anatomische Artikulation des oberen Sprunggelenks erreicht war. Der verbliebene Defekt wurde mit einem entsprechenden kortikospongiösen Span überbrückt und die Fixierung in der Regel mit einer Drittelrohrplatte, in Ausnahmefällen mit einer Halbrohrplatte, vorgenommen. Lag zusätzlich eine Sprengung der vorderen Syndesmose mit Insuffizienz der Membrana interossea vor, verschraubten (Stellschraube) wir temporär suprasyndesmal (Tabelle 3).

Abb. 1. Korrekturergebnis bei 32 Luxationsfrakturen

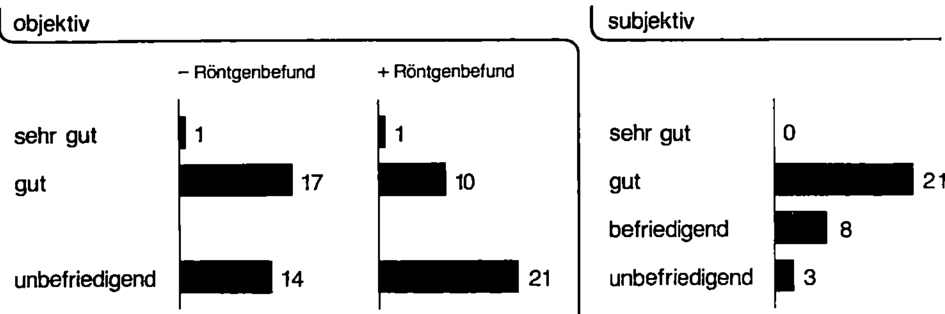

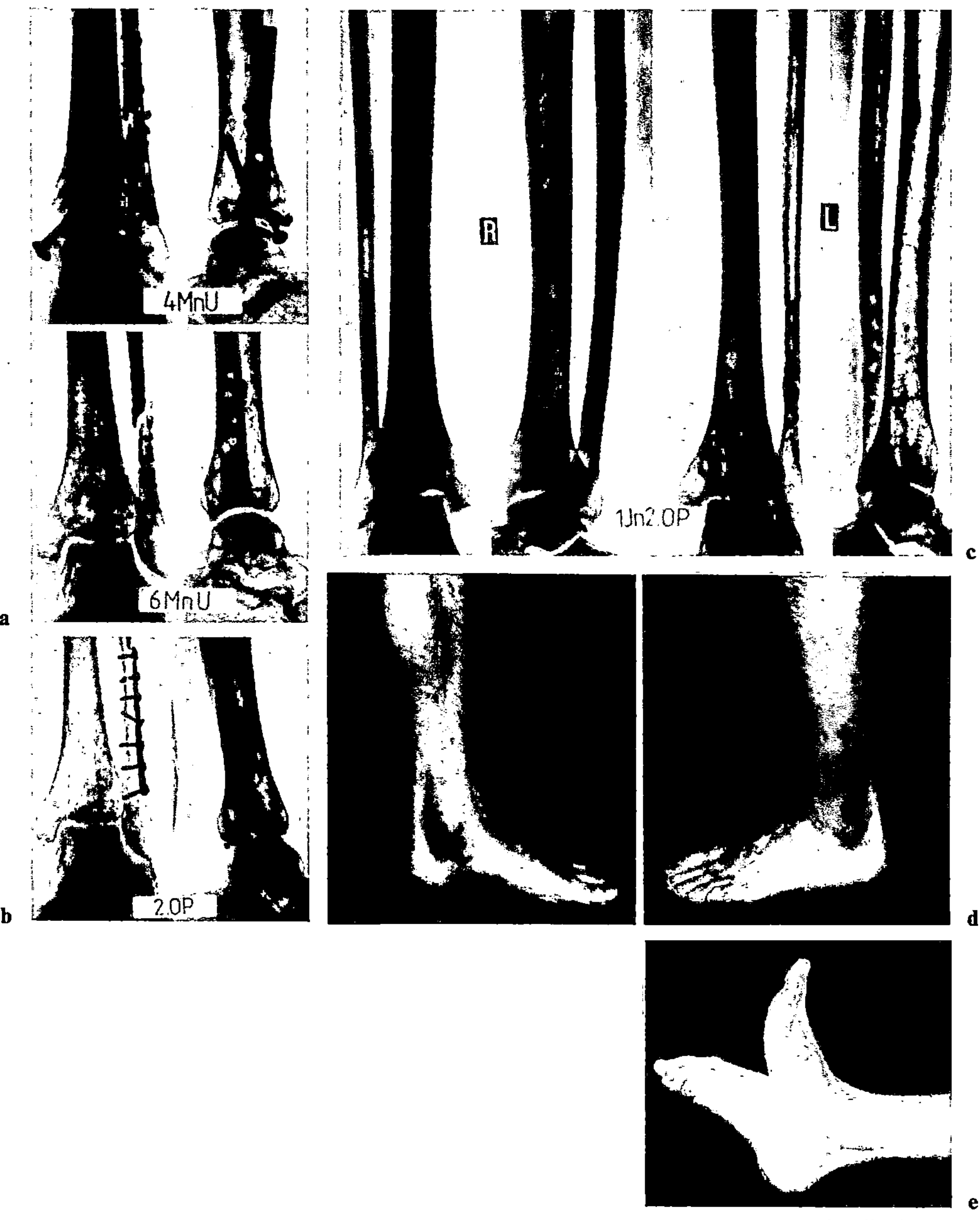

Abb. 2 a–e. 28jähriger Mann, a 4 und 6 Monate nach operativ behandeltem bimalleolärem Verrenkungsbruch, b Korrektur der Fibulapseudarthrose und Verlängerung um 5 mm, c Röntgenologische Ausheilung 12 Monate postoperativ, d Klinisches Bild 12 Monate postoperativ: normale Gangqualitäten, e Funktionelles Bild: Dorsalflexionsverlust 10°. Ergebnis gut

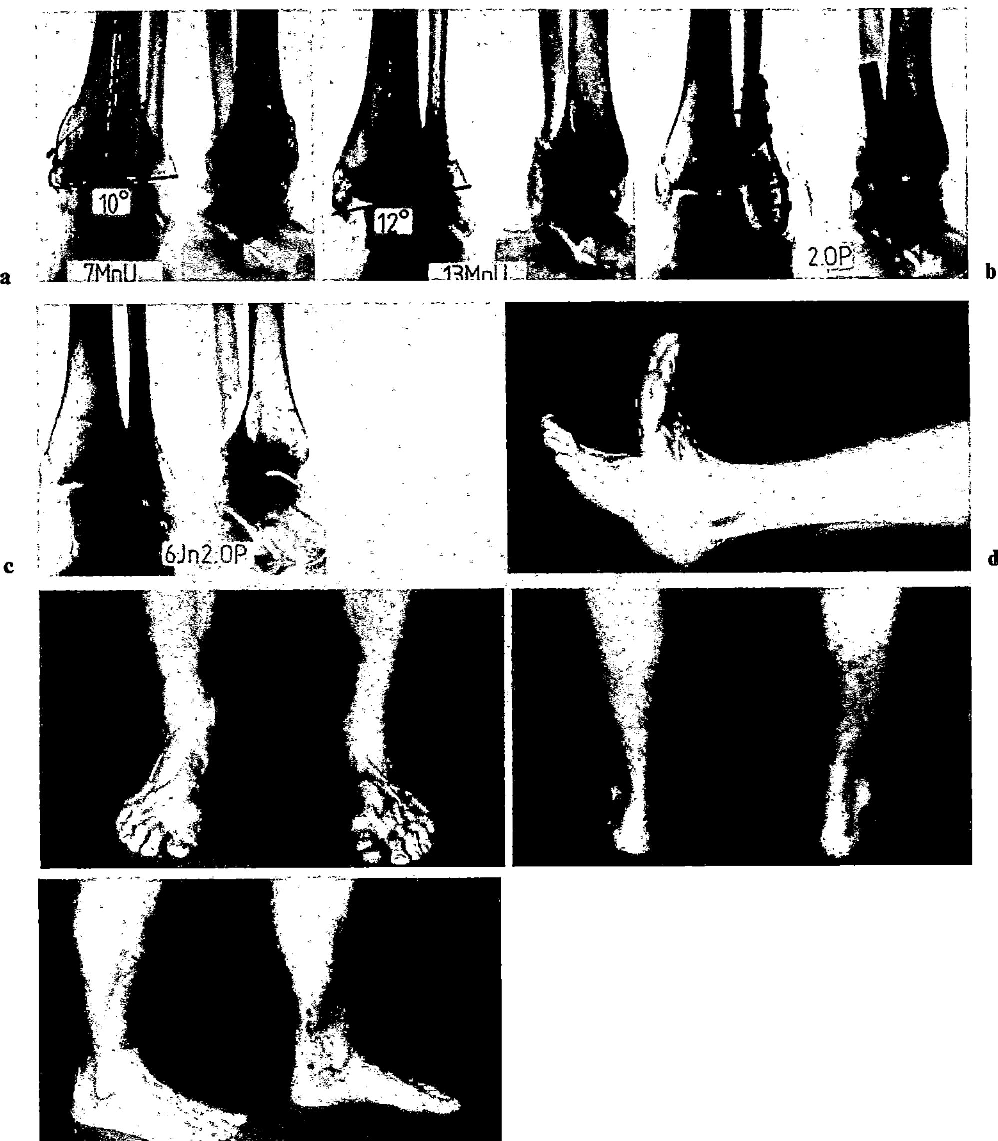

Abb. 3 a–e.   24jähriger Mann, **a** 7 und 13 Monate nach unzureichender, operativ versorgter bimalleolärer Luxationsfraktur. **b** Verlängerung des Außenknöchels um 10 mm, **c** Röntgenologischer Zustand 6 Jahre nach Korrektur mit posttraumatischer Arthrose: Ergebnis unbefriedigend, **d** Klinisches Bild: Gangqualitäten normal, befriedigender funktioneller Zustand bei Dorsalflexionsverlust von 10° und Einschränkung der unteren Sprunggelenkfunktion zur Hälfte, **e** Bei Kontrolle 6 Jahre postoperativ: subjektiv Belastungsschmerz

Bei 9 Fällen lag zusätzlich ein dorsolaterales bzw. dorsomediales Tibiakantenfragment von mehr als 1/3 der Gelenkfläche mit Stufenbildung vor.

Eine Korrektur dieser Gelenkinkongruenz fand in keinem dieser Fälle statt. Bei 2 jugendlichen Patienten war eine supramalleoläre Umstellung notwendig.

Der Altersdurchschnitt zum Zeitpunkt der Korrektur lag bei 37 Jahren (im Extrem 12 und 75 Jahre). Das mittlere Zeitintervall vom Unfall bis zur Korrektur betrug 12 Monate mit einem Streubereich von 2 Monaten bis 7 Jahren. Das Korrekturergebnis wurde im Mittel 3 Jahre (im Extrem 1 und 9 Jahre) nach dem Eingriff kontrolliert (Abb. 1)

Von den 32 Korrekturosteotomien nach Sprunggelenkverrenkungsbrüchen konnten entsprechend dem objektiven Maßstab nur 1 Fall als sehr gut und 10 als gut bezeichnet werden, 21 dagegen erzielten ein unbefriedigendes Ergebnis. Unter ausschließlicher Berücksichtigung der Funktion und des Beschwerdebildes konnten 17 Fälle als gut und „nur" 14 als unbefriedigend gelten.

In der subjektiven Bewertung fiel eine deutlich höhere Beurteilung auf. 21 der nachoperierten Patienten empfanden das Ergebnis als gut, 8 als befriedigend und nur 3 als schlecht.

Die Analyse der Resultate ergab folgendes Bild. Das Durchschnittsalter der sehr guten und guten Ergebnisse betrug 33,9 Jahre, bei den unbefriedigenden 39 Jahre. Das mittlere Zeitintervall zwischen Erstbehandlung und Korrektur betrug bei den sehr guten und guten Ergebnissen 15,3 Monate, bei den unbefriedigenden 10 Monate. Die relativ große Zahl schlechter Spätergebnisse war im wesentlichen auf die schweren ursprünglichen Verletzungen zurückzuführen. 15 davon hatten eine bimalleoläre Verrenkungsfraktur im oberen Sprunggelenk erlitten (7 Typ B, 8 Typ C). 7 wiesen ein Tibiakantenfragment auf. Bei 5 Patienten lag eine isolierte Außenknöchelfraktur vor (3 Typ B, 2 Typ C, 1 Fall davon verbunden mit einem Tibiakantenfragment).

Bei den 21 unbefriedigenden Fällen hatte bei 8 die Arthrose nach der Korrektur zugenommen [9], [15]. Die Abb. 2 und 3 zeigen Beispiele.

Tabelle 4. Ergebnis der Erstbehandlung bei 11 Stauchungsfrakturen

Valgus	10–15°	6
Varus	10–30°	2
Kombinierte Fehlstellung:		
Valgus und Rekurvation	20 und 15°	1
Valgus und Außenrotation	15 und 10°	1
Keine Fehlstellung		1
Gelenkinkongruenz		4

Tabelle 5. Durchgeführte Korrektureingriffe supramalleolär bei 11 Stauchungsfrakturen

Varisierung	6
Valgisierung	2
Kombinierte Umstellungsosteotomie:	
Varisierung und Antekurvation	1
Valgisierung und Gelenkflächenrekonstruktion	1
Arthrodese im OSG	1

Distale Tibiastauchungsfrakturen (Tabelle 4 u. 5): Innerhalb dieses Kollektivs wurde bei 8 Patienten wegen Valgus- oder Varusfehlstellung in einer Ebene, bei 2 Fällen aufgrund einer kombinierten Fehlstellung (Valgus mit Rekurvation und Valgus mit Außenrotation) in 2 Ebenen gleichzeitig umgestellt. 4mal erfolgte die Tibiaosteotomie mit Keilentnahme und 6mal eine Aufrichtung mittels eines kortikospongiösen Blocks. Bei einem Fall war die Gelenkflächenrekonstruktion mit Spongiosaunterfütterung noch möglich (Tabelle 5).

Zum Korrekturzeitpunkt betrug das mittlere Alter 36 Jahre (im Extrem 15 und 59 Jahre). Der Sekundäreingriff erfolgte im Mittel 3 Jahre nach der Erstversorgung (im Extrem 2 Monate und 5 Jahre). Die Nachuntersuchung wurde im Durchschnitt 3,5 Jahre (im Extrem 1 und 7 Jahre) nach dem Zweiteingriff durchgeführt (Abb. 4).

Nach dem strengen Punktesystem von Weber konnte nur bei 2 Fällen noch ein gutes Ergebnis erreicht werden, die restlichen 9 mußten als unbefriedigend klassifiziert werden. Unabhängig vom Röntgenbild ergaben sich keine wesentlich besseren Resultate. Hier stellt sich die Frage, ob die Indikation zur Korrektur nicht zu spät oder unzulänglich gestellt wurde.

Überraschenderweise wird subjektiv das Umstellungsergebnis besser beurteilt. 1 Patient hielt es für sehr gut, 5 Patienten für gut, 3 für befriedigend und nur 2 für schlecht. Das Durchschnittsalter der guten Resultate betrug hier 16,5 Jahre, das der 9 unbefriedigenden 40,1 Jahre. Bei den guten Fällen wurde die Korrektur 3,4 Jahre, bei den schlechten 1,5 Jahre nach dem Unfall durchgeführt. Bei den unbefriedigenden Ergebnissen hatte sich der Arthrosegrad in 6 Fällen verschlimmert. Die Abb. 5 und 6 zeigen Beispiele.

Distale Unterschenkelfrakturen (Tabelle 7 u. 8): Bei 16 Unterschenkelbrüchen, die in Achsenfehlstellung mit einem Achsenfehler von mehr als 10° verheilt waren, korrigierten wir nur in einer Ebene. Bei 6 Patienten mußte in 2 Ebenen gleichzeitig umge-

Tabelle 6. Ort des Korrektureingriffes bei 11 Stauchungsfrakturen (Pilontibialfrakturen)

Osteotomie im Bruchbereich	7
Osteotomie oberhalb des Bruchbereiches	3
(Osteotomie der Fibula	6)
Arthrodese	1

Abb. 4.   Korrekturergebnis bei 11 Pilonfrakturen

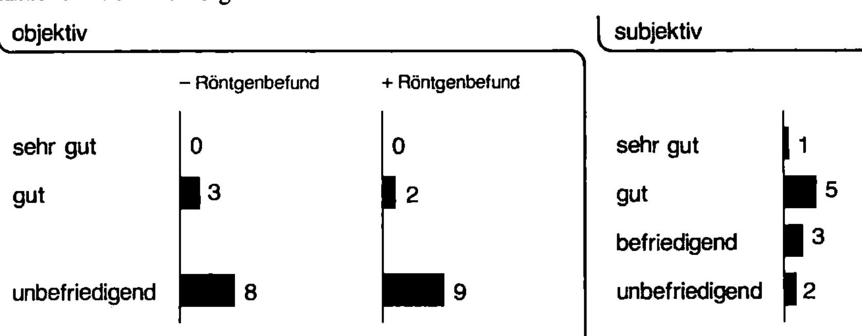

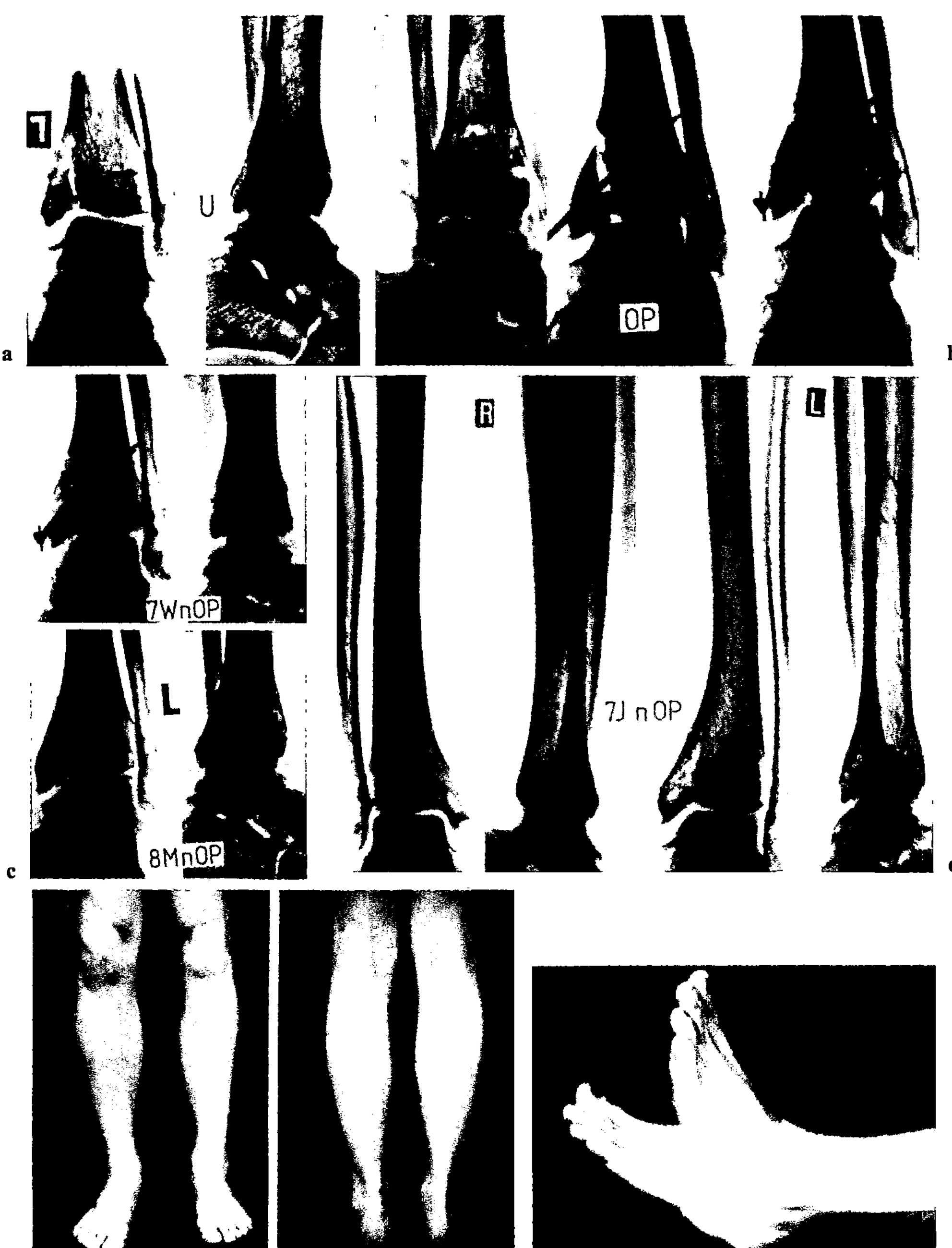

Abb. 5 a-e. 22jähriger Mann. **a** Unfallröntgenbild: Innenknöchelbruch nach 6 Jahre altem Stauchungsbruch der Tibia mit Varusfehlstellung, **b** Innenknöchelosteosynthese mit valgisierender Aufrichtung der Tibia von 10 mm durch Spongiosaunterfütterung, **c** Röntgenologischer Verlauf 7 Wochen und 8 Monate postoperativ, **d** Röntgenologisches Ergebnis 7 Jahre postoperativ mit Vergleich zur rechten gesunden Seite, **e** Klinischer Befund bei Nachkontrolle: normale Gangqualitäten, Dorsalflexionsverlust 10°. Ergebnis gut

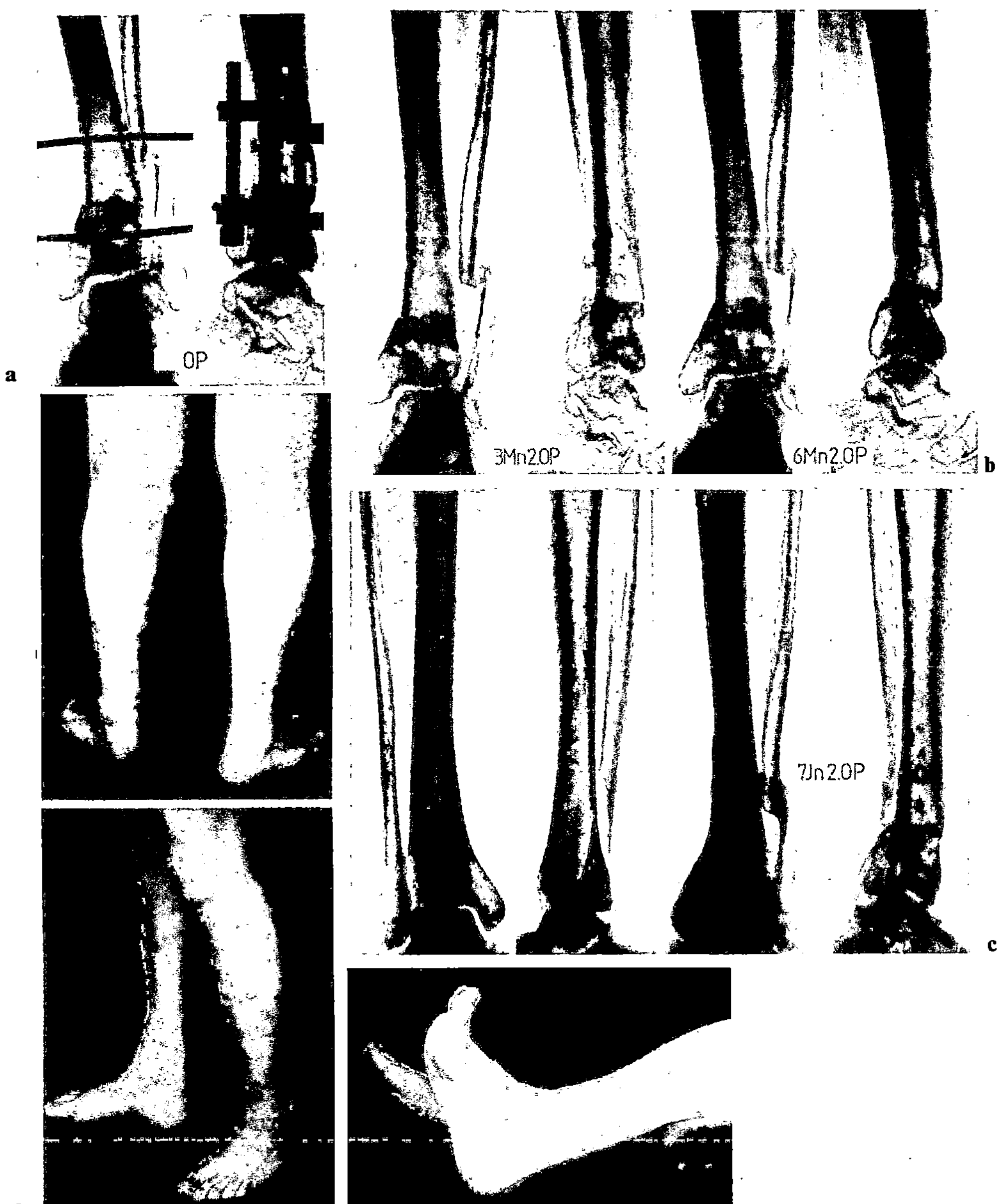

Abb. 6 a–d.   58jähriger Mann, 1 Jahr nach operativ behandeltem Stauchungsbruch. a Korrekturosteotomie 15° varisierend und 10° derotierend mit Fixateur externe supramalleolär, b Röntgenverlauf 3 und 6 Monate postoperativ, c Röntgenologischer Zustand 7 Jahre nach Korrektur, d Klinisches Bild bei Kontrolle: lockerer Spitzfuß von 10°, Außendrehfehlstellung 10°, Beinverkürzung 1 cm, posttraumatische Arthrose mit Ruheschmerz und Gangstörung. Ergebnis unbefriedigend

Tabelle 7. Ergebnis der Erstbehandlung bei 22 distalen Unterschenkelfrakturen

Valgus	10–20°	7
Varus	10–15°	6
Rekurvation	15	1
Außenrotation	10 und 30°	2
Kombinierte Fehlstellung:		
Valgus und Rekurvation	10–20° und 10–20°	3
Varus und Rekurvation	18 und 25°	1
Varus und Rotation	8–15° und 10–20°	2
(Pseudarthrose		2)

Tabelle 8. Durchgeführte Korrektureingriffe am distalen Unterschenkel nach 22 Unterschenkelfrakturen

Valgisierung	6
Varisierung	7
Antekurvierung	1
Derotation	2
Kombinierte Umstellungsosteotomie:	
Valgisierung und Antekurvierung	1
Valgisierung und Derotation	2
Varisierung und Antekurvierung	2
Varisierung-Antekurvierung mit Arthrodese im OSG	1

Tabelle 9. Ort des Korrektureingriffes bei 22 distalen Unterschenkelfrakturen

Beseitigung einer Pseudarthrose	3
Osteotomie im Bruchbereich	10
Osteotomie oberhalb des Bruchbereiches	2
Osteotomie unterhalb des Bruchbereiches	7
(Osteotomie der Fibula	8)

stellt werden. Die Lokalisation der Fehlstellung richtete sich nach dem Scheitelpunkt der Achsendeviation, diese lag im Regelfall in Höhe der ehemaligen Fraktur. Bei 9 Fällen wurde eine Spaninterposition, bei 5 Eingriffen eine Keilentnahme und bei den restlichen 8 Patienten eine Spongiosaplastik vorgenommen. Bei 2 Fällen beschränkte sich der Eingriff nach Achsenausgleich auf die Beseitigung einer Pseudarthrose. 6mal wurde der Fixateur externe, 15mal die Plattenosteosynthese und einmal die bloße Verschraubung angewandt (Tabelle 9).

Bei dieser Gruppe betrug das Durchschnittsalter zum Zeitpunkt des Sekundäreingriffs 31,5 Jahre (im Extrem 9 und 73 Jahre). Der Eingriff wurde im Mittel 3,5 Jahre (im Extrem 1 und 24 Jahre) nach dem Unfall vorgenommen. Die Kontrolluntersuchung fand durchschnittlich 3 Jahre (im Extrem 1 und 8,5 Jahre) nach der Korrektur statt (Abb. 7).

Von den 22 nachuntersuchten Patienten dieser Gruppe konnte nach der objektiven Punkteskala nur ein Spätergebnis als sehr gut und 8 als gut bezeichnet werden. 13 mußten als unbefriedigend gelten. Unter ausschließlicher Würdigung des Beschwerdebildes und der Funktion ergab sich im wesentlichen das gleiche Bild. Wie bei den

Abb. 7. Korrekturergebnis bei 22 distalen Unterschenkelfrakturen

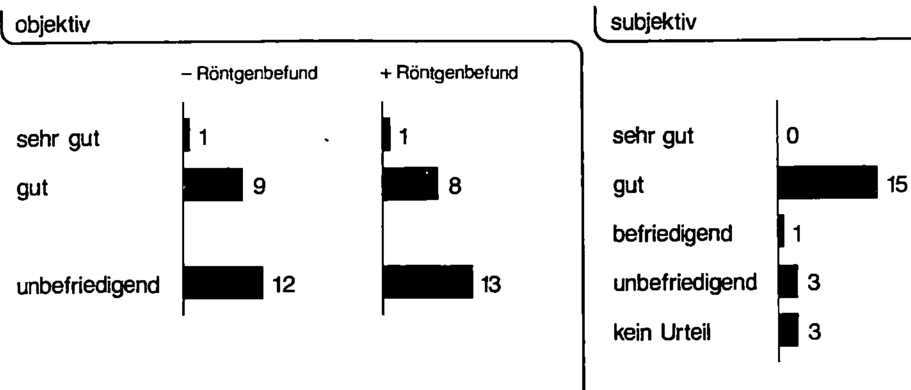

beiden vorausgegangenen Kollektiven sieht das subjektive Urteil auch hier günstiger aus. 15 Patienten bezeichneten im Vergleich zum Vorbefund den jetzigen Zustand als gut, 1 Patient als befriedigend und 3 als unbefriedigend. 3 Patienten konnten kein sicheres Urteil abgeben.

Das Durchschnittsalter der 9 sehr guten und guten Resultate betrug 21,5 Jahre. Das mittlere Zeitintervall zwischen Unfall und Korrektur betrug 3 Jahre. Bei den schlechten Ergebnissen waren die Patienten im Mittel zum Zeitpunkt der Korrektur 35 Jahre alt und das mittlere Zeitintervall zwischen Erstbehandlung und Korrektur betrug 2,4 Jahre. Bei 7 Fällen hat der Arthrosegrad zugenommen, bei 4 Fällen betraf dies die unbefriedigenden Ergebnisse. Bei 5 Patienten bestand bereits präoperativ eine leichte Arthrose [10]. Die Abb. 8 und 9 zeigen Beispiele.

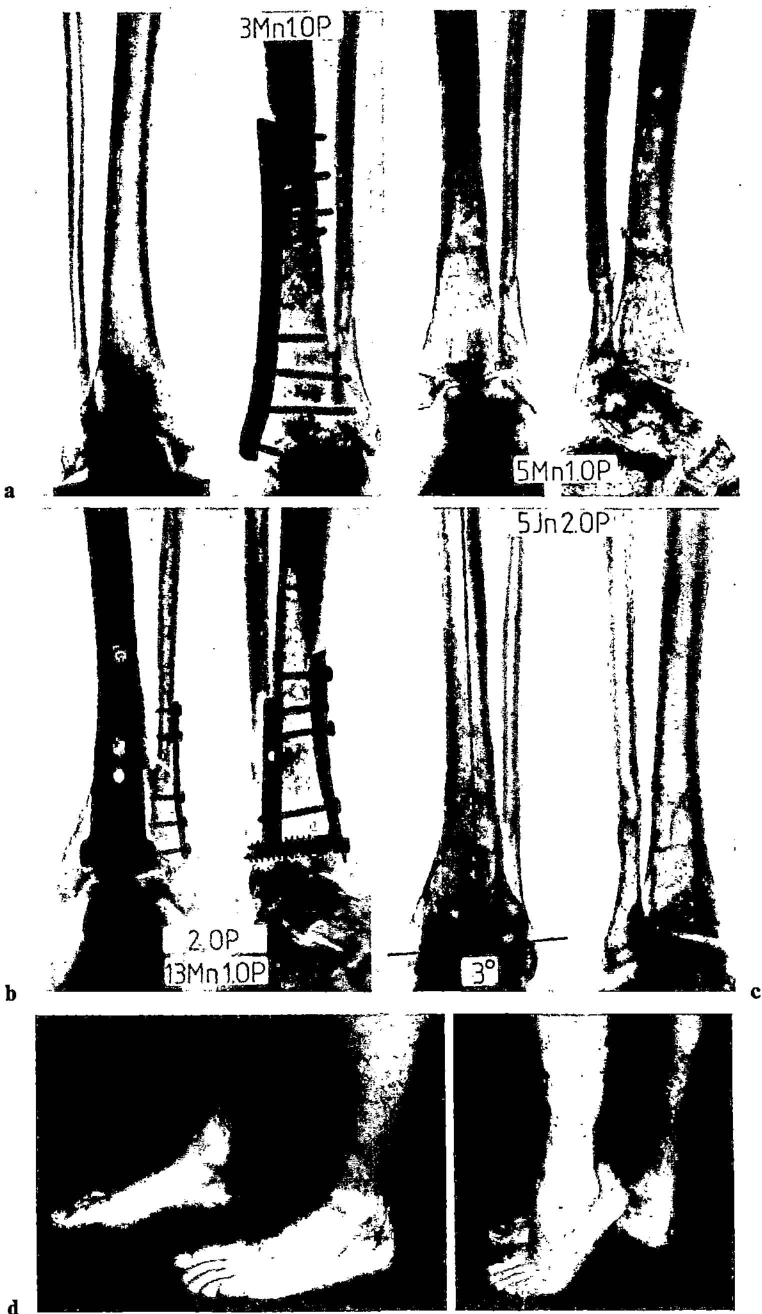

Abb. 8 a–d.   23jähriger Mann. **a** 3 und 5 Monate nach operativ versorgter distaler Unterschenkelfraktur. **b** Varisierende Keilosteotomie der Tibia von 12° mit Fibulaverlängerung. **c** Röntgenologischer Zustand 5 Jahre postoperativ. **d** Klinisches Bild bei Kontrolle: Gangqualitäten ungestört, Dorsalflexionsverlust 10°. Ergebnis gut

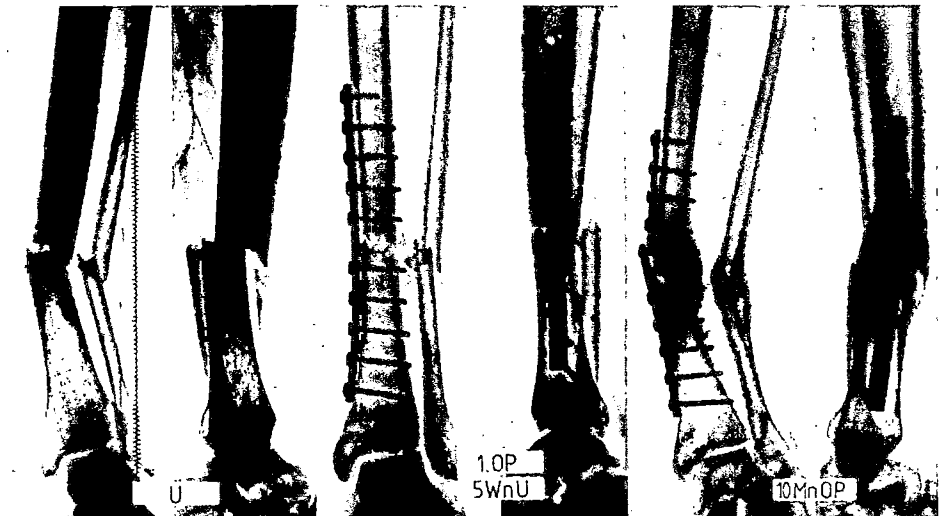

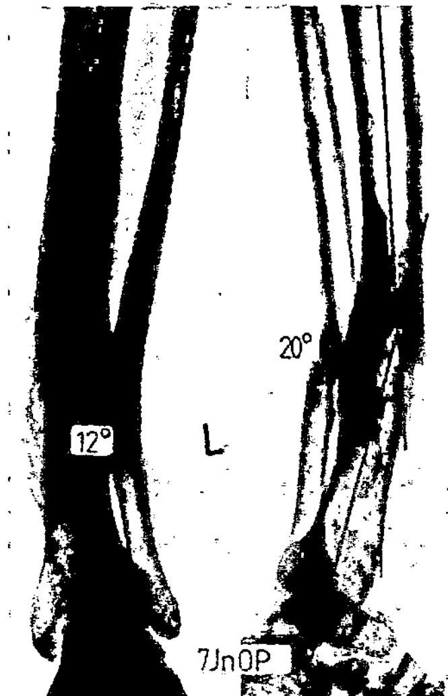

Abb. 9 a–d. 33jähriger Mann. a Unfallbilder: Verlauf und röntgenologische Fehlverheilung; posttraumatische Osteomyelitis nach mit Plattenosteosynthese versorgtem offenem Tibiabruch. b 7 Jahre nach infizierter Tibiapseudarthrose **Abb. 9 c, d** s. S. 342

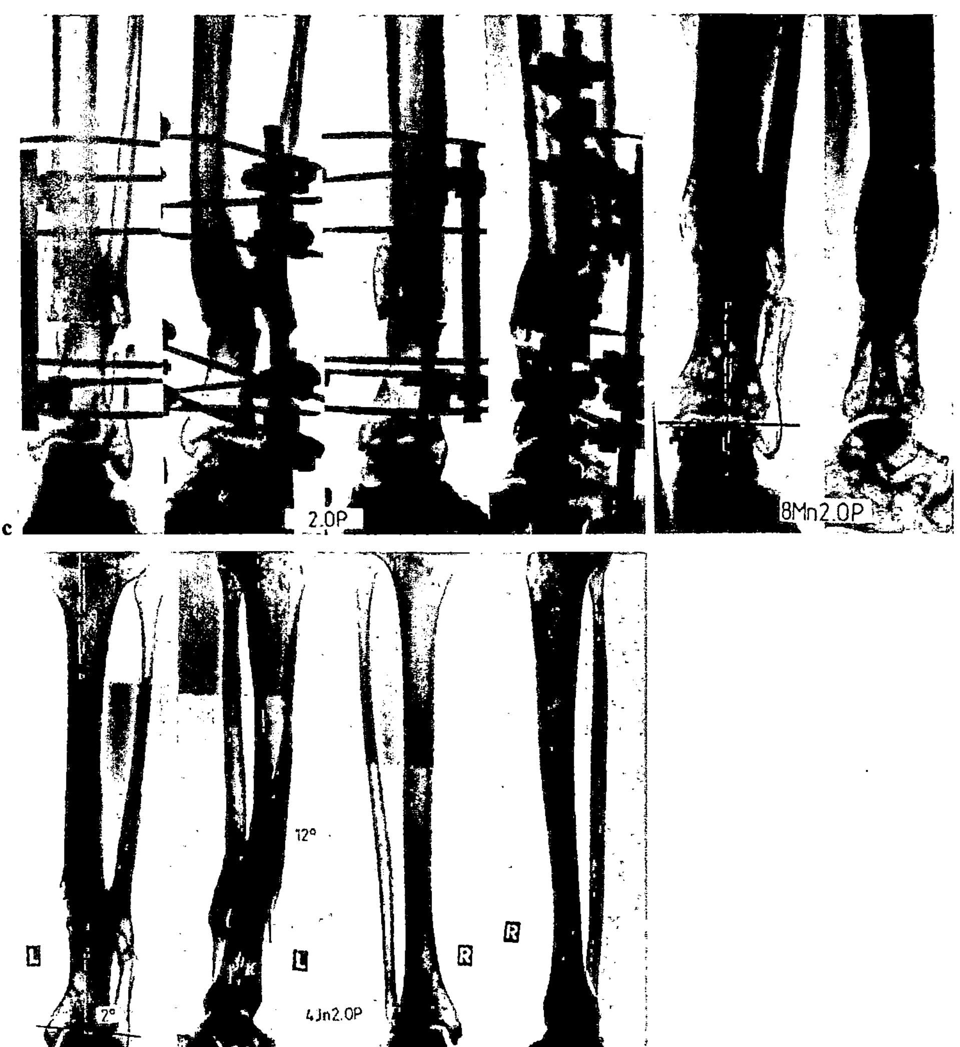

Abb. 9 c, d. c Keilosteotomie 12° varisierend und 20° rekurvierend am distalen Unterschenkel und Stabilisierung mit Fixateur externe mit Ausheilung 8 Monate postoperativ. d Röntgenologischer Zustand 4 Jahre nach Korrektur: Antekurvation von 12°, Dorsalflexionsverlust 10°. Belastungsschmerz, Gangarten erschwert. Ergebnis unbefriedigend.

Komplikationen

Im Vordergrund der Komplikationen steht die Infektion und die Wundheilungsstörung (Tabelle 10). Dies war insgesamt bei 11 Eingriffen der Fall.

Tabelle 10. Postoperative Komplikationen des Korrektureingriffes

	Wundheilungsstörung		Pseudarthrose	Peronäus-parese
	Aseptisch	Septisch		
Luxationsfrakturen 32	1	3	0	0
Stauchungsfrakturen 11	0	2	1	2
Distale Unterschenkelfrakturen 22	2	3	0	0
	3 (4,6 %)	8 (12,3 %)	1 (1,5 %)	2 (3,1 %)

Zusammenfassung

Resümierend ergibt sich im Ergebnis der 65 nachkontrollierten Korrekturosteotomien in der Region des oberen Sprunggelenks nach der objektiven Punktewertung von Weber folgendes Bild (Abb. 10): 2 sehr gute, 20 gute, 43 unbefriedigende Resultate. Dies entspricht 33,8 % guter und 66,2% unbefriedigender Ergebnisse. Wird nur die Funktion und das Beschwerdebild bewertet, verbessern sich die sehr guten und guten Ergebnisse auf 31 (47,7 %) und verringern sich die unbefriedigenden auf 34 (52,3%).

Das Durchschnittsalter der guten, objektiven Spätergebnisse betrug 27,7 Jahre, das der unbefriedigenden 39 Jahre. Das mittlere Zeitintervall zwischen Erstbehandlung und Korrektur belief sich bei den guten Resultaten auf 2,1 Jahre, bei den schlechten auf 1,9 Jahre. Bei 25 Fällen hatte die Arthrose sich röntgenmorphologisch entspre-

Abb. 10. Gesamtes Korrekturergebnis (65 Patienten)

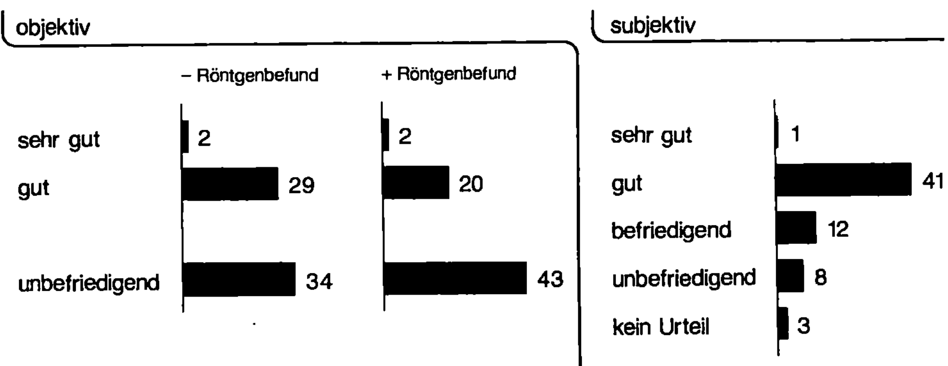

chend der Einteilung von Bargon [1] um eine Gradeinteilung verschlimmert, 18 davon fanden sich in der Gruppe der unbefriedigenden Korrekturergebnisse.

Die Analyse der gewonnenen Daten erlaubt zwar aufgrund der kleinen Fallzahl keine präzise statistische Aussage, doch lassen sich folgende Feststellungen treffen:

1. Die Indikation zur Korrektur sollte streng und frühzeitig gestellt werden.
2. Je komplexer die ursprüngliche Verletzung und je höher das Lebensalter ist, um so geringer ist der Korrekturerfolg.
3. Im Falle einer bereits fortgeschrittenen posttraumatischen Arthrose muß im Einzelfall entschieden werden, ob durch wiederherstellende Maßnahmen eine Funktionsverbesserung erwartet werden kann oder ob als definitive Versorgung zur Erlangung eines schmerzfreien belastbaren Fußgelenks die Gelenkversteifung nicht sinnvoller erscheint.
4. Unter den genannten Einschränkungen ist die Beseitigung der präarthrotischen Deformität in der Region des oberen Sprunggelenks offenbar auch dann lohnend, wenn eine präzise Rekonstruktion nicht mehr möglich ist. Dies beweist der große subjektive zufriedene Patientenanteil und die besseren Resultate bei der Beurteilung des Ergebnisses nach rein klinischen Gesichtspunkten.
5. Der operative Anspruch, anatomische Achsen- und Gelenkverhältnisse zu schaffen, bleibt durch die letzte Aussage jedoch unberührt.

Literatur

1. Bargon G (1978) Röntgenmorphologische Gradeinteilung der posttraumatischen Arthrose im oberen Sprunggelenk. Hefte Unfallheilkd 133:28–34
2. Friedebold G (1978) Spätversorgung nach Malleolarfrakturen. Technik – Ergebnisse. Hefte Unfallheilkd 133:45–63
3. Friedebold G (1978) Ergebnisse der Spätversorgung von Luxationsfrakturen des oberen Sprunggelenks. Hefte Unfallheilkd 131:76–88
4. Kehr H (1977) Knöchelfrakturen, Sekundäreingriffe. Bericht über die unfallmed. Tagung des Landesverbandes Rheinland-Westfalen der gewerbl. Berufsgenossenschaft. Heft 30
5. Knapp U (1978) Ergebnisse nach Korrektureingriffen am oberen Sprunggelenk. Therapiewoche 28:1541–1542
6. Lehrberger K (1979) Korrektureingriffe bei fehlverheilten Knöchelbrüchen. 22. Unfallseminar, 20. 10. 1979, Hannover, S 127–131
7. Leitz G (1967) Korrekturoperationen bei in Fehlstellung verheilten Knöchelfrakturen. Hefte Unfallheilkd 92:137
8. Leitz G (1971) Die operative Korrektur veralteter Knöchelgabelsprengungen. Arch Orthop Unfallchir 70:36–50
9. Platzgummer H (1964) Spätergebnisse und Erfahrungen mit der operativen Wiederherstellung der Knöchelgabel (tibiofibulare Arthrose) nach deform verheilten Knöchelbrüchen und Syndesmosen-Sprengungen. Arch Orthop Unfallchir 56:639
10. Ruedi T, Allgöwer M (1978) Spätresultate nach operativer Behandlung der Gelenkbrüche am distalen Tibiaende (sogen. Pilon-Frakturen). Unfallheilkunde 81:319–323
11. Wagner H (1977) Prinzipien der Korrekturosteotomie am Bein. Orthopäde 6:145–177
12. Weber BG (1972) Die Verletzung des oberen Sprunggelenks. Huber, Bern Stuttgart Wien
13. Weller S, Knapp U (1979) Ergebnisse nach operativer Behandlung von frischen und veralteten Verrenkungsbrüchen im oberen Sprunggelenk. Unfallmed. Tagung des Landesverbandes der gewerbl. Berufsgenossenschaften, 36:63
14. Weller S, Knapp U, Eck T (1977) Ergebnisse nach Korrektureingriffen am oberen Sprunggelenk. Sammelstudie der Deutschen Sektion der AO-international. Unfallheilkunde 80:213
15. Ziller R, Seyferth H (1970) Erfahrungen bei der operativen Behandlung veralteter Verletzungen im Bereich des oberen Sprunggelenks. Zentralbl Chir 95:772

Ergebnisse nach Korrekturosteotomien posttraumatischer Fehlstellungen des Fußes

A. Skuginna, E. Peternek

Eine in den vergangenen Jahren zu beobachtende Zunahme von funktionell beeinträchtigenden Fußverletzungen in unserem Krankengut – vorherrschend als Folge von Verkehrsunfällen [3], wobei Zweiradfahrer stärker betroffen sind, sowie als Folge von Arbeitsunfällen mit schweren Quetschungen – war für uns Anlaß, die durchgeführten Korrekturoperationen im Fußbereich einer eingehenden Beurteilung zu unterziehen. Arthrodesen fanden dabei nur insoweit Berücksichtigung, als damit gleichzeitig die Korrektur einer Fehlstellung mit offener oder geschlossener Keilosteotomie verbunden war. Bei Korrekturoperationen im Vorfußbereich wird lediglich auf das operative Vorgehen bei Großzehenfehlstellungen hingewiesen.

Es werden die Ergebnisse der Berufsgenossenschaftlichen Krankenanstalten Bergmannsheil Bochum und Duisburg-Buchholz gemeinsam vorgestellt.

Die funktionelle Beurteilung nach Korrekturoperationen am Fuß erscheint problematisch zum einen, da die Lokalisation der Korrektur stärker differiert, und zum anderen, da das operative Vorgehen speziell auf den einzelnen Fall ausgerichtet ist. Die Ausgangssituation bei den korrigierten posttraumatischen Fußfehlstellungen ist meist eine ausgeprägte Deformität [2]. Als Beurteilungskriterium setzen wir eine Verbesserung der Fußstatik an, da eine Normalisierung der Fußform nicht erwartet werden kann.

Bei den Nachuntersuchungen erhoben wir vergleichende Umfangs- und Bewegungsmaße der unteren Extremitäten, es erfolgte eine Beurteilung der Weichteilverhältnisse und Durchblutung der Füße und eine Beurteilung der Statik der Füße durch Betrachtung der Fußsohlenbelastung auf dem Podometer. Hinzu kamen Röntgenaufnahmen der Füße in 3 Ebenen.

Unter Berücksichtigung dieser Kriterien stellen wir die nachstehende Bewertungsskala unter Tabelle 1 vor.

Tabelle 1. Ergebnis nach Korrekturoperationen posttraumatischer Fußfehlstellungen – Bewertungsskala –

Gut:	Deutliche Besserung der Fußstatik, keine Einschränkung der Gehfähigkeit, Schmerzfreiheit Röntgen: Gewünschte Korrektur erreicht
Befriedigend:	Besserung der Fußstatik, Gangbehinderung und Schmerzen unter starker Belastung Röntgen: Gewünschte Korrektur annähernd erreicht
Ungenügend:	Verbliebene ausgeprägte Fußdeformität, unveränderte Gangbehinderung und Dauerschmerz unter Belastung Röntgen: Angestrebte Korrektur nicht erreicht

Korrekturosteotomien nach Traumen
an der unteren Extremität
Herausgegeben von G. Hierholzer, K. H. Müller
© Springer-Verlag Berlin Heidelberg 1984

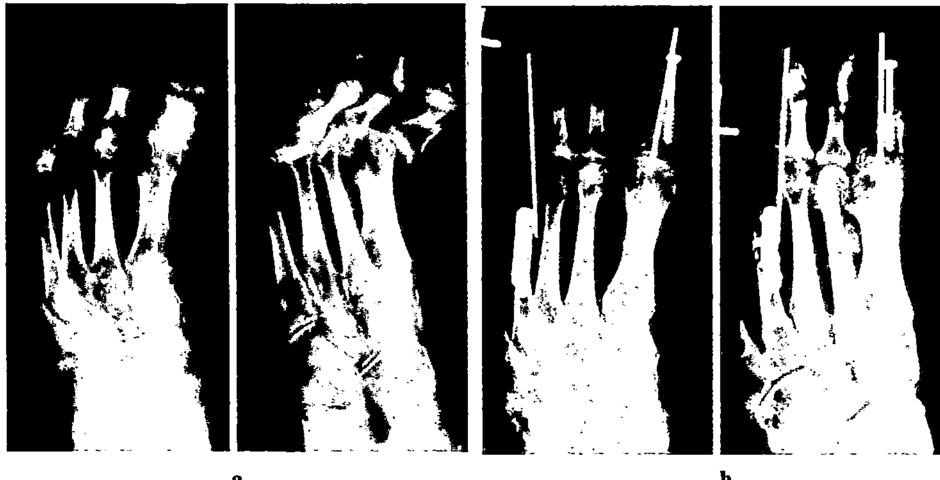

Abb. 1 a, b.   Korrektur von Zehenfehlstellungen. Die Arthrodese im Endgelenk und der Großzehe erfolgte nach Korrektur mit einer Spongiosakleinfragmentschraube (als Zugschraube),
a Präoperativ, b postoperativ

Das Tragen orthopädischer Schuhe zogen wir als Bewertungskriterium nicht heran,
da es sich bei der Ausgangssituation einer Fußkorrektur um recht unterschiedliche
posttraumatische Deformitäten handelte, wobei in der Regel eine völlige Wiederherstellung der Fußform nicht zu erwarten war.

Im allgemeinen wurde die Korrekturoperation am Fuß durch eine geschlossene,
selten durch eine offene Keilosteotomie durchgeführt. Die Fixation wurde mit dem
Kleinfragmentinstrumentarium, Blount-Klammern und in einzelnen Fällen mit dem
Fixateur externe sowie großen Spongiosaschrauben und Kirschner-Drähten durchgeführt. Die Fehlstellungen im Bereich des Großzehenendgliedes werden an unseren
Kliniken unter Berücksichtigung der Korrektur mit einer Spongiosakleinfragmentschraube zur Arthrodese eingestellt (Abb. 1).

Ergebnisse

In den Jahren 1972–1981 wurden an den Berufsgenossenschaftlichen Kliniken in
Duisburg-Buchholz und „Bergmannsheil Bochum" 31 Korrekturosteotomien posttraumatischer Fußfehlstellungen vorgenommen. Die zur Fehlstellung führende Unfallursache ist der Tabelle 2 zu entnehmen. Bei den Patienten handelt es sich um

Tabelle 2. Korrekturosteotomien posttraumatischer Fehlstellungen am Fuß
(BG-Unfallklinik Duisburg-Buchholz und „Bergmannsheil, Bochum", n = 31)

Zur Fehlstellung führende Unfallursache:	
Arbeit	16
Verkehr	10
Häuslicher Unfall	2
Sport	3

Tabelle 3. Lokalisation der posttraumatischen Fehlstellungen am Fuß
(ohne Zehenfehlstellung, n = 31)

Rückfuß	12	25 Männer, 6 Frauen
Fußwurzel	7	Alter: Untere Grenze 22 Jahre
Mittelfuß	8	Obere Grenze 53 Jahre
Kombinierte Fehlstellung	4	

Tabelle 4. Art der korrigierten Fußfehlstellung (n = 31)

Spitzfuß	8
Posttraumatischer Klumpfuß	6
Varus- oder Valgusfehlstellung des Rückfußes	7
Posttraumatischer Senk-Spreiz-Fuß	3
Hohlfuß	2
Andere Fußfehlstellung[a]	5

[a] Isolierte Fehlstellung eines Mittelfußknochens, Adduktions- oder Abduktionsfehlstellung

25 Männer und 6 Frauen. Da die Arbeitsunfälle an erster Stelle stehen, ist das männliche Geschlecht häufiger betroffen. Die untere Altersgrenze bei der Korrektur lag bei 22 Jahren, die obere bei 53 Jahren. Am häufigsten waren die Fehlstellungen im Rückfußbereich lokalisiert (Tabelle 3). Entsprechend der unterschiedlichen Lokalisation am Fuß zeigten sich äußerst differente Fehlstellungen. Bei den durchgeführten Korrekturen der Spitzfußstellungen stellte sich das Ausmaß und die Fixation der Fehlstellung derart gravierend dar, daß eine Achillessehnenverlängerung und eine Arthrolyse zur alleinigen Behebung der Fehlstellung nicht mehr ausreichen konnte. Es zeigte sich bei sämtlichen zur Korrektur anstehenden Fußdeformitäten, daß die benachbarten Fußgelenke deutlich in Mitleidenschaft gezogen waren [1]. Dies konnte röntgenologisch nachgewiesen werden. Die Aufschlüsselung der Fußfehlstellungen ist der Tabelle 4 zu entnehmen (s. Folgebeispiel in Abb. 2).

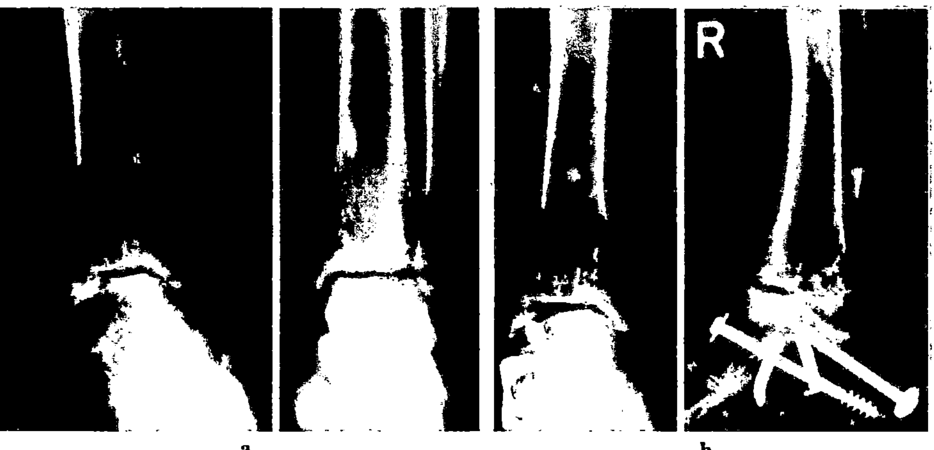

Abb. 2 a, b. Korrektur einer Varusfehlstellung im Rückfußbereich. a Präoperativ, b nach knöcherner Konsolidierung mit noch liegendem Metallimplantat

Tabelle 5. Art der Metallfixation (n = 31)

Blountsche Klammer	13
Kleinfragmentinstrumentarium — Spongiosaschraube	2
Kleinfragmentinstrumentarium — Platte und Schrauben	3
Kombination	
Blountsche Klammer – kleine Spongiosaschraube	2
Drahtfixation (Kirschner-Draht, Steinmann-Nagel)	4
Kombination Bohrdraht mit Schrauben	1
Große Spongiosaschrauben	3
Fixateur externe	3

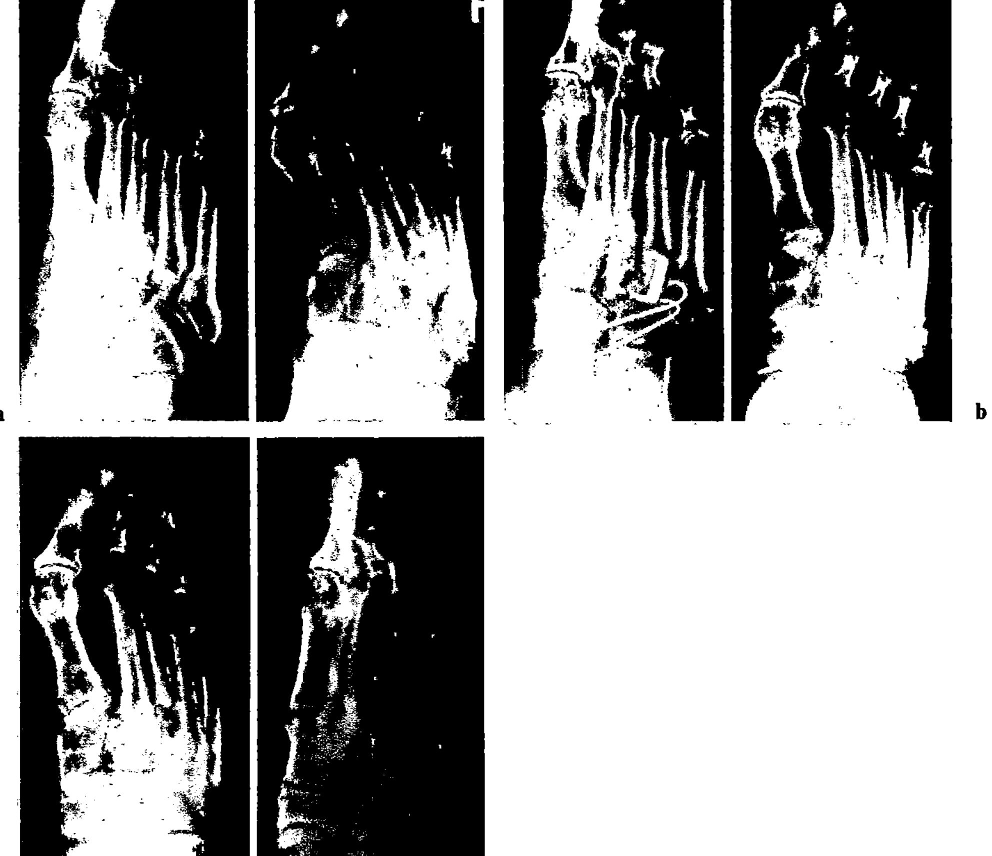

Abb. 3 a-c. Korrektur einer posttraumatischen Varusfehlstellung im Fußwurzelbereich. **a** Präoperativ, **b** Korrektur durch entsprechende Keilentnahme, Fixation durch Kirschner-Drähte und Blount-Klammern, **c** Zustand nach Metallentfernung

In 29 Fällen konnte die Korrektur mittels Keilentnahme durchgeführt werden, wobei in 11 Fällen zusätzlich eine Spongiosaplastik erfolgte. Die Entnahme des Korrekturkeiles erfolgte in der Weise, daß die Basis des Keiles im Bereich der Konvexität der Fehlstellung lag. In unserem Krankengut erfolgte in nur 2 Fällen eine offene Aufrichtung bei gleichzeitigem Einblocken eines kortikospongiösen Spanes.

Zur Fixation wurden überwiegend Blount-Klammern eingesetzt, aber auch Kleinfragmentspongiosaschrauben, die dem Zuggurtungsprinzip entsprechend plaziert wurden, sowie neutralisierende AO-Platten. In 3 Fällen wurde wegen schlechter Weichteilverhältnisse die Osteosynthese durch den Fixateur externe erreicht. Zur Fixation des Osteotomiespaltes kamen in 3 Fällen große Spongiosaschrauben zum Einsatz, durch die eine gute Kompression erreicht werden konnte (Tabelle 5). Die Entfernung der Metallimplantate geschah in der Regel 8 Monate nach der Korrektur. In einem Fall wurde bereits nach 5 Wochen das Metall entfernt, der längste Zeitraum bis zur Metallentfernung lag bei 4 Jahren (Abb. 3).

Durchschnittlich nach 2 Monaten wurde der korrigierte Fuß postoperativ voll belastet. Der kürzeste Zeitpunkt der Vollbelastung war mit einem Monat angegeben worden, der längste mit 4 Monaten. Postoperativ wurde für etwa 5 Wochen eine Gipsruhigstellung durchgeführt, dies geschah jedoch nicht in den Fällen, bei denen ein Fixateur externe montiert wurde. Aus dem Gips heraus wurde bei Übungsstabilität der Korrekturosteotomie nach 14 Tagen eine funktionelle Frühbehandlung begonnen.

Zur postoperativen Infektion kam es in 4 Fällen. Dabei spielte jedoch die Ausgangssituation eine Rolle. So waren die Weichteilverhältnisse vor der Operation entscheidend, in 2 Fällen lag ein Zustand nach durchgemachtem Infekt vor. Berücksichtigen wir nun noch den Zeitabstand der Fußverletzungen bis zur Korrekturoperation, so kommen wir hier auf einen durchschnittlichen Abstand von 3,5 Jahren. Der längste Abstand der Korrekturoperation zum Unfall betrug 18 Jahre, der kürzeste 4 Monate.

Von den 31 Patienten mit durchgeführter posttraumatischer Fußkorrektur erschienen 23 zur Nachuntersuchung. Unter Berücksichtigung der oben aufgeführten Bewertungskriterien konnte dabei in 19 Fällen ein gutes oder befriedigendes Ergebnis gefunden werden. Es zeigte sich in 4 Fällen, daß die durchgeführte Korrektur ungenügend war (Tabelle 6).

Nach Auswertung der durchgeführten Korrekturoperationen und Ermittlung der Nachuntersuchungsergebnisse zeigt sich, daß aufgrund der stark variierenden Ausgangssituationen die Operationsmethode und das Osteosynthesematerial nicht standardisiert werden kann. Bei der komplexen Morphologie und Statik des Fußes muß in jedem Fall Operationstechnik und Material dem Fall angepaßt werden. So kann nicht in jedem Fall eine Schraubenfixation durchgeführt werden, es ist in einzelnen Fällen sogar notwendig, einen Fixateur externe zu montieren. Bei der Beurteilung der

Tabelle 6. Klinische Ergebnisse der Korrekturoperation am Fuß (n = 23)

Gut	9
Befriedigend	10
Ungenügend	4

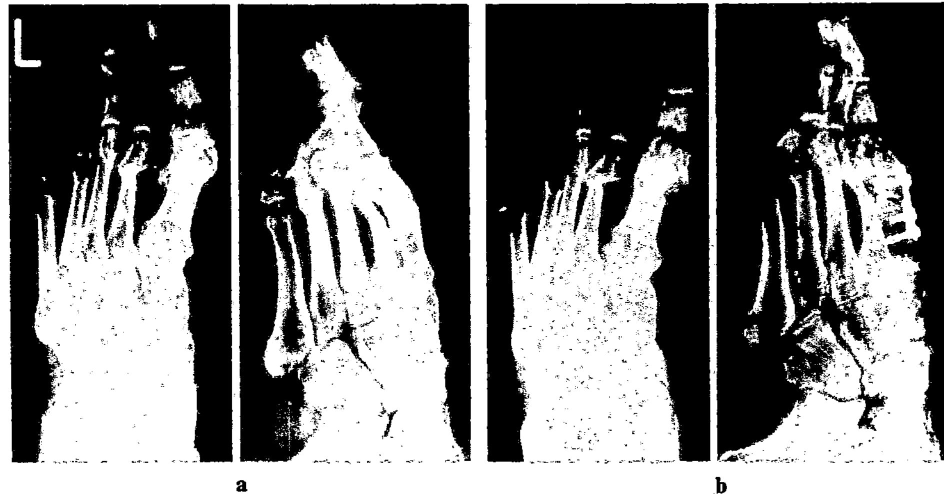

a   b

Abb. 4. a Posttraumatische Fehlstellung des 1. Metatarsale, b Korrektur durch dorsale Keilentnahme und Fixation mit Kleinfragmentplatte

Korrekturebenen, insbesondere im Fußwurzel- und Mittelfußbereich, haben wir beobachten können, daß die schrittweise Korrektur einzelner Fußwurzelgelenke nicht erforderlich ist, es empfiehlt sich vielmehr eine durchgehende Korrekturebene, wobei die Basis des Korrekturkeiles in den Scheitelpunkt der Konvexität der Fehlstellung gelegt werden soll. Hierbei kann in der Regel eine ausreichende Besserung der Fußwurzelstatik erreicht werden. Diese Verbesserung der Fußwurzelstatik ist an der Druckbelastung der Sohlenauftrittsfläche zu erkennen. In allen Fällen, in denen eine Fußkorrektur durchgeführt worden war, bestand postoperativ die Notwendigkeit, orthopädisches Schuhwerk zu tragen. Wenn auch die Korrekturoperation nicht zur Normalisierung des Fußskeletts geführt hat, so trug sie jedoch entscheidend zur Verbesserung der Fußstatik bei (Abb. 4).

Die knöcherne Heilung nach Korrekturoperation war in der Regel komplikationslos. Bei stärkerer Knochenatrophie empfahl sich allerdings die Spongiosaanlagerung. rung.

Aufgrund schlechter Weichteilverhältnisse bei posttraumatischen Fußfehlstellungen wird mit erhöhter Infektionshäufigkeit aus Anlaß von Korrekturoperationen zu rechnen sein. Die postoperative Gipsruhigstellung des Fußes und Hochlagerung erscheint zur Vermeidung oder zur Behandlung posttraumatischer Schwellungszustände am Fuß unbedingt notwendig zu sein. Ausgedehnte Plattenimplantate sollten unserer Ansicht nach vermieden werden.

Unsere Nachuntersuchungsergebnisse zeigen, daß gegenüber präoperativ in der überwiegenden Zahl der Fälle eine Verbesserung der Fußstatik und Fußform erreicht werden konnte. Die auch von uns bisher geübte Zurückhaltung gegenüber derartigen korrigierenden Eingriffen posttraumatischer Fußfehlstellungen erscheint daher nicht mehr gerechtfertigt zu sein.

Literatur

1. Hierholzer G (1974) Indikation und Technik der Arthrodese des unteren Sprunggelenks. Hefte Unfallheilkd 133:110–118
2. Hierholzer G, Hörster G, Gretenkord K (1981) Spätzustände nach Luxationen und Frakturen der Knöchelgabel des Fußes (Kongreßbericht). Langenbecks Arch Chir 355:443–448
3. Kuner EH, Müller T, Lindenmaier HL (1978) Einteilung und Behandlung der Talusfrakturen. Hefte Unfallheilkd 131:197–211

Zusammenfassung: Korrekturosteotomien nach Traumen im Bereich des Sprunggelenks und Fußes

U. Pfister

In der Literatur finden posttraumatische Fehlstellungen des Sprunggelenks und Fußes nur geringe Beachtung. Die in den letzten Jahren bei hüft- und kniegelenknahen Achsenfehlern geradezu forcierte Tendenz zur Korrekturoperation ist am Fuß offensichtlich vorbeigegangen. Dies ist erstaunlich, wenn man bedenkt, daß im Gegensatz zu anderen Fehlstellungen an der unteren Extremität der Patient gerade bei Deformierungen und Fehlstellungen am Fuß seine Insuffizienz häufig bei jedem Schritt spürt.

Wenn Probst auch die reinen Fußverletzungen nur mit 4,2 % der Fälle an den entschädigungspflichtigen Arbeitsunfällen beteiligt sieht, so ist doch eindeutig, daß in vielen Fällen der Fuß zusätzlich mitbeteiligt ist, wenn die ursprüngliche Verletzung auch höher liegt. Posttraumatische Fehlstellungen nach fehlverheilter Unterschenkel-und Sprunggelenkfraktur, durch Nervenläsionen, Durchblutungsstörungen und Dystrophie, der Spitz- und Supinations-Adduktions-Fuß, der Valgusknick bei Rückfußverletzungen, eine Deformierung des Längs- und Quergewölbes bei Fußwurzel- und Mittelfußverletzungen, Zehendeformitäten nach Frakturen, aber auch im Gefolge gestörter nervaler und vaskulärer Funktion nach kompletten oder inkompletten Logensyndromen stehen so häufig im Mittelpunkt der Patientenbeschwerden, daß eine eingehendere Beschäftigung mit diesen Folgezuständen notwendig und sicher auch lohnend ist.

Im Prinzip hat die klassische Orthopädie eine Fülle von Korrektureingriffen beim deformierten Fuß und bei den Fehlstellungen des Sprunggelenks und Fußes angegeben. Die Voraussetzungen für diese Eingriffe sind aber posttraumatisch grundsätzlich anders. Wo bei nichttraumatischer Deformierung der Fuß unberührt, die Weichteile unbeschadet, die Durchblutung normal und die gelenkigen Verbindungen stabil sind, treffen wir posttraumatisch auf narbige und dystrophische Veränderungen an Weichteilen, Knochen und Gelenken.

Probst spricht von einer Störung der funktionellen und formativen Grundlagen, eine gestörte Anpassungsfähigkeit ist zumindest bei Spätfällen die Regel.

Mit diesen posttraumatischen Veränderungen steigt das Risiko einer Korrekturoperation. Weller gibt bei den in bezug auf die primäre Heilung noch als relativ günstig zu beurteilenden Eingriffen zur Behebung einer Fehlstellung im Sprunggelenk 10 % postoperative Infektionen und Wundheilungsstörungen an. Bei den Osteotomien am dystrophen Fußskelett dürfte die Quote noch höher liegen. Das erhöhte Risiko kann somit in vielen Fällen nur dann getragen werden, wenn alle Möglichkeiten orthopädisch-technischer Hilfsmittel ausgeschöpft worden sind. Die Erwartung im Hinblick auf das postoperative Ergebnis darf nicht zu hoch geschraubt werden. Der Patient muß meist mit einer Verbesserung des präoperativen Befundes zufrieden sein, er darf nicht auf eine Wiederherstellung des normalen Zustandes hoffen.

Korrekturosteotomien nach Traumen
an der unteren Extremität
Herausgegeben von G. Hierholzer, K. H. Müller
© Springer-Verlag Berlin Heidelberg 1984

Trotz der angeführten Risiken fällt der Entschluß zur Korrekturoperation am Sprunggelenk noch relativ leicht. Der unfallchirurgisch Tätige findet sich hier auf vertrautem Boden, das Korrekturziel ist insofern vorgegeben, als es gilt, wieder normale anatomische Verhältnisse zu erreichen. Die Einteilung von Weller zeigt 5 charakteristische Fehlstellungen:

1. Zu lange Fibula mit Varuskippung des Talus,
2. zu kurze Fibula mit Valguskippung des Talus,
3. supramalleoläre Achsenfehler,
4. Stufenbildung im Gelenk,
5. Verstarrung der Knöchelgabel durch Syndesmosenschädigung.

Fehlstellungen der Kategorien 1–3 sind relativ einfach durch Wiederherstellung der ursprünglichen Fibulalänge bzw. supramalleoläre Achsenkorrektur zu erreichen. Wenn diese Eingriffe früh genug vorgenommen werden, sind ihre Ergebnisse fast durchweg gut. Die technisch schwierigen Eingriffe bei Fehlstellungen der Kategorien 4 und 5 zeitigen dagegen häufig unbefriedigende Endresultate. Insgesamt gesehen lassen sich damit nach einer Sammelstatistik der AO bei Korrektureingriffen alle angeführten Kategorien nur in etwa 50 % der Fälle wirklich gute und befriedigende Ergebnisse erreichen. Viele dieser Fälle führen früher oder später zur Arthrodese des oberen Sprunggelenks, die bei guter Technik durchaus als eine hilfreiche Rückzugmöglichkeit angesehen und dem Patienten schon vor dem Korrektureingriff sozusagen als durchaus brauchbare Alternative bei Versagen der Erstoperation nähergebracht werden kann.

Im Gegensatz zur Einteilung der posttraumatischen Fehlstellungen am Sprunggelenk fällt die Schematisierung im Fußbereich schwerer. Häufigste auffallende Deformitäten sind wohl der Knick-Platt-Fuß nach Kalkaneusfraktur, der Spitzfuß durch Kontraktur im oberen Sprunggelenk, der häufig mit einer gleichzeitigen Supination des Fußes verbunden ist, und der Vorfuß-Spitzfuß bei Veränderungen im Mittelfußbereich. Konkrete Angaben zur Häufigkeit dieser Veränderungen fehlen in der Literatur ebenso wie genauere Hinweise auf die Methodenwahl bei Korrektur. Einzelberichte und eigene Erfahrungen lassen die Keilosteotomie im Mittelfußbereich beim Vorfuß-Spitzfuß und bei Fehlstellungen im Sinne der Ab- oder Adduktion als gute und hilfreiche Möglichkeit erscheinen. Bei Fehlen schmerzhafter Teileinsteifungen und Einsteifungen in Fehlstellung kann durch Arthrodese im oberen oder unteren Sprunggelenk eine Korrektur der Fußstellung und zumindest eine Schmerzarmut erreicht werden. Probst und Witt weisen darauf hin, daß bei ordentlicher Beweglichkeit im oberen Sprunggelenk ein Spitzfuß auch supramalleolär korrigiert werden kann.

Fersenbeinosteotomien zur Stellungskorrektur des posttraumatischen Knick-Platt-Fußes sind nur direkt im Anschluß an das Trauma in größerer Zahl durchgeführt worden, sie sind im Ergebnis wechselnd, die Gefahr der Wundheilungsstörung ist groß. Bei Spätzuständen führt die subtalare Arthrodese mit einer Korrektur des Knicks durch Keilentnahme oder Auffüllen des Arthrodesenspaltes in vielen Fällen zu ordentlichen Ergebnissen.

Eine systematische Darstellung der operativen Resulate nach posttraumatischen Korrektureingriffen am 1. und 5. Strahl, die als Tragpfeiler des Fußgewölbes für Anatomie und Funktion des Fußes ja eine ganz besondere Bedeutung haben, fehlt. Für alle Arthrodesen und Osteotomien im Fußbereich besteht die Regel, daß sie in den Ergebnissen nur dann befriedigend sind, wenn die benachbarten Gelenkverbindungen sich noch auf die veränderte Situation einstellen können, sich insgesamt also frei von wesentlichen degenerativen Veränderungen zeigen.

Für den Patienten stellen nicht zuletzt die traumatisch bedingten Spätzustände nach Frakturen der Zehen oder die posttraumatisch an den Zehen auftretenden Fehlstellungen eine ständige Quelle der Schmerzen dar. Die klassische Orthopädie hat hier eine Vielzahl von operativen Möglichkeiten aufgezeigt, die je nach Art der Deformität zur Anwendung kommen müssen.

Für alle Eingriffe zur Verbesserung posttraumatischer Zustände am Fuß gilt, daß die meist vorhandene Dystrophie und die gestörte Vaskularität ein Vorgehen in mehreren Schritten notwendig machen. So empfiehlt es sich, Eingriffe zur Stellungskorrektur des Fußes und gleichzeitige Korrekturen der Zehen besser hintereinander und nicht gleichzeitig durchzuführen.

Die orthopädisch-technische Versorgung muß bei intensiver Nachbehandlung gleichrangig neben der Operation stehen, um ein gutes Ergebnis zu gewährleisten.

Als Resümee bleibt, daß die posttraumatischen Fehlstellungen des Sprunggelenks, des Fußes und der Zehen trotz ihrer funktionell so bedeutsamen Rolle häufig unterschätzt, in ihren Auswirkungen bagatellisiert, in ihren operativ beeinflußbaren Heilungsmöglichkeiten bis heute nicht adäquat beachtet und durchleuchtet sind. Dabei ist die Prognose offensichtlich bei frühzeitigem Eingreifen nicht schlecht, die Tendenz der Patienten, auch bei Späteingriffen selbst minimale Verbesserungen des Befundes als positiv zu bewerten, eindeutig.

VI Posttraumatische Fehlstellung des wachsenden Skeletts

Fehlwachstum nach epiphysären Verletzungen

A. Betz und L. Schweiberer

Enchondrale Ossifikationsprozesse sind für das Längenwachstum in den Epiphysen von besonderem Interesse. Sie formen weitgehend die Epiphyse und sorgen für deren Regeneration und Umbau.

Schenk (Abb. 1) unterteilt die Knorpelfuge anatomisch-funktionell in 2 Zonen:

1. den epiphysären Abschnitt mit Proliferationszone und Säulenknorpel und
2. den metaphysären Abschnitt mit Blasenknorpel und provisorischer Verkalkungszone.

Im *epiphysennahen Fugenanteil* steht ein Pool proliferationsfähiger Chondroblasten zur Verfügung, der vom ruhenden Knorpel bis zum Beginn des Blasenknorpels reicht. Funktionelle Belastung der Fuge durch Druck und Zug richtet die Chondroblasten auf und läßt sie in die Reifephase übertreten. Hier findet die für das Längenwachstum entscheidende Zellvermehrung statt, weshalb gerade diese Region u. a. auf traumatische Einflüsse so sensibel reagiert und die Auswirkungen so schwerwiegend sein können.

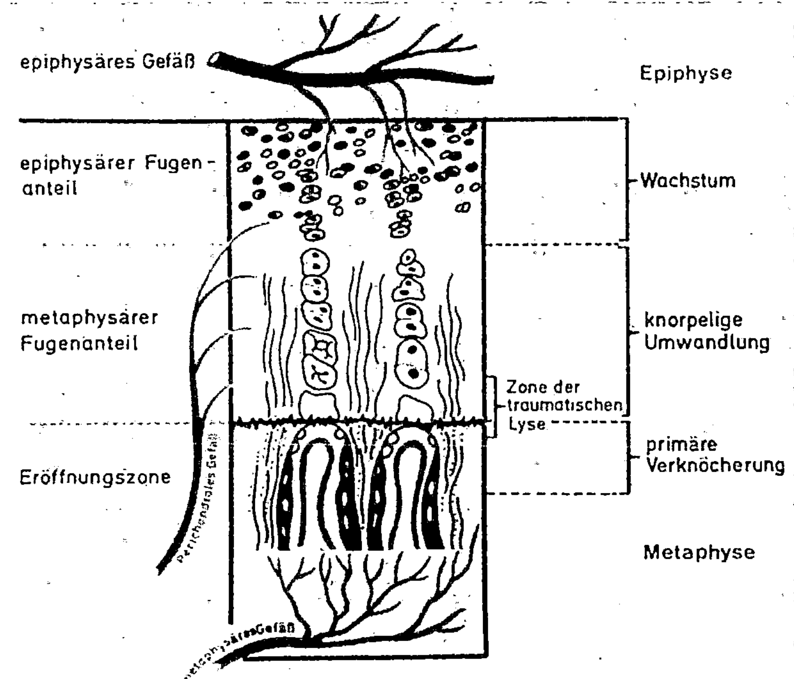

Abb. 1.   Anatomischer Aufbau der Knorpelfuge

Korrekturosteotomien nach Traumen
an der unteren Extremität
Herausgegeben von G. Hierholzer, K. H. Müller
© Springer-Verlag Berlin Heidelberg 1984

Im *metaphysennahen Fugenanteil* reifen die Knorpelzellen, nehmen durch Flüssig-
keitsaufnahme an Größe zu und verlieren ihre Proliferationsfähigkeit. Die Zellhyper-
trophie kommt allein dem Längenwachstum zugute, indem die Zellen um etwa das
3fache an Höhe zunehmen.

Im *Übergang zur Metaphyse* schließt sich die Eröffnungszone mit Chondrolyse und
schließlich die Ossifikationszone mit Ablagerung von Faserknochen an. Die Mineralisation konzentriert sich auf die intrakollumnären longitudinalen Knorpelsepten.
Erst durch das Mineralisationsmuster wird den vordringenden Kapillaren der Zutritt
zur Basis der einzelnen Zellsäulen ermöglicht. Es können nun Chondroblasten und
Osteoblasten einwandern, wodurch Resorptions- und Abbauvorgänge möglich werden. Ebenso wie im Bereich des Palisadenknorpels wird die Struktur der Metaphysen-
spongiosa nach der funktionellen Beanspruchung ausgerichet.

Die *Epiphyse* (Abb. 1) ist ursprünglich rein knorpelig angelegt. Die Trennung des
Wachstumsknorpels vom Gelenkknorpel erfolgt mit dem Auftreten der Knochenkerne (Abb. 2). Die Kerne nehmen ebenfalls bei enchondraler Ossifikation an Größe
zu. Die Verbindung zwischen Fuge und Gelenkknorpel bleibt während des Wachstums knorpelig.

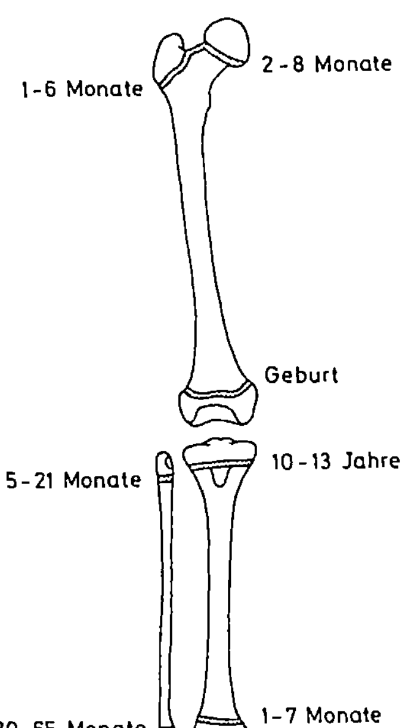

Abb. 2. Auftreten der Epiphysenkerne der unteren
Extremität

Das *Perichondrium* (Abb. 3) als appositionelle Zuwachszone verbreitert die Wachstumsfuge in transversaler Richtung und sorgt so für deren Dickenwachstum. Es bedeckt den Wachstumsknorpel an seiner Außenseite und geht metaphysenwärts in Periost über. Während des Wachstums rückt die Kante zwischen Perichondrium und Periost und damit auch die Ansätze von Gelenkkapsel und Bändern stetig gegen das Ge-
lenkende vor.

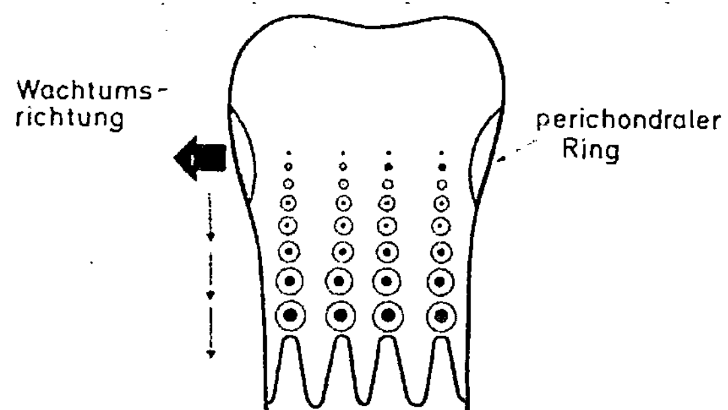

Abb. 3. Schema des Dicken- und Längenwachstums im Bereich der Fuge
Perichondrium: Verbreiterung in transversaler Richtung (Dickenwachstum)

So kann es zum einseitigen Wachstumsstillstand kommen, wenn Verletzungen im Bereich des Bandansatzes zu einer Knochenbrücke zwischen Epi- und Metaphyse führen.

Von besonderer Bedeutung ist die Blutversorgung der Epiphysenfuge (Abb. 4):
Epi- und Metaphyse sowie Perichondrium besitzen eigene Gefäßsysteme. Es besteht noch Uneinigkeit darüber, ob die Epiphysengefäße mit den periostalen und metaphysären Gefäßen über den perichondralen Ring anastomosieren; auf diesem Weg würden auch die Fugen von der Hyperämie in einem fugenfernen Frakturgebiet erreicht.

Die Fuge selbst wird von den Gefäßen nicht durchdrungen. Änderungen der Durchblutungssituation können damit Störungen der Fugenfunktion zur Folge haben.

Welche Möglichkeiten hat die Fuge, auf die vielfältigen pathogenen Reize zu antworten?
Steigerung bzw. *Hemmung* ihrer Funktionen sind die einzigen Möglichkeiten, die der Fuge als Antwort auf einen Reiz zur Verfügung stehen.

Steigerung (*Stimulation*) der Funktion des Wachstumsknorpels bedeutet vermehrtes Längenwachstum und ist immer dann zu erwarten, wenn es zu einer gesteigerten Durchblutung der epiphysären Gefäße durch Prozesse kommt, die die Fuge selbst betreffen oder in ihrer Umgebung ablaufen, wie nach Frakturen im Diaphysenbereich. Wir kennen diese Reaktionen auch bei entzündlichen Erkrankungen, z. B. bei der hämatogenen Osteomyelitis. Ein weiteres Beispiel ist das Klippel-Trénaunay-

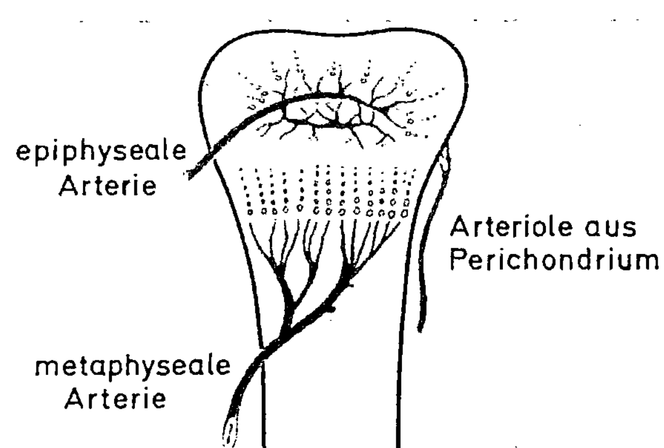

Abb. 4. Schematische Darstellung der Blutversorgung der Epiphysenfuge

P. Weller-Syndrom mit der Hypervaskularität der Epiphysen und dem konsekutiven, manchmal exzessiven Längenzuwachs.

Die *totale* Stimulation ist die *häufigste* Störung des Wachstums. Klinisch relevant ist sie v. a. an den unteren Extremitäten wegen geänderter Hüft- und Wirbelsäulenstatik bei unterschiedlicher Beinlänge.

Inwieweit die Fuge mit vermehrtem Längenwachstum reagieren kann, hängt entscheidend von ihrer eigenen Wachstumspotenz sowie vom Lebensalter ab; d. h. je jünger das Kind ist, desto höher ist die Wachstumskraft (Abb. 5). Somit ist die Hyperämie und ihre Dauer um so bedeutsamer, je jünger der Patient zum Zeitpunkt der Verletzung ist.

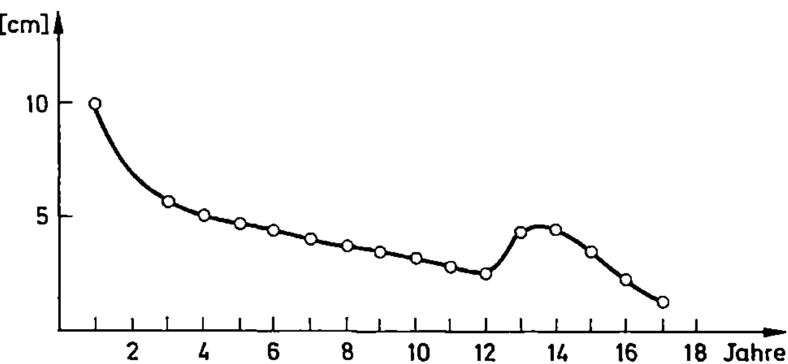

Abb. 5.   Jährliche Wachstumsrate der unteren Extremität in cm pro Jahr. Verringerung der Wachstumsrate ab dem 1. Lebensjahr mit leichtem Anstieg während der Pubertätsphase

Verschiedene Autoren konnten nachweisen, daß die Dauer der Mehrdurchblutung und damit das Ausmaß der Verlängerung unmittelbar abhängig ist von der Dauer und Intensität der Umbauvorgänge während der Knochenbruchheilung.

Flach et al. und v. Laer sind der Ansicht, daß sich diese total stimulativen Wachstumsstörungen nur indirekt günstig beeinflussen lassen, nämlich durch Senkung der Zeitdauer des Remodelings: Sie raten daher dazu – bei einem Minimum an Aufwand – Fehlstellungen primär zu korrigieren. Verspätete Repositionsmanöver und Operationen sollen vermieden werden.

Primär läßt sich jedoch durch keine Behandlung eine Beeinflussung der Beinlängen im posttraumatischen Wachstum erzielen.

Die *partielle* Stimulation erfolgt ausschließlich nach fugennahen oder fugenkreuzenden Verletzungen mit verzögerter einseitiger Konsolidation. Protrahierte Umbauvorgänge auf einer Seite der Metaphyse führen nach Ansicht von v. Laer zu einer einseitig vermehrten Durchblutung, die in der benachbarten Fuge eine partielle Stimulation mit partiellem Mehrwachstum verursacht. Hierdurch kann die verletzungsbedingte Fehlstellung verstärkt werden. Nach dem Durchbau der Fraktur stagniert die Stimulation; die Epiphyse kann sich wieder senkrecht zur Belastung ausrichten, sofern die Wachstumspotenz – abhängig vom Alter und Geschlecht des Patienten und den Eigenschaften der betreffenden Fuge – noch dazu ausreicht.

Die partielle Stimulation ist die einzige Wachstumsstörung, die primär therapeutisch beeinflußbar ist.

Durch *primäre Kompression* lassen sich zu erwartende protrahierte partielle Umbauvorgänge abkürzen und damit auch die Dauer der partiellen Stimulation.

Vorzeitige *Hemmung* der Fugenfunktion durch Trauma führt zur Drosselung oder sogar zur Stagnation des Längenwachstums und ist gleichbedeutend mit unphysiologischem Verschluß der Fuge. Das Gleichgewicht zwischen Proliferation und Chondrolyse ist zugunsten der Lyse gestört, es kommt zur Gefäßeinsprossung fugenwärts mit zunehmender Verknöcherung.

Betrifft die Verletzung nur den *metaphysären Fugenanteil,* wo die Chondrolysevorgänge ablaufen, so kommt es allenfalls durch vorübergehende Herabsetzung der Lysevorgänge zu einer *Verbreiterung der Fuge*; die gute metaphysäre Vaskularisation sorgt hier für eine rasche Regeneration.

Viel empfindlicher reagiert der *epiphysäre Fugenanteil* mit dem Stratum germinativum auf das Trauma. Neben der Störung des Gleichgewichts kommt es zum Untergang des eigentlichen Wachstumsknorpels und zum Übergreifen der Mineralisationsvorgänge auf die Fuge, bis die Verbindung zum epiphysären Knochenkern – partiell oder total – hergestellt ist.

Als Ursache der epi-metaphysären Brückenbildung wird in der Literatur
1. die Nekrose des Wachstumsknorpels bei direkter Zerstörung als „Crush"-Folge,
2. die Nekrose des Wachstumsknorpels durch Gefäßschaden und
3. die vaskuläre Erschließung einer longitudinalen Wachstumsfugenunterbrechung mit nachfolgender Verknöcherung angegeben.

Der *komplette* Fugenschluß bei vollständigem Untergang des Wachstumsknorpels ist sehr *selten* und führt zum *totalen* Wachstumsstopp.

Wie gravierend diese Stagnation des Wachstums ist, hängt vom jeweiligen Wachstumsanteil der Fuge und dem Alter des Patienten, d.h. dem noch zu erwartenden Wachstum ab. Bedeutender – da häufiger und eindrucksvoller – ist der *partielle* Verschluß der Fuge, wie er bei fugenkreuzenden Frakturen mit Ausbildung der epimetaphysären knöchernen Brücke häufig zu erwarten ist.

Die Prognose einer partiellen Wachstumshemmung (Tabelle 1) ist ebenfalls in erster Linie vom *Alter* und *Geschlecht* des Patienten abhängig; vom Geschlecht jedoch nicht nur insofern, als die gleichen Wachstums- und Reifungsprozesse beim Mädchen etwas früher ablaufen als beim Jungen. Je näher der Patient dem Wachstumsabschluß steht, um so weniger kann eine einseitige Wachstumshemmung zum Tragen kommen.

Tabelle 1. Prognostische Faktoren (epi- und metaphysärer Bereich)

1. Alter und Geschlecht
2. Lokalisation
3. Primäre Dislokation

Da sich die einzelnen Fugen einerseits zu verschiedenen Zeitpunkten schließen und andererseits unterschiedliche Wachstumspotenzen aufweisen, liegt in der Lokalisation der Verletzung ein weiteres wesentliches Beurteilungskriterium (Abb. 6).

Weiterhin gilt, daß mit zunehmender primärer Dislokation auch die Gefahr der Wachstumsstörung zunimmt. Der zeitliche Ablauf des täglichen Längenwachstums der verletzten Seite erinnert an das Verhalten eines Regelkreises (Abb. 7), der aus einer anfänglichen überschießenden Schwingung über eine gedämpfte Gegenschwingung allmählich in den ungestörten Zustand zurückkehrt.

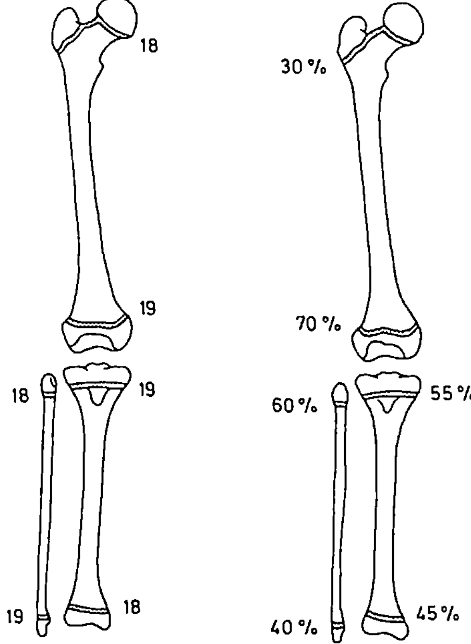

Abb. 6. Alter bei Epiphysenfugenschluß und Anteil der einzelnen Epiphysenfugen am Längenwachstum

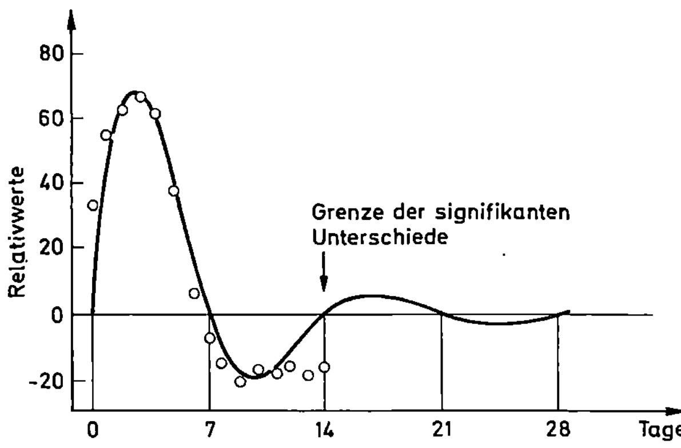

Abb. 7. Differenz der täglichen Wachstumsraten (nach Cotta). Der Verlauf ähnelt einer gedämpften Schwingung

Tritt eine Störung des Prozesses (Abb. 8) ein, so wirkt sich dies auf die Meßgröße M aus, die wiederum über ein internes Programm mit der Steuergröße S gegensteuert und damit die Störung wieder beseitigt.

In der Literatur lassen sich konkurrierende Hypothesen finden, die im Widerspruch zueinander zu stehen scheinen und bisher nicht lösbar sind:

Entsprechend dem Gesetz der funktionellen Anpassung (Abb. 9) sorgt nach Pauwels (1957) ungleiches Längenwachstum dafür, daß eine abgewichene Wachstumsfuge wieder aufgerichtet wird, so daß sie sich wieder streng senkrecht zur einwirkenden Druckbeanspruchung formiert. Eine Richtungsänderung dieser Resultierenden oder

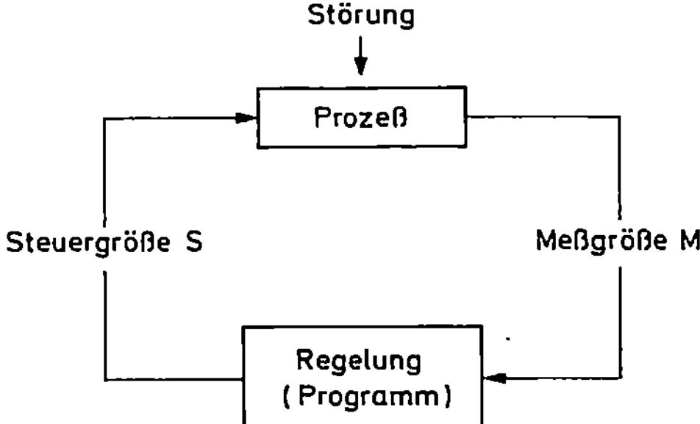

Abb. 8. Regelkreis des täglichen Längenwachstums der verletzten Seite mit einwirkender Störung (nach Cotta)

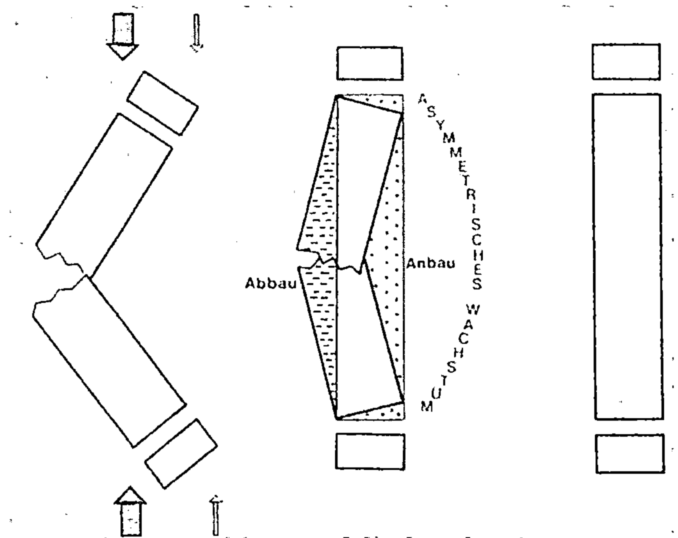

Abb. 9. Funktioneller Korrekturmechanismus. Aufrichtung einer abgewichenen Wachstumsfuge durch ungleiches Längenwachstum

eine Stellungsänderung der Epiphysenfuge soll über ein vermehrtes einseitiges Längenwachstum auf der Seite des stärkeren Drucks zur Korrektur und Anpassung an die neue Situation führen.

Hueter und v. Volkmann dagegen vertreten die Theorie, daß es durch Entlastung zum verstärkten epiphysären Längenwachstum kommt.

In Einklang mit dieser Theorie stehen die Ergebnisse von Klapp et al., die zeigen, daß es nur dann zum Fehlwachstum kommt, wenn die lokale Steuerung durch das Periost und durch den Tonus der Muskulatur fehlt, d. h. wenn die zügelnden Strukturen (Periost, Weichteilmantel) durchtrennt sind oder zumindest an Funktion verlieren. Man könnte dies als entlastungsbedingtes Wachstum bezeichnen.

Es soll also bei ungleichmäßigem Druck oder Nachlassen der Zügelung auf der Seite der Minderbelastung zur Stimulation und auf der Seite der Mehrbelastung zur Drosselung der Wachstumsvorgänge kommen, wodurch Fehlstellungen in und um den Epiphysenbereich korrigiert werden können.

Entsprechend dieser Anschauungen wurden auch *Achsenfehler im dia- und metaphysären Bereich* u. a. durch die epiphysäre Reaktion *unterstützend kompensiert.*

Die asymmetrische Wachstumsbeschleunigung der Fuge erbringt die Hauptleistung zur Wiederherstellung physiologischer Achsenverhältnisse.

Im Gegensatz zu diesen *gezielten* Korrekturleistungen erscheint die Reaktion auf eine *posttraumatische Verkürzungs-* oder *Verlängerungsfehlstellung* eher *ungezielt.*

Die Korrektur einer primären Verkürzungsfehlstellung kann nur durch Steigerung der Fugenfunktion während des Wachstums erfolgen, die ebenso ungezielte Beseitigung einer *Verlängerungsfehlstellung* läßt sich nur bei etwas vorzeitigem Fugenschluß, d. h. verfrühter Stagnation des Wachstums der ehemals verletzten Seite während der präpubertären Phase beobachten.

Klinisch relevant ist nun, daß uns einerseits biologische Besonderheiten im Wachstumsalter in der Therapie helfen, z. B. durch spontane Korrekturen; andererseits erschweren uns die gleichen Mechanismen die Behandlung, z. B. durch Progredienz der Achsenfehlstellungen und Knochendeformitäten (z. B. Hypoplasie des Außenknöchels nach distaler Fibulaepiphysenverletzung).

In dieser Zwickmühle kommt uns die Natur entgegen:
Der Gipfel der Epiphysenverletzungen (Abb. 10) fällt in die vulnerable Pubertätsphase, wo sich das fehlgerichtete Wachstum nicht mehr auswirken kann, da in der Regel

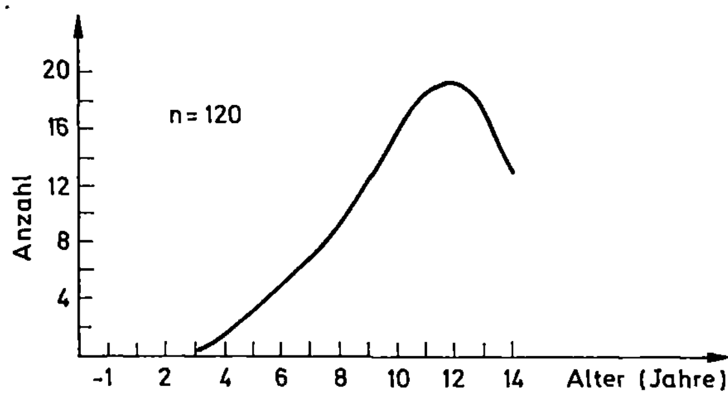

Abb. 10. Häufigkeit der Epiphysenverletzungen in Abhängigkeit vom Alter (nach Steinert). Gipfel der Epiphysenverletzungen in der Pubertätsphase

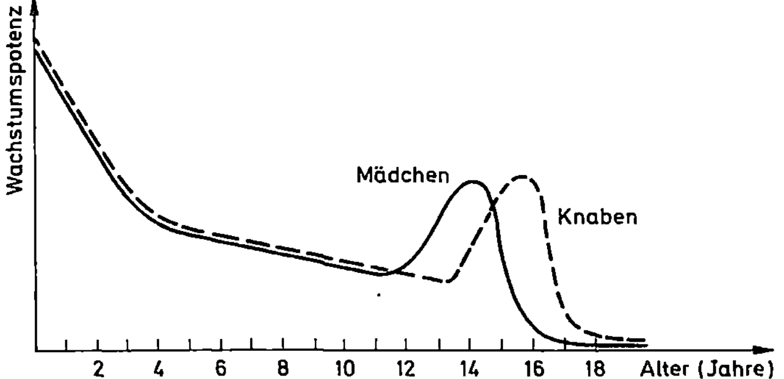

Abb. 11. Längenwachstum in Abhängigkeit vom Alter (nach Fankoni)

nur mehr wenig Wachstumspotenz besteht (Abb. 11). Jedoch lassen sich aus gleichem Grund wesentliche Spontankorrekturen auch nicht mehr erzielen.

Je früher also im Wachstum eine epiphysäre Fugenschädigung eintritt, um so gravierender wird mit weiterem Wachstum die Deformität.

Kindliche Frakturen sind zu 10 % Verletzungen der Epiphysenregion.
In 10 % der Epiphysen ist mit Wachstumsstörungen zu rechnen.

Die distale Tibia steht hinter dem distalen Radius in bezug auf die Häufigkeit der Verletzungen an zweiter Stelle (Abb. 12).

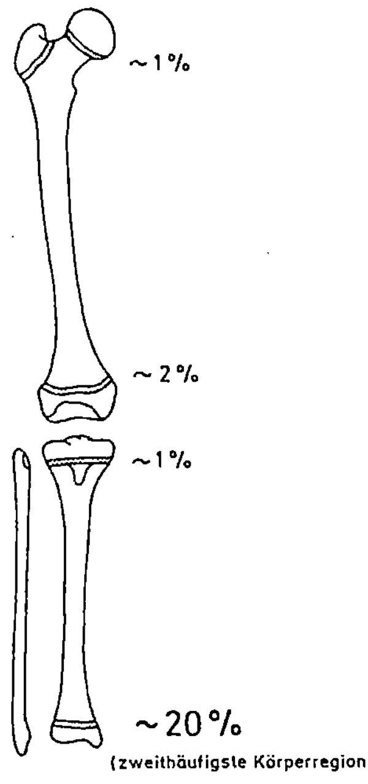

Abb. 12. Häufigkeitsverteilung der Epiphysenverletzungen an der unteren Extremität

Die verschiedenen Klassifizierungen nach Unfallmechanismus oder zu erwartender posttraumatischer Wachstumsstörungen sind hinreichend bekannt.

Meta- und epiphysäre Bandausrisse haben eine unterschiedliche Prognose:
Neben der Instabilität ergeben sich bei *epiphysären Ausrissen* (Abb. 13) keine Probleme; bei sachgerechter Versorgung (Abb. 14) unter Schonung der Fugen läßt sich

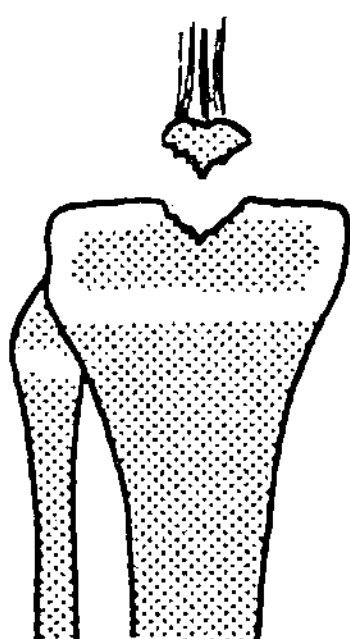

Abb. 13. Epiphysärer Ausriß der Eminentia intercondylica

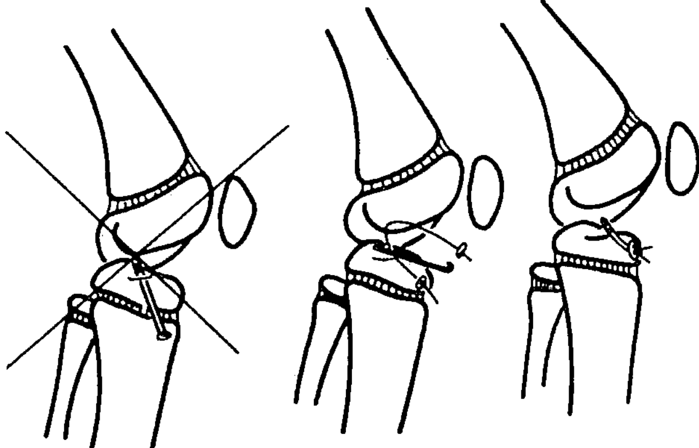

Abb. 14 Versorgungsschema epiphysärer Ausrisse. Schrauben durch Epiphyse und Tuberositas tibiae sind zu vermeiden

eine iatrogene Verblockung vermeiden, da die eigentliche Wachstumszone unberührt bleibt.

Metaphysäre Ausrisse, wie der Ausriß des lateralen Seitenbandes aus dem Epikondylus, können über eine epi-metaphysäre Kallusbrücke zur *Valgusfehlstellung* führen (Abb. 15).

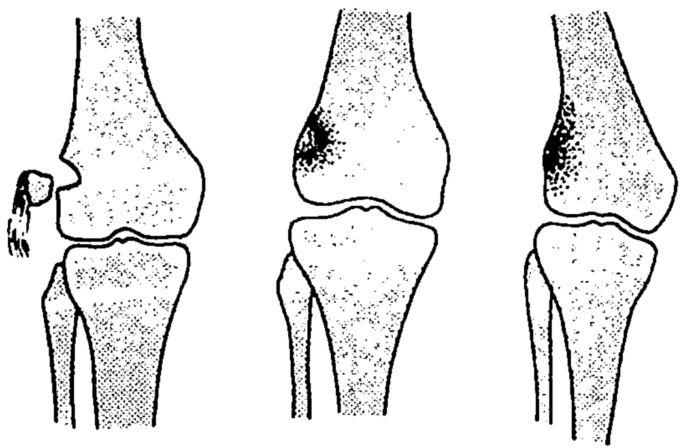

Abb. 15. Metaphysärer Ausriß. Hier: Ausriß des lateralen Seitenbandes aus dem Epikondylus → Valgusfehlstellung

Neben Fehlstellungen in der *Frontalebene* kann es auch in der *Sagittalebene* zum Fehlwachstum kommen, z. B. beim *Genu recurvatum* durch ventrodorsale Wachstumsdifferenz bei vorzeitiger Apophyseodese der Tuberositas tibiae (Abb. 16).

Trochanterapophyseodesen, etwa durch Verletzung bei unsachgemäßer Marknagelung entstanden, führen zur *Coxa valga* (Abb. 17).

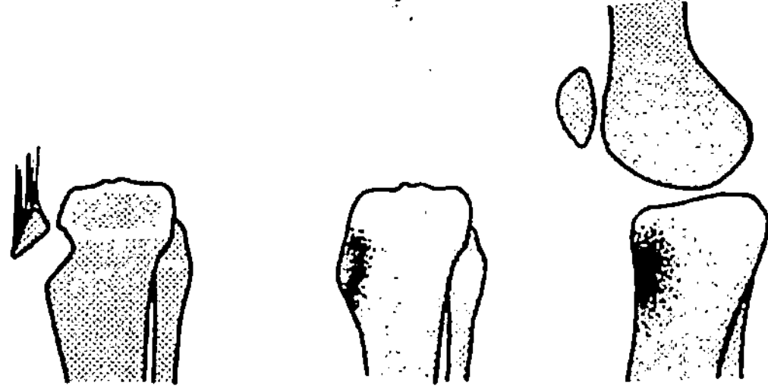

Abb. 16. Apophyseodese der Tuberositas tibiae führt zum Genu recurvatum

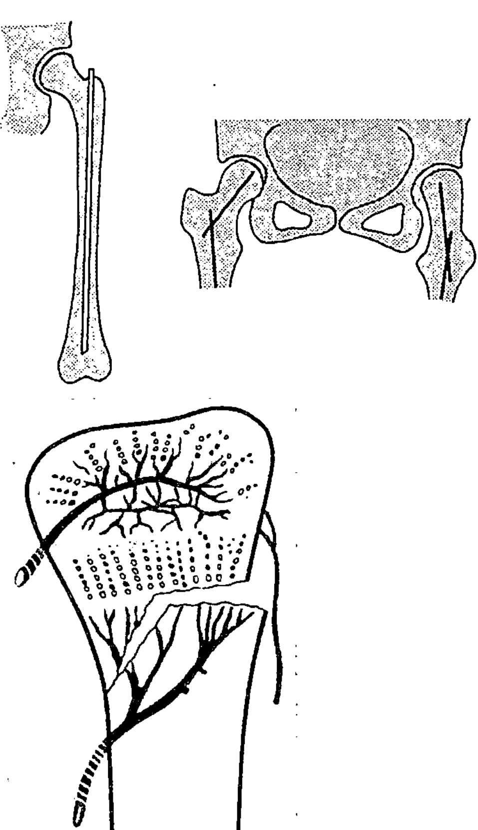

Abb. 17. Trochanterapophyseodesen (z. B. bei unsachgemäßer Marknagelung) führen zur Coxa valga

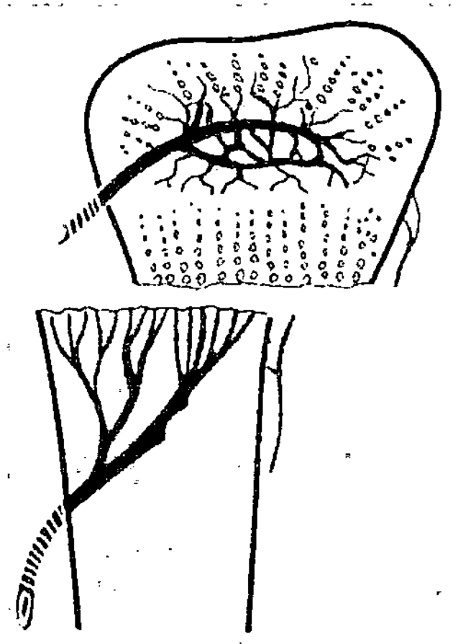

Abb. 18.
Epiphysenlösung mit
metaphysärer Beteiligung

Abb. 19.
Epiphysenlösung ohne metaphysäre Beteiligung

Epiphysenlösungen mit (Abb. 18) und ohne (Abb. 19) metaphysäre Beteiligung tangieren das Stratum germinativum nicht und führen in der Regel nicht zu Wachstumsstörungen.

Die *meisten* epiphysären Fehlstellungen finden sich an der distalen Tibia. Die Fugenschädigungen liegen meist *medial*, was zu *Varusfehlstellungen* führt (Abb. 20).

Die zu erwartende *Valgusdeformität* nach Ausrissen der vorderen lateralen Tibiaepiphysenecke (Abb. 21) bleibt meist aus, da diese Verletzungsform (Übergangsfraktur) ausschließlich in einem Alter zu finden ist, wo der physiologische Fugenschluß schon weitgehend abgeschlossen ist. Treten ohne eine primäre radiologisch sichtbare Verletzung epi-metaphysäre Brückenbildungen auf, so ist an der „Crush"-Verletzung kein Zweifel (Abb. 22 u. 23). Die knöcherne Spange hemmt im Bereich der früheren Verletzungsstelle das Wachstum.

Die Systematisierung und theoretisierende Betrachtung zum Problem „Fehlwachstum nach epiphysären Verletzungen" soll dazu beitragen, den nachfolgenden klinischen Beiträgen gewissermaßen den Weg zu ebnen.

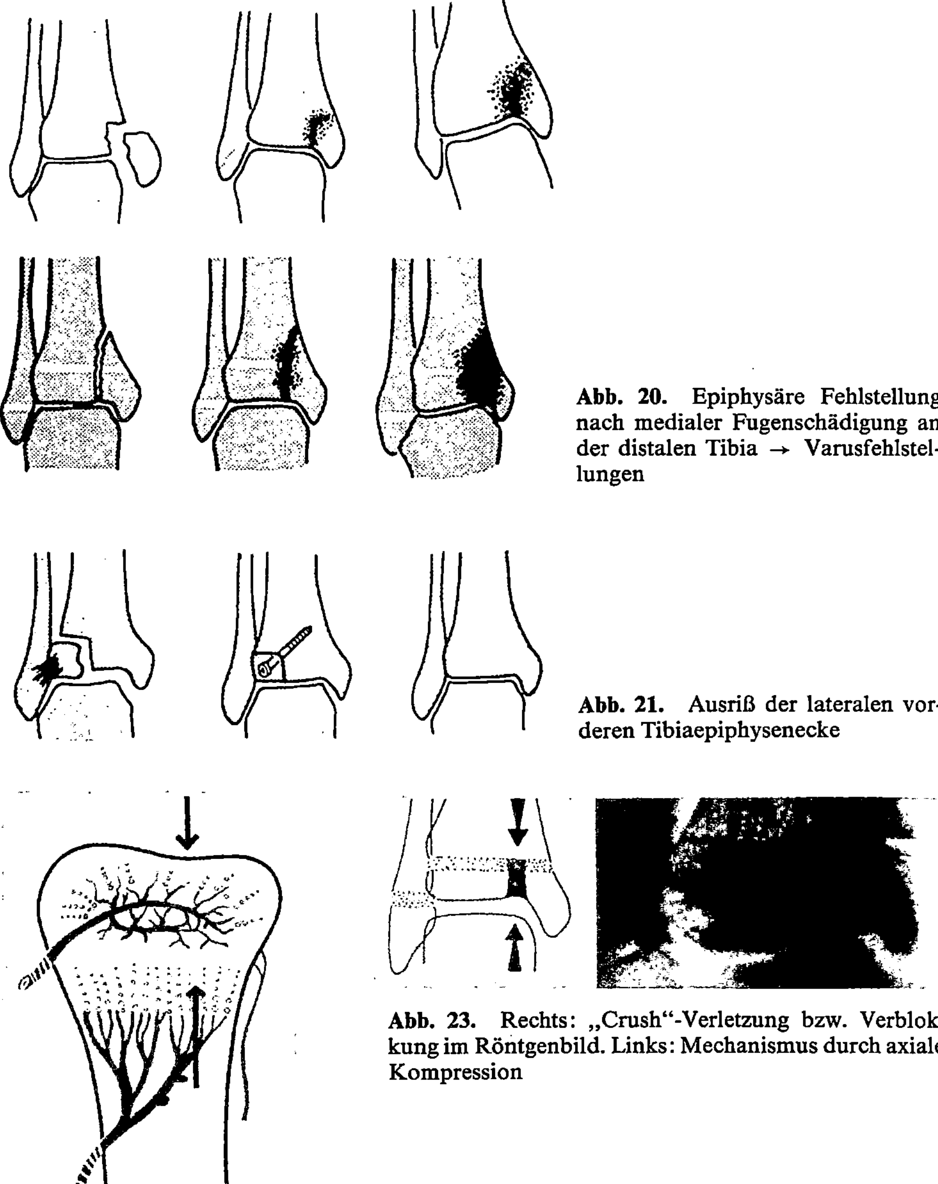

Abb. 20. Epiphysäre Fehlstellung nach medialer Fugenschädigung an der distalen Tibia → Varusfehlstellungen

Abb. 21. Ausriß der lateralen vorderen Tibiaepiphysenecke

Abb. 23. Rechts: „Crush"-Verletzung bzw. Verblokkung im Röntgenbild. Links: Mechanismus durch axiale Kompression

Abb. 22. Axiale Kompression als Ursache der „Crush"-Verletzung

Fehlwachstum nach Verletzungen außerhalb der Epiphyse

K. H. Jungblut

Das postnatale Längenwachstum des Röhrenknochens ist auf die Epiphyse beschränkt und findet fast ausschließlich in der Übergangsregion zwischen Epiphysenknorpel und Metaphyse statt.

Dickenwachstum und Ausgestaltung der Form des Röhrenknochens unterliegen dagegen den osteoblastischen und osteoklastischen Aktivitäten des periostalen und endostalen Systems.

Mit Schluß der Epiphysenfuge endet am reifen Skelett die enchondrale Ossifikation und damit das Längenwachstum. Die funktionelle Anpassung durch Anbau und Abbau im Rahmen des „remodeling" bleibt dagegen weitgehend erhalten und folgt materialsparend dem 1892 durch Wolf [8] aufgestellten Transformationsgesetz.

Faktoren, die einerseits das Wachstum des kindlichen Skeletts regulieren, andererseits zu Fehlwachstum Anlaß geben können, sind:
1. Stimulation des Längenwachstums,
2. Minderung des Längenwachstums,
3. einseitige Wachstumsbeschleunigung,
4. einseitige Wachstumshemmung.

Stimulation des Längenwachstums

Ollier [5] hat 1867 aufgrund klinischer und experimenteller Untersuchungen die Stimulation des Längenwachstums nach Verletzung des Periostes und v. a. nach Frakturen beschrieben. Durch eine Fülle von Arbeiten sind diese Beobachtungen in der Folgezeit bestätigt und ergänzt worden. Das Phänomen tritt gleichermaßen nach operativer wie konservativer Behandlung von Schaftfrakturen auf. Es wird erklärt durch Hyperämie und vermehrte Vaskularisation in den angrenzenden epiphysären und metaphysären Bereichen. Das Ausmaß der Wachstumsstimulation ist u. a. abhängig von der Dauer und vom Ausmaß der Mehrdurchblutung. Eingebrachtes Osteosynthesematerial, Pseudarthrosen und verzögerte Bruchheilung wie auch infektiöse Prozesse sind geeignet, eine Hyperämie über längere Zeit aufrechtzuerhalten und damit das Längenwachstum in besonderer Weise anzuregen.

Von 125 Kindern mit Femurschaftfrakturen, die in den Jahren 1966–1972 durch Overheadextension oder normale Bohrdrahtextension behandelt wurden, konnten nach einem Zeitraum von mehr als 6 Jahren nach dem Unfall 75 nachuntersucht werden (Tabelle 1). Die Meßaufnahmen ergaben in einem Drittel der Fälle eine Längendifferenz des Oberschenkels von mehr als 1,0 cm. 18 Patienten hatten eine Beinverlängerung von 1,0–2,0 cm; 5 weitere eine solche zwischen 2,0 und 3,0 cm. Den 23 Verlängerungen standen nur 2 Verkürzungen gegenüber. Überschießendes Längenwachstum war v. a. bei Kindern zu beobachten, die ihre Femurfraktur zwischen dem 4. und

Korrekturosteotomien nach Traumen
an der unteren Extremität
Herausgegeben von G. Hierholzer, K. H. Müller
© Springer-Verlag Berlin Heidelberg 1984

Tabelle 1. Oberschenkelschaftfrakturen bei Kindern
Radiologisch ermittelte Längendifferenzen

n = 25 (33⅓)

cm	Verlängerung	Verkürzung
1,1 – 1,5	8	1
1,6 – 2,0	10	1
2,1 – 2,5	4	
2,6 – 3,0	1	
	23	2

8. Lebensjahr erlitten hatten. Ähnlich, wie auch von Weber [7] beschrieben, war das durchschnittliche Mehrwachstum in diesem Alter besonders hoch. Während keine Abhängigkeit von der Frakturlokalisation beobachtet werden konnte, fanden sich Beinverlängerungen in Abhängigkeit vom Frakturtyp am häufigsten nach Querfrakturen, gefolgt von Schräg- und Spiralbrüchen (Tabelle 2).

Tabelle 2. Durchschnittliches Mehrwachstum
nach Femurfraktur (WEBER)

unter 4jährig	0,5 – 1,0 cm
4 – 6jährig	1,0 – 1,5 cm
6 – 8jährig	1,5 – 2,0 cm
über 8jährig	0,5 – 1,0 cm

Im Gegensatz zum Oberschenkel sind die Wachstumsbeschleunigungen nach Unterschenkelfrakturen weit weniger stark ausgeprägt [7]. Die durchschnittlichen Werte reichen von 2 mm bei Querfrakturen über 5–6 mm bei Schrägbrüchen hin zu 10–13 mm nach Stück- und Trümmerfrakturen. Sie nehmen daher nur verhältnismäßig geringen Einfluß auf die Beinstatik.

Minderung des Längenwachstums

Abgesehen von direkten Schädigungen der Epiphyse bei Infektionen werden posttraumatische Verkürzungen v. a. nach lang andauernden Ischämien beobachtet.

Bei einem 11jährigen Jungen war eine suprakondyläre Humerusfraktur von einer Verletzung der A. brachialis begleitet. Nach primärer Rekonstruktion der Strombahn kam es zum sekundären Verschluß mit länger andauernder Ischämiephase. Neben korrekturbedürftigen Weichteilkontrakturen resultierte hieraus nach 1 Jahr ein vorzeitiger Verschluß der Epiphysenfuge am Ellenbogengelenk und bei Abschluß des Wachstums eine Ober- und Unterarmverkürzung von je 2 cm (Abb. 1).

Als Ausgleich für ein zuvor beschleunigtes Wachstum wird in der Literatur gelegentlich ein vorzeitiger spontaner Epiphysenverschluß beschrieben.

Wir konnten diese Beobachtung nicht machen. In der Regel ist wohl auch nicht mit einem solchen Verschluß zu rechnen.

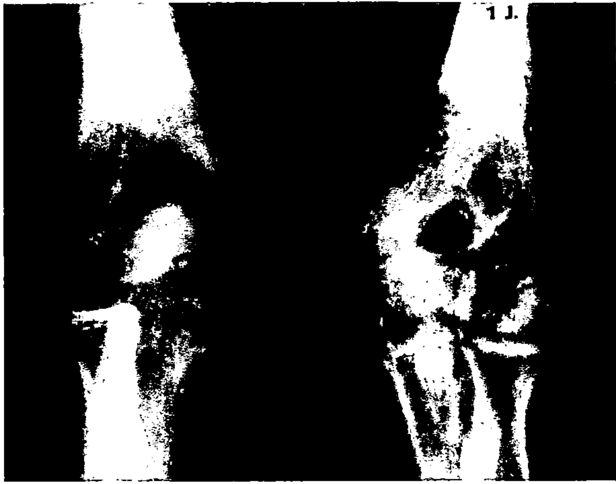

Abb. 1. Zustand nach supracondylärer Humerusfraktur links mit Verletzung der Arteria brachialis und lang andauernder Ischämie. Vorzeitiger Schluß der Epiphysen am linken Ellenbogengelenk

Künstlich vermag das Längenwachstum temporär oder dauerhaft durch eine Klammerung nach Blount gestoppt werden. Die dabei in der Wachstumsfuge auftretenden Druckkräfte überschreiten den Wachstumsdruck des Gewebes, die Proliferation wird hierdurch eingestellt.

Einseitige Wachstumsbeschleunigung

Mit einer seitenbetonten Wachstumsbeschleunigung haben wir es unter physiologischen Bedingungen im Zuge der Skelettreifung zu tun, wenn die Varusposition allmählich in eine Valgusstellung übergeführt wird.

In gleicher Weise können nach einer Fraktur verbliebene Achsenfehlstellungen ausgeglichen werden. Das Ausmaß der spontan möglichen Korrekturen ist um so größer, je jünger das Kind ist. Besonders jenseits des 10. Lebensjahres nehmen die Korrekturmöglichkeiten rasch und kontinuierlich ab.

Unter den nachuntersuchten 75 Oberschenkelschaftfrakturen fanden sich bei Behandlungsabschluß und Frakturheilung 12 Fehlstellungen im Varussinn (Tabelle 3). Zum Zeitpunkt der Nachuntersuchung waren diese bei 10 Patienten vollständig aufgehoben, während bei 2 anderen Patienten keine bzw. nur eine unvollkommene Korrektur eingetreten war.

Tabelle 3. Häufigkeit von Verlängerungen bei Typen der Femurfrakturen

Querfrakturen	62 %
Schrägfrakturen	41 %
Spiralfrakturen	37 %

Ungünstiger stellte sich die Situation bei den Valgusfehlstellungen dar (Tabelle 4). Diese waren insgesamt häufiger als die Varusdislokationen. 4 Fehlstellungen haben sich nicht oder nur unvollständig zurückgebildet. Bei einem Patienten jenseits des 15. Lebensjahres hatte sich die Valgusdeformität leicht verstärkt, und bei 2 Kindern unterhalb des 10. Lebensjahres war es nach anfänglich korrekter Stellung sekundär zu einem Fehlwachstum mit einer Valgusdeformität von 6–8° gekommen.

Tabelle 4. 75 Oberschenkelschaftfrakturen
Varusfehlstellungen n = 12 (16 %)

		Behandlungsabschluß	Nachuntersuchung
Kinder unter 5 Jahre	n = 4	7°	–
		8°	–
		8°	6°
		10°	–
Kinder 5 – 10 Jahre	n = 3	10°	–
		10°	–
		12°	–
Kinder 10 – 15 Jahre	n = 5	8°	–
		10°	–
		14°	–
		14°	–
		22°	20°

Es zeigt sich, daß Valgusfehlstellungen weniger korrekturfähig sind als Varusfehlstellungen.

Von Interesse ist auch der Vergleich verbliebener Antekurvations- und Rekurvationsfehlstellungen. Die bei Behandlungsabschluß verbliebenen Rekurvationen waren in 14 Fällen vollständig ausgeglichen und in einem Fall deutlich gebessert (Tabelle 5). Die 21 Antekurvationsstellungen zeigten dagegen bei der Nachuntersuchung in 5 Fällen ausgebliebenen oder mangelhaften Ausgleich (Tabelle 6). Bei einem über 15jährigen Patienten hatte sich der Antekurvationswinkel sogar erheblich verstärkt.

Es kann davon ausgegangen werden, daß nach Oberschenkelschaftfrakturen im Kindesalter verbliebene Rekurvationen sicherer ausgeglichen werden als Antekurvationen. Bei den letztgenannten sind sogar Tendenzen zu echtem Fehlwachstum erkennbar.

Die Ausgleichsfähigkeit verschiedener Achsenfehlstellungen am Unterschenkel ist von Weber [7] ausführlich dargestellt worden. Auch hier ist die Korrekturmöglichkeit der Varusfehlstellungen deutlich größer als die der Valgusdislokationen, und ebenfalls in der Sagittalebene ist die Korrekturfähigkeit stark beschränkt.

An den unteren Extremitäten ist die Epiphysenfuge unter statischer Belastung in besonderem Maße zum Ausgleich von Achsenfehlstellungen befähigt. Nach Pauwels [6] richtet sie sich durch exzentrisches Wachstum soweit auf, bis die aus Muskelzug und Körpergewicht resultierenden Druckkräfte senkrecht auf die Epiphysenfuge einwirken.

Tabelle 5. 75 Oberschenkelschaftfrakturen
Valgusfehlstellungen n = 21 (28 %)

		Behandlungsabschluß	Nachuntersuchung
Kinder unter 5 Jahre	n = 7	6°	–
		6°	–
		6°	–
		8°	–
		12°	–
		14°	–
		0°	6°
Kinder 5 – 10 Jahre	n = 12	8°	8°
		5°	–
		6°	–
		8°	–
		8°	6°
		8°	7°
		10°	–
		10°	10°
		12°	–
		12°	–
		14°	–
		unbekannt	6°
Kinder 10 – 15 Jahre	n = 1	8°	–
Kinder über 15 Jahre	n = 1	6°	10°

Tabelle 6. 75 Oberschenkelschaftfrakturen
Antekurvationen n = 21 (28 %)

		Behandlungsabschluß	Nachuntersuchung
Kinder unter 5 Jahre	n = 8	12°	–
		12°	–
		14°	–
		17°	–
		18°	12°
		20°	–
		24°	–
		24°	–
Kinder 5 – 8 Jahre	n = 11	12°	–
		12°	–
		12°	–
		12°	–
		12°	14°
		14°	–
		16°	–
		unbekannt	16°
		18°	–
		20°	–
		40°	30°
Kinder 10 – 15 Jahre	n = 1	18°	18°
Kinder über 15 Jahre	n = 1	6°	19°

Tabelle 7. 75 Oberschenkelschaftfrakturen
Rekurvationen n = 15 (20 %)

		Behandlungsabschluß	Nachuntersuchung
Kinder unter 5 Jahre	n = 8	6°	–
		6°	–
		8°	–
		8°	–
		8°	–
		8°	–
		10°	5°
		16°	–
Kinder 5 – 10 Jahre	n = 3	6°	–
		10°	–
		16°	–
Kinder 10 – 15 Jahre	n = 4	6°	–
		10°	–
		10°	–
		16°	–
Kinder über 15 Jahre	n = 0	–	–

75 Oberschenkelschaftfrakturen
Rotationsfehlstellungen über 10°

n = 2 (2,6 %)   Innenrotation 17°
                Außenrotation 21°

Zusammen mit Mommsen [4] und Dallek [1] konnten wir die biomechanischen und anatomischen Grundlagen hierfür näher aufklären. Bei Valgisation sind vermehrte Druckkräfte auf der Fibulaseite, bei Varisation auf der tibialen Seite zu erwarten. Autoradiographische Untersuchungen wurden an Ratten angestellt, bei denen jeweils die rechte Extremität in Varus- oder Valgusfehlstellung gebracht wurde. Durch Thymidinmarkierung konnte auf der Seite der vermehrten Druckbelastung auch eine vermehrte Zellproliferation bestimmt werden. Die erhöhte Proliferation war bei Valgisation signifikant auf der fibularen Seite der Epiphysenfuge, bei Varisation auf der tibialen nachweisbar [4].

In ähnlicher Weise wurden bei Lämmern die Femora beidseitig osteotomiert, mit Platten stabilisiert und rechtsseitig in 20°-Valgus- oder 20°-Varusstellung gebracht. Durch Fluoreszenzmikroskopie konnte jeweils an der druckbelasteten Epiphysenhälfte ein vermehrter Knochenanbau im Sinne des Längenwachstums nachgewiesen werden [4] (Abb. 2 u. 3).

Polarisationsoptisch war es uns weiterhin gelungen, das anatomische Verbundsystem der Kollagenfibrillen darzustellen [2]. Im Bereich des Säulenknorpels stellt sich dieses in der resultierenden Druckrichtung ein. Nach Valgisation oder Varisation konnte eine Neuorientierung des Systems deutlich nachgewiesen und gemessen werden. Die ermittelten Winkel entsprachen in etwa der neuen, veränderten Tragachse [4] (Abb. 4 u. 5).

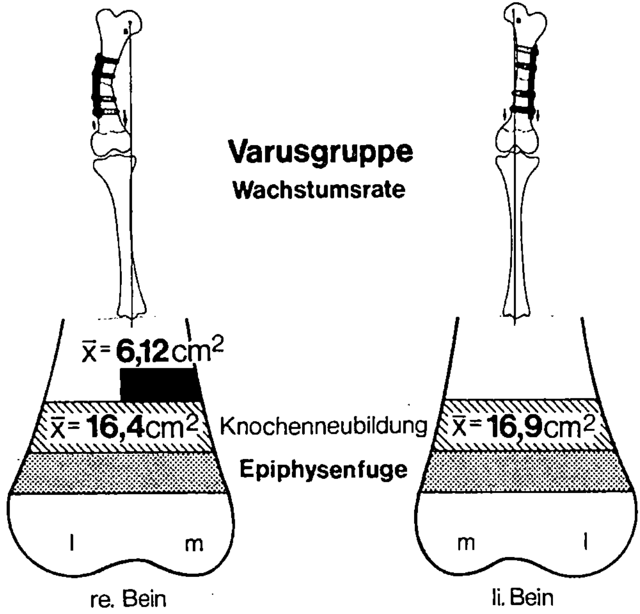

Abb. 2. Tierexperimentell bestimmte asymmetrische Knochenanbaurate nach Osteotomie und Varusstellung (20°) — Hund —

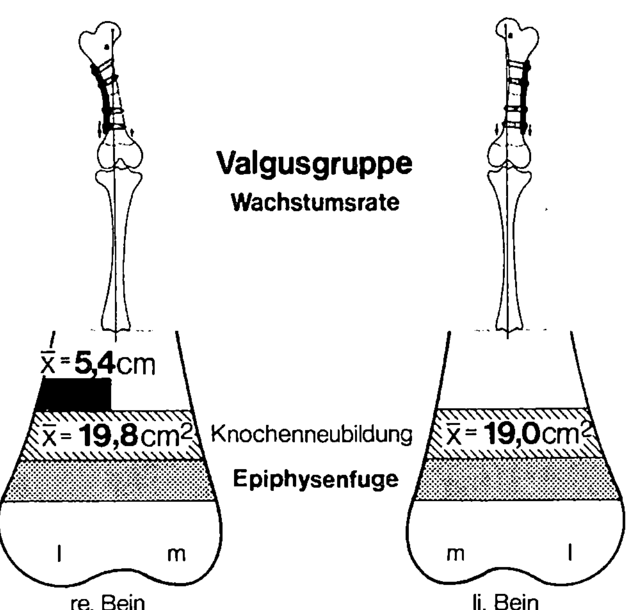

Abb. 3. Tierexperimentell bestimmte asymmetrische Knochenanbaurate nach Osteotomie und Valgusstellung (20°) — Hund —

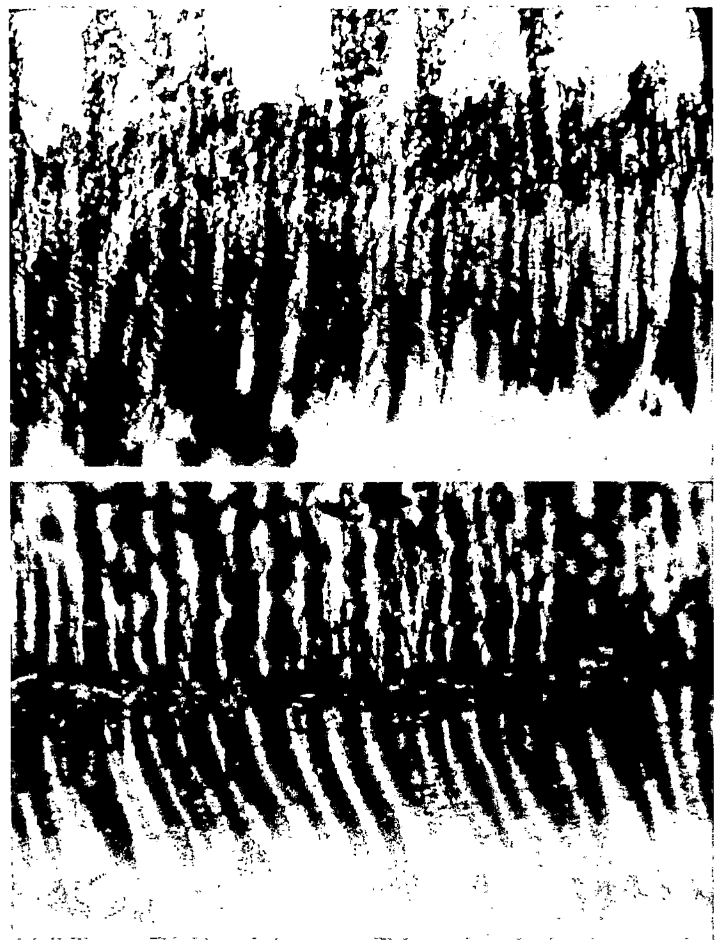

Abb. 4. Ausrichtung der Collagenfasertextur im Säulenknorpelbereich der Epiphyse entsprechend der Belastungsachse. Abweichung der Faserrichtung nach Osteotomie und Neueinstellung in die veränderte Tragachse

Die anatomischen Untersuchungen über die druckabhängigen Wachstumsvorgänge an der Epiphyse stehen mit den Beobachtungen von Pauwels in vollem Einklang, lassen aber keinen Grund erkennen, warum sich die Korrektur der Valgusfehlstellung in der Praxis unvollkommener gestaltet als die der Varusdislokation.

Ein Beispiel für ein Fehlwachstum am Skelettsystem, das durch asymmetrische Epiphysenstimulation hervorgerufen wurde, stellt – wie wir annehmen – die Varusfehlstellung bei suprakondylären Humerusfrakturen dar. Zwar kann bei minimaler Rotationsfehlstellung der Fragmente bereits ein Cubitus varus nachgewiesen werden, wie im klassischen Modellversuch dargestellt ist, doch zeigt sich in 20–40 % der Fälle auch nach exakter konservativer oder operativer Reposition ein mehr oder weniger ausgeprägter Cubitus varus. Mit anderen Autoren sahen wir, daß die Entwicklung keine Progredienz zeigt und mit Heilung der Fraktur praktisch abgeschlossen ist.

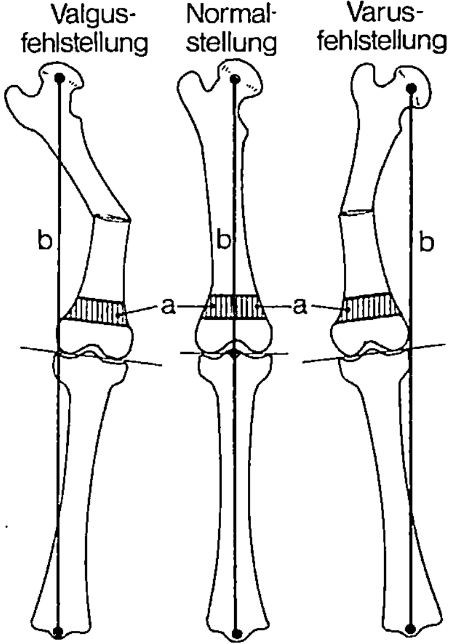

Abb. 5. Schematische Darstellung der veränderten Achsenausrichtung in der Collagenfasertextur entsprechend der veränderten Tragachse nach Valgisations- und Varisationsosteotomie

Eine Erklärungsmöglichkeit bietet die asymmetrische Anlage der Epiphysenfuge. Bis etwa zum 11. Lebensjahr weist nur der radiale Anteil der Epiphyse einen knöchernen Epiphysenkern auf, während die Trochlea ulnar knorpelig angelegt ist und keine eigene Gefäßversorgung besitzt. Es sind daher im Rahmen der posttraumatischen und heilungsbedingten Hyperämie stärkere stimulierende Auswirkungen auf den radialen Epiphysenanteil zu erwarten als auf die ulnare Trochlea (Abb. 6).

Ein Problem besonderer Art besteht bei den hohen metaphysären Tibiafrakturen, die durch Valgisationskräfte zustande kommen (Abb. 7 a). Nach solchen Frakturformen bildet sich mit großer Regelmäßigkeit eine ausgeprägte und hartnäckige Valgusdeformierung des Unterschenkels aus (Abb. 7 b). Häufig bildet sich in Höhe der Fraktur eine Kortikalisverdichtung. Distal verbiegt sich die Tibia im Verlauf des weiteren Wachstums, und proximal kommt es zu einem asymmetrischen Längenwachstum, das Weber [7] an den Harris-Linien überzeugend demonstrieren konnte. Auch nach früher Osteotomie bleibt häufig die Tendenz zur weiteren Valgusfehlstellung bestehen.

Bei der operativen Versorgung hatte Weber [7] einen medial in die Fraktur eingeschlagenen Anteil des Pes anserinus beobachtet und dieses Interponat für das Fehlwachstum verantwortlich gemacht. Die Tatsache, daß bei operativer Revision und Naht des Pes anserinus ein Fehlwachstum ausgeblieben ist, sieht Weber als Beweis für die Richtigkeit seiner Theorie an.

Einen ursächlichen Zusammenhang sehen Weber [7] wie auch Klapp [3] im Fortfall der zügelnden Wirkung, die der Pes anserinus auf das Periost ausübt. Nach Klapp [3] soll hierdurch eine verminderte Druckbelastung auf der Medialseite der Epiphysenfuge ein verstärktes Epiphysenwachstum induzieren.

Diese Überlegung ist nur schwer in Übereinklang zu bringen mit klinischen und experimentellen Betrachtungen, wonach die Epiphysenfuge auf physiologische Druckeinwirkung durch vermehrtes Wachstum reagierte.

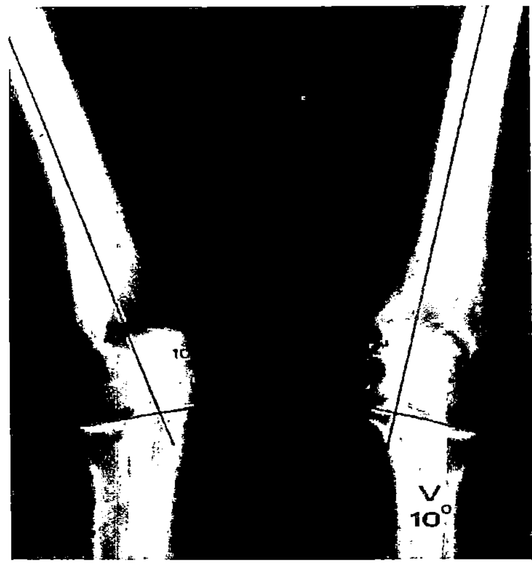

Abb. 6 a. Im Anschluß an die Heilung einer ideal stehenden linksseitigen supracondylären Humerusfraktur Ausbildung eines Cubitus varus

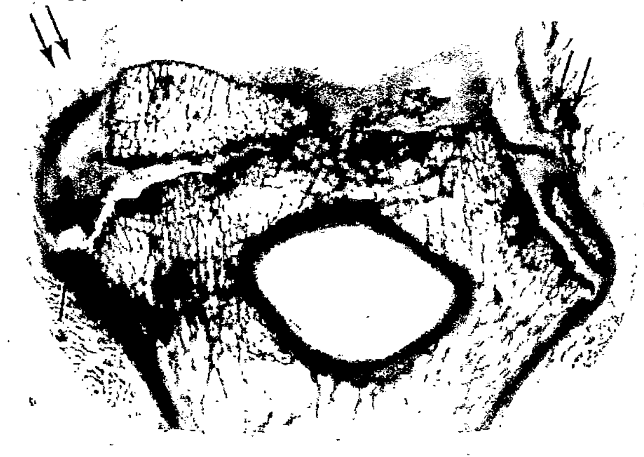

Abb. 6 b. Asymmetrische Anlage der Wachstumsfuge bzw. der Knochenkerne am distalen Humerusende. Hyperämie vermag das asymmetrisch verstärkte Wachstum des Humerusendes radialseitig zu erklären

Andere Deutungen der pathophysiologischen Vorgänge erscheinen mir wahrscheinlicher:

1. Durch die Periostverletzung im Bereich des Pes anserinus wird im medialen Bereich der Tibiaepiphyse eine lokale Hyperämie ausgelöst, die eine asymmetrische Steigerung des Längenwachstums medial auslöst.
2. Das Längenwachstum in der proximalen Tibiaepiphyse ist insgesamt vermehrt. Der kräftige laterale Zuggurtungseffekt im Kniegelenkbereich, der sich über dem Tractus iliotibialis auf den Tibiakopf und über das Ligamentum collaterale vom Oberschenkel auf die Fibula fortsetzt, entfaltet aber Kräfte, die das physiologische wachstumsanregende Maß überschreiten. Das Wachstum wird hierdurch lateral gebremst.

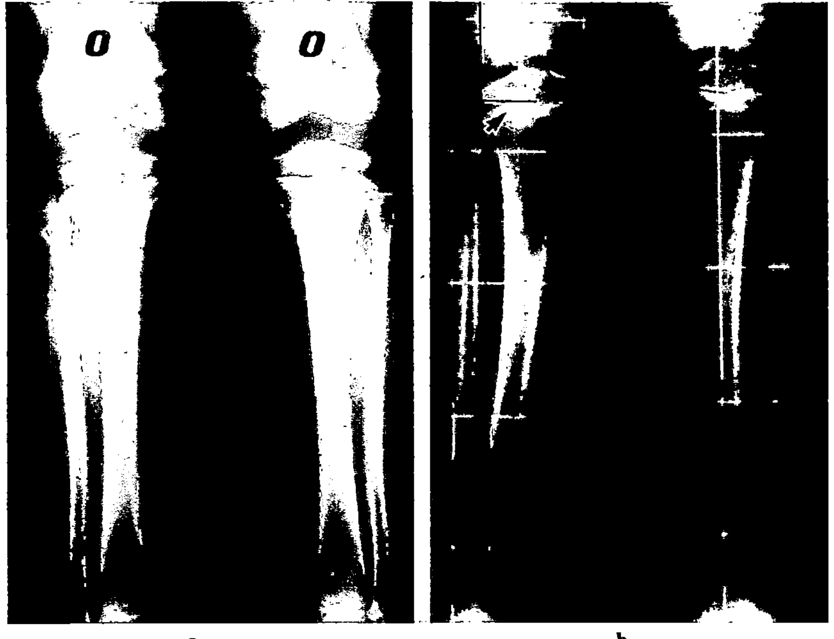

Abb. 7 a, b. Durch Valgisationsmechanismus entstandene proximale Unterschenkelfraktur mit geringer Dislokation (a), b Fortschreitende Valgusfehlstellung. Am rechten Unterschenkel liegt die Tragachse des Beines bereits außerhalb des Kniegelenkes (Pfeil)

Beide Erklärungsmöglichkeiten werden durch die Tatsache gestützt, daß in Fällen solcher progredienter Valgusfehlstellung am proximalen Unterschenkel eine Verlängerung des Unterschenkels insgesamt beobachtet werden kann (Abb. 8).

Zusammenfassung

Die Tendenz, Fehlstellungen nach metaphysären und diaphysären Frakturen im Kindesalter auszugleichen, ist in Abhängigkeit von der verbleibenden Wachstumspotenz, der Art der Dislokation und dem primären Grad der Fehlstellung bei Wachstumsabschluß unterschiedlich stark ausgebildet. Sie führt daher nicht immer zu einer vollen Normalisierung der Skelettfiguration.

Fehlende Korrekturtendenz ist dagegen nach epiphysären und metaphysären Frakturen ebenso selten wie echtes Fehlwachstum, d. h. wachstumsbedingte Progredienz der Deformierung.

Fehlwachstum tritt allenfalls als Folge traumabedingter genereller oder asymmetrischer Durchblutungsveränderungen im Epiphysenbereich auf und führt bei langer Durchblutung zu vermindertem, bei vermehrter Durchblutung zu verlängertem Wachstum. Eine Ausnahme und Besonderheit bildet die Abduktionsfraktur des proximalen Unterschenkels bzw. der proximalen Tibia vom Grünholztyp. Für das mit großer Regelmäßigkeit nach dieser Verletzung auftretende Fehlwachstum des Unterschenkels in Valgusposition sind die pathophysiologischen Ursachen noch nicht hinreichend aufgeklärt.

Literatur

1. Dallek M, Jungbluth KH, Holstein AF (1983) Studies of the arrangement of the collagenous fibres in infant epiphyseal plates using polarized light and the scanning electron microscope. Arch Orthop Trauma Surg 101:239–245
2. Jungbluth KH, Dallek M, Mommsen U (1980) Die Bedeutung der Kollagenfasertextur der distalen Humerusepiphyse für die Verlaufsrichtung der Kondylenfrakturen. Hefte Unfallheilkd 148:424–427
3. Klapp F, Seiler H, Feth G (1982) Einfluß des Periosts auf das Längenwachstum von Röhrenknochen. Hefte Unfallheilkd 158:60–62
4. Mommsen U, Jungbluth KH, Dallek M (1981) Zur Korrektur von Achsenfehlstellungen langer Röhrenknochen am wachsenden Skelett – experimentelle Untersuchungen. Aktuel Probl Chir Orthop 20:69–72
5. Ollier L (1867) Traité experimental et clinique de la régénération des os de la production artificielle du tissu ossent, Vol 1. Masson, Paris
6. Pauwels F (1965) Gesammelte Abhandlungen zur funktionellen Anatomie des Bewegungsapparates. Springer, Berlin Heidelberg New York
7. Weber BG, Brunner C, Freuler F (1978) Frakturbehandlung bei Kindern und Jugendlichen. Springer, Berlin Heidelberg New York
8. Wolf J (1892) Das Gesetz der Transformation der Knochen. Hirschwald, Berlin

Indikation und Technik der gelenknahen Osteotomie

J. Müller-Färber und K. H. Müller

Einleitung

Die posttraumatische Fehlstellung im Wachstumsalter unterscheidet sich von derjenigen des Erwachsenen durch 2 gegensätzliche Phänomene, die spontane Korrektur auf der einen und die Progredienz der Fehlstellung auf der anderen Seite.
Während beim Erwachsenen eine nach konservativer oder operativer Frakturbehandlung resultierende Fehlstellung durch die knöcherne Ausheilung fixiert bleibt, zeigen bestimmte Achsenabweichungen nach dia- und metaphysären Frakturen im Wachstumsalter in gewissem Umfang eine spontane Korrektur. Man wird deshalb in diesen Fällen mit der Indikationsstellung zur Korrektur zurückhaltend sein. Bei gegebener Indikation kann eine solche Fehlstellung durch einen einmaligen Eingriff korrigiert werden [11].

Auf der anderen Seite kennt man bestimmte Formen posttraumatischer Wachstumsstörungen, die entweder während des Wachstums zunehmen oder sich erst mit dem weiteren Längenwachstum zeigen. Es handelt sich dabei um Schäden, die durch eine unfallbedingte Funktionsstörung der Wachstumsfuge hervorgerufen werden, sei es direkt durch eine Verletzung der Wachstumsfuge selbst oder indirekt, wie z. B. nach einer proximalen metaphysären Tibiafraktur [3].

Je nach Art und Ausmaß der Funktionsstörung oder direkten Schädigung der Wachstumsfugen kann es im Laufe des Wachstums über eine ständige Zunahme des Fehlwachstums zu erheblichen Deformitäten kommen. Demnach spielt das Lebensalter zum Zeitpunkt der Verletzung eine entscheidende Rolle für das Ausmaß der Deformität und zwar sowohl hinsichtlich der Fehlstellung nach meta- und diaphysären Frakturen als auch der Frakturen, die mit einer Funktionsstörung der Wachstumsfuge einhergehen.

Da die Korrekturpotenz nach dem 10.–12. Lebensjahr deutlich abnimmt, ist bei Fehlstellungen nach gelenknahen metaphysären Frakturen nach dem 12. Lebensjahr nicht mehr mit einer ausreichenden Spontankorrektur zu rechnen, so daß eine operative Korrektur indiziert sein kann. Andererseits führen Epiphysenfugenverletzungen während der Pubertät, d. h. kurz vor Wachstumsabschluß – 75 % der Wachstumsfugenverletzungen ereignen sich in diesem Alter – nur zu geringfügigen, klinisch nicht relevanten Wachstumsstörungen, die keiner Korrektur bedürfen [3].

Vor dem 10.–12. Lebensjahr sollte ein Fehlwachstum aufgrund einer Epiphysenfugenverletzung noch während des Wachstums korrigiert werden, da sich bereits im Kindesalter Knorpelschäden aufgrund einer Fehlbelastung der betroffenen Gelenke anbahnen. Darüber hinaus führt das kontinuierliche Fehlwachstum zu erheblichen Deformitäten, die später viel schwieriger zu korrigieren sind. Dabei müssen Rezidive bewußt in Kauf genommen werden. Der Korrektureingriff muß dann gegebenenfalls

Korrekturosteotomien nach Traumen
an der unteren Extremität
Herausgegeben von G. Hierholzer, K. H. Müller
© Springer-Verlag Berlin Heidelberg 1984

bis zum Wachstumsabschluß ein oder mehrere Male wiederholt werden, worüber die Eltern aufgeklärt werden müssen.

Grundsätzlich ist darauf zu achten, ob die Achsenabweichung mit einer Verkürzung oder Verlängerung der Extremität einhergeht. Entsprechend muß die Achsenkorrektur über eine verlängernde oder verkürzende Osteotomie durchgeführt werden.

Eine Verkürzungsosteotomie ohne notwendige Achsenkorrektur sollte nur nach Wachstumsabschluß erfolgen, weil zu diesem Zeitpunkt das tatsächliche Ausmaß der posttraumatischen Verlängerung vorliegt.

Voraussetzung für einen Korrektureingriff ist zunächst eine gründliche klinische Untersuchung, die über die Achsenverhältnisse, Gelenkbeweglichkeit, Beinlänge und eventuell fixierte Fehlstellungen der Wirbelsäule als Folge der Achsenabweichung Auskunft gibt [10].
Voraussetzung sind weiterhin vergleichende Röntgenaufnahmen der beiden unteren Extremitäten bei gleichem Strahlengang, um die Achsenverhältnisse in bezug auf die benachbarten Gelenke exakt zu bestimmen, sowie stehend angefertigte Röntgenganzaufnahmen zur Beinachsenbestimmung [7]. Anhand der Röntgenaufnahmen lassen sich zeichnerisch die Korrekturosteotomie planen und das Umstellungsergebnis im voraus darstellen.

Proximales Femurende

Posttraumatische Fehlstellungen am proximalen Femur beobachtet man v. a. nach per- und subtrochantären Frakturen. Hier kommt es oft zu einer erheblichen Varisation mit Antekurvation und Retrotorsion des Schenkelhalses [11]. Die damit einhergehende Beinverkürzung führt zu einer entsprechenden Fehlstatik.
Nach Osteosynthesen am proximalen Femurende des Kindes beobachtet man Verletzungen der Wachstumsfugen sowohl des Schenkelhalses als auch des Trochanter major, die entweder durch eine Marknagelung oder eine lateral angebrachte Winkelplatte verursacht wurden [12]. Die Folge der Schädigung ist je nach Lebensalter zum Zeitpunkt der Verletzung eine mehr oder weniger ausgeprägte Coxa valga.

Im Wachstumsalter ist die Funktion des Hüftgelenks trotz erheblicher Fehlstellung des proximalen Femurendes meist intakt, was jedoch keinesfalls als Kriterium für eine abwartende Haltung gewertet werden darf. Die Auswirkungen der Fehlstatik auf den meist in mehreren Ebenen fehlstehenden Hüftkopf führen mit großer Wahrscheinlichkeit zu Knorpel- und nachfolgenden Gelenkzerstörungen. Darüber hinaus ist die spontane Korrekturpotenz am proximalen Femur, auch ohne Beteiligung der Wachstumsfugen, gering [11]. Kommt es zu einer nicht sehr ausgeprägten Fehlstellung im fortgeschrittenen Alter, so sollte die Korrekturosteotomie nach Wachstumsabschluß durchgeführt werden. Zu diesem Zeitpunkt wird die Osteotomie am proximalen Femur nach den bekannten Prinzipien wie beim Erwachsenen durchgeführt [6].

Bei der Umstellungsosteotomie am proximalen Femur des wachsenden Skeletts dürfen die Wachstumsfugen durch die Implantate nicht verletzt werden. Außerdem ist auf die richtige Dimensionierung der Implantate zu achten, damit nicht zu viel Knochengewebe zerstört wird. Die Korrekturosteotomie einer Schenkelhalsfehlstellung sollte intertrochantär erfolgen, um die Stellung des Trochanter minor nicht zu verändern [12]. Für die Osteosynthese der intertrochantären Osteotomie im Kindesalter sind zahlreiche Verfahren angegeben worden. Das einfachste Osteosyntheseverfahren stellt nach Wagner die externe Fixation mit Schanz-Schrauben dar, wobei diese unter Berücksichtigung des Korrekturwinkels eingebracht werden.

Bei einer Varisationsosteotomie wird bei hartem Knochen ein Keil mit medialer Basis entnommen, bei weichem Knochen genügt es, die beiden Fragmente ohne Keilentnahme nach der Winkelkorrektur ineinander einzustauchen [12]. Der Vorteil dieser Fixationsmethode liegt v. a. darin, daß eine weitgehende Entblößung der Knochenoberfläche vermieden werden kann. Ein Nachteil ist die zusätzlich erforderliche Fixation im Becken-Bein-Gipsverband.

Demgegenüber führt die Osteosynthese mit den kleinen Winkelplatten zu einer übungsstabilen Fixation. Wagner [12] empfiehlt bei der intertrochantären Osteotomie im Kindesalter bis zum 8. Lebensjahr die modifizierte Zackenlasche nach Becker und bei Patienten nach dem 8. Lebensjahr die 90°-Winkelplatte der AO, die als sog. Kinderhüftplatte für 8- bis 12jährige zur Verfügung steht.

Die Valgisationsosteotomie im Kindesalter gestaltet sich schwierig, da der Spielraum für das Plattensitzinstrument wegen der Wachstumsfuge des Trochanter major sehr gering ist. In diesen Fällen bietet die Osteosynthese mit Kirschner-Drähten einen Ausweg an, wie sie Wagner bei der Coxa vara congenita angab. Dabei werden die distal der Trochanterfuge in den Schenkelhals eingebrachten Kirschner-Drähte mit 2 Schellen, die aus Drittelrohrplatten zurechtgebogen werden, am Femurschaft fixiert. Ein diagonal den Osteotomiespalt kreuzender Kirschner-Draht verhindert eine nachträgliche Verschiebung der Fragmente [12].

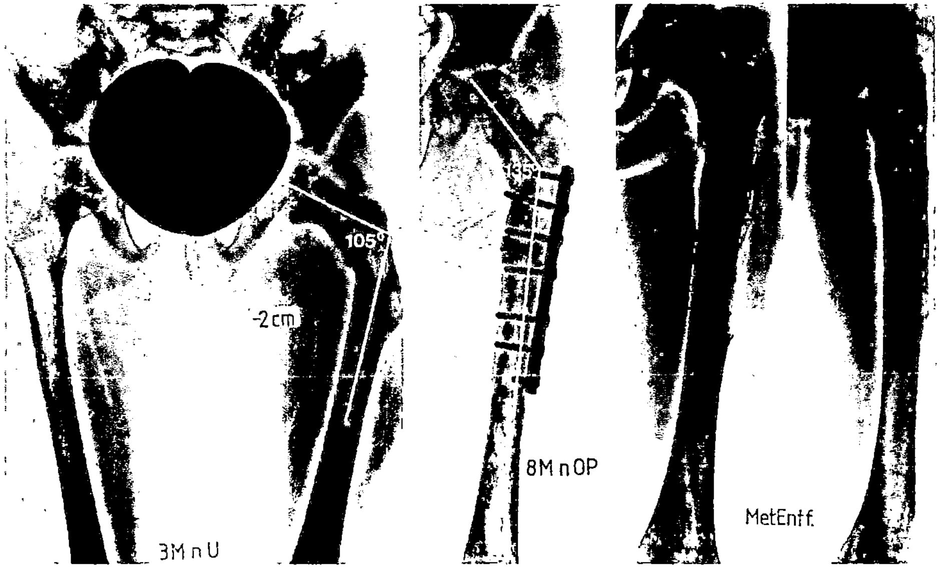

Abb. 1 a–c.   F. P., 7jähriges Mädchen, **a** 3 Monate nach konservativer Behandlung einer subtrochantären Femurfraktur. Varisation mit einem Centrum-Collum-Diaphysenwinkel von 105° und Antekurvation des Schenkelhalses, Beinverkürzung von 2 cm, **b** Subtrochantäre Korrekturosteotomie durch Keilentnahme. Stabilisierung mit der schmalen Platte, **c** Anatomische Achsenverhältnisse in der Frontal- und Sagittalebene nach Metallentfernung

Weniger problematisch ist die Korrekturosteotomie nach subtrochantären Frakturen. Die Osteotomie und das Einbringen von Implantaten erfolgt hier in einem ausreichenden Abstand von den Wachstumsfugen im metaphysären Bereich. Zur Fixation der Osteotomie kann eine schmale Platte verwendet werden (Abb. 1).

Distales Femurende

Wachstumsstörungen aufgrund einer Epiphysenfugenverletzung am distalen Femur haben schwerwiegende Auswirkungen auf die Stellung des Kniegelenks und führen schon bei geringem Ausmaß zu einer ungleichen Lastenverteilung mit Zerstörung des Gelenkknorpels. Sowohl in der Frontal- als auch in der Sagittalebene gelten Achsenabweichungen von 5–10° als Indikation zur Korrekturosteotomie [10].

Da ein Fehlwachstum in diesem Bereich meist mit einer Beinverkürzung einhergeht, wird die aufklappende Osteotomie bevorzugt. Zur Fixation der suprakondylären Osteotomie sind bei noch offenen Wachstumsfugen die Winkelplatten kontraindiziert, so daß man oft auf Kirschner-Drähte und zusätzliche Gipsverbände zurückgreifen muß.

Proximale Tibia

Bei der posttraumatischen Wachstumsstörung im Bereich der proximalen Tibia sind 2 Formen zu unterscheiden, einmal das Fehlwachstum aufgrund von Epiphysenfugenverletzungen, zum anderen das Genu valgum nach metaphysären Frakturen.

Die verhältnismäßig seltenen Wachstumsfugenverletzungen der proximalen Tibia führen entsprechend dem Lebensalter zu progredienten Wachstumsstörungen mit nachfolgender Veränderung der Beinlänge und Knieachse. Isolierte Fehlstellungen in der Sagittalebene sind selten. Sie finden sich als mittelbare Unfallfolge in Form des Genu recurvatum nach Ausrissen der Tuberositas tibiae oder nach Marknagelung der Tibia, wobei der Nagel die ventrale Fuge kreuzt [10]. Die Folgen sind die Überstreckbarkeit des Kniegelenks und eine chronische Überlastung des hinteren Kapselbandapparates. Häufiger dagegen beobachtet man eine Achsenfehlstellung in der Sagittalebene in Kombination mit einer Fehlstellung in der Frontalebene. Je nach Art der Verletzung kann es zu einem Genu ante- oder recurvatum kommen.

Die Toleranzgrenzen einer Fehlstellung am hochbelasteten Knie sind relativ eng bemessen. So stellen Achsenabweichungen von mehr als 10° in der Frontal- oder Sagittalebene eine Indikation zur Korrekturosteotomie noch während des Wachstumsalters dar, da sie außer zu funktionellen Störungen des Gelenks zum kompensatorischen Fehlwachstum der benachbarten Epiphyse führen können.

Achsenfehlstellungen als Folge von Epiphysenfugenverletzungen sind durch eine vorzeitige Verknöcherung des verletzten Fugenabschnittes bedingt. Durch das asymmetrisch gebremste Längenwachstum ist die Achsenabweichung stets mit einer Verkürzung verbunden. Die Korrektur sollte daher in Form einer aufklappenden Osteotomie durchgeführt werden, wobei gleichzeitig ein Längengewinn erzielt wird.

Bei Fehlstellungen von über 20° und bei vorbestehenden Narben kann es, besonders bei der Valgusfehlstellung, notwendig werden, die Korrektur schrittweise mit dem Fixateur externe vorzunehmen, um Schädigungen von Weichteilen, Nerven und Gefäßen zu vermeiden [3].

Bei der zweiten Form des Fehlwachstums, dem Genu valgum nach Frakturen der proximalen metaphysären Tibia, ist das Wachstum des Fugenknorpels im medialen Abschnitt beschleunigt, was eine Achsenfehlstellung mit gleichzeitiger Verlängerung zur Folge hat.

Über die Ursachen der asymmetrischen Wachstumsstörungen an der proximalen Tibia existieren verschiedene Theorien, die hier nicht näher erörtert werden sollen (vgl. Beitrag Jungbluth). Es herrscht jedoch heute Einigkeit darüber, daß die Korrekturosteotomie bei entsprechender Achsenabweichung noch im Wachstumsalter durchgeführt werden sollte. Unterschiedliche Meinungen dagegen bestehen über den Zeitpunkt des Korrektureingriffes.

Die Mehrzahl der Autoren befürwortet eine möglichst frühzeitige Umstellungsosteotomie, da einerseits der Spontankorrektur in diesem Bereich keine wesentliche Bedeutung beigemessen wird, und es andererseits zu einer varisierenden Ausgleichskorrektur in diesem Unterschenkeldrittel kommen kann, was zu einer S-förmigen Deformität führt mit der Notwendigkeit einer Korrektur in 2 Etagen [3, 8, 13].

Nach der Korrekturosteotomie kommt es besonders im jüngeren Alter häufig zum Rezidiv der Valgusstellung, wodurch wiederholte Umstellungen erforderlich sind [1, 4, 9].

Demgegenüber befürwortet v. Laer et al. [2] die Umstellungsosteotomie zu einem späteren Zeitpunkt, 1–2 Jahre nach dem Unfall, vorzunehmen. Die Autoren sehen die Ursache der Wachstumsstörungen in einer Kombination aus primärer Fehlstellung mit konsekutiver Frakturheilungsstörung im Sinne einer partiellen Pseudarthrose, die zu einer stimulativen medialen Wachstumsstörung des nahegelegenen Fugenabschnittes führt. Die Rezidive nach Korrekturosteotomie sind nach Auffassung der Autoren wahrscheinlich auf den gleichen Mechanismus der ungleichmäßigen interfragmentären Druckverteilung zurückzuführen. Eine zu proximale Osteotomie bei vorbestehender leichter Valgusstellung oder eine mangelnde Kompression führen dann wiederum zur medialen Frakturheilungsstörung und Stimulation des medialen Fugenabschnittes. Die Autoren empfehlen daher, eine relativ distale Osteotomie am Übergang von Meta- zur Diaphyse anzulegen, wo sich nach 1–2 Jahren nach dem Unfall der Kulminationspunkt der Fehlstellung befindet.

Da es sich um eine Achsenabweichung mit Verlängerung handelt, erfolgt die adäquate Korrektur durch Osteotomie mit Keilentnahme. Die Osteotomie kann – insbesondere im jüngeren Alter – mit Kirschner-Drähten und zusätzlichem Gipsverband ausreichend fixiert werden. Bei älteren Kindern und distal angelegter Osteotomieebene kann die Osteotomie je nach Weichteilbefund mit einer Platte oder dem Fixateur externe stabilisiert werden (Abb. 2). Bei der Plattenosteosynthese ist zu beachten, daß die in die Markhöhle eingebrachten Schrauben zu einem zusätzlichen Wachstumsschub führen können [10].

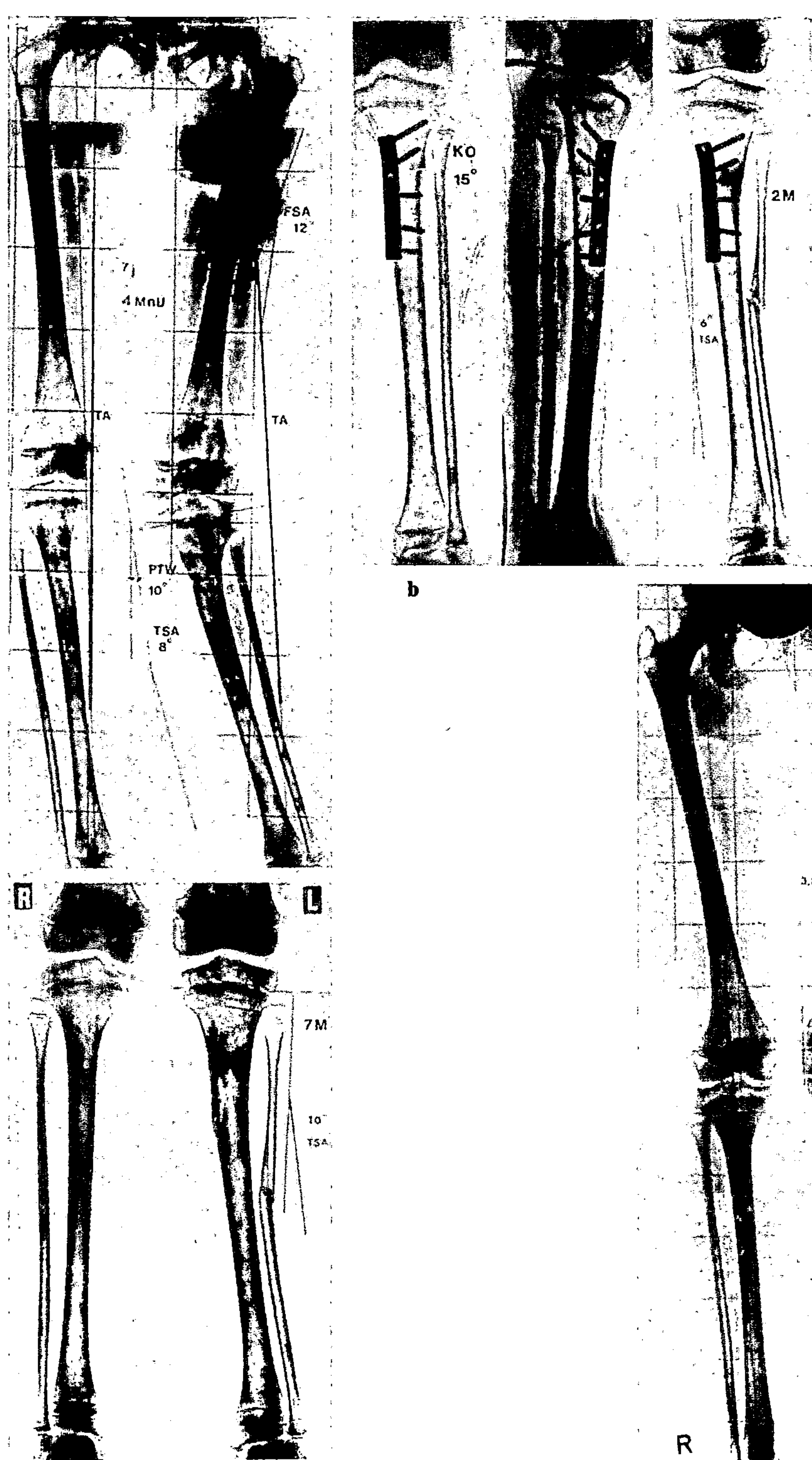

Distaler Unterschenkel

Häufiger als an der proximalen Tibia sind die Wachstumsstörungen als Folge einer Epiphysenfugenverletzung am distalen Unterschenkel zu beobachten. Neben den bekannten nach Aitken unterteilten Frakturformen sei besonders auf die Stauchungsfraktur der distalen Tibiaepiphyse hingewiesen, die sich oft röntgenologisch nicht darstellt und zunächst als harmlose Verletzung angesehen wird [5].

Aufgrund einer direkten Verletzung des Wachstumsknorpels durch Fugenquetschung und des epiphysären Gefäßsystems mit konsekutiven Ernährungsschäden kommt es über eine lokalisierte Epiphysiodese zu einem asymmetrischen Wachstum [3]. Entsprechend dem Lebensalter zum Zeitpunkt der Schädigung resultiert daraus eine zunehmende Achsenabweichung und Verkürzung.

Die Korrektur dieser Fehlstellung sollte noch während des Wachstums erfolgen, einerseits, um dem Kind erhebliche, über Jahre andauernde funktionelle Störungen zu ersparen, andererseits, weil das progrediente Fehlwachstum zu Deformitäten führen kann, die mit einer einfachen, verlängernden Osteotomie nicht mehr zu korrigieren sind [3].

Nach Morscher u. Jani [3] ist die Korrekturosteotomie 2–3 Jahre nach der Primärverletzung indiziert. Die Verlängerung beträgt zu diesem Zeitpunkt etwa 2–3 cm, so daß mit einer aufklappenden Osteotomie Achsenabweichung und Verkürzung korrigiert werden können.

Die Osteotomie erfolgt unmittelbar im angrenzenden metaphysären Bereich. Von einer gleichzeitigen definitiven Epiphysiodese der noch intakten Fugenanteile zur Vermeidung eines Rezidivs ist abzuraten, da es bis zum Wachstumsabschluß zu erheblichen Verkürzungen kommen kann. Eher sollte nach 2–3 Jahren erneut durch eine aufklappende Osteotomie korrigiert werden. Je nach Wachstumspotenz muß der Eingriff allerdings bis zum Wachstumsabschluß mehrmals wiederholt werden [3]. Bei fast allen supramalleolären Osteotomien muß die Fibula ebenfalls osteotomiert werden, damit die Knöchelgabel und die tibiofibulare Syndesmose nicht unter eine unphysiologische Spannung gesetzt werden [12].

Bei erheblicher Fehlstellung ist eine vollständige Achsenkorrektur oft nicht möglich, da die Weichteile sowie Nerven und Gefäße unter Spannung geraten. Die Restdeformität muß in diesen Fällen in einem späteren Eingriff ausgeglichen werden [12].

◄ **Abb. 2 a–e.** G. S., 7jähriges Mädchen, a Kombinierte Valgusfehlstellung links nach konservativ behandelter Femurschaft- und proximaler Tibiafraktur links. Die Tragachse (TA) verläuft außerhalb des Kniegelenks. Das linke Bein ist 1,5 cm länger. Rechts unfallunabhängig Genu varum. Die Achsenabweichung links setzt sich zusammen aus einer Valgusfehlstellung des Femurschaftes (FSA Femurschaftachse) von 12° und einer kombinierten Valgusfehlstellung der proximalen Tibia von insgesamt 18°. Letztere setzt sich zusammen aus einer Valgusfehlstellung auf Gelenkebene (PTW proximaler Tibiawinkel) und am Übergang von Meta- zur Diaphyse (TSA Tibiaschaftachse), b Verkürzende, varisierende Korrekturosteotomie durch Keilentnahme am meta-diaphysären Übergang der Tibia, c 2 Monate nach Korrekturosteotomie erneute Valgusfehlstellung der Tibiaschaftachse (TSA) von 6° mit Scheitelpunkt am unteren Plattenende. Ursache: Wachstumsstimulation durch die Implantate, d Zunahme der Achsenabweichung. TSA 10°. Implantatentfernung 4 Monate nach Osteotomie, e 3,5 Jahre nach Korrekturosteotomie (10,5 Jahre alt). Spontane, aber noch nicht ausreichende Korrektur der Achsenfehlstellung von Femur- und Tibiaschaft. Beinlängendifferenz 2,5 cm. Procedere: weitere spontane Korrektur 2 Jahre lang abwarten, dann ggf. verkürzende varisierende Osteotomie am Femur

Zur Stabilisierung der Osteotomie kann bei günstigen Weichteilverhältnissen die schmale Kompressionsplatte und bei der aufklappenden Osteotomie mit Keilinterposition die Abstützplatte (Löffelplatte) der AO verwendet werden.

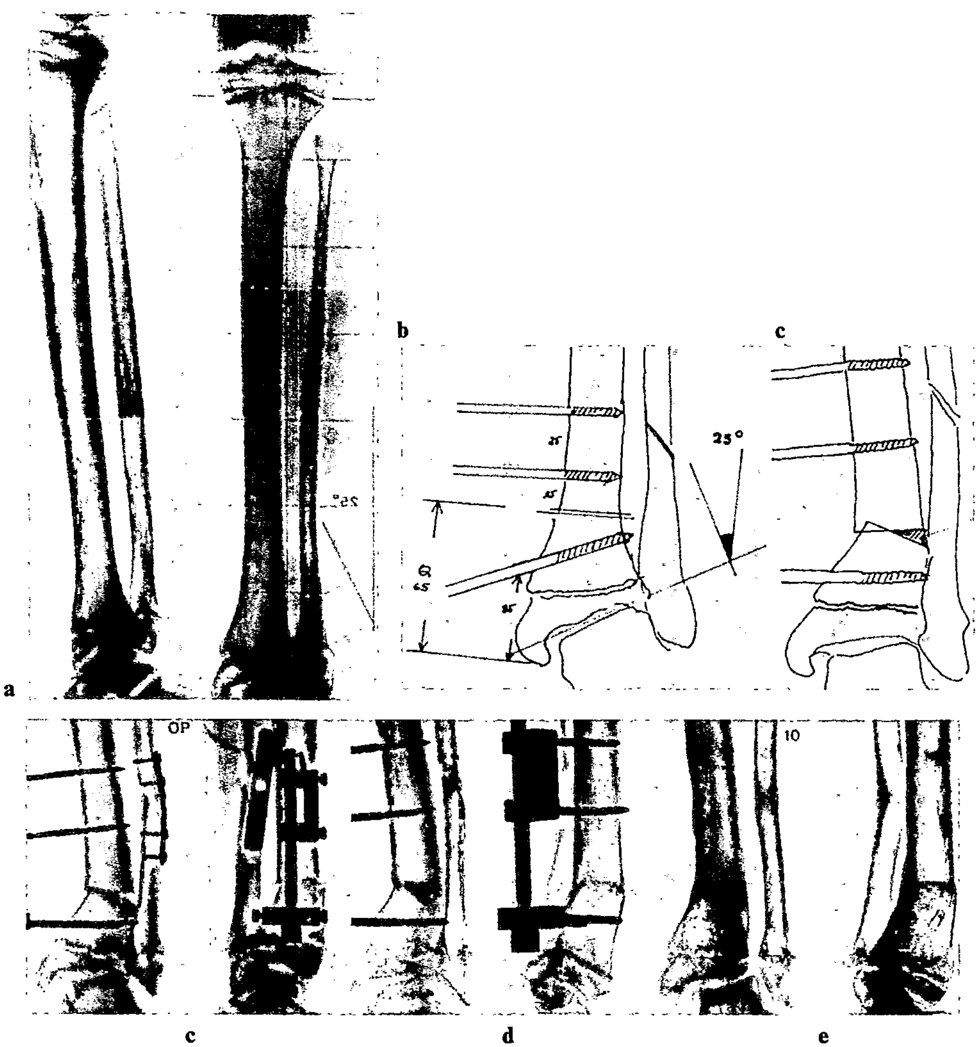

Abb. 3 a–e. Z. C., 13jähriger Junge. Unbehandeltes Distorsionstrauma des oberen Sprunggelenks vor etwa 2 Jahren. Aufsuchen des Arztes wegen zunehmender „Verformung" der Knöchelgabel und Schmerzen am Innenknöchel, a Valgusfehlstellung von 25° aufgrund einer Verletzung des lateralen Wachstumsfugenabschnittes der distalen Tibia und möglicherweise des Außenknöchels. Zeichnerische Planung b und operatives Ergebnis c der supramalleolären varisierenden Korrekturosteotomie. Die beiden osteotomienahen Schanz-Schrauben bilden den Korrekturwinkel. Die mediale Kortikalis des distalen Fragments wird in das proximale Fragment eingestaucht, der laterale seitliche Defekt mit Spongiosa aufgefüllt. Verlängerung der Fibula durch Schrägosteotomie. Fixation der Tibiaosteotomie mit dem kleinen Gewindefixateur nach Müller und der Fibulaosteotomie mit einer Drittelrohrplatte, d, e Röntgenbefunde 3 und 10 Monate nach Korrekturosteotomie. Nach Wachstumsabschluß ggf. nochmalige Korrektur mit Verlängerung der Fibula

Bei ungünstigen Weichteilen oder bei einem Korrekturwinkel von 20° und mehr ist der Fixateur externe zu bevorzugen (Abb. 3). Er bietet den Vorteil, daß die Entblößung der Knochenoberfläche auf ein Minimum beschränkt wird und die Weichteile nicht zusätzlich durch ein versenktes Implantat unter Spannung geraten.

Literatur

1. Jackson DW, Cozen L (1971) Genu valgum as complication of proximal tibial metaphyseal fractures in children. J Bone Joint Surg [Am] 53:1571
2. Laer L von, Jani L, Cuny C, Jenny P (1982) Die proximale Unterschenkelfraktur im Wachstumsalter. Unfallheilkunde 85:215
3. Morscher E, Jani L (1977) Korrekturosteotomien bei posttraumatischen Wachstumsstörungen. Orthopäde 6:113
4. Müller KH, Biebrach M (1977) Korrekturosteotomien und ihre Ergebnisse bei kniegelenknahen posttraumatischen Fehlstellungen. Unfallheilkunde 80:359
5. Müller ME, Ganz R (1974) Luxationen und Frakturen: Untere Gliedmaßen und Becken. In: Rehn J (Hrsg) Unfallheilkunde bei Kindern. Springer, Berlin Heidelberg New York
6. Müller ME, Allgöwer M, Schneider R, Willenegger H (1977) Manual der Osteosynthese. Springer, Berlin Heidelberg New York
7. Oest O, Sieberg HJ (1971) Die Röntgenganzaufnahme der unteren Extremitäten. Z Orthop 109:54
8. Parsch K, Manner G, Dippe K (1977) Genu valgum nach proximaler Tibiafraktur beim Kind. Arch Orthop Unfallchir 90:289
9. Rettig H, Oest O (1971) Das Genu recurvatum als Folge der proximalen Tibiaapophysenverletzung und die resultierende Valgusfehlstellung nach Fraktur im proximalen Tibiabereich. Arch Orthop Unfallchir 71:339
10. Rüter A, Burri C, Kreuzer U (1978) Korrektureingriffe nach Epiphysenverletzungen im Bereich des Kniegelenks. Unfallheilkunde 81:649
11. Tscherne H, Gotzen L (1978) Fehlstellungen im Wachstumsalter. In: Zenker R, Deucher F, Schink W (Hrsg) Chirurgie der Gegenwart, Bd 4a, Beitrag 52. Urban & Schwarzenberg, München Wien Baltimore
12. Wagner H (1977) Prinzipien der Korrekturosteotomie am Bein. Orthopäde 6:145
13. Weber BG (1979) Die proximale metaphysäre Tibiafraktur. In: Weber BG, Brunner C, Freuler (Hrsg) Die Frakturenbehandlung bei Kindern und Jugendlichen. Springer, Berlin Heidelberg New York

Indikation und Technik der diaphysären Korrekturosteotomien nach Traumen

K. P. Schmit-Neuerburg, J. Hanke und H. W. Hölter

Einleitung

Hauptziel der Frakturbehandlung im Wachstumsalter muß ebenso wie beim Erwachsenen der möglichst vollständige Achsenausgleich in den 3 Ebenen mit seitengleicher Beinlänge sein. Das gilt für Femur und Tibia gleichermaßen. Die oft zitierte Fähigkeit des wachsenden Skeletts, auch grobe Fehlstellungen bis zum Wachstumsabschluß zu korrigieren, trifft nur bedingt zu und wird vor allem durch 3 Faktoren beeinflußt [2, 16, 21, 24]:

Alter des Kindes

Zeitfaktor und Wachstumspotenz vermögen in gewissen Grenzen auch erhebliche Achsenfehler zu korrigieren, während nach dem 2. Wachstumsschub ab 10. Lebensjahr die Korrekturmöglichkeiten nur noch sehr gering sind (Abb. 1).

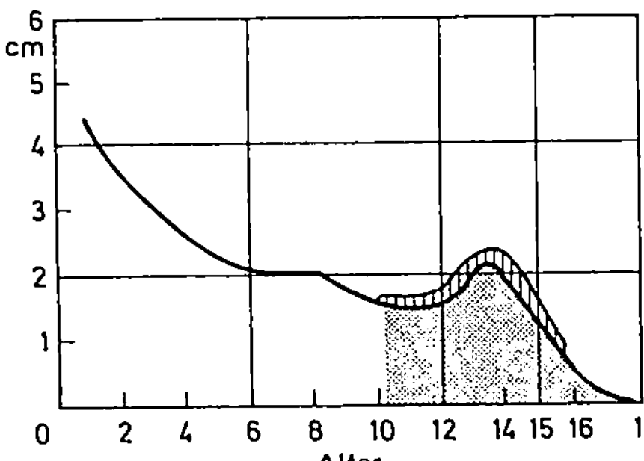

Abb. 1. Mittleres Längenwachstum an Femur und Tibia [14]

Frakturlokalisation

70 % der Femurschaftfrakturen sind im mittleren Drittel lokalisiert. Das sind überwiegend instabile Quer- und Schrägfrakturen mit Varus- und Antekurvationsfehlstellung. Die Korrekturmöglichkeiten durch aufrichtendes epiphysäres Wachstum sind in Schaftmitte am geringsten, so daß nur bei Kleinkindern noch die Chance der vollständigen Korrektur besteht.

Art der Fehlstellung

Valgus, Ante- und Rekurvation werden kaum ausgeglichen. Drehfehler können in gewissen Grenzen durch die 2 Detorsionsschübe zwischen dem 5.–7. und dem 11.–13. Lebensjahr ausgeglichen werden [8]. Die Detorsion betrifft aber nur die unverletzte Seite, so daß durch Abnahme der Schenkelhals-Antetorsion am gesunden Bein die Antetorsion-Differenz zur verletzten Seite geringer wird [1, 5, 8, 17].

Korrekturosteotomien nach Traumen
an der unteren Extremität
Herausgegeben von G. Hierholzer, K. H. Müller
© Springer-Verlag Berlin Heidelberg 1984

Achsen- und Torsionsfehler: Immerhin werden persistierende Achsenfehler der Diaphyse bei Abschluß des Skelettwachstums in 10–15 %, Torsionsfehler des Femur in 40 % der Fälle beschrieben, obwohl Funktionsstörungen und schmerzhafte Fehlbelastungen der Gelenke noch selten sind [1, 7, 8, 18, 19, 21].

Längendifferenzen: Gravierender sind Längendifferenzen, die in 70 % der verheilten Femurschaftfrakturen festgestellt werden und im Mittel 10–15 mm betragen [8]. Ab 5 mm sind jedoch schon schmerzhafte Störungen der Wirbelsäulenstatik zu erwarten, wenn kein Schuhausgleich getragen wird. Es besteht eine deutliche Abhängigkeit zwischen vermehrtem Längenwachstum, Frakturform, Instabilität, Achsenfehlstellung und wiederholten Repositionen. Das gilt auch für die Stabilisierung mit intramedullären Kraftträgern – Marknagel, Ender-Nägel, Rushpins oder Markdrähte, die durch Blockade der Markraumzirkulation den Kollateralkreislauf besonders anregen, der den eigentlichen Wachstumsstimulus für die Epiphyse darstellt. Markraumimplantate beschleunigen daher auch das Wachstum besonders stark und innerhalb eines kurzen Zeitraumes (Abb. 2). Vergleichweise ist dagegen bei einer stabilen Plattenosteosynthese ohne Ablösung des Periosts nur mit einer Beinverlängerung von 10–15 mm zu rechnen.

Der posttraumatisch gesteigerte Knochenumbau erreicht nach Untersuchungen von Reynolds [14] am Femur sein Maximum nach 6 Monaten, an der Tibia schon nach 3 Monaten (Tabelle 1). Mit Rückgang der kollateralen Gefäßversorgung nimmt danach auch die Knochenumbauaktivität ab und erreicht das Normalniveau am Femur nach 24 Monaten, an der Tibia nach 18 Monaten [14]. Achsenfehler, die bis dahin nicht ausgeglichen sind, werden später kaum noch korrigiert. Nach 2 Jahren beträgt die Beinverlängerung nach einer Femurfraktur durchschnittlich 6–10 mm, nach einer Tibiafraktur 4–5 mm [2, 3, 8, 10, 16]. Der prophylaktische Wert einer primären Verkürzung der Femurschaftfrakturen um 1–2 cm zur Vermeidung einer späteren Beinlängendifferenz ist zumindest umstritten, obwohl eine Mehrdurchblutung der distalen Epiphyse dadurch jedenfalls nicht herbeigeführt wird [2, 3, 8, 10, 16, 21]. Das sollte allerdings nur am Femur gelten, während an der Tibia die exakte Reposition angestrebt werden muß.

Aus der Summe der Erkenntnisse und Erfahrungen läßt sich jedoch die Empfehlung ableiten, daß einwandfreie Beinachsen ohne signifikante Beinlängendifferenz nach Schaftfrakturen des Femur oder der Tibia am besten dadurch erreicht werden,

Tabelle 1. Dauer des posttraumatischen Längenwachstums an Femur und Tibia: Statistische Durchschnittswerte aus 126 klinischen Fällen von Reynolds 1981 [14]

126 Fälle konservative Therapie	Maximum Monate	Minimum Monate	Norm Monate	Total (Maximum) mm
Femur	6	18	24	8 (17)
Tibia	3	12	18	4 (11)

Unabhängig von: Alter, Geschlecht, Lokalität
Abhängig von: primärer Verkürzung

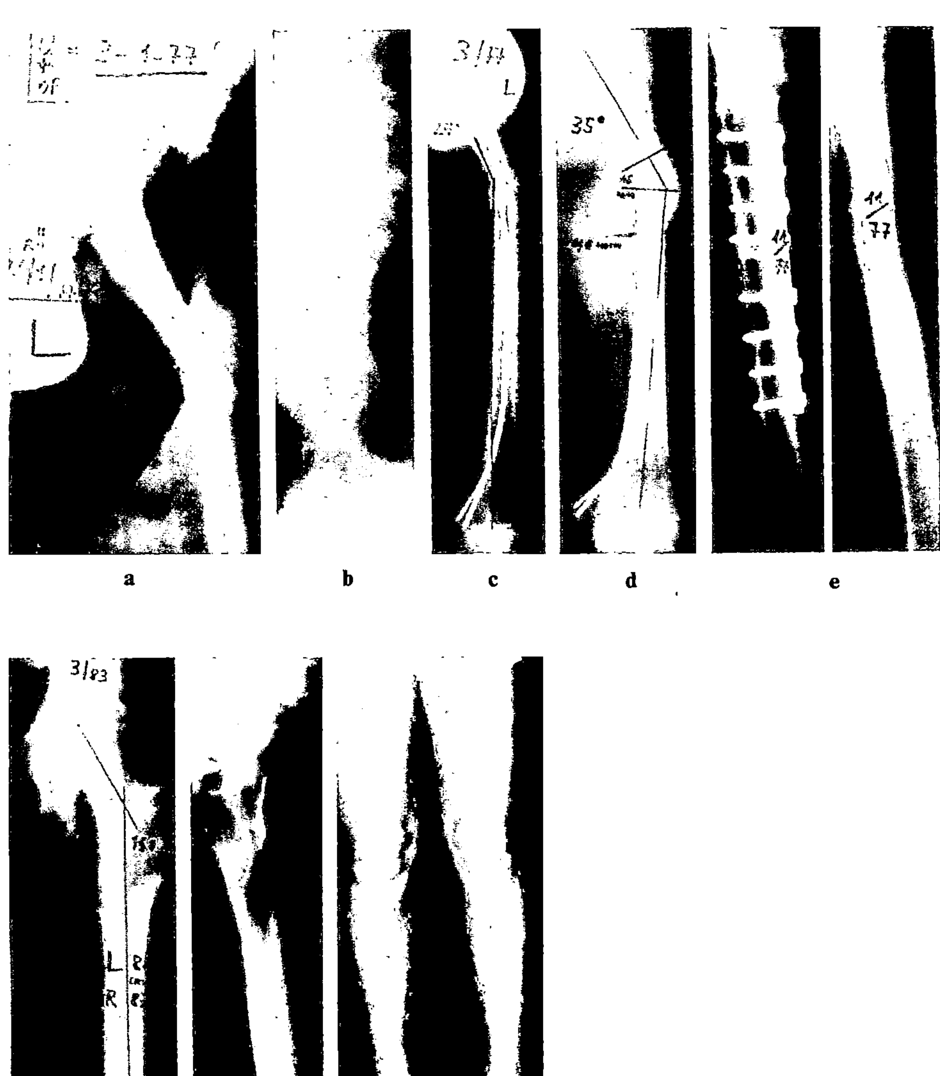

Abb. 2 a–h. Offene Oberschenkelfraktur links mit Gefäßverletzung durch Sturz mit dem Schlitten, a–c Sofortversorgung erfolgte noch am Skiort: Auffädelung der Hauptfragmente durch Ender-Nägel. Gipsverband, d Nach 3 Monaten bei Gipsabnahme enorme Fehlstellung durch Abwinkelung in Schaftmitte um 35°. Dennoch ist das Bein schon jetzt länger als das gesunde Bein, e Korrekturoperation: Metallentfernung und großzügige Korrektur durch Keilentnahme, so daß der Femurschaft effektiv um 40 mm verkürzt wird, f–h Röntgenologisches und klinisches Heilungsergebnis: das linke Bein trotz achsengerechter Stellung bei Wachstumsabschluß fast 1 cm länger. Keine Beschwerden. Geringer Schuhausgleich

Tabelle 2. Toleranzgrenzen für Achsenfehler und Längendifferenz am Femur

Fehlstellung	1–5 Jahre	5–10 Jahre	10–15 Jahre
Varus Valgus	20°	15°	10°
Antekurvation Rekurvation	20°	15°	10°
Außenrotation Innenrotation	15° 10°	10°	10°
Längendifferenz	15 mm	10 mm	5 mm

Tabelle 3. Toleranzgrenzen für Achsenfehler und Längendifferenz an der Tibia

Fehlstellung	1–5 Jahre	5–10 Jahre	10–15 Jahre
Varus Valgus	20° 10°	10°	5°
Antekurvation Rekurvation	10°	10°	5°
Torsion ±	10°	10°	10°
Längendifferenz	15 mm	10 mm	5 mm

daß in den 3 Altersgruppen Achsenfehler und Längendifferenzen nur in engen Grenzen toleriert werden und eine definitive, konservative Korrektur in den ersten 5–7 Tagen vorgenommen und bis zum Abschluß der 2jährigen Knochenumbauphase kontrolliert werden sollte. Ergeben sich nach diesen 2 Jahren wesentliche Abweichungen von den in Tabelle 2 und 3 aufgeführten Toleranzwerten, muß die Indikation zur Korrekturosteotomie auf jeden Fall erwogen werden, weil bis zum Wachstumsende mit Ausnahme gewisser Varusfehlstellungen am Femur keine wesentliche Änderung mehr eintreten wird [2, 16, 24].

Osteosynthesen im Wachstumsalter

Primäre und sekundäre Osteosynthesen am Femur oder an der Tibia werden in der Literatur mit einer unterschiedlichen Häufigkeit von 8–44% angegeben, bei unterschiedlicher Indikationsstellung und Verfahrenswahl (Tabelle 4).

Tabelle 4. Indikationen zur Osteosynthese im Wachstumsalter (Schaftfraktur)

Autor	Jahr	Osteosyntheserate/%	Lokalisation
Daum [4]	1969	43,7	Femur
Rehbein [13]	1963	22	Femur
v. Oelsnitz [11]	1972	19	Femur
Weber [21]	1978	14	Femur, Tibia
Schmit-Neuerburg	1983	15	Femur, Tibia
Müller [9]	1967	10	Schaftfraktur
Weller [22]	1972	8	Absolute Indikation

Extramedulläre Implantate (Plattenosteosynthese, Fixateur externe)

Sie verursachen bei primärer Anwendung innerhalb der ersten 2–3 Wochen nach dem Unfall keinen zusätzlichen Wachstumsreiz, so daß keine Knochenkürzung vorgenommen werden muß.

Intramedulläre Implantate (Marknagel, Rushpin, Ender-Nagel)

Sie stimulieren das Wachstum um 2–4 cm [11, 16]. Voraussetzung ist in jedem Falle die stabile Osteosynthese, da instabile Implantate durch die Kallusbildung und den verstärkten Kollateralkreislauf einen erheblichen Wachstumsreiz ausüben.

Korrekturosteotomien

Sie werden am besten durch Plattenosteosynthese am diaphysären Schaftabschnitt stabilisiert. Die Korrektur ist in allen 3 Ebenen präoperativ aufgrund der klinischen Untersuchung und anhand maßstabsgerechter Röntgenbilder zeichnerisch festzulegen, evtl. auch unter Zuhilfenahme der Computertomographie, die sich zur exakten Ermittlung von Rotationsfehlern sehr bewährt hat. Die Resektionsebenen werden mit Kirschner-Drähten markiert, die wegen der gefährlichen Hitzeentwicklung nicht direkt in den Knochen gebohrt, sondern in vorgebohrte 2-mm-Löcher gesteckt werden (Abb. 3). Bei der Keilentnahme ist außerdem eine bei jüngeren Kindern wünschenswerte Verkürzung um 10 mm einzukalkulieren. Orkan [12] hat außerdem eine trigonometrische Tabelle angegeben, die bei bekanntem Korrekturwinkel und Knochendurchmesser genau die Höhe des Resektionskeils abzulesen gestattet, so daß keine intraoperativen Röntgenkontrollen oder Winkelmessungen erforderlich sind (Tabelle 5).

Ein wichtiger Hinweis betrifft das Periost: Bei der Freilegung des Schaftes, Osteotomie und Plattenosteosynthese wird sorgfältig darauf geachtet, das Periost nicht vom Knochen abzulösen. Auch die Plattenosteosynthese wird grundsätzlich epiperiostal durchgeführt: Das ergibt sich aus der charakteristischen Blutversorgung des kindlichen Knochens, der zu 4/5 über das periostale Gefäßnetz versorgt wird, im deutli-

Tabelle 5. Trigonometrische Tabelle zur Bestimmung der Höhe b̲ des Resektionskeils bei bekanntem Korrekturwinkel α und Durchmesser a̲ des Knochens nach Orkan [12].

α	a (mm)																	mm
	10,0	12,5	15,0	17,5	20,0	22,5	25,0	27,5	30,0	32,5	35,0	37,5	40,0	42,5	45,0	47,5	50,0	
5°	0,8	1,0	1,2	1,4	1,6	1,8	2,0	2,2	2,4	2,6	2,8	3,0	3,2	3,4	3,6	3,8	4,0	
10°	1,7	2,2	2,6	3,0	3,5	4,0	4,4	4,8	5,3	5,7	6,1	6,6	7,0	7,5	7,9	8,4	8,8	
15°	2,6	3,3	4,0	4,7	5,3	6,0	6,7	7,4	8,0	8,7	9,4	10.0	10,7	11,4	12,0	12,7	13,4	
20°	3,6	4,5	5,5	6,4	7,3	8,2	9,1	10,0	10,9	11,8	12,7	13,6	14,5	15,5	16,4	17,3	18,2	
25°	4,6	5,8	7,0	8,1	9,3	10,5	11,6	12,8	14,0	15,1	16,3	17,5	18,6	19,8	20,9	22,1	23,3	
30°	5,7	7,2	8,6	10,0	11,5	13,0	14,4	15,8	17,3	18,8	20,2	21,6	23,0	24,5	26,0	27,4	28,8	
35°	7,0	9,0	10,5	12,0	14,0	16.0	17,5	19,0	21,0	23,0	24,5	26,0	28,0	30,0	31,5	33,0	35,0	
40°	8,5	10,5	12,5	14,5	17,0	19,0	21,0	23,0	25,0	27,5	29,5	31,5	·33,5	35,5	38,0	40,0	42,0	
45°	10,0	12,5	15,0	17,5	20,0	22,5	25,0	27,5	30,0	32,5	35,0	37,5	40,0	42,5	45,0	47,5	50,0	mm

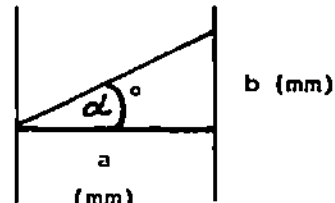

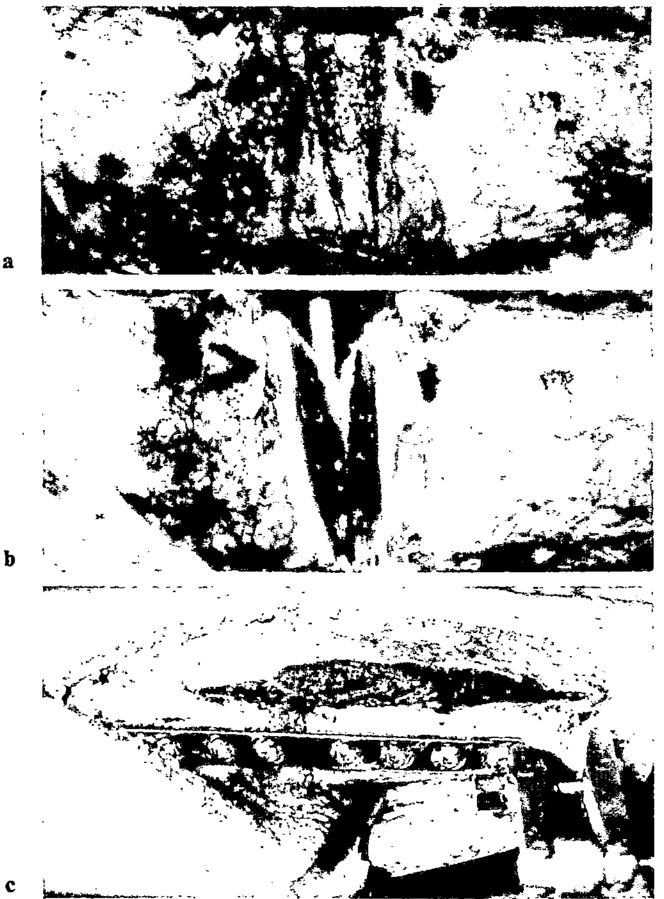

Abb. 3 a–c. Diaphysäre Korrekturosteotomie an der Tibia, a Ohne Ablösung des Periosts werden die Schnittebenen mit K-Drähten in vorgebohrte Löcher markiert, b Nach Keilresektion intraoperative Röntgenkontrolle, um Unter- und Überkorrekturen zu vermeiden, c Stabilisierung unter Kompression (Plattenspanner) mit einer schmalen Gleitlochplatte

chen Gegensatz zur medullären Gefäßversorgung beim Röhrenknochen des Erwachsenen (Abb. 4). Die Abhebung des Periosts zur subperiostalen Plattenosteosynthese bedingt zwangsläufig eine Devitalisierung der Schaftkompakta, während bei epiperiostaler Plattenlage die Gefäßversorgung intakt bleibt (Abb. 5). Obwohl eine Revaskularisation der Kompakta über das medulläre Gefäßsystem später stattfindet, bedeutet die Devitalisierung ein erhöhtes Risiko, zumal distal der Fraktur und der Osteotomie die Kompakta unter der Platte zunächst *auch* vom medullären Gefäßsystem abgeschnitten ist, während bei epiperiostaler Plattenlage der Knochen über die natürliche periostale Gefäßversorgung ernährt wird (Abb. 6). Diese tierexperimentell am Schaf und Hund nachgewiesenen Besonderheiten der Gefäßversorgung des jugendlichen Knochens [23] lassen sich ohne Einschränkung auf den Menschen übertragen.

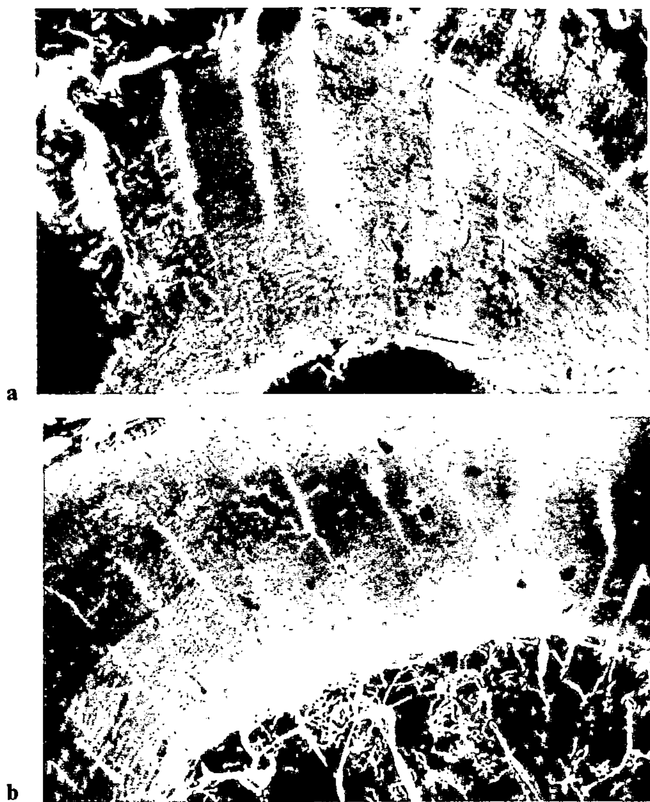

Abb. 4 a, b. Vergleichende Gefäßversorgung der Tibia in Schaftmitte. 300 µm dicke, unentkalkte Knochenschliffe mit Micropaquegefäßfüllung, a Beim jugendlichen Knochen werden 4/5 der Kompakta durch das periostale Gefäßnetz versorgt. Versuchstier: 6 Monate altes Milchschaf, b Im Gegensatz dazu wird der erwachsene Knochen durch das medulläre Gefäßsystem versorgt. 4jähriges, weibliches Milchschaf

Ein weiteres technisches Detail bei der Plattenosteosynthese am kindlichen Knochen betrifft *die Zugschraube,* die wir auch bei Querosteotomien, die mit dem Plattenspanner unter Druck gesetzt werden, anwenden. Durch die Zugschraube kann eine weitere Verbesserung der Stabilität um 30–50 % erzielt werden. Die genaue Plazierung der Zugschraube wird dadurch erleichtert, daß zunächst nur ein schräges Gleitloch unter Sicht so gebohrt wird, daß es die Osteotomie in der Mitte schneidet. Nach Reposition wird die Platte mit der Steckhülse im Gleitloch fixiert und die Platte in typischer Weise gespannt und verschraubt. Erst dann wird das Gewindeloch durch die Steckhülse vorgebohrt, Gewinde geschnitten und die Zugschraube eingesetzt (Abb. 7).

Die Plattenentfernung kann bei Kleinkindern nach 6 Monaten, bei Schulkindern nach 8–12 Monaten erfolgen. Nach der letzten Wachstumsphase, dem „Adoleszentenspurt", also ab dem 14. Lebensjahr, gelten für die Plattenosteosynthese und Marknagelung ebenso wie für die Metallentfernung dieselben Richtlinien wir für Erwachsene.

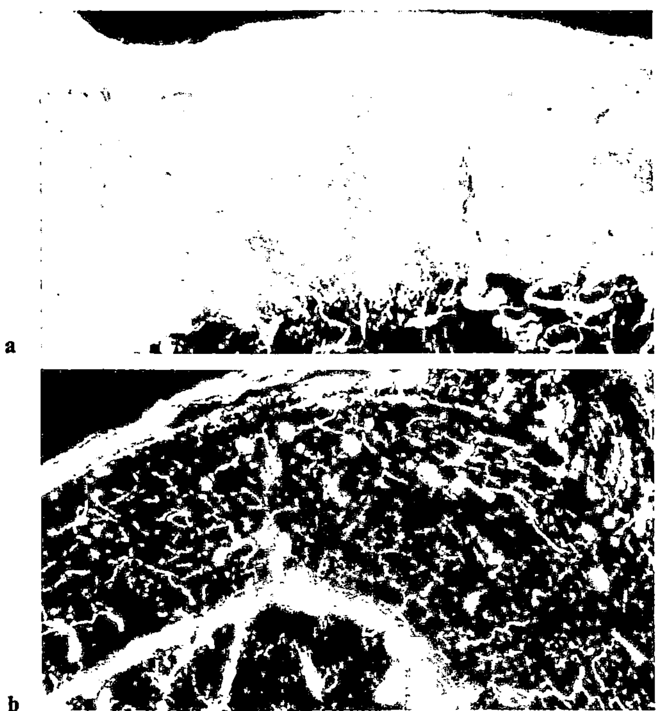

Abb. 5 a, b. Gefäßversorgung der Kompakta der jugendlichen Schaftibia nach Osteotomie und Plattenstablisierung, a 6 Wochen nach Osteotomie und subperiostaler Plattenosteosynthese. Der Knochen unter der Platte ist noch vollkommen avital, medulläre Gefäße beginnen gerade einzudringen, werden aber nur ca. 1/3 des Knochenquerschnitts revaskularisieren, b Im Gegensatz dazu Gefäßversorgung bei epiperiostaler Plattenlage an demselben Tier im Seitenvergleich. Das Periost wird unter der Platte nicht nekrotisch, sondern bleibt voll durchblutet. Der hier dargestellte Querschnitt liegt proximal der Osteotomie. Daher ist auch die medulläre Gefäßversorgung noch intakt

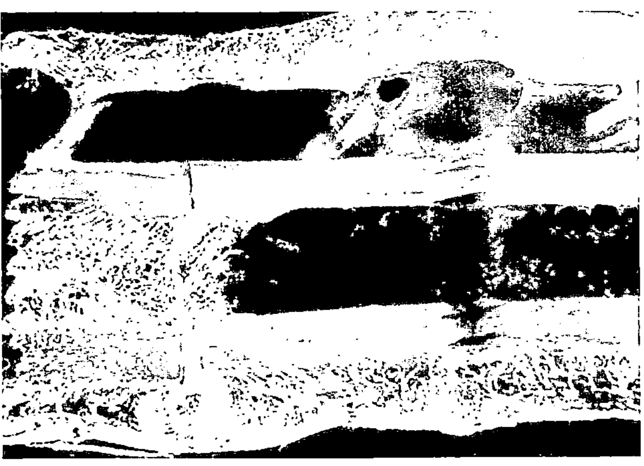

Im eigenen Krankengut der Abteilung für Unfallchirurgie am Universitätsklinikum Essen wurden in den letzten 10 Jahren bei 142 Femurfrakturen 29 Osteosynthesen und Korrekturosteotomien (20 %), bei 168 Tibiaschaftfrakturen 17 Osteosynthesen vorgenommen (Tabelle 6). Auf die Gesamtzahl der kindlichen Femur- und Tibiaschaftfrakturen bezogen enspricht das einer Osteosynthesefrequenz von 15 % und liegt somit im guten Indikationsbereich.

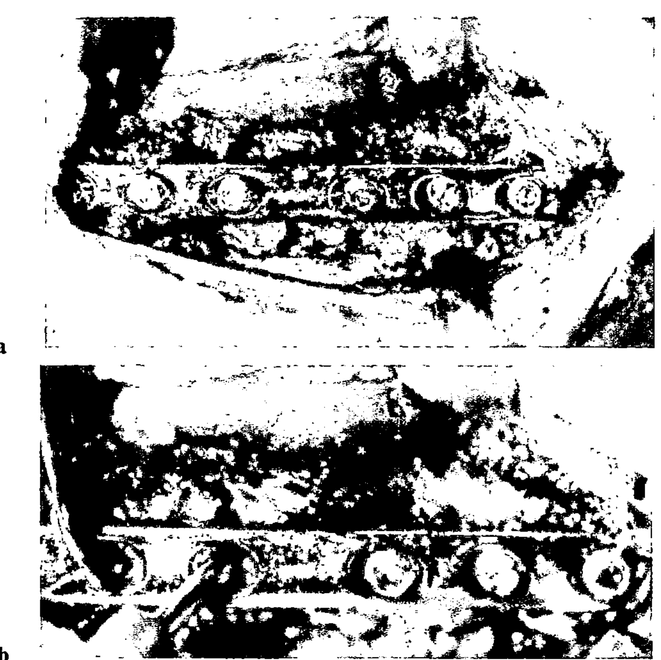

a

b

Abb. 7 a, b. Plattenosteosynthese einer Femurschaftfraktur bei einem 5jährigen Knaben. a Nach Osteotomie und Keilentnahme Reposition und Fixation der Platte am Schaft ohne Periostablösung. b Vor Einsetzen der Schraube **rechts** im Bild wurde die Position der Platte durch Eindrehen der Steckhülse des vorher geschaffenen Gleitlochs festgelegt. Nach Plattenspannung und Einsetzen der distalen Schrauben wurde erst dann das Gewinde noch auf der Gegenseite gebohrt und mit der Zugschraube besetzt, die die Rotationsstabilität der Osteosynthese um 30–50 % erhöht

◄ **Abb. 6.** Längsschnitt durch die jugendliche Schaftibia 6 Wochen nach Plattenstabilisierung der **links** im Bild sichtbaren Osteotomie und subperiostaler Plattenanlagerung. Man erkennt, daß das abgehobene Periost über der Platte lag, aber den Knochen unter der Platte nicht mehr erreichte. Die Kompakta ist proximal der Osteotomie noch scheinbar gefäßlos, wird aber schon durch das medulläre Gefäßsystem und durch geringe Kapillarsprossen von außen revaskularisiert. Distal der Osteotomie ist der Knochen dagegen noch vollkommen avital und wäre bei Abschluß des Experiments nach 3 Monaten revaskularisiert, aber unter der Platte durch Resorption stark verdünnt, so daß nach Plattenentfernung ein hohes Risiko der Refraktur besteht, das auch nach zeitgerechter Plattenentfernung bei Kindern besteht, je nachdem, wie stark das Periost unter der Platte bei der Implantation geschädigt wurde

Tabelle 6. Osteosynthesen und Korrekturosteotomien bei Schaftfrakturen im Wachstumsalter (Universitätsklinikum Essen 1974–1983)

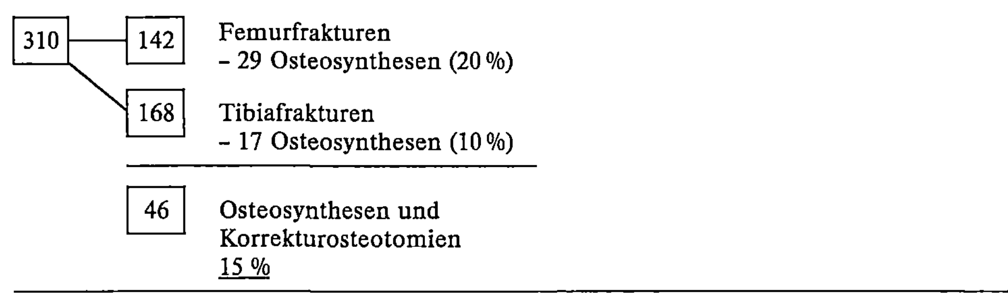

Indikationen zur diaphysären Korrekturosteotomie am Femur und an der Tibia

Sie sind nach der Einteilung von Brunner [3]:
- *Primäre Achsenknickungen und Rotationsfehler,* die schon im Verlauf der Fraktur-heilung vorhanden sind.
- *Sekundäre Achsenfehler* als Folge eines gestörten Epiphysenwachstums.
- *Das „funktionelle" Fehlwachstum* ohne unfallbedingte Schädigung von Wachs-tumszonen.
- *Längendifferenzen* als Folge von überschießendem oder vermindertem Wachs-tum.

Frühkorrektur primärer Achsenknickungen und Rotationsfehler

Primäre Achsenknickungen und Rotationsfehler, welche schon während oder unmit-telbar nach der Frakturheilung innerhalb der ersten 4 Wochen bestehen, sind meist am Übergang vom proximalen zum mittleren Femurschaftdrittel lokalisiert. Durch muskuläre Verdrehung, Flexion und Abduktion des kurzen proximalen Fragments dominiert die Varusdeformität mit Rotationsfehler und Verkürzung (Abb. 8). Auch bei einem 5jährigen Kind mit fehlverheilter Oberschenkelschaftfraktur und grotes-ker Fehlstellung muß die Korrekturosteotomie durch Resektion eines entsprechend großen Knochenkeils und epiperiostale Plattenosteosynthese im Interesse einer wei-teren, unbehinderten Rehabilitation eines Schädelhirntraumas durchgeführt wer-den. Bei der Nachuntersuchung 1 Jahr später, 6 Monate nach Metallentfernung, war der Femurschaft achsengerecht verheilt, die restliche Beinlängendifferenz betrug noch 5 mm (Abb. 8).

Die frühe Korrektur primärer Achsenknickungen und Rotationsfehler ist aber nicht nur bei Kleinkindern, sondern v. a. auch bei älteren Kindern zwischen dem 10. und 12. Lebensjahr von großer Bedeutung, weil deren Skelettwachstum unmittelbar vor dem Abschluß steht. Nach vorangegangener konservativer Behandlung sind Fehlstellungen nach Femurschaftfrakturen mit 30° Varus, 40° Außenrotationsfehl-stellung und 4 cm Verkürzung nicht selten. Durch rasches Eingreifen mit Fragmentlö-sung, Längenausgleich, Reposition und Plattenosteosynthese können die normalen Verhältnisse wiederhergestellt werden (Abb. 9).

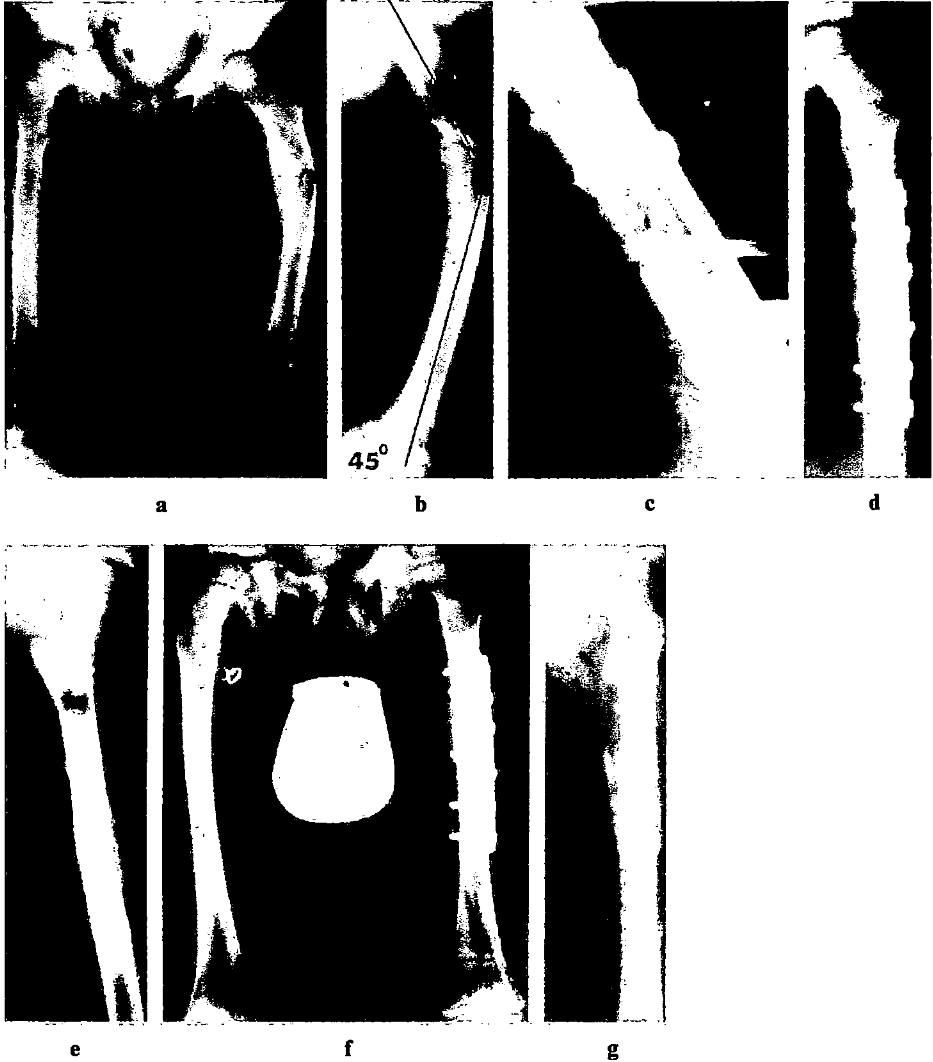

a   b   c   d

e   f   g

Abb. 8 a, b. 5jähriger Knabe mit fehlverheilter Oberschenkelschaftfraktur in grotesker Fehlstellung von 40° Varus, 45° Antekurvation und Außendrehfehler nach stationärer Behandlung in der Neurochirurgie, wohin er von außerhalb verlegt worden war. **c, d** Korrekturosteotomie durch Keilentnahme und epiperiostale Plattenosteosynthese mit Zugschraube. **c** Im Bildverstärker sieht man die Steckhülse im Gleitloch der Platte. **d, e** Dadurch gewinnt der Knochen soviel Stabilität, daß die schmale 6-Loch-Platte am Femurschaft ausreicht, das Bein voll zu belasten. **f** Primäre Beinverkürzung 7 mm. **g** Plattenentfernung nach 6 Monaten. Jetzt Nachuntersuchung 1 Jahr nach der Korrekturosteotomie: achsengerecht verheilter Femurschaft, die restliche Beinlängendifferenz beträgt nur 5 mm

Die Indikation zur Frühkorrektur primärer Achsenknickungen, Rotationsfehler und Beinverkürzungen ist in jedem Alter zwischen 5 und 15 Jahren absolut gegeben, wenn das Ausmaß der Fehlstellung die Toleranzwerte weit überschreitet und außerdem nicht korrigierbare Rotationsfehler und erhebliche Beinverkürzungen vorliegen

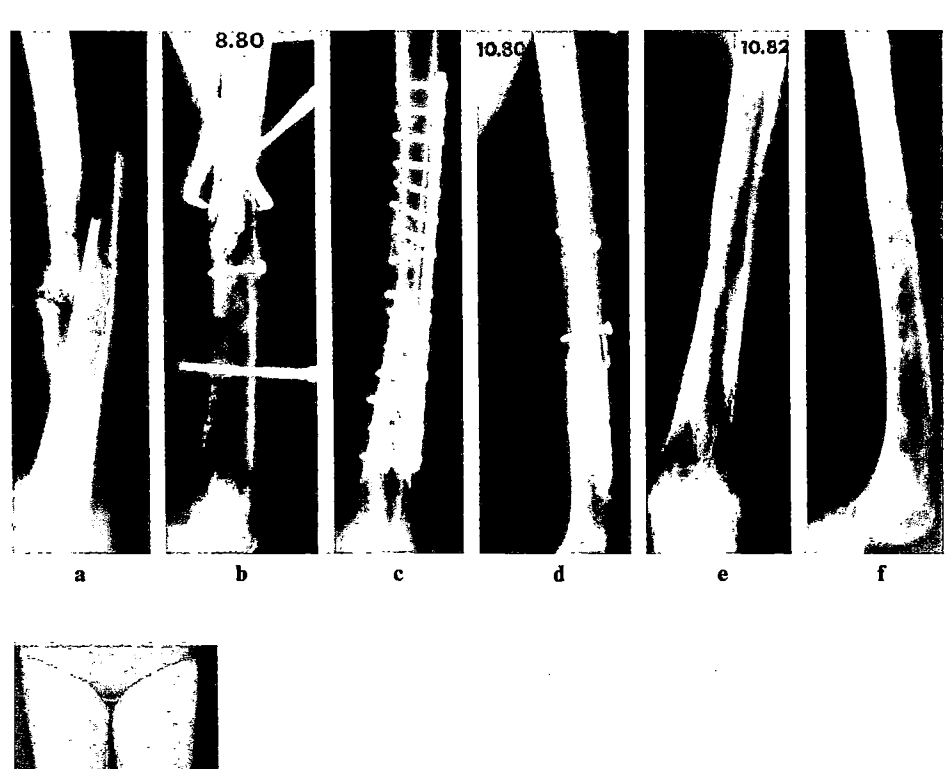
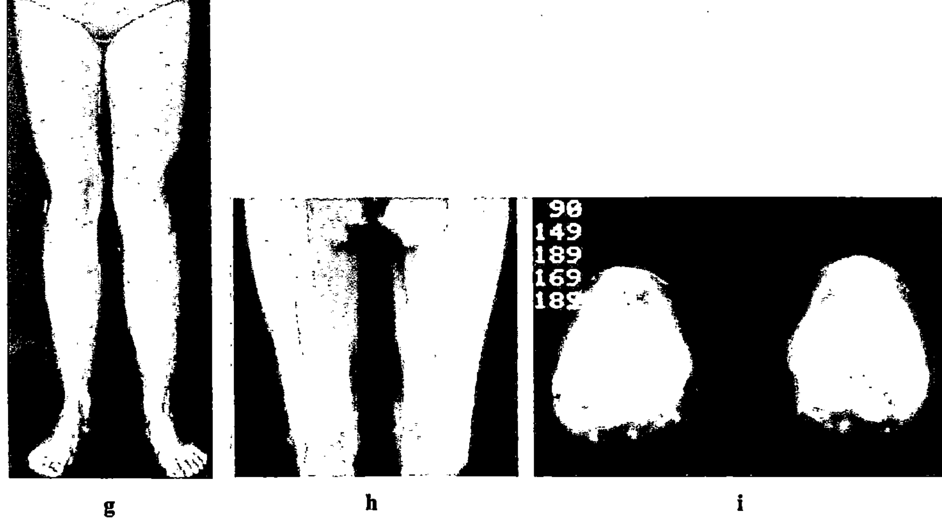

Abb. 9. **a** 10jähriges Mädchen, das uns 4 Wochen nach Heilung der Femurschaftfraktur in Varus, Außenrotation und Verkürzung überwiesen wurde. **b** Osteotomie durch die frisch verheilte Fraktur. Wiederherstellung der natürlichen Länge durch Einsetzen des Müller-Distraktors, der während des langsamen Aufdehnens die Korrektur der Beinachse in 3 Ebenen ermöglicht, intraoperative Röntgenkontrolle und Beinlängenmessung. **c, d** Anschließend Plattenosteosynthese. Plattenentfernung 1 Jahr später. **e–h** Nachuntersuchung 2 Jahre später: nach Wachstumsabschluß seitengleiche Beinlänge ohne Achsenfehler. **i** Kontrolle durch genaue Ausmessung mit dem CT, das auch durch präoperative Festlegung der Korrekturwinkel – v. a. der Torsion – eine wichtige Rolle spielt

Tabelle 7. Femurdiaphyse

Varus:	Beinverkürzung, Überlastung des Tractus iliotibialis, asymmetrische Kniebelastung („Innenmeniskus")
Valgus:	Hyperkompression laterales Femoropatellargelenk, asymmetrische Kniebelastung, Innenbanddehnung

[15]. Die Plattenosteosynthese ist dafür die Methode der Wahl, die bei epiperiostaler Lage die Blutversorgung des Knochens nicht gefährdet und gegenüber dem Marknagel oder anderen intramedullären Implantaten den entscheidenden Vorteil bietet, keinen oder nur einen geringen Wachstumsreiz auszuüben, so daß selbst bei Kleinkindern eine operative Verkürzung um 10 mm ausreicht.

In der Regel bestehen diese gravierenden Achsenfehler in 2–3 Ebenen, oft mit erheblicher Beinverkürzung im Frakturbereich, so daß eine genaue Vorplanung der Korrekturoperation aufgrund exakter klinischer und röntgenologischer Untersuchungen, möglichst unter Einsatz der Computertomographie, gefordert werden muß.

Die Varusdeformität ist die bei weitem häufigste Fehlstellung der Femurdiaphyse. Als Leitsymptom stehen bei Lokalisation am proximalen Femurende das Schonungshinken mit funktioneller Beinverkürzung durch die Insuffizienz der pelvitrochantären Muskulatur im Vordergrund. Bei Lokalisation im diaphysären Schaftabschnitt und am distalen Femur kommt es dagegen durch Überlastung der Zuggurtungsfunktion des Tractus iliotibialis zur asymmetrischen Kniebelastung mit typischen Knieschmerzen infolge einer Überdehnung des lateralen Kapselbandapparates (Tabelle 7).

Die Valgusdeformität führt dagegen zur Überlastung des lateralen Kniegelenks mit Hyperkompression im lateralen Femoropatellargelenk und Innenbanddehnung. Bei Kindern entwickelt sich sehr schnell ein schmerzhaftes Genu valgum.

Rotationsfehler sind stets mit der Varus- oder Valgusdeformität kombiniert, überschreiten aber selten den Toleranzwert von 10°, weil bei unveränderter Antetorsion auf der verletzten Seite die Detorsionsschübe bis zum 12. Lebensjahr eine fortschreitende Annäherung der Antetorsionswinkel beider Oberschenkel zur Folge haben.

Sekundäre Achsenfehler der Diaphyse

Sie sind meist Folge eines gestörten Epiphysenwachstums. 3/4 der Fehlstellungen kommen als Genu valgum und/oder Genu recurvatum zur Darstellung. Eine häufige Ursache ist der knöcherne Bandausriß des Kollateralbandes am lateralen Femurkondylus, das die Epiphysenfuge kreuzt und nach Reinsertion zur kollateralen Epiphyseodese führt. Als Folge davon entwickelt sich ein schweres, rezidivierendes Genu valgum, das *nur* durch die bis zum Wachstumsabschluß wiederholt ausgeführte suprakondyläre Osteotomie am distalen Femur korrigiert werden kann.

Lysefrakturen der Tibiakopfepiphyse und v. a. der Abriß der Tuberositas tibiae mit Epiphysenfraktur verursachen ein Fehlwachstum im Sinne eines Genu recurvatum, wenn keine exakte Reposition und Fixation erfolgt. Die Verschraubung der Tuberositas tibiae ist allerdings erst im adoleszenten Alter erlaubt (Abb. 10).

Die quere hohe metaphysäre Tibiafraktur kann durch ihre bedrohliche Nähe eine Teilepiphyseodese verursachen, was ebenfalls zur Fehlstellung im Sinne eines Genu recurvatum oder Genu valgum führen kann.

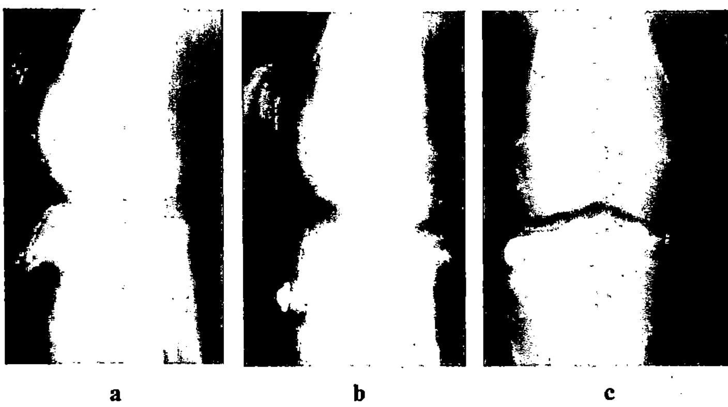

a   b   c

Abb. 10 a–c. Abriß der Tuberositas tibiae und Fraktur der Epiphysenplatte. **b, c** Notfallmäßige Reposition und Verschraubung, die an der Tuberositas erst dicht vor Wachstumsabschluß bei Adoleszenten erlaubt ist. Bei jüngeren Kindern müssen Bohrdrähte, evtl. mit Zuggurtung, benutzt werden. Bei unvollständiger Reposition kommt es zu Wachstumsstörungen mit Genu recurvatum und Genu valgum

Eine seltene Variante der metaphysären Tibiafraktur ist die Kombination mit einer ipsilateralen metaphysären Femurfraktur, beides offene Frakturen 3. Grades mit Gefäßverletzung, die der damals 8jährige Knabe durch ein schweres Quetschtrauma in einem Gabelstapler erlitt. Die Erstversorgung erfolgte 1976 mit einem Femurmarknagel und einer Plattenosteosynthese an der proximalen Tibia. Beide Frakturen zeigten jedoch keine Heilungstendenz, sondern entwickelten atrophe Pseudarthrosen (Abb. 11). Die Femurpseudarthrose konnte nach 2facher Plattenosteosynthese und Spongiosaplastik schließlich zur Ausheilung gebracht werden, während die Wanderung der Nekrose-Pseudarthrose an der Tibia nach distal auch eine Valgusfehlstellung zur Folge hatte, die jedoch nicht durch die Pseudarthrose, sondern durch eine

---

Abb. 11 a–p.   8jähriger Knabe, der 1976 durch einen Gabelstapler eingequetscht und mit seinem ▶ rechten Bein so abgeknickt wurde, daß eine hohe metaphysäre Tibiafraktur und eine 3° offene Femurfraktur mit Zerreißung von Arterie und Vene gleichzeitig entstand. **a, b** Unfallbilder. **c–f** Primärversorgung im auswärtigen Krankenhaus mit Wiederherstellung der Strombahn durch autologe Veneninterponate, Stabilisierung des Knochens durch dünnen Femurmarknagel und Tibiaplattenosteosynthese. Glatter Heilungsverlauf des Weichteilmantels und normale Durchblutung des rechten Beines. **g, h** Etwa 1 Jahr später ist am distalen Femur eine atrophe Pseudarthrose entstanden, die durch Marknagelentfernung und Plattenosteosynthese zur Ausheilung gebracht wird, gleichzeitig Plattenentfernung an der Tibia. Dort besteht eine mit dem Wachstum nach distal wandernde Nekrosezone unter der Platte. **i, j** Refraktur und Gipsimmobilisation, die jedoch nicht zur Ausheilung führt. **k** Platten osteosynthese Oktober 1978 mit langer Platte, Nekrektomie an der Pseudarthrosenstelle, Dekortikation und autologe Spongiosa zum Defektersatz. Eine Valgusfehlstellung, die bereits eingetreten war, wird gleichzeitig korrigiert. **l–n** Keine Plattenlockerung, aber klinisch sichtbare, fortschreitende Valgusfehlstellung des Unterschenkels, der jetzt bei liegender Platte durch metaphysäre Keilosteotomie und Fixation mit K-Drähten korrigiert wird. **o, p** 1 Jahr später muß die lange Platte wegen des Auftretens einer Plattenbettfistel entfernt und durch eine kürzere ausgetauscht werden, die epiperiostal angelegt wird und bis zur Plattenentfernung im Herbst 1982 dennoch eine rasche Revitalisierung des Knochens erkennen läßt. Bis zur Plattenentfernung hat die Wachstumsbeschleunigung die Beinverkürzung, die durch den Wachstumsstopp jenseits der Pseudarthrose eingetreten war, eingeholt

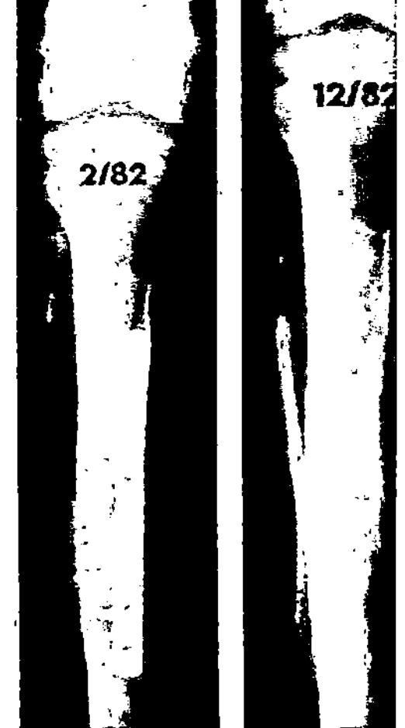

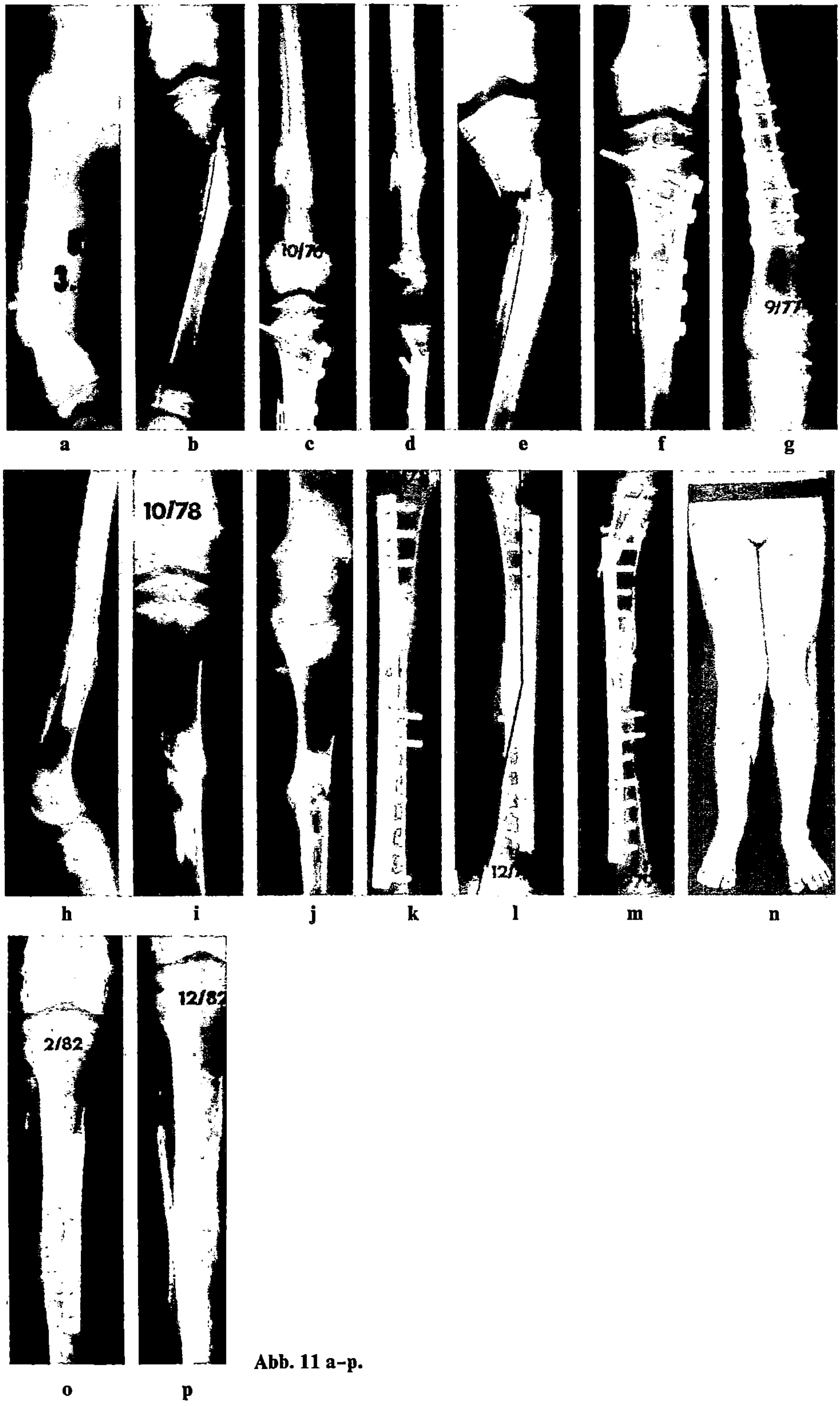

Abb. 11 a–p.

Epiphysenschädigung infolge des Quetschtraumas zu erklären ist. Da zwischenzeit-
lich die Tibiaplatte entfernt worden war, kam es zur Refraktur, die zunächst konservativ behandelt wurde. Distal der Pseudarthrose trat jetzt jedoch ein Wachstumsstillstand ein, so daß die radikale Nekrektomie mit ausgedehnter Dekortikation und
Spongiosaplastik, Korrektur der Valgusfehlstellung und langer Plattenosteosynthese
erfolgte. Obwohl keine Plattenlockerung eintrat, entwickelte sich dennoch erneut
eine Valgusfehlstellung von 10°, die in dieser Situation durch eine hohe Tibiaosteotomie und K-Draht-Osteosynthese korrigiert wurde. 1 Jahr später erfolgte die Entfernung der langen Platte und Ersatz durch eine kürzere, die epiperiostal angelegt wurde
und eine zunehmende Revitalisierung der Kompakta bis zur endgültigen Plattenentfernung im Herbst 1982 erkennen ließ. Das ursprünglich verzögerte Wachstum war
durch die mehrfachen Eingriffe inzwischen ebenfalls so stimuliert worden, daß
6 Jahre nach dem Unfall gleiche Beinlängen mit 5 mm Längenüberschuß auf der operierten Seite und ein Restvalgus von 7° bei knöchern fest verheilter Tibiapseudarthrose erreicht wurden. Es ist zu hoffen, daß mit dem jetzt eintretenden Wachstumsabschluß nunmehr ein Endzustand erreicht worden ist, der keine weiteren Korrekturoperationen erforderlich macht (Abb. 12).

Knöcherne Seitenbandausrisse, Tuberositas-tibiae-Ausriß mit Epiphysenfraktur
und die begleitende Epiphysenschädigung bei hoher metaphysärer Tibiafraktur sind
seltene, aber oft nicht rechtzeitig erkannte Verletzungen, die eine partielle Epiphyseodese am distalen Femur oder an der Tibia und dadurch bedingt rezidivierende
Valgus- und Rekurvationsfehlstellungen zur Folge haben. Die beschränkten therapeutischen Möglichkeiten, die dann noch bleiben, bestehen in der wiederholten Achsenkorrektur, wenn die Toleranzwerte von 10° überschritten sind. Wenn zusätzlich
dann noch eine atrophe Pseudarthrose im proximalen Tibiadrittel besteht, müssen
die Korrekturosteotomien benutzt werden, um durch radikale Nekretomie und Spongiosaplastik auch dieses Problem rechtzeitig vor Wachstumsabschluß zu beseitigen.

Funktionelles Fehlwachstum

An der Tibia kommt es zu rezidivierender Valgusfehlstellung infolge einer proximalen, metaphysären Fraktur, die stets durch ein Torsionstrauma als Grünholzfraktur in
Erscheinung tritt. Die einfache geschlossene Einrichtung der Fraktur reicht nicht aus,
es muß vielmehr eine komplette Revision des Tibiakopfes im Frakturverlauf mit
Durchtrennung des Periosts der Gegenseite und Entfernung interponierter Periost-
und Pes-anserinus-Strukturen vorgenommen werden. Neuere klinische und experimentelle Untersuchungen sprechen dafür, daß dieses Vorgehen allein geeignet ist, die
Fraktur in normaler Weise zur Ausheilung zu bringen, ohne rezidivierende Valgusfehlstellung [6, 18].

Wenn diese Maßnahmen jedoch unterbleiben, verheilt die Fraktur mit einer Korti-
kalisverdickung, die nach distal wandert und als Schrittmacher für die rezidivierende
Valgusfehlstellung dient. Sobald die Abweichung 10° erreicht hat, ist die Korrekturosteotomie erforderlich und muß ggf. bis zum Abschluß des Längenwachstums wiederholt werden (Abb. 13).

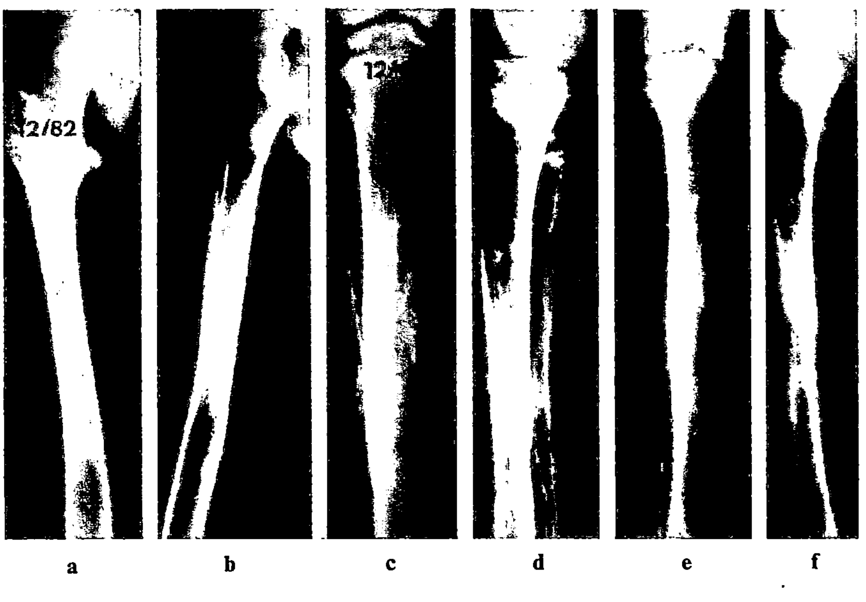

a   b   c   d   e   f

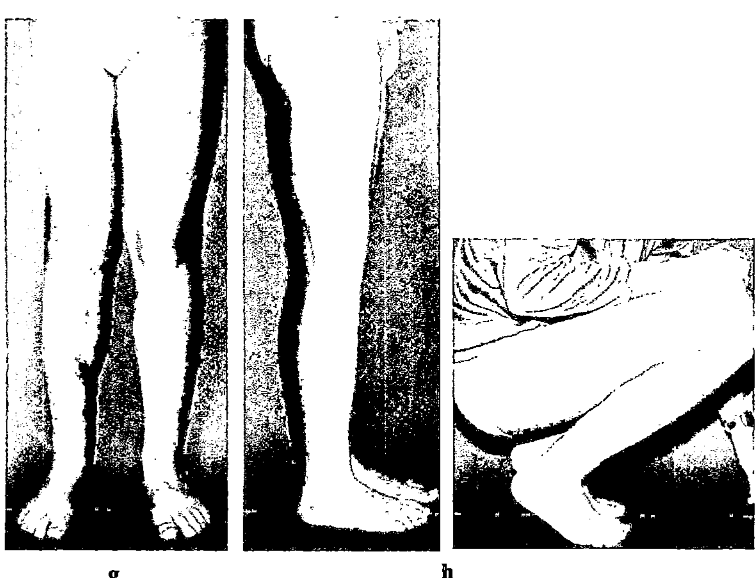

g   h

Abb. 12 a–h.   Derselbe Fall wie in Abb. 11 bei der Kontrolluntersuchung 6 Jahre nach dem Unfall. **a, b** Röntgenologisches Ergebnis am Femur, **c–f** Röntgenologisches Ergebnis an der Tibia. **g, h** Klinisches und funktionelles Ergebnis: fast seitengleiche Beinlänge, rechts 5 mm Verlängerung, normale Beinachsen mit einem Restvalgus von 7°. Kein Hinken, volle Belastbarkeit

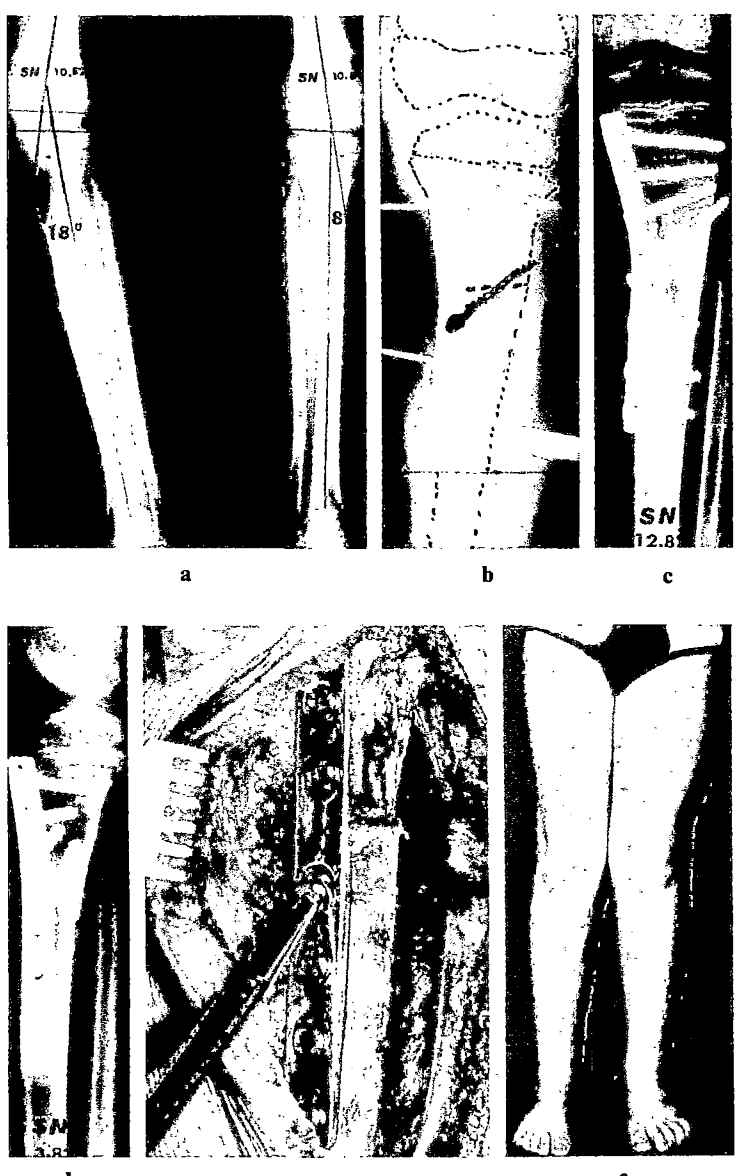

Abb. 13 a–f. Rezidivierendes funktionelles Fehlwachstum der rechten Tibia nach metaphysärer Grünholzfraktur, die primär reponiert und im Gipsverband ruhiggestellt wurde. **a** Bei dem 8jährigen Knaben wird jetzt bereits die 2. Korrektur ausgeführt, nachdem die Valgusfehlstellung wieder den Grenzwert von 10° weit überschritten hat. **b** Intraoperative Kontrollaufnahme. **c, d** Postoperatives Resultat: regelrechte röntgenologische Achsenstellung. **e** Epiperiostale Plattenlage und Zugschraube durch den Osteotomiespalt. **f** Klinisches Ausheilungsbild

Längendifferenzen

Sie können durch Störung des epiphysären Wachstums, fehlverheilte Frakturen und Pseudarthrosen entstehen und müssen operativ korrigiert werden, wenn die Differenz 2 cm oder mehr beträgt.

Am Femur ist bei fehlverheilten Frakturen und Pseudarthrosen die gründliche Dekortikation mit Spongiosaanlagerung und Wagner-Distraktor ein ausgezeichnetes Verfahren, das durch den Dehnungsreiz des schrittweise aufgedehnten Wagner-Distraktors eine starke Stimulierung der Knochenneubildung hervorruft. Bei einem 9jährigen Knaben mit einer atrophen Pseudarthrose in Femurschaftmitte und Plattenbruch wurde in dieser Weise vorgegangen und nach Plattenentfernung, Dekortikation und Spongiosaplastik der Wagner-Distraktor angelegt, der nicht nur den Wachstumsstillstand beseitigte, sondern durch Wachstumsanreiz bis zum Längenausgleich führte, so daß belastungsfähiger, strukturierter Kallus schon nach 3 Monaten den Wagner-Distraktor entbehrlich machte (Abb. 14) [20].

Wenn die Beinlänge um maximal 2,5 cm verlängert und gleichzeitig noch ein Drehfehler korrigiert werden soll, kann am Femur auch folgendes Vorgehen empfohlen werden, das bei einem jungen Mädchen mit Schenkelhalspseudarthrose, Umstellungsosteotomie und Ausheilung der Pseudarthrose nach zusätzlicher Implantation eines Elektroübertragers Anwendung fand: Es bestand noch eine Beinverkürzung von 2,0 cm und ein Außendrehfehler von 20° des distalen Fragmentes (nachgewiesen im CT). Um die mediale Abstützung durch tragfähigen, durchbluteten Knochen zu erhalten, wurde zunächst ein 10 cm langes, mediales Fragment, das fast der halben Femurschaftbreite entsprach, abgesägt und mit den daranhängenden Weichteilen proximal und distal abgelöst und nach medial weggehalten. Dann wurde der Femurschaft durchtrennt und ließ sich mit dem Müller-Distraktor unter Ausgleich der Rotationsfehlstellung leicht aufdehnen [9]. Nach Defektersatz mit homologem Knochenspan wurde das mediale Schaftfragment mit 4 Schrauben an der neu angelegten lateralen Platte angeschraubt, wobei die Schrauben als Zugschrauben eingesetzt wurden (Abb. 15).

Primäre Achsenfehlstellungen an der Tibia sind selten, da diese meist achsengerecht zur Ausheilung gebracht werden. Eine Ausnahme bildete jedoch ein 10jähriges Mädchen mit einer Tibiaverkürzung um 4 cm, die durch unterlassene Extension eines kurzen Schrägbruches entstanden war. Die Verlängerungsosteotomie wurde daher mit dem Wagner-Distraktor durchgeführt: Neben der Durchtrennung der Tibia und Fibula muß das distale Febulaende mit der Tibia verschraubt werden, damit keine Subluxationen und Fehlstellungen im oberen Sprunggelenk auftreten können. Die Anlegung des Wagner-Distraktors erfolgt stets medial und wird so vorgenommen, daß die tägliche Aufdehnung von 2–3 mm sofort zurückgenommen wurde, wenn Parästhesien oder eine Abschwächung der Fußpulse auftraten. Nach leichter Überextension der geforderten Strecke wurde dann der Defekt mit autologer Spongiosa aufgefüllt und mit einer lateralen Brückenplatte stabilisiert. Es wurde jedoch damals noch eine Verkürzung um 5 mm auf der operierten Seite belassen, damit das noch zu erwartende Wachstum vor Skelettreife nicht zu einer Verlängerung führen würde (Abb. 16). Bei der Nachuntersuchung 2 Jahre nach Plattenentfernung sind jetzt beidseits seitengleiche Beinlängen ohne Achsenabweichung und ohne Bewegungseinschränkung vorhanden.

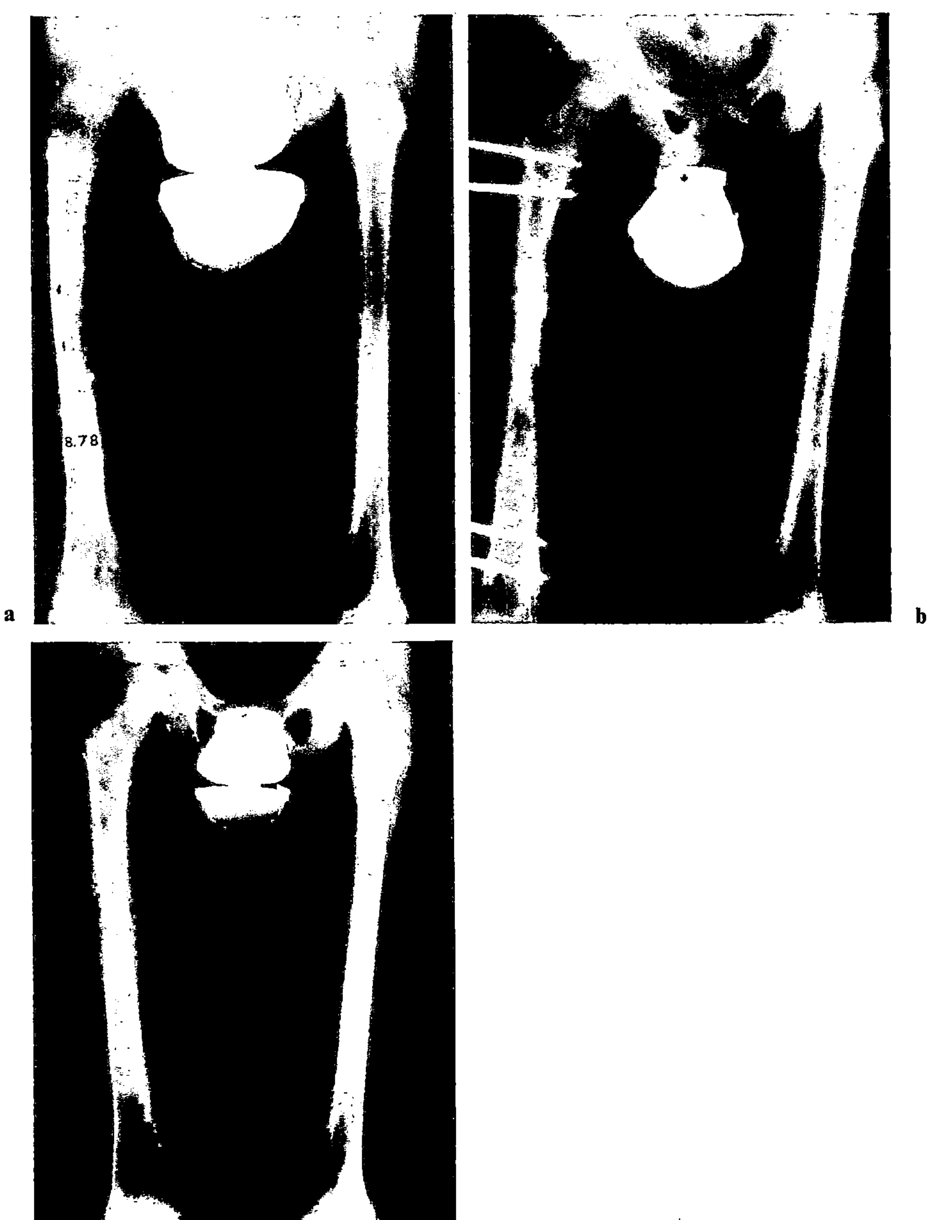

Abb. 14. **a** 9jähriger Knabe mit atropher Pseudarthrose nach primärer subperiostaler Plattenosteosynthese am Femurschaft. Plattenbruch. **b** Plattenentfernung und Anlegen eines Wagner-Distraktors, Dekortikation und autologe Spongiosaplastik. **c** Nach 3 Monaten belastungsfähiger, fester Knochen mit Längenausgleich, der durch die Distraktionswirkung des Wagner-Apparats beschleunigt worden ist

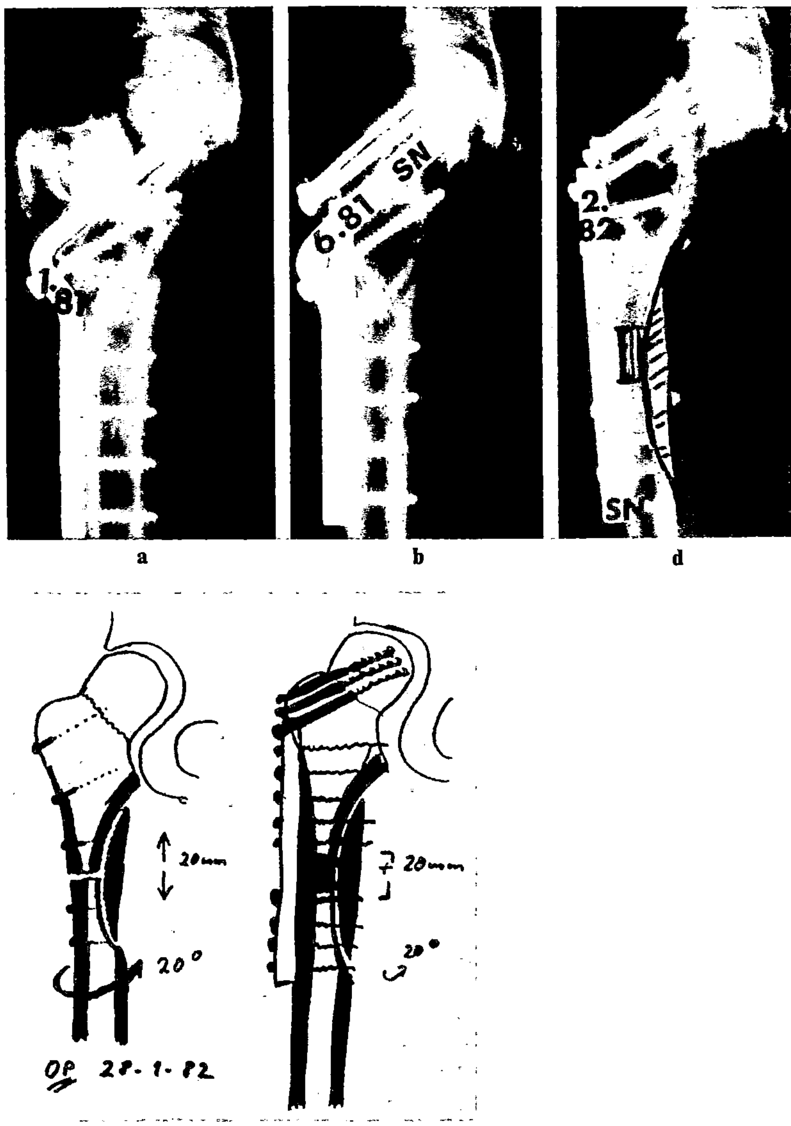

Abb. 15 a–d. Pseudarthrose nach Schenkelhalsfraktur. **a** Auch nach Umlagerung keine Heilungstendenz. **b** Bei der 1. Operation wird die Platte gegen eine mit kürzerer Klinge ausgewechselt und über 2 Elektrodenschrauben, die als Zugschrauben wirken, eine magnetfeldinduzierte Elektrostimulation angewandt. Nach 5 Monaten knöcherner Durchbau. **c** Präoperative Planung für die 2. Operation. Es wird die noch fällige Beinverlängerung und Derotation des Femurschafts um 20° nach Ausmessung im CT vorgenommen: Plattenentfernung, Absägen eines langen, medialen Knochenkeils, der ca 1/2 der Femurschaftdicke entspricht und mit den Weichteilen nach medial weggehalten wird. Quere Osteotomie des restlichen Femurschafts, der nach Derotation und Einsetzen eines homologen Knochenspans um 2 cm verlängert und dann mit einer Wagner-Platte gegen den medialen Knochenspan als Abstützung wieder angeschraubt wird. Vorteil dieses Verfahrens ist, daß der gut durchblutete autologe Span die beste Abstützung bietet, während ein in voller Dicke interponierter homologer Span erst durch eine Kallusmanschette hätte überbaut werden müssen. **d** Realisierung mit knöchernem Umbau 1 Monat postoperativ

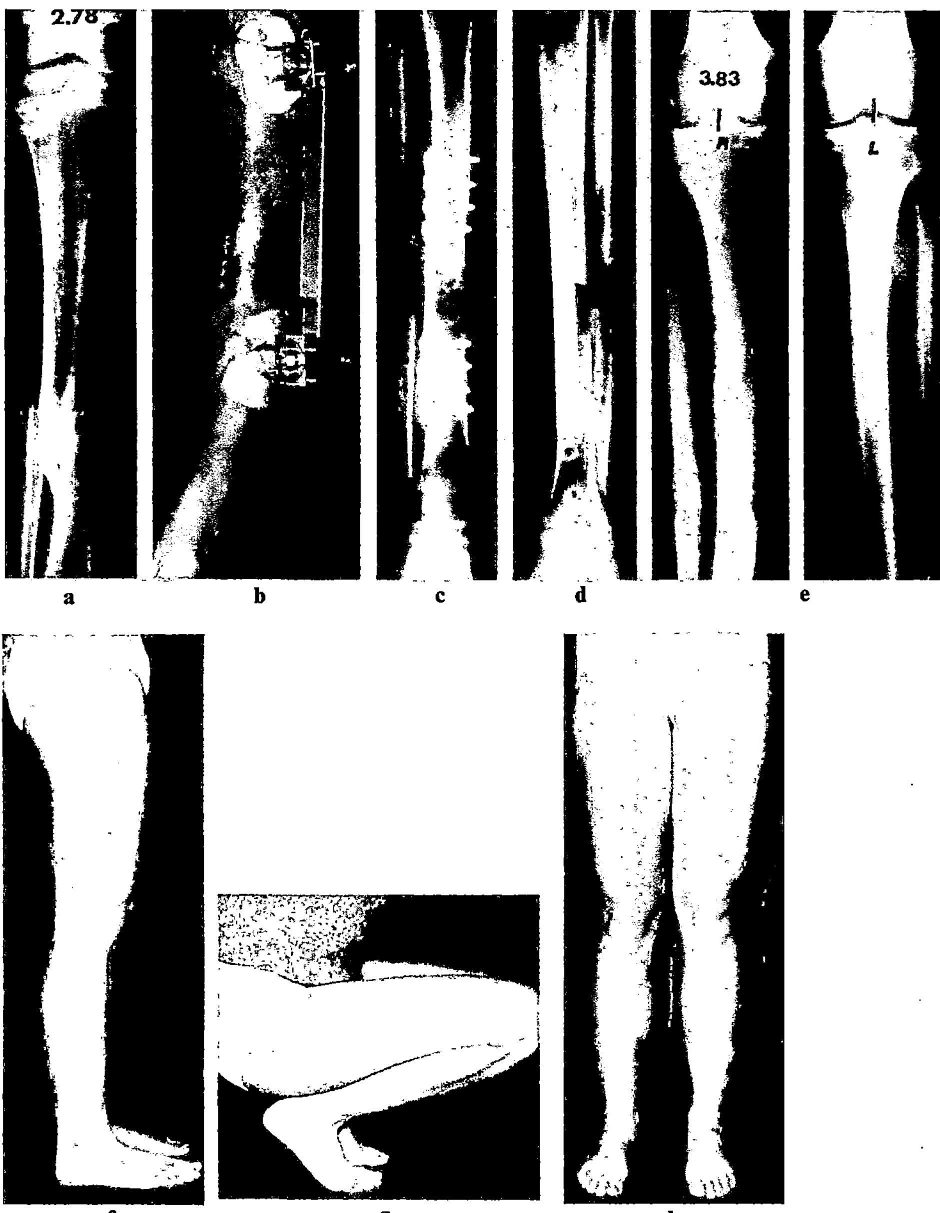

Abb. 16 a–h.   J. L., die als 11jährige wegen einer Unterschenkelfraktur im Krankenhaus behandelt wurde. **a** Röntgenbefund bei Aufnahme: Ausheilung in Fehlstellung mit 3,5 cm Verkürzung und Seitwärtsverschiebung. **b–d** 6 Monate später Osteotomie der Tibia und der Fibula mit Verschraubung der distalen Fibula gegen die Tibia. Anlegen eines medialen Wagner-Distraktors, der millimeterweise distrahiert wird, bis 2 Monate später eine Streckung von 4 cm erreicht worden ist. Laterale Wagner-Platte und Auffüllung des Defektes mit autologer, komprimierter Spongiosa, 1 Jahr postoperativ Metallentfernung. **e** Röntgenologischer Zustand bei Nachuntersuchung 3,5 Jahre nach Plattenentfernung. **f, g, h** Klinischer und funktioneller Befund bei Kontrolle: seitengleiche Beinlänge, keine Beschwerden, normale Sportausübung

Zusammenfassung

Indikationen zur Korrekturosteotomie

Sie bestehen an den diaphysären Schaftabschnitten von Femur und Tibia in erster Linie bei primären Achsenfehlern, die noch während oder unmittelbar nach Frakturheilung festgestellt und nach Ausgleich der Achsenfehler durch Plattenosteosynthese stabilisiert werden. Die epiperiostal angelegte Kompressionsplatte ist unschädlich für die Durchblutung des Knochens, die maximale Beinverlängerung durch Plattenosteosynthesen beträgt 10–15 mm. Die Indikation wird gestellt, wenn gravierende Achsenfehler bestehen oder nach endgültigem Abklingen des posttraumatischen Knochenumbaus 2 Jahre später die Fehlstellungen weit außerhalb der Toleranzwerte liegen.

Sekundäre Achsenfehler

Sie entstehen bevorzugt an der Tibia, wenn durch Epiphysenstörung eine mediale oder laterale Epiphyseodese eintritt, infolge einer hohen metaphysären Tibiafraktur mit Epiphysenquetschung oder infolge unerkannter Lysefrakturen, Tuberositas-tibiae-Abrissen und knöchernen Abrissen der Kollateralbänder.

Funktionelles Fehlwachstum

Dadurch entsteht ebenfalls eine spezifische Valgusfehlstellung der Tibia, die bei hohen metaphysären Grünholzfrakturen und medialer Aufklappbarkeit durch Periost- und Periosteinklemmung mit eingeschlagenen Anteilen des Pes anserinus eine rezidivierende Valgusfehlstellung der Tibia verursacht, die bei Überschreitung von 10° jeweils korrigiert werden muß.

Längendifferenzen

Sie werden am Femurschaft und Tibiaschaft mit dem Wagner- oder Müller-Distraktor ausgeglichen, wenn die Verkürzung 2 cm oder mehr beträgt.

Literaturangaben über diaphysäre Korrekturosteotomien

Sie liegen am wachsenden Skelett zwischen 10 und 20 %. Von den 310 Femur- und Tibiafrakturen, die in der Abteilung für Unfallchirurgie des Universitätsklinikums Essen von 1974–1983 behandelt wurden, wurde bei 46 Kindern und Jugendlichen eine diaphysäre Osteosynthese bzw. Korrekturosteotomie durchgeführt (15 %). Es zeigt sich, daß strengere Kriterien bei der Reposition und Retention kindlicher Schaftfrakturen an der unteren Extremität erforderlich sind, weil Valgus-, Ante- und Rekurvationsfehlstellungen sowie Rotationsfehler kaum bzw. nicht korrigiert werden. Bei primärer Reposition und Extension auf dem Weber-Extensionstisch lassen sich Femurschaftfrakturen ebenso wie Tibiafrakturen mit normaler Extension bis auf Achsenabweichungen von 10° einrichten, so daß die Indikation zur Osteosynthese bei Kindern und Jugendlichen dann v. a. frischen, offenen Frakturen, Polytraumatisierten und Bewußtlosen sowie in Fehlstellung verheilten Frakturen vorbehalten bleibt.

Literatur

1. Best PNB, Verhage CC, Molenaar IC (1972) Torsion deviations after conservative treatment of femoral fractures. Z Kinderchir [Suppl] 11:814–821
2. Blount WP (1955) Fractures in children. Williams & Wilkins, Baltimore
3. Brunner C (1974) Spätfolgen kindlicher Frakturen. In: Rehn J (Hrsg) Unfallverletzungen bei Kindern. Springer, Berlin Heidelberg New York
4. Daum R, Metzger G (1969) Analyse und Spätergebnisse kindlicher Femurschaftfrakturen. Arch Orthop Unfallchir 66:18
5. Dunn JM (1952) Anteversion of the neck of the femur. J Bone Joint Surg [Br] 34:181–186
6. Houghton GR, Rooker GD (1979) The role of the periosteum in the growth of long bones. J Bone Joint Surg [Br] 61:218–220
7. Klapp F (1981) Diaphysäre und metaphysäre Verletzungen im Wachstumsalter. Hefte Unfallheilkd 152
8. Laer L von (1977) Beinlängendifferenzen und Rotationsfehler nach Oberschenkelschaftfraktur im Kindesalter. Arch Orthop Unfallchir 89:121–137
9. Müller ME (1967) Posttraumatische Achsenfehlstellungen an der unteren Extremität. Huber, Bern Stuttgart
10. Neurath F, Van Lessen H (1972) Die unter Verkürzung geheilte kindliche Oberschenkelfraktur. Z Kinderchir [Suppl] 11:791–802
11. Oelsnitz G von der (1972) Marknagelung kindlicher Oberschenkelschaftfrakturen. Z Kinderchir [Suppl] 11:803–814
12. Orkan E, Roth VG, Rousso M, Harness D (1977) A new method of achieving accuracy in osteotomy of any long bone. Arch Orthop Unfallchir 89:157–162
13. Rehbein F, Hofmann S (1963) Knochenverletzungen im Kindesalter. Langenbecks Arch Klin Chir 304:539
14. Reynolds DA (1981) Growth changes in fractured long bones. J Bone Joint Surg [Br] 63:83–87
15. Rippstein J (1955) Zur Bestimmung der Antetorsion des Schenkelhalses mittels 2 Jahre Röntgenaufnahmen. Z Orthop 86:345–360
16. Saxer U (1974) Die Behandlung kindlicher Femurfrakturen mit der Vertikal-Extension nach Weber. Helv Chir Acta 41:271
17. Staheli LT, Clawson DK, Hubbard DD (1980) Medial femoral torsion: Experience with operative treatment. Clin Orthop 146:222–225
18. Tachdjian MO (1972) Pediatric orthopedics. Saunders, Philadelphia London Toronto
19. Vontobel V, Genton N, Schmied R (1961) Die Spätergebnisse der kindlichen dislozierten Femurschaftfraktur. Helv Chir Acta 28:655
20. Wagner H (1972) Technik und Indikation der operativen Verkürzung und Verlängerung von Ober- und Unterschenkel. Orthopäde 1:59–74
21. Weber BG, Brunner C, Freuler F (1978) Die Frakturenbehandlung bei Kindern und Jugendlichen. Springer, Berlin Heidelberg New York
22. Weller S (1972) Spezielle Gesichtspunkte bei der Behandlung kindlicher Frakturen. Z Kinderchir [Suppl] 11:655–659
23. Wilde CD, Stürmer KM, Weiss H (1977) Veränderung der Knochenstruktur durch Plattenosteosynthese am Röhrenknochen bei Versuchstieren im Wachstumsalter. Langenbecks Arch Chir [Suppl]:85–89
24. Witt AN, Walcher K (1972) Korrektur-Operation nach kindlichen Verletzungen. Z Kinderchir [Suppl] 11:841–861

Zusammenfassung: Posttraumatische Fehlstellung des wachsenden Skeletts

J. D. Wolf

Die differenzierten morphologischen Wachstumsabläufe in den Epiphysenbereichen des kindlichen Skeletts reagieren empfindlich und nicht immer sicher vorausschaubar auf traumatische Einwirkungen.

Steigerung und Hemmung der Wachstumsfunktion als Reaktion auf traumatische Veränderungen, wie sie gleichermaßen auch auf pathologischer Basis induziert werden können, sind erst gegen Ende des Skelettwachstums in ihrem Ergebnis zunehmend kalkulierbar.

Die klinische Relevanz von posttraumatischem Fehlwachstum besteht in besonderem Maße für die unteren Extremitäten. Unmittelbare Folgewirkungen ergeben eine veränderte Wirbelsäulen-, Hüft-, Knie- und Fußstatik.

Neue Untersuchungen haben gezeigt, daß neben den bekannten Spontankorrekturen von Achsenabweichungen in der a.-p- und Seitenebene auch *Rotationsfehler* von geringem Ausmaß spontanen Ausgleich erfahren können.

Eine nur indirekt günstige Beeinflussung einer totalen stimulativen Wachstumsstörung ist zu erwarten bei möglichst geringer primärer Fehlstellung. Eine in gleicher Weise günstige Beeinflussung ist möglich durch konservatives Vorgehen, Senken der Zeitdauer des Remodelings, Vermeidung von verspäteten Repositionsmanövern und, wenn operativ erforderlich, mit möglichst geringem Aufwand.

Die posttraumatischen partiellen Wachstumsstörungen verstärken die Fehlstellung in Abhängigkeit von Alter, Geschlecht sowie Lokalisation und primärer Dislokation. Die zugrundeliegende biologische Ausgleichspotenz im Wachstumsalter kann einerseits eine korrigierende Therapie überflüssig machen, andererseits bei Progredienz von Fehlstellungen die Behandlung erschweren. Konkurrierende Hypothesen über posttraumatisch einsetzende funktionelle Korrekturmechanismen versuchen ohne externe Einflüsse eingetretene Korrekturen zu erklären.

Ab dem 12. Lebensjahr nimmt die Korrekturpotenz deutlich ab, so daß zu diesem Zeitpunkt intolerable Fehlstellungen der operativen Korrektur zugeführt werden müssen. Ebenso sind extreme Fehlstellungen nach Epiphysenverletzung auch unterhalb der 12-Jahres-Grenze möglichst frühzeitig zu korrigieren, wobei nicht voraussehbar ist, ob weitere Korrekturen folgen müssen. Die Voraussetzung für das Gelingen korrigierender Eingriffe sind eine gründliche Planung nach eingehender klinischer Untersuchung, unterstützt mit Röntgenvergleichsaufnahmen beider Extremitäten sowie zeichnerischer Dokumentation der Korrektur.

Auch bei klinisch noch guter Funktion durch Fehlstellung falsch belasteter Gelenkabschnitte darf eine abwartende Haltung gegenüber einem Korrektureingriff nicht eingenommen werden.

Wenn das Korrekturergebnis durch konservative Maßnahmen nicht ausreichend stabilisiert werden kann, ist nur ein Minimum an Osteosynthesematerial für das wachsende Skelett angezeigt. Hier bieten sich in erster Linie für die Osteosynthese

Korrekturosteotomien nach Traumen
an der unteren Extremität
Herausgegeben von G. Hierholzer, K. H. Müller
© Springer-Verlag Berlin Heidelberg 1984

Spickdrähte an, die selbst bei erforderlicher Kreuzung von Wachstumsfugen nur un-
bedeutende Störungen hervorrufen. Korrektureingriffe an der oberen Extremität im
Ellenbogen- und Handgelenkbereich sind in der Regel mit Spickdrahtosteosynthe-
sen und unterstützenden Gipsverbänden zur Ausheilung zu bringen. Epiphysennahe
Umstellungsosteotomien im Hüft- und Kniegelenkbereich können manchmal den
Einsatz der speziell konstruierten Kinderhüftplatte (AO-90°) erforderlich machen.
Die allgemein als harmlos eingestufte Epiphysenstauchungsverletzung an der distalen Tibia muß mit besonderer Aufmerksamkeit beobachtet werden. Progrediente
Wachstumsstörungen aus dieser Verletzung können mehrere Korrektureingriffe sowohl an Tibia als auch an der Fibula erforderlich machen, um eine Destruktion des
Sprunggelenkbereiches auf Dauer abzuwehren. In diesem Weichteilproblemgebiet
kann als Fixation der durchgeführten Korrektur die Behandlung mit dem Fixateur
externe angemessen sein.

Für alle Korrektureingriffe, besonders aber bei Längendifferenzausgleich, muß
das Augenmerk im wesentlichen auf die Weichteilsituation gerichtet sein, und es darf
niemals die Toleranzgrenze überschritten werden. Die schrittweise Verlängerungs-
korrektur über eine Distanz von mehr als 2 cm sollte mit dem Wagner- oder Müller-
Distraktor erfolgen. Distanzen von 10–15 mm können im diaphysären Bereich mit
epiperiostal angelagerten Kompressionsplatten erfolgreich stabilisiert werden.

Posttraumatisch resultierendes Fehlwachstum am wachsenden Skelett erfordert in
jeder Hinsicht größte Ansprüche an den Behandelnden.

Kritische Beobachtung sowie regelmäßige Kontrolluntersuchungen helfen, den
richtigen Zeitpunkt für den Korrektureingriff zu finden. Eingehende klinische Untersuchungen sowie operative Planung bestimmen das Ausmaß der Korrektur und
legen die erforderliche Fixation des Korrekturergebnisses fest. Eingehende Aufklärung der Eltern über alle Maßnahmen der oft über längere Zeiträume reichenden Behandlung bei gleichzeitiger guter Führung des Kindes sind unabdingbare Voraussetzung für gute Korrekturergebnisse. Die posttraumatische Fehlstellung muß keinesfalls als schicksalhaft hingenommen werden. Wird durch die mögliche Spontankorrektur des wachsenden Skeletts kein akzeptables Ergebnis erzielt, stehen ausreichend
konservative und operative Verfahren mit guten Ergebnissen für eine Korrektur zur
Verfügung.

VII Nachwort

Der Lahme im Wandel der Zeit

H. Schadewaldt

Ein Medizinhistoriker kann zum eigentlichen Thema: „Korrekturosteotomien nach Traumen an der unteren Extremität", zudem wenn er der Chirurgie und Orthopädie nicht so nahe steht, kaum etwas Ausführliches sagen. So wurde in diesem Fall die Thematik auf den Lahmen im Wandel der Zeit erweitert, was mich enthebt, schwierige differentialdiagnostische Erwägungen im Einzelfall anstellen zu müssen. Man verzeiht ihm außerdem sicherlich, wenn er bei diesem Thema versucht, auch die Kunst in das Blickfeld zu rücken, hat er sich doch sein Leben lang mit dieser Thematik beschäftigt, aus der ein größeres Werk hervorgegangen ist, welches auf der 100. Tagung der „Deutschen Gesellschaft für Chirurgie" in Berlin 1983 als Buch über die Chirurgie in der Kunst erschienen ist. In meiner Einführung zu dem schon erwähnten Werk hatte ich ausgeführt, daß Kunst und Medizin auf den ersten Blick zwei verschiedenen Daseinsformen anzugehören scheinen. Das Kunstwerk sei einmalig, unwiederholbar, individuell und subjektiv par excellence. Ästhetische Vergleiche, psychoanalytische Deutungen oder kunsthistorische Feststellungen könnten nie bis zum tiefsten Kern der künstlerischen Gestaltung eines seelisch-geistigen Vorganges mittels durchaus eigenwilliger Form vordringen. Immer noch entscheide über den Wert eines Kunstwerkes die „Percussio", die Erschütterung, die der Beschauer erlebe. Ganz anders die Medizin. Ihre Maßstäbe scheinen gerade die Objektivierbarkeit ihrer Forschungsergebnisse zu sein, die wägbar, meßbar, vergleichbar und reproduzierbar sein müssen, sollen sie als wissenschaftlich anerkannt werden. Alles das also, was ein Kunstwerk auszeichne, das Einmalige, das Individuelle, Subjektive gelte in der Medizin wenig oder scheine sogar verdächtig. Objektivität, Allgemeinverbindlichkeit und Wiederholbarkeit seien ihre Postulate.

Doch aus der Sicht des Patienten sieht die Heilkunde ganz anders aus. Für ihn ist seine Krankheit stets individuell, unwiederholbar und subjektiv par excellence. Ihm helfen weder subtile diagnostische Überlegungen noch ätiologische Erörterungen. Er will in erster Linie erfolgreich behandelt werden, und eine solche Hilfe stellt sich spektakulär im Akt der chirurgischen Operation dar, die der Patient in der Tat als einmalig erlebt, und da in der Regel die Künstler auf der Seite der Patienten oder wenigstens der potentiellen Patienten stehen, haben sie auch zu allen Zeiten immer wieder versucht, deren Standpunkt einzunehmen, sei es realistisch, heroisierend, karrikierend oder gar sarkastisch. Offensichtlich viel früher als die Ärzte selbst haben die Künstler auch die soziale Komponente der Krankheit, die Isolierung des Kranken inmitten seiner Gesellschaft und die Schwierigkeit der Mitmenschen, mit besonders auffälligen Kranken fertigzuwerden, verspürt.

Unter diesen spielen sicherlich die sog. „Krüppel" eine besondere Rolle. Schon der Name kommt einer Abwertung gleich. Und mit Fug und Recht sind deshalb die früher aus durchaus ehrenhaften humanitären Erwägungen geschaffenen „Krüppelheime"

Korrekturosteotomien nach Traumen
an der unteren Extremität
Herausgegeben von G. Hierholzer, K. H. Müller
© Springer-Verlag Berlin Heidelberg 1984

längst in „Orthopädische Anstalten„ oder „Landeskrankenhäuser" umbenannt worden. Auf diesem Gebiet ist ein ähnlicher Wandlungsprozeß zu konstatieren wie in der Psychiatrie. In beiden Fällen aber liegt die uralte, nicht zuletzt von den griechischen idealistischen Philosophen geprägte Vorstellung von der Minderwertigkeit körperlich offensichtlich Kranker zugrunde. Kein Geringerer als Platon hat nämlich den kranken Menschen als einen „Kakos" bezeichnet, der wenn er an einer chronischen Krankheit oder gar an einer lebenslangen Verunstaltung litt, von vornherein als solcher gekennzeichnet wäre, denn völlige körperliche und seelische Gesundheit bedeutete Platon auch eine Einheit mit dem Kosmos, eine Harmonie des Körpers und der Seele im Sinne der von den Griechen so geschätzten „Kalokagathia", der Verbindung der Schönheit mit der Gesundheit. Folgerichtig mußte sich eine Krankheit und insbesondere auch eine solche, die sich in der Häßlichkeit dokumentierte, als Negativum erweisen, und ein derartiger Patient, also wohl auch der Lahme, wäre wegen eines wohl vermuteten schlechten Charakters mit äußerster Vorsicht zu betrachten. Noch deutlicher wurde Plato in seinem „Staat": Dort erwähnt er nämlich, daß Asklepios die Heilkunde nur für Heilbare und unschuldig Erkrankte geschaffen hätte. Unheilbare, durch und durch Kranke sollten besser gar nicht behandelt werden, da diesen Menschen damit nur ein langes Siechtum bereitet würde und weder sie noch ihre Nachkommen dem Staat etwas nützen könnten. Die ärztliche Kunst sollte sich vielmehr denen zuwenden, die wieder vollständig wiederhergestellt werden könnten. Ein schwerkranker Patient oder ein chronisch Erkrankter arbeite besser bis er stürbe, als daß er müßig im Hause läge und zur Belastung aller Verwandten werde, und dem Arzt wurde geraten, „den innerlich durchaus kranken Körper gar nicht in Behandlung zu nehmen".

Mit dieser Warnung vor der Behandlung chronisch Kranker stand Platon nicht allein. Auch im „Corpus Hippocraticum" finden sich recht zahlreiche Stellen, an denen vor einer Übernahme der Behandlung in solchen Fällen gewarnt wird. Denn als Leitsatz im „Corpus Hippocraticum" galt „die völlige Beseitigung der Leiden der Kranken und das Lindern der Heftigkeit der Leiden, ferner aber das Sich-gar-nicht-Heranwagen an jene, die von der Krankheit schon überwältigt sind".

Diese Auffassung änderte sich erst, als mit der neuen Religion des Christentums die Prinzipien der Misericordia auch Eingang in die Heilkunde fanden und nun jeder Mensch, auch der Sieche und der Kranke, und gerade dieser, als Gottes Schöpfung und als Nächster betrachtet wurde. Nunmehr kam es geradezu zu einer Verehrung und besonders sorgfältigen Betreuung der Leidenden, und typisch ist, daß auch gerade die Lahmen, denen in der griechischen Welt keine Zuneigung entgegengebracht wurde, besonders herausgestellt wurden.

Typisch für diese Änderung der Anschauung ist vielleicht die Gegenüberstellung der griechischen mythologischen Vorstellung mit dem Menschenbild des Christentums. Alle Völker haben sich von ihren Gottheiten und den diesen dienenden oder gegen sie ankämpfenden Dämonen bestimmte Vorstellungen gemacht. Waren es zuerst tierische oder pflanzliche Symbole, mit denen diese Mächte identifiziert wurden, so kam es dann zur Ausbildung von zoo-antropomorphen Mischwesen, wie sie in der ägyptischen Götterwelt besonders ausgeprägt erschienen. Auch die frühen griechischen Plastiken stellten ihre Götter noch in Tierform dar, wie den Zeus Meilichios, den Vorläufer des Heilgottes Asklepios, in Schlangenform und die den Göttern dienstbaren Geister als Harpyen oder Sirenen, die übrigens durchaus an unsere

bedauerlichen Opfer der Thalidomidkatastrophe, die Phokomelien, erinnern können. In diese Gruppe dürften auch die Darstellungen babylonischer Krankheitsdä-
monen fallen, die zweifelsohne die Vorläufer unserer Teufelsbilder abgegeben haben, wobei insbesondere die Tier-, Bocks- oder Pferdefüße auffallen, die direkt mit
unserem Thema in Zusammenhang stehen.

Eine andere Gruppe von einschlägigen Krankheitsdarstellungen kann mit der sog.
„Königin von Punt", die einmal im Jahr mit einem Tributzug nach Ägypten kam und
offensichtlich aus dem abessinischen Hochland entstammte, dokumentiert werden.
Auf einem ägyptischen Relief aus der Zeit der XVIII. Dynastie, etwa zwischen 1500
und 1480 v. Chr. stammend, ist die Königin Atti, die ihrem Mann Parihou folgt, dargestellt, der den Abgesandten des ägyptischen Pharaos zahlreiche Geschenke überrei-
chen läßt. Diese Königin ist völlig anders als ihr Gemahl und ihre Begleiter dargestellt. Sie weist nämlich eine ausgeprägte Adipositas der oberen und unteren Extremitäten und des Steißes auf und zeigt zudem eine markante Hyperlordose im Bereich
der Lendenwirbelsäule. Verschiedene Experten haben unterschiedliche Diagnosen
für diesen merkwürdigen Fall vorgeschlagen. Von rachitischen Veränderungen über
chondrodystrophische Erscheinungen bis zu progressiver Muskeldystrophie und
einer doppelseitigen Luxationshüfte reichen diese Diagnosen. Sicher aber ist, daß
diese frühen Darstellungen in unsere Betrachtung des Lahmen im Wandel der Geschichte hineingehören. Die gleichen Schwierigkeiten einer exakten Diagnostik erhe-
ben sich auch um den Opfergedenkstein der Göttin Istar, einer Stele in der Ny-Carls-
berg-Glyptothek in Kopenhagen, die ebenfalls aus der gleichen Zeit zu stammen
scheint. Sie zeigt den Priester Ruma mit einer offensichtlichen Atrophie und Verkürzung mit Pes equinovarus des rechten Beines, der sich mit einem Stab beim Gehen
stützen muß, während seine Gattin und sein Sohn völlig normal gebaut sind. Hier ist
einerseits ein Zustandsbild nach spinaler Kinderlähmung, andererseits eine infantile
Paralyse oder eine Koxitis in den Kinderjahren zur Diskussion gestellt worden, und
man darf feststellen, daß dieses Relief zu den berühmtesten Krankendarstellungen
aus der ägyptischen Welt zählt.

In diesem Zusammenhang sollte auch der hinkende Beschützer der Schmiedekunst
Hephaistos erwähnt werden, der in der Legende von Wieland dem Schmied eine ger-
manische Entsprechung hat. Hephaistos, der übrigens im Nebenberuf auch eine chirurgische Tätigkeit ausübte, war der Sohn des Zeus und der Hera, wurde von seinem
Göttervater wegen verschiedener Verfehlungen aus dem Himmel gewiesen und erlitt
beim Sturz auf die Erde schwere Fußverletzungen, die ihn zeitlebens zum Krüppel
machten. Nach einer anderen Version soll er von Geburt an gehinkt haben, und da
seine beiden Söhne, die Keulenschwinger Periphetes und Palaimonios ebenfalls mit
demselben Leiden behaftet gewesen sein sollen, nimmt man an, daß evtl. ein
Klumpfuß dafür das Vorbild abgegeben haben könnte. Wegen seines schweren Lei-
dens, das ihn zu anderen Diensten untauglich machte, habe er sich dann unter der
Erde der Schmiedekunst gewidmet und wurde so zum Gott der Schmiede und des
Feuers. Nach Auffassung des anerkannten österreichischen Medizinhistorikers
Edwin Rosner sei Hephaistos jedoch ein Opfer der in den Bergwerken jener Zeit
nicht seltenen Blei- und Arsenvergiftungen geworden, die ja häufig mit entsprechen-
den Lähmungserscheinungen der unteren Extremitäten einhergehen würden.

Ob evtl. auch der Heilgott Asklepios selbst an einem ähnlichen Gebrechen gelitten
hat, weil er stets unter Zuhilfenahme des Äskulapstabes gezeigt wird, den er nur im

Sitzen zur Seite stellt, soll hier nicht näher untersucht werden. Es würde aber seine Erkrankung ein Indiz dafür sein, daß ausgerechnet er zum Schutzpatron der Kranken und Heilungssuchenden in den Götterhimmel aufrückte. Deutlich wird der Unterschied der göttlichen Attribute, wenn man dagegen den Heroldstab seines Kollegen Hermes betrachtet, den ein Doppelschlangenstab symbolisiert, wobei unglücklicherweise die amerikanische Armee diesen Caduceus oder das Kerykeion zum Symbol der Sanitätsoffiziere erhoben hat, obwohl Hermes-Mercurius nicht nur der Gott der Kaufleute und der Diebe, sondern auch Begleiter der abgeschiedenen Seelen in den Hades als Götterbote gewesen ist. Wahrlich kein besonders eindrucksvolles Symbol für einen Arzt!

Ich erwähnte schon, daß mit dem Aufkommen des Christentums eine neue Einstellung gegenüber dem Menschen, insbesondere auch dem chronisch Kranken, sich entwickelte. Aber aus historischer Gerechtigkeit muß darauf hingewiesen werden, daß schon vorher stoische Philosophen ein neues Humanitätsideal postulierten, so Seneca, der zwar kein Christ war, aber dennoch im 1. nachchristlichen Jahrhundert lebte, und der betonte: „Homo res sacra homini", „der Mensch ist dem Menschen eine heilige Sache." Vorher hat im 2. vorchristlichen Jahrhundert der Arzt Serapion seinen idealen Kollegen wie folgt beschrieben: „Der Arzt muß erst seinen eigenen Sohn heilen und sich selbst helfen, dann wird er wie ein Gott gleichermaßen Retter sein von Armen und Sklaven, Reichen und Herrschern und allen ein Bruder." Der freilich doch wohl schon christliche Scribonius Largus forderte im ersten nachchristlichen Jahrhundert: „Der Arzt müsse ein Herz voll Erbarmen und Menschenliebe" (Plenus miserecordia et humanitatis animus) besitzen, denn „die Heilkunde achtet nicht auf die Person, nein in gleicher Weise verspricht sie sich zur darbietenden Hilfe allen Flehenden." Damit wurden auch die bisher als unheilbar Angesehenen in die Kategorie der Behandlungswürdigen eingereiht.

Das Motto des Seneca: „non deformitate corporis foedari animum, se pulchritudinae animi corpus ornari" („Häßlichkeit des Leibes schändet nicht die Seele, aber eine schöne Seele adelt den Leib"), wurde auch zum Leitwort der neuen christlichen Anthropologie. Damit wandte sich das Interesse in ganz besonderem Maße den Armen, Kranken und Gebrechlichen zu, und ein typisches Beispiel ist die Verehrung, die ein berühmt gewordener Krüppel, Hermanus Contractus, der Lahme, von der Insel Reichenau in seiner Zeit und noch viele Jahrhunderte später genoß. 1013 geboren, wurde Hermanus von Kindheit an durch ein schweres Leiden so verunstaltet, daß sein Oberkörper ganz gekrümmt und seine Füße völlig lahm waren. Sein Schüler Berthold teilte mit:

> „Durch die Grausamkeit der Natur war er infolge eines Leidens in allen seinen
> Gliedmaßen in dem Grade verrenkt und gelähmt, daß er von der Stelle, auf die
> man ihn niedergesetzt hatte, sich nicht selbst erheben konnte und seine Lage
> verändern. Irgendwelche Tätigkeit konnte er nur gekrümmt verrichten...
> Trotzdem lebt in diesem elenden Körper ein beispielloser Geist und ein Wille
> von Festigkeit, der über alle Maßen war."

Hermanus wurde nämlich Benediktinermönch des Kloster Reichenau und hat dort nicht nur als Gelehrter, sondern als großer Kirchenlieddichter bis zu seinem 42. Lebensjahr gewirkt. 1054 erlöste ihn der Tod von seinem körperlichen Leiden. Seine Antiphonen „Salve regina" und „Alma redemptoris mater" werden heute noch in Klöstern und katholischen Kirchen angestimmt.

Damit freilich gewannen die Gebrechlichen zwar einen Zuwachs an Sozialprestige, der aber nicht allen beschieden wurde. Viele mußten nach wie vor als bettelnde Krüppel durch die Lande ziehen, und die Künstler der verschiedenen Epochen haben es nicht unterlassen, immer wieder auf ihre katastrophale soziale Situation hinzuweisen und an die Mildtätigkeit und die christliche Nächstenliebe ihrer gesunden Umgebung appelliert. Unübertroffen ist bis heute das 1932 veröffentlichte Werk von Hans Würtz: „Zerbrecht die Krücken. Krüppelprobleme der Menschheit, Schicksalsstiefkinder aller Zeiten und Völker in Wort und Bild", der in eindrucksvoller Weise und unter Zitierung von 2502 künstlerischen Darstellungen sowie 779 Hinweisen auf literarische Werke zum Krüppelproblem diese ganze Problematik breit umriß. Würtz hat auch die beiden Vorstellungen vom Erlöser gegenübergestellt, die auf der einen Seite den Kranken und Geschlagenen, auf der anderen Seite das ideale Menschenbild vom kommenden Messias gesehen hatten. Während in Jesaias 53,3 noch davon die Rede ist:

> „Er war der Allerverachtetste und Unwerteste, voller Schmerz und Krankheit, er war so verachtet, daß man das Angesicht vor ihm verbarg, darum haben wir ihn nicht geachtet",

betonte Jesaias 63,1:

> „Er, schön in seinem Gewande, schreitet einher in der Fülle seiner Kraft."

Die künstlerischen Dartellungen des Lahmen sind freilich weit von dieser zweiten Apotheose entfernt, und auch wenn man bei dieser Betrachtung versucht, verschiedene Diagnosen zu differenzieren, wird man allgemein das Elend der auf diese Weise Geschlagenen bedauern müssen. Im Vordergrund standen früher wie heute die traumatischen Schädigungen, seien es die Kriegskrüppel oder die Unfallgeschädigten. Ihnen galt die meiste Aufmerksamkeit der Künstler, und eine Fülle von Abbildungen zeigt Personen, die Amputationen der unteren Extremitäten erlitten hatten oder sonstwie geschädigt waren, so daß sie ohne mehr oder weniger behelfsmäßige Krükken sich nicht vorwärts bewegen konnten. Besonders übel waren offensichtlich diejenigen dran, die sich nur mit Handkrücken mühselig fortbewegen konnten, und die dann auch prompt wie Breughel als soziale Anklage gegen ihre unbarmherzige Umwelt, um einen modernen Ausdruck zu gebrauchen, angesehen wurden. Diese Bettelkrüppel oder Militärinvaliden sind für die Künstler der verschiedenen Epochen bis in unsere Zeit hinein, und ich nehme hier Otto Dix, Max Pechstein und George Grosz nicht aus, ein Symbol der Undankbarkeit der Mitmenschen, die diese Opfer sinnloser kriegerischer Auseinandersetzungen zwar mit Bravorufen in den Krieg schickten, sich aber dann um ihr Schicksal, wenn sie als schwerverletzte Lahme zurückkehrten, nicht mehr kümmerten. Solche Kriegsverletzten hat im übrigen auch im vorigen Jahrhundert ein italienischer Künstler Preciosi in meisterhafter Weise portraitiert, der aber auch bereits beobachten mußte, daß sich unter diese Schar der wirklich Bemitleidenswerten eine Reihe von Simulanten reihte, die unter Vortäuschung von angeblichen Kriegsverletzungen das Mitleid der Passanten zu erregen suchten. Daneben spielten natürlich auch die angeborenen Mißbildungen – etwa der Klumpfuß – in den künstlerischen Darstellungen eine große Rolle, aber auch bestimmte erworbene Infektionskrankheiten, wie die Tuberkulose mit ihrer Knochenkaries oder der tuberkulösen Arthritis, der Polyarthritis, die in früherer Zeit zu geradezu spektakulären

Krankheitserscheinungen Anlaß gab, und die Tabes, die ebenfalls zu Lähmungserscheinungen führte, wie die Hemiplegie, beschäftigten zahlreiche Künstler. Aber
auch Rachitis und Beri-Beri waren vor der Entdeckung ihres Charakters als Avitaminosen häufig beobachtete Krankheitsbilder, die mit auffälligen Lähmungserscheinungen einhergingen. Nicht zu vergessen sei eine mit Lähmungen einhergehende
Krankheit, die heute in Europa praktisch nicht mehr vorkommt, die Lepra. Sie führt
infolge der Zerstörung der Nervenbahnen bei der Lepra nervosa zu z. T. skurrilen
Kontraktionsstellungen, die die betreffenden Patienten gehunfähig machten und zur
Gruppe der Bettler herabsinken ließen, zumal derartige Lepröse, wenn sie als Aussatzkranke erkannt wurden, aus der Stadt ausgewiesen und in Leprosorien isoliert
wurden.

Ganz gleich, ob man mit Selbstgerechtigkeit auf die so gezeichneten Lahmen herabsah oder mitleidvoll ihr soziales Schicksal zu lindern versuchte, die medizinischtherapeutische Betreuung beschränkte sich allenfalls auf die Herstellung von mehr
oder weniger adaptierten Krücken, mit denen diesen Lahmen eine leidliche Fortbewegung ermöglicht wurde. Erst das 19. Jahrhundert mit dem Aufkommen einer orthopädischen Chirurgie, noch vor Einführung von Narkose, Anti- und Asepsis,
brachte wesentliche Fortschritte. Es waren besonders deutsche Chirurgen, insbesondere Dieffenbach und Karl Ferdinand von Graefe sowie der eigentliche Begründer
der deutschen Orthopädie, Jakob von Heine, die hier Neuland betraten und die hoffnungslose Prognose derartiger Patienten wesentlich verbesserten. Aber ich erwähnte
eingangs schon, erst das Umdenken von der Krüppelheimideologie zu den modernen operativen Behandlungsverfahren, die von der konservativen Prothetik wegführten, brachte in der Tat wesentliche Verbesserungen, die es berechtigt erscheinen lassen, diese Disziplin als gleichberechtigte Tochter der Chirurgie anzuerkennen. Das
Schlagwort von Hans Würtz: „Zerbrecht die Krücken", ist 50 Jahre später in die
Wirklichkeit umgesetzt worden. Viele, die noch nach dem Zweiten Weltkrieg als bedauernswerte Opfer von Krieg oder Verkehrsunfällen mit ihren Krücken leben mußten, konnten diese nach gelungenen Operationen wegwerfen und als normale, d. h.
unauffällige Bürger sich unter ihren Zeitgenossen bewegen. Aber auch für diejenigen
bedauernswerten Patienten, die noch auf orthopädische Hilfsmittel angewiesen sind,
gibt es heute wesentlich bessere Möglichkeiten als das Betteln auf Straßen und Plätzen. Erst das Jahr der Behinderten hat ja allgemein die Notwendigkeit, für diese
Gruppe unserer Mitbürger besondere Auffahrten, Toiletten und Telefoneinrichtungen zu schaffen, um nur die wichtigsten Anliegen zu nennen, deutlich gemacht und
bei aller Kritik an diesen spektakulären Veranstaltungen doch zur wesentlichen Verbesserung der Situation für diese unsere Nächsten geführt.

Dieses Symposium, das den Korrekturosteotomien nach Traumen an der unteren
Extremität gewidmet ist, zeugt davon, welch wesentliche Fortschritte die Medizin und
damit doch wohl auch die Humanität auf diesem Gebiet gemacht hat, und wenn auch
der Historiker das Wort Fortschritt nur mit gewisser Reserve in den Mund nimmt,
weil er weiß, daß vieles, was als ein solcher Fortschritt propagiert wurde, sich später
keineswegs als echte Bereicherung der Heilkunde erwies, hier meint er doch, daß dieses Wort im Zusammenhang mit dem Lebenswerk von Jörg Rehn wohl bedacht und
berechtigt ausgesprochen ist. Das „Bergmannsheil Bochum" ist unter der Leitung
von Professor Rehn zu einer der bedeutendsten Unfallkliniken in Europa geworden,
und der Initiative des Jubilars war es im besonderen Maße zu verdanken, daß hier

spektakuläre Operationen durchgeführt wurden und hoffnungslose Fälle doch noch eine Heilung erleben konnten. Dafür gebührt Ihnen, Herr Kollege Rehn, nicht nur der Dank dieses Auditoriums, der Ihnen sowieso gewiß ist, sondern auch die Anerkennung der vielen Patienten, die Sie im Laufe Ihres akademischen Lebens betreut und versorgt haben.

Sachverzeichnis